U0213383

融媒体创新教材（供护理、助产专业使用）

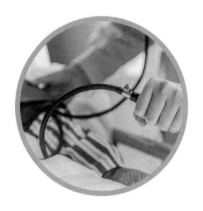

内科护理

Medical Nursing

主编 ◎ 王美芝　孙永叶　隋青梅

山东人民出版社·济南

国家一级出版社 全国百佳图书出版单位

图书在版编目（CIP）数据

内科护理／王美芝，孙永叶，隋青梅主编. -- 济南：
山东人民出版社，2021.1
ISBN 978－7－209－12480－5

Ⅰ.①内… Ⅱ.①王… ②孙… ③隋… Ⅲ.①内科学—
护理学—教材 Ⅳ.①R473.5

中国版本图书馆 CIP 数据核字（2021）第 023352 号

内科护理

NEIKE HULI

王美芝 孙永叶 隋青梅 主编

主管单位 山东出版传媒股份有限公司
出版发行 山东人民出版社
出 版 人 胡长青
社 址 济南市英雄山路 165 号
邮 编 250002
电 话 总编室（0531）82098914
市场部（0531）82098965
网 址 http：//www.sd-book.com.cn
印 装 日照报业印刷有限公司
经 销 新华书店

规 格 16 开（184mm×260mm）
印 张 40
字 数 755 千字
版 次 2021 年 1 月第 1 版
印 次 2021 年 1 月第 1 次
印 数 1—1500
ISBN 978－7－209－12480－5
定 价 97.00 元

如有印装质量问题，请与出版社总编室联系调换。

编委会成员名单

主　编　王美芝　孙永叶　隋青梅

副主编　尚庆娟　陈少蕾　徐琳琳

　　　　李香萍　孔丽丽　高丽丽

编　者　（以姓氏笔画为序）

王美芝（山东中医药高等专科学校）

孔丽丽（滨州医学院烟台附属医院）

曲　娜（滨州医学院烟台附属医院）

朱　琳（山东中医药高等专科学校）

刘春娜（烟台市中医医院）

孙永叶（滨州医学院烟台附属医院）

李　燕（滨州医学院烟台附属医院）

李香萍（滨州医学院烟台附属医院）

李媛媛（滨州医学院烟台附属医院）

杨艳艳（滨州医学院烟台附属医院）

张清华（山东中医药高等专科学校）

陈少蕾（山东中医药高等专科学校）

尚庆娟（山东中医药高等专科学校）

贾　霞（滨州医学院烟台附属医院）

徐丽丽（滨州医学院烟台附属医院）

徐琳琳（滨州医学院附属济南市口腔医院）

高丽丽（滨州医学院烟台附属医院）

隋青梅（烟台市牟平区中医医院）

谭晓娜（滨州医学院烟台附属医院）

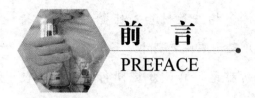

前 言
PREFACE

为了适应线上线下混合教学的模式，与临床内科护理岗位所需知识和技能更好地接轨，提高护士执业资格考试通过率，在 2020 年 6 月我们启动了本教材的编写工作。

本教材共分为八个项目，每个项目具体任务分别介绍呼吸系统疾病、循环系统疾病、消化系统疾病、泌尿系统疾病、血液系统疾病、内分泌与代谢性疾病、风湿性疾病、神经系统疾病病人的护理。

本教材有以下特色：

1. 内容力求创新　注重数字融合创新，将纸质教材与二维码技术相结合，融思维导图、图片、护理技能操作视频、护士执业资格考试达标检测题于一体，实现以纸质教材为核心、配套数字教学资源的融媒体教材建设。

2. 编写形式丰富多样　编写模块有"思维导图""学习目标""案例导入""知识链接""达标检测题""护理技能操作视频"，其中，"思维导图""达标检测题""护理技能操作视频"以融媒体二维码的形式出现。"思维导图"帮助学生理清学习思路、把握重点知识；"达标检测题"便于教师和学生了解护士执业资格考试的知识点；"护理技能操作视频"帮助学生掌握临床技能要点。

3. 编写人员院校结合　编写人员由本校的内科护理专职教师以及医院的护理专家组成。编写前共同研讨教材的编写大纲，参与教材内容设计。根据内科护理岗位的需要，由医院专家和本校专职教师录制了内科护理技能操作微视频。

本教材适用于高职高专院校护理、助产专业学生，也可作为护理教师、临床护理人员的参考书。

本教材在编写过程中，参考、借鉴了许多相关教材和文献资料，同时得到了各编者所在单位的大力支持，在此一并表示衷心感谢！

由于编者水平有限，书中不当之处在所难免，真诚欢迎同行、专家在使用中提出宝贵意见。

编　者

2020 年 8 月

目 录
CONTENTS

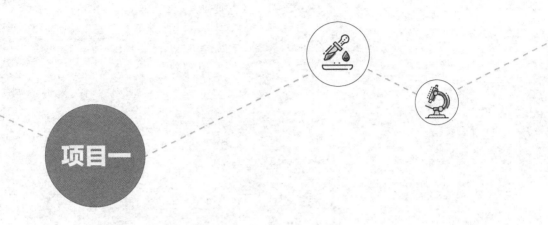

项目一

呼吸系统疾病病人的护理

任务一 呼吸系统疾病常见症状及体征的护理

▶ 学习目标

1. 解释咳嗽与咳痰、肺源性呼吸困难、咯血的概念。
2. 归纳咳痰、肺源性呼吸困难、咯血病人的护理评估要点。
3. 提出咳痰、肺源性呼吸困难、咯血的护理诊断。
4. 能够对咳痰、肺源性呼吸困难、咯血病人正确实施护理措施。

思维导图1-1

呼吸系统是机体与外界直接进行气体交换的场所，每天约有10000L空气进出，接触空气中大量的病原体、过敏原及烟、雾、灰尘等理化有毒物质，另外，还受到经血液循环带来的有害物质的侵害。因此，呼吸系统疾病的发病率高。呼吸系统疾病是我国最常见疾病，城乡居民两周患病率、两周就诊率、住院人数在众多类型的疾病中长期居第1位，所致死亡居死因顺位第1～4位，疾病负担居第3位，已成为我国最为突出的公共卫生与医疗问题之一。慢性呼吸疾病是世界卫生组织（WHO）定义的"四大慢病"之一，肺癌已成为我国排名第一位的肿瘤，肺结核将成为我国排名第一的传染病，尘肺占职业病的90%。综上，按照系统统计，呼吸系统疾病是我国第一大系统性疾病，其发病率、患病率、死亡率、病死率高，并且疾病负担巨大，对我国人民健康构成严重威胁。随着大气污染、庞大的吸烟人群、人口老龄化、新发和耐药致病原等问题的日益凸显，呼吸系统疾病的防治形势将越发严峻。因此，学好呼吸系统疾病的护理具有重要的意义。

一、呼吸系统的结构与功能

呼吸系统主要包括呼吸道和肺。呼吸道以环状软骨为界分为上、下呼吸道（图1-1）。

1. 上呼吸道 从鼻腔开始到环状软骨称为上呼吸道，包括鼻、咽、喉。除作为气体通道外，还有湿化、加温和净化空气的作用。上呼吸道可将空气加温至37℃左右，并达到95%的相对湿度，使进入肺部的气体适合人体的生理需求。会厌、声门、声带具有保护性反射作用，可在发音、吞咽时防止口腔分泌物和食物误入呼吸道。喉由甲状软骨和环状软骨（内含声带）等构成，环甲膜连接甲状软骨和环状软骨，是喉梗阻时进行环甲膜穿刺的部位。

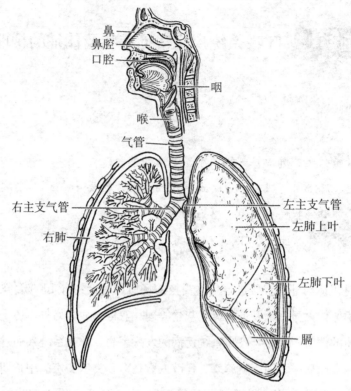

图 1-1 呼吸系统全貌

2. 下呼吸道 环状软骨以下的气管、支气管至终末呼吸性细支气管末端为下呼吸道。气管在第 4 胸椎水平分叉为左右主支气管。右主支气管与气管的夹角比左侧陡直，管径也大，因此气管插管、误吸物易进入右侧支气管。气管切开一般在第 2～4 软骨环处进行。气管向下逐渐分级，通常分 23 级，主支气管向下逐渐分支为肺叶支气管（2级）、肺段支气管（3级）直至终末细支气管（16级）均属传导气道，呼吸性细支气管（17级）以下直到肺泡囊，为气体交换场所。临床上将吸气状态下内径＜2mm 的细支气管称为"小气道"。由于小气道管腔纤细，管壁菲薄，无软骨支撑而易扭曲陷闭，在发生炎症时，小气道容易因痉挛和黏液阻塞导致通气障碍。

3. 呼吸道的组织结构 气管和支气管壁的组织结构相似，主要由黏膜、黏膜下层和外膜层构成。

（1）黏膜：黏膜表层几乎全部由纤毛柱状上皮细胞构成，在细胞顶端有指向管腔的纤毛以同一频率向咽侧摆动，起清除呼吸道内的分泌物和异物的作用。在纤毛柱状上皮细胞间的杯状细胞与黏液腺一起分泌黏液，黏液分泌不足或分泌过量均会影响纤毛运动功能。纤毛运动能力减弱可导致呼吸道防御功能下降。

（2）黏膜下层：黏膜下层为疏松结缔组织层，含有黏液腺和黏液浆液腺。黏液腺的分泌除缘于直接刺激外，还可由迷走神经反射诱发。在慢性炎症时，杯状细胞和黏液腺增生肥大，使黏膜下层增厚、黏液分泌增多、黏稠度增加。

（3）外膜：外膜由软骨、结缔组织和平滑肌构成。在气管与主支气管处平滑肌仅存在于C形软骨缺口部，随着支气管分支，软骨逐渐减少而平滑肌增多，至细支气管时软骨完全消失。气道平滑肌的舒缩受神经和体液因素影响，是决定气道阻力的重要因素。

4. **终末呼吸单位** 终末细支气管及远端称为终末呼吸单位，内含三级呼吸性细支气管，管壁肺泡数逐级增多，再接肺泡囊和肺泡。正常人肺泡的表面积可达$100m^2$。肺泡内表面有一层上皮细胞，由Ⅰ型细胞、Ⅱ型细胞组成。Ⅰ型细胞覆盖肺泡总面积的95％。它与邻近的毛细血管内皮细胞紧密相贴，合称肺泡-毛细血管膜，是肺泡与毛细血管间进行气体交换的场所。Ⅱ型细胞产生表面活性物质，降低肺泡的表面张力，防止其萎陷。肺间质是指肺泡上皮和血管内皮之间、终末气道上皮以外的支撑组织，包括血管和淋巴组织。许多疾病可累及肺间质，最终导致永久性的肺纤维化。

5. **肺的血液供应** 肺有双重血液供应，即肺循环和支气管循环。

（1）肺循环：右心室→肺动脉及分支→肺泡毛细血管网进行气体交换→肺静脉→左心房，以上是肺的功能血液循环路径。肺动、静脉均有交感神经分布。肺循环的特点为高容量、低阻力、低压力，缺氧能使肺动脉收缩，形成肺动脉高压，是发生慢性肺源性心脏病的重要机制之一。

（2）支气管循环：支气管动脉营养肺和支气管，多起自胸主动脉，也可起自肋间动脉、锁骨上动脉或乳内动脉。支气管静脉最后经上腔静脉回右心房。支气管动脉在支气管扩张症等疾病时可形成动-静脉分流，曲张的静脉破裂可引起大咯血。

6. **胸膜及胸膜腔** 胸膜分脏层和壁层。脏层胸膜覆盖在肺的表面，壁层胸膜覆盖在胸壁内面。壁层胸膜分布有感觉神经末梢，发生病变或受刺激会引起胸部疼痛；脏层胸膜无痛觉神经。胸膜腔在正常情况下为脏层胸膜和壁层胸膜构成的密闭的潜在性腔隙，仅有少量体液起润滑作用。正常成人平静呼气末胸腔内压为$-3\sim-5mmHg$，平静吸气末为$-5\sim-10mmHg$。

7. **肺的呼吸功能** 人体组织细胞不断进行新陈代谢，代谢消耗的氧气随时从外环境中吸收，代谢所产生的二氧化碳排出体外。吸入氧气排出二氧化碳的过程称为气体交换，这是肺最重要的功能。

（1）肺通气：是指肺与外环境的气体交换。临床常用以下指标来衡量。

①每分钟通气量：指静息状态下，每分钟进入或排出肺的气体总量，称每分钟通气

量（minute ventilation volume，MV 或 V_E），MV＝潮气量（V_T）×呼吸频率（f），正常成人潮气量为 $400\sim500ml$，呼吸频率为 $16\sim20$ 次/分。

②无效腔和肺泡通气量：每次吸入的气体，有一部分留在口、鼻和气道中，这部分进入气道但不参与气体交换的气量，称为解剖无效腔量（anatomical dead space volume）。生理无效腔量（dead space ventilation，V_D）为解剖无效腔量和肺泡无效腔量之和。在通气/血流比值正常的情况下，肺泡无效腔量极小，可忽略不计，故生理无效腔主要由解剖无效腔构成，正常成年人平静呼吸时约 $150ml$（$2ml/kg$ 体重），气管切开后无效腔气量减少 $1/2$，通气负荷减轻。肺泡通气量（alveolar ventilation，V_A）指每分钟参与气体交换的通气量 [$V_A＝（V_T－V_D）\times f$]。它是维持动脉血正常氧分压（PaO_2）和二氧化碳分压（$PaCO_2$）的基本条件。浅而快的呼吸对肺泡通气是不利的，而深而慢的呼吸虽可以增加肺泡通气量，但同时也会增加呼吸做功。

（2）肺换气：是指肺泡与血液之间的气体交换过程。正常的肺换气功能有赖于空气通过肺泡膜的有效弥散、充足的肺泡通气量和肺血流量以及两者之间恰当的比例。气体交换的动力是气体在肺泡与血液之间的分压差。肺换气功能障碍是造成低氧血症的常见原因。

8. 呼吸系统的防御功能　为防止各种微生物、变应原、毒素和粉尘等有害颗粒的侵入，肺与呼吸道共同构成了以下防御机制：①气道物理防御：对致病因子进行沉积、滞留和气道黏液-纤毛的清除作用。②生物学防御：主要为上呼吸道的正常菌群。③神经防御机制：主要是由有害因子刺激鼻黏膜产生的咳嗽反射、喷嚏和支气管收缩等完成，以清除致病物质。④气道-肺泡免疫系统：通过细胞免疫和体液免疫发挥免疫防御机制。肺泡中有大量的巨噬细胞，它在清除肺泡、肺间质及细支气管的颗粒中起重要作用。致病因子过强或防御功能降低，就会导致疾病的发生。

9. 呼吸的调节　机体通过中枢神经控制、神经反射性调节和化学反射性调节达到提供充足的氧气、排出多余的二氧化碳和稳定内环境的酸碱平衡的目的。基本呼吸节律产生于延髓，而呼吸调整中枢位于脑桥，发挥限制吸气，促使吸气向呼气转换的作用。大脑皮质在一定限度内可随意控制呼吸。呼吸的神经反射调节主要包括肺牵张反射、呼吸肌本体反射及 J 感受器引起的呼吸反射。呼吸的化学性调节主要指动脉血或脑脊液中 O_2、CO_2 和 H^+ 对呼吸的调节作用。缺氧对呼吸的兴奋作用是通过外周化学感受器，尤其是颈动脉体来实现的。CO_2 对中枢和外周化学感受器都有作用，正常情况下，中枢化学感受器通过感受 CO_2 的变化进行呼吸调节。H^+ 浓度对呼吸的影响主要是通过刺激外周化学感受器所引起，当 H^+ 浓度增高时，使呼吸加深加快，反之，呼吸运动受抑制。

二、常见症状及体征的护理

呼吸系统疾病常见症状及体征有咳嗽与咳痰、肺源性呼吸困难、咯血和胸痛等。

（一）咳嗽与咳痰

咳嗽（cough）是一种突然剧烈的爆发性的呼气运动，以清除气道分泌物或异物，是呼吸系统疾病最常见的症状。咳嗽本质是一种保护性反射。但剧烈的咳嗽可引起气道黏膜的血管破裂出血，可引起胸膜破裂发生气胸，可影响回心血量，影响睡眠休息等。咳痰（expectoration）是借助支气管黏膜上皮纤毛运动、支气管平滑肌的收缩及咳嗽反射，将呼吸道分泌物从口腔排出体外的动作。咳嗽可伴或不伴咳痰。咳嗽无痰或痰量甚少，称为干性咳嗽（drying cough）；伴有咳痰的咳嗽，称湿性咳嗽。

【护理评估】

1. 健康史　引起咳嗽和咳痰的病因很多，常见致病因素为：①感染因素：如上呼吸道感染、支气管炎、支气管扩张症、肺炎、肺结核等。②理化因素：肺癌生长压迫支气管；误吸；各种刺激性气体、粉尘的刺激。③过敏因素：过敏体质者吸入致敏物，如过敏性鼻炎、支气管哮喘等。④其他：如胃食管反流病导致咳嗽，服用 β 受体阻断药或血管紧张素转化酶抑制药后咳嗽，习惯性及心理性咳嗽等。

2. 身体状况

（1）评估咳嗽、咳痰的特点

①咳嗽：评估咳嗽出现及持续的时间、发生的急缓、性质、有无咳嗽无效或不能咳嗽。刺激性或干性咳嗽一般是急性呼吸道感染早期、气管异物、咽炎、支气管肿瘤、胸膜炎、肺间质病变、后鼻道滴涕和胃食管反流的表现，部分病人服用血管紧张素转换酶抑制剂等后也会出现干咳；犬吠样咳嗽见于会厌、喉部病变；金属音调咳嗽常见于纵隔肿瘤、主动脉瘤或支气管肺癌压迫气管；嘶哑性咳嗽多见于声带炎、喉炎、喉结核、喉癌和喉返神经麻痹等。

②咳痰：评估痰液的颜色、性质、量、气味、有无肉眼可见的异物等。脓性痰是气管、支气管和肺部感染的标志。痰呈红色或红棕色，常见于肺结核、肺癌、肺梗死等出血时；铁锈色痰多见于肺炎球菌肺炎；红褐色或巧克力色痰多见于阿米巴肺脓肿；粉红色泡沫痰为急性肺水肿的表现；砖红色胶冻样痰或带血液者常见于克雷伯杆菌肺炎；白色粘液泡沫液痰常见于慢性支气管炎；痰有恶臭味提示厌氧菌感染。痰量少时仅数毫升，多者可达数百毫升，一般将 24 小时痰量超过 100ml 定为大量痰。

（2）伴随症状：有无发热、胸痛、呼吸困难、咯血、神志改变等表现。

（3）身体评估：①有无体温升高、脉率增快、血压异常、意识障碍。②有无口唇、甲床发绀，有无鼻翼扇动，咳嗽时有无痛苦表情；是否为强迫体位，如端坐呼吸。③有无呼吸频率、节律和深度异常，胸廓两侧呼吸运动是否对称，是否有呼吸音改变及异常呼吸音，有无干、湿啰音等。

3. 辅助检查　X线胸片、CT检查、血常规检查、痰液病原体检查，有助于明确病因。

4. 心理和社会支持状况　长期反复的咳嗽，是否引起了焦虑、抑郁等不良情绪反应；是否严重影响病人的日常工作、生活和睡眠。家属是否因对疾病认识不足及照顾能力有限而焦虑、恐慌。

【护理诊断】

清理呼吸道无效　与呼吸道分泌物过多、黏稠，或病人疲乏、胸痛、意识障碍导致咳嗽无效有关。

【护理措施】

1. 环境　为病人提供安静、整洁、舒适的病房。病室注意通风，保持室内空气新鲜、洁净，避免有刺激性气体等；维持合适的室温（18～20℃）和湿度（50%～60%），以充分发挥呼吸道的自然防御功能。

2. 饮食护理　咳嗽者能量消耗增加，应给予高蛋白、高维生素、足够热量的饮食，避免油腻、辛辣刺激食物。每天主动饮水1500ml以上，足够的水分可保证呼吸道黏膜的湿润和病变黏膜的修复，利于痰液稀释和排出。

3. 病情观察　密切观察咳嗽、咳痰情况，详细记录痰液的色、质、量。正确收集痰标本，及时送检。

4. 促进有效排痰

（1）指导深呼吸和有效咳嗽：深呼吸和有效咳嗽有助于气道远端分泌物的排出，适用于神志清醒，一般状况良好、能够配合的病人。指导病人掌握有效咳嗽的正确方法：①病人尽可能采用坐位，先进行5～6次深而慢的腹式呼吸，然后深吸气至膈肌完全下降，屏气3～5秒，继而缩唇，缓慢地经口将肺内气体呼出，再深吸一口气屏气3～5秒，身体前倾，从胸腔进行2～3次短促有力的咳嗽，咳嗽时同时收缩腹肌，或用手按压上腹部，帮助痰液咳出。也可让病人取俯卧屈膝位，借助膈肌、腹肌收缩，增加腹压，咳出痰液。②经常变换体位有利于痰液咳出。③对胸痛较甚不敢咳嗽的病人，咳嗽时应防止加重疼痛如胸部有伤口可用双手或枕头轻压伤口两侧，使伤

微视频1-1-1

有效咳嗽

口两侧的皮肤及软组织向伤口处皱起，可避免咳嗽时胸廓扩展牵拉伤口而引起疼痛。疼痛剧烈时可遵医嘱给予止痛药，30分钟后进行有效咳嗽。

（2）气道湿化：主要作用是湿化呼吸道、稀释痰液，适用于痰液黏稠不易咯出者。气道湿化包括湿化治疗和雾化治疗两种方法，临床上常在雾化吸入同时加入痰溶解剂、平喘药等，达到祛痰、消炎、止咳、平喘等作用。注意事项：①防止窒息：干结的分泌物湿化后膨胀易阻塞支气管，治疗后需帮助病人翻身、拍背，以及时排痰，尤其是体弱、无力咳嗽者。②避免吸入氧浓度降低：超声雾化吸入因吸入气湿度过高，降低了吸入氧浓度，病人感觉胸闷、气促加重。可提高吸氧浓度或用氧气驱动的喷射式雾化吸入。③避免湿化过度：过度湿化可引起气道黏膜水肿和气道狭窄，导致气道阻力增加，甚至诱发支气管痉挛。治疗时要观察病人反应，湿化时间不宜过长，一般以10~20分钟为宜。④控制湿化温度：一般应将湿化温度控制在35~37℃。在蒸汽湿化过程中应避免温度过高引起呼吸道灼伤，损害气道黏膜纤毛运动；温度过低可诱发哮喘、寒战反应。⑤防止感染：按规定消毒吸入装置和病房环境，严格执行无菌操作，加强口腔护理，避免呼吸道交叉感染。

（3）体位引流：体位引流是病人根据病变部位采取特殊体位，利用重力作用使肺、支气管内分泌物排出体外，又称重力引流。适用于肺脓肿、支气管扩张等有大量痰液排出不畅时。禁用于：①有明显呼吸困难和发绀者。②近1~2周内曾有大咯血史的病人。③严重心血管疾病或年老体弱不能耐受者。方法：①引流前准备：向病人解释体位引流的目的、过程和注意事项，监测生命体征并进行肺部听诊，明确病变部位。引流前15分钟遵医嘱给予支气管扩张剂（如有条件可使用雾化器或手按定量吸入器）。备好排痰用纸巾或可弃去的一次性容器。②引流体位：引流体位的选择取决于分泌物潴留的部位和病人的耐受程度。原则上使病变部位处于高位，使引流支气管开口向下，有利于潴留的分泌物随重力作用流入支气管和气管排出（图1-2）。如果病人不能耐受，应及时调整姿势。病人有头外伤、胸部创伤、咯血、严重心血管疾病或病人状况不稳定时，不宜采用头低位进行体位引流。③引流时间：根据病变部位、病情和病人状况，每天1~3次，每次15~20分钟。一般于饭前进行，早晨清醒后立即进行效果最好。如需在餐后进行，为了预防胃食管反流、恶心和呕吐等不良反应，应在餐后1~2小时进行。④引流的观察：引流时应有护士或家人协助，观察病人有无出汗、脉搏细弱、头晕、疲劳、面色苍白等症状，评估病人对体位引流的耐受程度，如病人出现心率超过120次/分、心律失常、高血压、低血压、眩晕或发绀，应立即停止引流并通知医生。⑤引流的配合：在体位引流过程中，鼓励并指导病人作腹式深呼吸及有效咳嗽，辅以胸部叩击等措施，提高引流效果。⑥引流后护理：体位引流结束后，帮助病人采取舒适体位，弃掉污物。给予清水或漱口剂漱口，保持口腔清洁减少呼吸道感染的机会。观察引流出的痰液的性质、量及颜色，并记录。听诊肺部呼吸音的改变，评价体位引流的效果并记录。

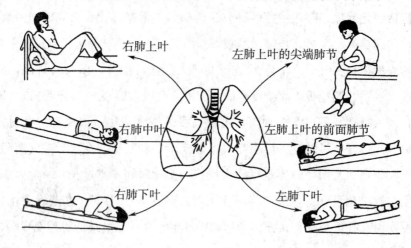

右肺上叶

左肺上叶的尖端肺节

右肺中叶

左肺上叶的前面肺节

右肺下叶

左肺下叶

图 1-2 体位引流

（4）胸部叩击：胸部叩击适用于久病体弱、长期卧床、排痰无力者。禁用于未经引流的气胸、肋骨骨折、有病理性骨折史、咯血、低血压及肺水肿等的病人。方法：病人侧卧位或在他人协助下取坐位，叩击者手指弯曲并拢，使掌侧呈杯状，以手腕力量，从肺底自下而上、由外向内、迅速而有节律地叩击胸壁，震动气

微视频1-1-2

胸部叩击

道，每一肺叶叩击 1~3 分钟，每分钟 120~180 次，叩击时发出一种空而深的拍击音则表明手法正确。注意事项：①听诊肺部有无呼吸音异常及干、湿啰音，明确病变部位。②宜用单层薄布保护胸廓部位，避免直接叩击引起皮肤发红，但覆盖物不宜过厚，以免降低叩击效果。叩击时避开乳房、心脏及衣服拉链、纽扣等。③叩击力量适中，以病人不感到疼痛为宜，每次叩击时间以 5~15 分钟为宜，应安排在餐后 2 小时或餐前 30 分钟完成，以避免治疗中发生呕吐，影响食欲。④操作过程中应密切注意病人的反应。⑤操作后让病人休息，协助做好口腔护理，去除痰液气味；询问病人的感受，观察病人的呼吸情况、痰液的颜色、性质和量，复查生命体征、肺部呼吸音及啰音变化。

（5）机械吸痰：适用于无力咳出黏稠痰液、意识不清或排痰困难者。可经病人的口、鼻腔、气管插管或气管切开处进行负压吸痰。注意事项：吸痰时成人负压调至 40.0~53.3kPa，每次吸引时间少于 15 秒，两次抽吸间隔时间大于 3 分钟；吸痰动作要迅速、轻柔，将不适感降至最低；在吸痰前、中、后适当提高吸入氧的浓度，避免吸痰

引起低氧血症；严格执行无菌操作，避免呼吸道交叉感染。

5. 用药护理 遵医嘱给予止咳、祛痰药物，观察药物的疗效和不良反应。排痰困难者和痰液较多者慎用强镇咳药，以防影响痰液的排出。

（二）肺源性呼吸困难

呼吸困难（dyspnea）是指病人主观感觉空气不足、呼吸不畅，客观表现为呼吸用力，呼吸频率、深度及节律异常。临床上呼吸困难主要由呼吸、循环系统疾病引起。肺源性呼吸困难是由于呼吸系统疾病引起通气、换气功能障碍，发生缺氧和（或）二氧化碳潴留所致。

【护理评估】

1. 健康史 肺源性呼吸困难最常见于慢性阻塞性肺部疾病（COPD），其次为支气管哮喘，其他还有喉、气管与支气管的炎症、水肿、肿瘤或异物所致狭窄或梗阻；肺炎、肺脓肿、肺淤血、肺水肿、肺不张、肺栓塞等疾病；也见于胸廓疾患如气胸、大量胸腔积液、严重胸廓畸形等；膈运动障碍等。

肺源性呼吸困难主要的诱因为感染、劳累、接触过敏原、屏气、精神因素等。

2. 身体状况

（1）评估呼吸困难的特点：临床上肺源性呼吸困难分三种类型。

①吸气性呼吸困难：吸气时呼吸困难显著，重者出现"三凹征"，即胸骨上窝、锁骨上窝和肋间隙凹陷，常伴干咳及高调吸气性哮鸣，多见于气管和大支气管异物、肿瘤或受压等引起的机械性梗阻。

②呼气性呼吸困难：呼气费力，呼气时间延长，常伴有呼气期哮鸣音，其发生与支气管痉挛、狭窄和肺组织弹性减弱，影响了肺通气功能有关。多见于支气管哮喘、COPD等小气道病变。

③混合性呼吸困难：吸气与呼气均感费力，呼吸频率增快、变浅，常伴有呼吸音减弱或消失。这是由于肺部病变广泛，呼吸面积减少，影响换气功能所致。常见于重症肺炎、重症肺结核、特发性肺纤维化、大量胸腔积液和气胸等。

（2）身体状况：①病人是否注意力不集中、烦躁不安、神志恍惚、谵妄或昏迷。②病人是否存在鼻翼扇动、张口呼吸或点头呼吸；是否有缺氧引起的发绀。③是否存在呼吸的频率、深度和节律异常：轻度呼吸衰竭时呼吸可深而快，严重时呼吸浅而慢；中枢神经性呼吸困难常出现慢而深的呼吸、潮式呼吸或间歇呼吸。④注意是否有桶状胸、双肺肺泡呼吸音减弱或消失，有无干、湿啰音等。

3. 辅助检查 通过动脉血气分析了解低氧血症和二氧化碳潴留的程度；通过肺功

能测定了解肺功能的基本状态，明确肺功能障碍的程度和类型。

4. 心理和社会支持状况　病人呼吸困难，活动受限，是否引发其紧张、抑郁、焦虑或恐惧的情绪。家属是否因对疾病认识不足及照顾能力有限而焦虑、恐慌。

【护理诊断】

1. 气体交换障碍　与呼吸道痉挛、呼吸面积减少、换气功能障碍有关。

2. 活动无耐力　与呼吸功能受损导致机体缺氧有关。

【护理措施】

1. 环境与休息　提供安静、温度和湿度适宜、空气洁净的环境。哮喘病人室内避免湿度过高；避免有过敏原，如尘螨、刺激性气体、花粉、羽绒被服等。严重时病人采取身体前倾坐位或半卧位，可使用高枕头、靠背架或床边桌等支撑物，以病人自觉舒适为原则。避免紧身衣服或过厚盖被而加重胸部压迫感。搬运病人时禁止背运，因背运时压迫胸腹部，影响呼吸。缓解期合理安排休息和活动量，调整日常生活方式，根据病情，有计划地增加运动量，如室内走动、室外活动、散步、快走、慢跑、太极拳、体操等有氧活动，逐步提高病人的肺活量和活动耐力。

2. 保持呼吸道通畅　根据病情选择排痰方法，如指导有效深呼吸、咳嗽与咳痰、吸入疗法、胸部叩击、机械吸痰、体位引流、药物解痉与祛痰等，以清除呼吸道内异常分泌物及舒张气道，必要时可行气管插管或气管切开等措施。

3. 氧疗的护理　根据呼吸困难类型、严重程度不同，进行合理氧疗或机械通气，以缓解症状。严重缺氧、无二氧化碳潴留者，可开始给予高流量（4～6L/min）、高浓度（37%～45%）的吸氧，以尽快纠正缺氧；如果病人既有缺氧又有二氧化碳潴留，则给予持续低流量（1～2L/min）、低浓度（25%～29%）吸氧，因此时潴留的二氧化碳无刺激呼吸中枢兴奋的作用，靠缺氧刺激呼吸中枢，如果高流量、高浓度给氧纠正缺氧后，呼吸中枢减少了刺激，兴奋性降低，会加重二氧化碳的潴留，加重呼吸中枢的麻醉。氧疗有效的指标：病人呼吸困难减轻、呼吸频率减慢、发绀减轻、心率减慢、活动耐力增加。

4. 病情观察　动态观察病人呼吸状况，判断呼吸困难类型。有条件可监测血氧饱和度、动脉血气变化，及时发现和解决病人存在的异常情况。

5. 呼吸训练　指导慢性肺疾病病人做缓慢腹式-缩唇呼吸等，训练呼吸肌。方法如下。

（1）缩唇呼吸：缩唇呼吸的技巧是通过缩唇形成的微弱阻力来延长呼气时间，增加气道压力，以延缓气道塌陷。病人闭嘴经

微视频1-1-3

缩唇呼吸

鼻吸气，然后通过缩唇（吹口哨样）缓慢呼气（图1-3）。吸气与呼气时间比为1：2或1：3，使气体能完全呼出。缩唇大小程度与呼气流量，以能使距口唇15～20cm处，与口唇等高点水平的蜡烛火焰随气流倾斜又不至于熄灭为宜。

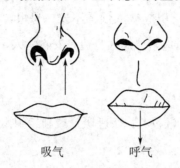

吸气　　　　呼气

图1-3　缩唇呼吸

（2）腹式呼吸：病人可取立位、平卧位或半卧位，两手分别放于前胸部和上腹部。用鼻缓慢吸气时，膈肌最大程度下降，腹肌松弛，腹部凸出，手感到腹部向上抬起。呼气时用口呼出，腹肌收缩，膈肌松弛，膈肌随腹腔内压增加而上抬，推动肺部气体排出，手感到腹部下降（图1-4）。另外，可以在腹部放置小枕头、书等锻炼腹式呼吸。如果吸气时，物体上升，证明是腹式呼吸。

微视频1-1-4

腹式呼吸

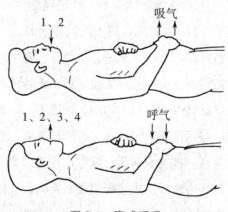

图1-4　腹式呼吸

缩唇式呼吸和腹式呼吸可以联合练习。缩唇呼吸和腹式呼吸每天训练3～4次，每次重复8～10次。缩唇呼吸和腹式呼吸需要增加能量消耗，因此指导病人只能在疾病恢复期进行训练。

6. 饮食　宜给予高热量、高蛋白、高维生素、高纤维素、清淡、易消化的饮食；避免过多产气的饮食，如汽水、啤酒、豆类、马铃薯、红薯等，防止腹胀，膈肌抬高，加重呼吸困难；无心功能不全者充足饮水，保持大便通畅，防止便秘时用力，导致肺大疱破裂。

7. 用药护理　遵医嘱应用支气管舒张剂、呼吸兴奋剂等，观察药物疗效和不良反应。

8. 心理护理　呼吸困难可引起病人烦躁不安、恐惧，而不良情绪反应可进一步加重呼吸困难。因此，医护人员应陪伴病人身边，安慰病人，使其保持情绪稳定，增强安全感。

（三）咯血

咯血（hemoptysis）是指喉及其以下呼吸道或肺组织出血经口咳出。

【护理评估】

1. 健康史　咯血大多数是由呼吸和循环系统疾病所致。呼吸系统疾病咯血，最常见的是肺结核，其次是支气管扩张，再次是支气管肺癌、肺炎、慢性支气管炎、慢性肺脓肿等也是常见咯血的病因。其他系统引起咯血的有风湿性心瓣膜病二尖瓣狭窄、急性肺水肿、肺梗死、血液病、系统性红斑狼疮等。感染、劳累、吸入刺激性气体是常见的诱因。

2. 身体状况

（1）评估咯血量：咯血量的多少与病因和病变范围有关，但与疾病严重程度不完全一致。根据咯血量，临床将咯血分为痰中带血、少量咯血（<100ml/d）、中等量咯血（100～500ml/d）、大量咯血（>500ml/d，或1次>300ml）。

（2）伴随症状：大咯血常伴有呛咳、脉速、出冷汗、呼吸急促、面色苍白、紧张不安和恐惧感。大咯血因血液滞留在支气管或失血，可出现各种并发症，如：①窒息：如大咯血过程中出现咯血量突然减少，气促，胸闷，烦躁不安，紧张，则为窒息先兆；如出现张口瞪目的恐惧表情、双手乱抓、大汗淋漓、颜面青紫、意识丧失，则为窒息的表现。窒息易发生于急性大咯血，极度衰弱无力咳嗽，应用镇静、镇咳药物及精神极度紧张的病人。②肺不张：表现为咯血后出现呼吸困难、胸闷、气促、发绀、局部呼吸音减弱或消失。③继发肺部感染：表现为咯血后发热，体温持续不退，咳嗽加剧，肺部干、湿性啰音。④失血性休克：表现为大咯血后出现脉搏显著加快，血压下降，四肢湿冷，烦躁不安，尿少等。

3. 辅助检查　肺部X线胸片或CT检查，纤维支气管镜及组织活检，痰液找病原体或脱落细胞检查，有助于明确咯血的原因。

4. 心理和社会支持状况　诊断不明的反复咯血或大咯血引起病人对病情的预后担心，病人和家属常表现出烦躁不安、焦虑和恐惧。病人或家人是否有防止病人大咯血引起窒息、出现窒息急救的知识。

【护理诊断】

1. 有窒息的危险　与大咯血致呼吸道血液滞留有关。

2. 恐惧　与突然大咯血或反复咯血不止有关。

【护理措施】

1. 一般护理　①休息与体位：保持病室安静、舒适，病人卧床休息，避免不必要的交谈，以减少肺活动，少量咯血可自行停止；大量咯血时绝对卧床休息，协助病人取患侧卧位，防止血液流入健侧影响通气。②消除恐惧和紧张情绪：医护人员陪伴在病人旁，安慰病人，告之咯血的原因、治疗方法和效果，使之有安全感，消除恐惧，防止病人因紧张、恐惧而屏气致声门痉挛；解释放松心情有利于止血；鼓励病人轻轻咳出积在气管内的血液；及时帮助病人去除污物，擦净血迹，及时用清水漱口或行口腔护理，保持口腔清洁、去除口腔异味，防止因口咽部异味刺激引起剧烈咳嗽而诱发再度咯血。高度紧张者可按医嘱酌情给予镇静剂，缓解紧张情绪。年老体弱、肺功能不全者在应用镇静药和镇咳药后，应注意观察呼吸中枢和咳嗽反射受抑制的情况，以早期发现因呼吸抑制导致的呼吸衰竭和不能咯出血块而发生的窒息。③饮食：大量咯血者暂禁食，少量咯血者宜进食凉或温的流质饮食，避免刺激性食物或饮料，如辛辣食物、浓茶、咖啡、酒等；多饮水，多食富含纤维的食物，以保持大便通畅。防止用力大便使回心血量增多，肺循环压力增高而诱发咯血。

2. 病情观察　记录咯血量，定期监测生命体征及尿量，密切观察病人有无窒息或窒息先兆，有无肺不张、继发感染、失血性休克的表现。

3. 用药护理　按医嘱应用止血药物，注意观察有无药物的不良反应。垂体后叶素，可有血压升高、心绞痛发作、腹痛、流产等副作用，因此，高血压、冠心病、孕妇禁用。补充血容量时，速度不宜过快、量不宜过多，以免增高肺循环压力，再次引起血管破裂而咯血。

4. 窒息的抢救　大咯血的病人，病床旁备好吸引器、氧气、气管切开包、止血药物、呼吸兴奋剂、升压药物等设备和药品。发现病人窒息时，立即将病人置于头低足高45°俯卧位，脸侧向一边，轻拍背部或刺激病人咽喉部以利血块排出，并迅速用手挖出或吸出口、咽、喉、鼻部血块，然后高流量吸氧，呼吸功能不良时用呼吸兴奋剂，无效时，配合医师行气管插管或气管切开，进行机械通气。

（四）胸痛

胸痛是各种刺激因素如缺氧、炎症、肌张力改变、肿瘤浸润、组织坏死以及物理、化学因子等，刺激胸部的感觉神经产生痛觉冲动，传至大脑皮质的痛觉中枢引起胸部疼痛。

【护理评估】

1. 健康史　主要由胸部疾病、少数由其他部位的病变引起。呼吸系统疾病常见于胸膜炎、自发性气胸、肺炎、支气管肺癌、胸膜肿瘤等；胸壁疾病，如带状疱疹、肋间神经炎、肋软骨炎及胸壁外伤等；心脏与大血管疾病，如心绞痛、急性心肌梗死、主动脉夹层、肺梗死等；纵隔疾病及其他疾病，如食管炎、纵隔肿瘤、膈下脓肿等。

2. 身体状况　评估胸痛的特点。胸膜炎为尖锐刺痛或撕裂痛，且在深呼吸和咳嗽时加重，屏气时减轻，可触到胸膜摩擦感或听到胸膜摩擦音。自发性气胸为突发的剧烈疼痛或撕裂样疼痛，伴干咳，叩之呈过清音或鼓音，呼吸音减弱或消失。肺癌多为胸部闷痛或隐痛，进行性加重。肺炎、肺结核出现的胸痛，伴有咳嗽、咳痰或呼吸困难，肺部可闻及干湿啰音。食管炎引起的胸痛，多在吞咽时加剧。心绞痛和心肌梗死一般在劳累或情绪激动后发生，于胸骨后中、上段或心前区，呈压榨样痛或闷痛。心绞痛一般持续数分钟或十余分钟，休息或含服硝酸甘油后缓解；心肌梗死则呈持续性疼痛，休息或含服硝酸甘油不缓解。

3. 辅助检查　胸部 X 线片或 CT、血常规、心电图、心肌酶学检查等可协助病因诊断。

4. 心理和社会支持状况　疼痛发作时病人是否会感到烦躁、焦虑不安，诊断未明确之前是否会有恐惧。家属是否因对疾病认识不足及照顾能力有限而焦虑、恐慌。

【护理诊断】

疼痛：胸痛　与病变累及壁层胸膜、胸壁组织或心肌缺血、缺氧有关。

【护理措施】

1. 一般护理　胸痛的病人患侧卧位休息，可减少肺和胸廓的运动而减轻胸痛。协助病人采取舒适的体位，一般胸膜和肺部病变，患侧卧位能减轻疼痛。向病人及家属介绍病情、治疗方法和治疗效果，消除病人的紧张、恐惧心理。

2. 缓解疼痛　①指导病人减轻疼痛的方法：欣赏音乐、电视，局部按摩，穴位按压等，以分散对疼痛的注意力。②制动止痛：胸部活动引起疼痛加剧者，限制疼痛部位的呼吸活动止痛。如用 15cm 宽的胶布，在病人深呼气末固定疼痛部位，前后均超过中线；在咳嗽、深呼吸、活动时，用手按压疼痛部位以制动。③药物止痛：疼痛剧烈或持续而影响休息时可按医嘱用肋间神经封闭疗法止痛，也可适当应用镇痛药物或镇静药物。④心血管疾病引起的胸痛，绝对卧床休息，吸氧，心绞痛者给予硝酸甘油含服止痛。

3.病情观察　注意观察胸痛的部位、性质、时间、加重和缓解因素，分析胸痛的原因，注意生命体征，有无发绀、呼吸困难、咳嗽、心悸等。

4.用药护理　严格按医嘱给予止痛药物，注意其疗效和不良反应。不滥用止痛药物，防止延误病情，防止其产生依赖性或成瘾性。

任务一　呼吸系统疾病常见症状及体征的护理

达标检测及答案

任务二　急性呼吸道感染病人的护理

> ### 学习目标

1. 解释急性呼吸道感染的概念。
2. 熟记急性呼吸道感染病人的临床表现。
3. 复述急性呼吸道感染的治疗要点。
4. 能够对急性呼吸道感染的病人实施正确的护理措施。

思维导图1-2

一、急性上呼吸道感染

案例导入

某男，19 岁。因发热、咽痛、咳嗽 1 天入院。病人昨日因气温骤降受凉，昨晚开始畏寒，相继出现发热；今晨出现咽痒痛，干咳，鼻塞，流少许清涕。发病以来精神差，乏力。体温 39.8℃，咽部充血，扁桃体不肿大，左颌下可触及一直径约 1cm 的肿大淋巴结，活动、触痛。血常规：白细胞 $4.8×10^9/L$，中性粒细胞 0.56，淋巴细胞 0.41。

请问：

1. 该病人最可能的诊断是什么？

2. 有哪些常见护理诊断，怎样护理？

3. 健康教育的内容有哪些？

急性上呼吸道感染（acute upper respiratory tract infection）是鼻腔、咽或喉部急性炎症的总称。有时可引起严重的并发症。

本病全年皆可发病，但冬春季节多发；不同年龄、性别、职业和地区都可发病；具有一定的传染性，可通过含有病毒的飞沫或被污染的手和用具传播，多为散发，但可在气候突变时流行。由于引起上呼吸道感染的病毒类型较多，人体感染后只产生较弱而短暂的免疫力，且无交叉免疫，同时在健康人群中有人携带病毒，故一个人一年内可多次发病。

【病因与发病机制】

1. 病因　急性上呼吸道感染约有 70%～80% 是由病毒引起的。常见的病毒包括流感病毒（甲、乙、丙）、副流感病毒、呼吸道合胞病毒、腺病毒、鼻病毒、埃可病毒、柯萨奇病毒、风疹病毒等。细菌感染约只占 20%～30%，可直接或继发于病毒感染之后发生，以溶血性链球菌最为多见，其次为流感嗜血杆菌、肺炎链球菌和葡萄球菌等，偶见革兰阴性杆菌。

2. **诱因**　各种可导致全身或呼吸道局部防御功能降低的原因，如受凉、淋雨、过度紧张或疲劳等均可诱发本病。

3. **发病机制**　当机体或呼吸道局部防御能力降低时，原先存在于上呼吸道或外界侵入的病毒和细菌迅速繁殖，引起本病。年老体弱者、儿童和有慢性呼吸道疾病者易患本病。

【临床表现】

1. **症状和体征**　根据病因和临床表现不同，可分为五个类型。

(1) 普通感冒（common cold）：又称急性鼻炎，俗称"伤风"。好发于冬春季节。以鼻咽部卡他性炎症为主要表现，起病较急。初期出现咽痒、咽干或咽痛，或伴有鼻塞、喷嚏、流清水样鼻涕，鼻涕 2～3 天后变稠。有咽鼓管炎者听力减退，伴有味觉迟钝、流泪、声嘶和少量黏液痰。全身症状较轻或无症状，可仅有低热、轻度畏寒、头痛、不适感等。可见鼻腔黏膜充血、水肿、有分泌物，咽部轻度充血等体征。如无并发症，经 5～7 天后痊愈。

(2) 急性病毒性咽喉炎：多发于冬春季节，由腺病毒、鼻病毒、流感病毒、呼吸道合胞病毒等引起。表现为咽部发痒、不适和灼热感，咽痛短暂且轻，可伴有发热、乏力等。咽部、喉部充血、水肿，颌下淋巴结肿大和触痛等。如合并喉炎时声音嘶哑、说话困难、咳嗽时咽喉疼痛，可闻及喉部喘息声。

(3) 急性疱疹性咽峡炎：好发于夏季，主要由柯萨奇病毒 A 引起，多见于儿童。表现为明显咽痛、发热，病程 1 周左右。体检可见咽充血，软腭、腭垂（悬雍垂）、咽和扁桃体表面有灰白色疱疹及浅表溃疡，周围有红晕。

(4) 急性咽结膜热：好发于夏季，主要由腺病毒、柯萨奇病毒等引起。儿童多见，游泳传播为主。病程 4～6 天，表现为咽痛、畏光、流泪、发热和咽、结膜明显充血。

(5) 急性咽-扁桃体炎：病原体多为溶血性链球菌，其次为流感嗜血杆菌、肺炎链球菌、葡萄球菌等。起病急，咽痛明显，伴畏寒、发热，体温超过 39℃。可见咽部明显充血，扁桃体肿大、充血，表面有黄色点状渗出物，颌下淋巴结肿大伴压痛。

2. **并发症**　本病如不及时治疗，可并发急性鼻窦炎、中耳炎、气管-支气管炎。部分病人可继发溶血性链球菌感染引起风湿热、肾小球肾炎等，少数病人可继发病毒性心肌炎。

【辅助检查】

1. 血常规　病毒感染者，白细胞计数正常或偏低，淋巴细胞比例升高。细菌感染者，可见白细胞计数和中性粒细胞增多，可有核左移现象。

2. 病原学检查　病毒分离、病毒抗原的血清学检查等，有利于判断病毒类型。细菌培养可判断细菌类型和药物敏感试验。

【诊断要点】

根据鼻咽部的症状、体征和流行情况，血常规以及胸部 X 线检查排除支气管和肺部病变可作出临床诊断。病毒分离、血清学检查和细菌培养等，可明确病因诊断。

【治疗要点】

目前尚无特异抗病毒药物，无并发症者注意保暖，多饮水，一般不需特殊治疗；症状明显者对症和中医治疗为主。

1. 对症治疗　发热、头痛、全身肌肉酸痛者可给予解热镇痛药；鼻塞可用1％麻黄碱滴鼻；频繁喷嚏、流涕给予抗过敏药物；干咳明显可使用镇咳药。

2. 抗感染治疗　并发细菌感染时，可根据病原菌和药敏试验选用抗菌药物，一般以抗革兰阳性菌为主，常用青霉素类、头孢菌素、大环内酯类或氟喹诺酮类及磺胺类抗菌药物。广谱抗病毒药利巴韦林对流感病毒、呼吸道合胞病毒等均有较强的抑制作用；奥司他韦对甲型 H_1N_1 流感病毒有抑制作用。

3. 中医治疗　可选用具有清热解毒和抗病毒作用的中药，正柴胡饮、小柴胡冲剂和板蓝根等在临床中应用广泛。

【护理诊断】

1. 体温过高　与病毒和（或）细菌感染有关。

2. 知识缺乏　缺乏疾病预防和保健知识。

3. 潜在并发症：鼻窦炎、气管-支气管炎、心肌炎、肺炎、风湿热、肾小球肾炎等。

【护理措施】

1. 一般护理

（1）休息：病人以休息为主，症状严重者卧床休息。

（2）防止交叉感染：注意隔离病人，戴口罩，勤洗手，减少探视，避免交叉感染。病人咳嗽或打喷嚏时应避免对着他人，最好用餐巾纸掩住口鼻，餐巾纸集中焚烧。病人使用的餐具、痰盂等用具应按规定消毒，或用一次性器具，回收后焚烧弃去。

（3）饮食护理：给予清淡、高热量、维生素丰富、易消化的食物，鼓励病人每天保持足够的饮水量，避免刺激性食物，戒烟、酒。

（4）口腔护理：进食后漱口或给予口腔护理，防止口腔感染。

2. 对症护理 高热者给予降温，一般用物理降温，必要时遵医嘱用药物降温，采用降温措施 30 分钟后应观察降温效果并记录；出汗后及时用温水擦身、换衣和床单，但要注意防止受凉。

3. 病情观察 密切观察病人的体温、脉搏、呼吸等变化，警惕并发症发生，如果出现心率、脉搏增快与体温升高不相称，应警惕病毒性心肌炎的可能，及时通知医生。

4. 用药护理 遵医嘱对发热、头痛者选用解热镇痛药，如复方阿司匹林、对乙酰氨基酚（扑热息痛）；鼻塞、咽痛者，口服银翘片等；鼻塞严重时可用 1‰麻黄碱滴鼻液滴鼻。注意观察药物的不良反应。

【健康教育】

1. 避免诱发因素 告知病人及家属避免上呼吸道感染的常见诱因，如注意保暖，防止受凉，防止过度疲劳；保持室内空气新鲜、阳光充足；在高发季节少去人群密集的公共场所，防止交叉感染；戒烟。

2. 增强免疫力 注意劳逸结合，加强体育活动，提高机体抵抗力及抗寒能力，进行耐寒训练，如冷水洗脸、冬泳等。必要时注射疫苗预防，如流感疫苗。

3. 识别并发症 及时发现并发症，如出现耳鸣、耳痛、外耳道流脓等中耳炎症状，恢复期出现胸闷、心悸等心肌炎症状，眼睑浮肿等肾炎症状，关节痛等风湿症状者，应及时就诊。

二、急性气管-支气管炎

案例导入

某女，30 岁。因咳嗽 3 天入院。病人 3 天前受凉后出现畏寒、发热、咽喉部痒感等不适，自服"氨咖黄敏胶囊"后畏寒、发热停止。但近 3 天干咳，偶有痰中带血丝，无脓痰；有时睡梦中咳醒。无气促、胸痛。体温 37.1℃，咽部充血，扁桃体不肿大，双肺呼吸音粗，未闻及明显的啰音。血常规：白细胞 7.8×10^9/L，中性粒细胞 0.76，淋巴细胞 0.21。胸片示双肺纹理稍粗。

1. 该病人最可能的诊断是什么？

2. 有哪些常见护理诊断，怎样护理？

3. 健康教育的内容有哪些？

急性气管-支气管炎（acute tracheo-bronchitis）是指感染、物理、化学、过敏等因素引起的气管-支气管黏膜的急性炎症。临床主要表现为咳嗽和咳痰。多为上呼吸道急性感染迁延而来，常发生于寒冷季节或气候突变时。

【病因】

1. 感染　病毒或细菌感染是最常见的病因。由病毒、细菌直接感染，或急性上呼吸道病毒感染迁延而来，也可在病毒感染后继发细菌感染。近年来支原体和衣原体感染引起的急性气管-支气管炎有所上升。

2. 物理与化学因素　过冷空气、粉尘、刺激性气体或烟雾（氨气、氯气、二氧化硫、二氧化氮等），可刺激气管-支气管黏膜而引起本病。

3. 过敏反应　花粉、有机粉尘、真菌孢子等的吸入以及对细菌蛋白质过敏等，均可引起气管-支气管的变态反应。寄生虫（如钩虫、蛔虫的幼虫）移行至肺，也可致病。

【临床表现】

1. 症状　起病较急，常先有鼻塞、流涕、咽痛、声音嘶哑等急性上呼吸道感染症状，继之出现干咳或伴少量黏痰，1～2天后可转为黏液脓性或脓性痰，痰量增多，咳嗽加剧，甚至痰中带血。可在深呼吸和咳嗽时感胸骨后疼痛；伴支气管痉挛时，可有气促、胸部紧缩感。全身症状较轻，可有低或中等度发热伴乏力等，多3～5天后消退。咳嗽、咳痰可持续2～3周，吸烟者则更长。

2. 体征　胸部听诊呼吸音正常或增粗，并可有散在干、湿啰音。咳嗽后啰音部位、性质改变或消失。

【辅助检查】

病毒感染时，血常规白细胞计数多正常；细菌感染较重时，白细胞计数和中性粒细胞增高。痰涂片或培养可发现致病菌。X线胸片检查多无异常，或仅有肺纹理增粗。

【诊断要点】

根据病史，咳嗽、咳痰等呼吸道症状，及胸部X线检查肺无实质性病变，可做出临床诊断。痰涂片和培养有助于病因诊断。

【治疗要点】

1. 对症治疗　止咳，剧烈干咳者，给予喷托维林、复方甘草片等止咳。

2. 抗菌治疗有细菌感染时应用抗菌药物控制气管-支气管内炎症。一般选用抗革兰阳性菌为主的抗生素，如青霉素、头孢菌素、大环内酯类、喹诺酮类抗生素，或根据细菌培养和药敏试验结果选择药物。

【护理诊断】

1. 清理呼吸道无效　与呼吸道感染、痰液黏稠有关。

2. 气体交换障碍　与过敏引起支气管痉挛有关。

【护理措施】

清理呼吸道无效的护理参见本项目任务一"咳嗽与咳痰"的护理。

气体交换障碍的护理，遵医嘱给予氨茶碱、β_2受体激动剂舒张痉挛的支气管。应用β_2受体激动剂要防止出现心动过速等不良反应。

【健康教育】

同"急性上呼吸道感染"。

任务二　急性呼吸道感染病人的护理

达标检测及答案

任务三　肺部感染性疾病病人的护理

▶ **学习目标**

1. 解释社区获得性肺炎、医院获得性肺炎、休克型肺炎的概念。

2. 说出肺部感染性疾病的分类方法。

3. 熟记肺炎球菌肺炎的临床表现及治疗要点。

4. 识别重症肺炎的临床表现。

5. 复述感染性休克的治疗要点。

6. 正确提出肺部感染性疾病病人护理诊断。

7. 能够对肺部感染性疾病病人正确实施护理措施。

思维导图1-3

案例导入

某男，23岁。畏寒发热，咳嗽、咳痰1天入院。病人入院前2天参加运动会后冲凉水澡，当日晚开始出现畏寒，继而出现高热，当时体温高达40.8℃，全身酸痛不适，在当地诊所按"上呼吸道感染"治疗，上述症状稍减轻；昨日开始咳嗽，咳铁锈色痰，右侧胸痛。发病以来食欲差、精神差，口干，尿黄少。体温39.8℃，脉搏96次/分，呼吸26次/分。高热面容，呼吸急促，口唇周围有数个绿豆大小的水泡；右下肺叩诊呈实音，语颤增强，呼吸音粗，可闻及少量细湿啰音。血常规：白细胞$16.2×10^9$/L，中性粒细胞0.88。X线胸片示右下肺呈一均匀密度增高阴影。

请思考：

1. 该病人最可能的诊断是什么，主要治疗方法有哪些？

2. 有哪些主要护理诊断，怎样护理？

3. 健康教育的内容有哪些？

一、概述

肺炎（pneumonia）是指终末气道、肺泡和肺间质的炎症。肺炎最常见的病因为感染，细菌性肺炎最常见。由于病原体变迁、社会人口老龄化、吸烟人群的低龄化、机械呼吸的普遍应用、医院获得性肺炎发病率增高、不合理应用抗生素引起细菌耐药性增加等，虽然新的强效抗生素不断投入应用，但其发病率和病死率仍很高。

【病因与发病机制】

肺炎最常见病因为各种病原体感染，各种病原体中以细菌最常见；还有理化因素、过敏等。感染最常见的诱因有着凉、淋雨、劳累等，吸烟，长期应用免疫抑制剂和糖皮质激素，有 COPD 和糖尿病等慢性病史、HIV 感染等，致免疫力下降，容易被感染。部分可由上呼吸道感染蔓延而来。不适当应用抗生素可引起正常菌群失调，同时影响免疫功能，发生相关肺炎。

1. 分类

（1）按病因分类：病因学分类对于肺炎的治疗有决定性意义。

①细菌性肺炎：如肺炎链球菌、金黄色葡萄球菌、甲型溶血性链球菌等革兰阳性球菌；肺炎克雷伯杆菌、流感嗜血杆菌、铜绿假单胞菌等革兰阴性杆菌；棒状杆菌、梭形杆菌等厌氧杆菌。

②非典型病原体所致肺炎：如支原体、军团菌和衣原体等。

③病毒性肺炎：如冠状病毒、腺病毒、呼吸道合胞病毒、流感病毒、SARS 冠状病毒等。

④真菌性肺炎：如白念珠菌、曲菌、放线菌等。

⑤其他病原体所致肺炎：如立克次体（如 Q 热立克次体）、弓形虫（如鼠弓形虫）、原虫（如卡氏肺囊虫）、寄生虫（如肺包虫、肺吸虫、肺血吸虫）等。

⑥理化因素所致的肺炎：如放射性损伤引起的放射性肺炎；胃酸吸入引起的化学性肺炎；吸入刺激性气体、液体等化学物质，亦可引起化学性肺炎；过敏原引起机体的变态反应或异常免疫反应时，可引起过敏性肺炎。

（2）按患病环境分类：有利于指导经验治疗。

①社区获得性肺炎（community acquired pneumonia，CAP）：也称院外肺炎，是指在医院外罹患的感染性肺实质炎症，包括有明确潜伏期的病原体感染而在入院后平均潜伏期内发病的肺炎。致病菌中肺炎链球菌为最主要的病原体，非典型病原体所占比例在增加，耐药菌普遍。

②医院获得性肺炎（hospital acquired pneumonia，HAP）：简称医院内肺炎，是指病人在入院时既不存在、也不处于潜伏期，而是在住院 48 小时后发生的感染，也包括出院后 48 小时内发生的肺炎。其中以呼吸机相关肺炎最为多见，治疗和预防较困难。误吸口咽部定植菌是 HAP 最主要的发病机制。常见病原体为肺炎链球菌、流感嗜血杆菌、金黄色葡萄球菌、铜绿假单胞菌、大肠杆菌、肺炎克雷伯杆菌。除了医院，在老年

护理院和慢性病护理院生活的人群肺炎易感性亦高，临床特征和病因学分布介于 CAP 和 HAP 之间，可按 HAP 处理。

（3）按解剖分类

①大叶性肺炎：病原体先在肺泡引起炎症，经肺泡间孔（Cohn 孔）向其他肺泡扩散，致使病变累及单个、多个肺叶或整个肺段，又称肺泡性肺炎。主要表现为肺实质炎症，通常不累及支气管。致病菌多为肺炎链球菌。

②小叶性肺炎：指病变起于支气管或细支气管，继而累及终末细支气管和肺泡，又称支气管性肺炎。病灶可融合成片状或大片状，密度深浅不一，且不受肺叶和肺段限制，区别于大叶性肺炎。病原体有肺炎链球菌、葡萄球菌、病毒、肺炎支原体等。

③间质性肺炎：以肺间质炎症为主，包括支气管壁、支气管周围间质组织及肺泡壁。由于病变在肺间质，呼吸道症状较轻，异常体征较少。可由细菌、支原体、衣原体、病毒或卡氏肺囊虫等引起。

2. 发病机制

正常呼吸道因有支气管内黏液-纤毛运载系统，肺泡巨噬细胞等细胞防御的完整性等，使气管隆凸以下的呼吸道保持无菌。是否发生肺炎决定于病原体和宿主两个因素。如果病原体数量多、毒力强和（或）宿主呼吸道局部或全身免疫防御系统损害，即可发生肺炎。病原体可通过下列途径引起肺炎：①空气吸入；②血行播散；③邻近感染部位蔓延；④上呼吸道菌的误吸，病原体抵达下呼吸道后，滋生繁殖，引起肺泡毛细血管充血、水肿，肺泡内纤维蛋白渗出及细胞浸润。

【临床表现】

1. 常见的症状　发热、咳嗽、咳痰，痰多为脓性痰或血痰；呼吸困难与缺氧的表现；严重者可出现神志和血压改变，如烦躁、嗜睡、表情淡漠、血压下降，甚至休克。

2. 体征　可有鼻翼扇动，胸部三凹征；有无呼吸频率、节律异常；胸部叩诊实音或浊音；肺泡呼吸音减弱或消失、异常支气管呼吸音、干湿啰音、胸膜摩擦音等。

【辅助检查】

1. 血常规　细菌性肺炎可见血白细胞计数和中性粒细胞增高，并有核左移，或细胞内见中毒颗粒。年老体弱、酗酒、免疫功能低下者白细胞计数可不增高，但中性粒细胞比例仍高。病毒性肺炎和其他类型肺炎，白细胞计数可无明显变化。

2. X 线检查　有无肺纹理增粗、炎性浸润影等。

3. 痰培养　有无细菌生长，药敏试验结果如何。

4. 血气分析　是否有 PaO_2 减低和（或）$PaCO_2$ 升高。

【诊断要点】

1. 肺炎的诊断

（1）症状和体征：一般急性起病，典型表现为突然畏寒、发热，或先有短暂"上呼吸道感染"史，咳嗽、咳痰或伴胸闷、胸痛，口唇发绀、鼻翼扇动。胸部病变区叩诊呈浊音或实音；听诊肺泡呼吸音减弱，或管样呼吸音，可闻及湿啰音。

知识链接

异常支气管呼吸音与湿啰音

异常支气管呼吸音：在正常肺泡呼吸音区域听到支气管呼吸音，即为异常支气管呼吸音，又称管状呼吸音。见于大叶性肺炎实变、肺纤维化、肺不张、肺内巨大空洞与支气管相通。总之，肺组织实变（声音传导良好）及肺空洞（声音产生共鸣）是产生异常支气管呼吸音的病理基础。

湿啰音：产生机制：①气流通过呼吸道内稀薄分泌物，形成的水泡破裂所产生的声音。②因病变而关闭的中小支气管或肺泡因间质渗液而粘合力增强，或由于炎症使肺泡弹性减退，以至于呼气时相互黏合、萎陷而呈闭合状态。吸气时突然开放，产生爆裂样声音。听诊特点：①湿啰音是呼吸音以外的附加音。②湿啰音呈一连串不连续的水泡破裂音。③多出现于吸气时，或在吸气终末更清楚，少数可出现于呼气早期。④部位固定（由于重力关系，多在肺底听到）。⑤性质不易变。⑥中、小水泡音可同时存在。⑦咳嗽后可减轻或消失。

（2）胸部X线：以肺泡浸润为主。呈肺叶、段分布的炎性浸润影，或呈片状或条索状影，密度不均匀，沿支气管分布。另外，也可见两肺弥漫性浸润影，伴空洞或大疱者。病变吸收与年龄、免疫状态和病原体有关，如超过1个月未完全吸收者，多与伴有慢性支气管炎、肺气肿等基础疾病有关。

（3）实验室检查：①血常规：细菌性肺炎可见血白细胞计数和中性粒细胞增高，并有核左移或细胞内见中毒颗粒。年老体弱、酗酒、免疫功能低下者白细胞计数可不增高，但中性粒细胞比例仍高。②病原学检查：痰涂片革兰染色有助于初步诊断，但易受咽喉部寄殖菌污染。为避免上呼吸道污染，应在漱口后取深部咳出的痰液送检，或经纤维支气管炎镜取标本检查，痰细菌培养，诊断敏感性较高。必要时做血液、胸腔积液细菌培养，以明确诊断。③血清学检查：补体结合试验适用于衣原体感染。间接免疫荧光抗体检查多用于军团菌肺炎等。

2. 评估严重程度

如果肺炎诊断成立，评估病情的严重程度对于预测预后和决定护理级别至关重要。肺炎的严重性取决于三个主要因素：局部炎症程度、肺部炎症的播散和全身炎症反应程度。此外，病人有以下危险因素会增加肺炎的严重程度和死亡危险：年龄＞65 岁；存在基础疾病或相关因素，如 COPD、糖尿病、慢性心脏病、肾衰竭、慢性肝病、1 年内住过院、疑有误吸、神志异常、处于脾切除术状态、长期酗酒或营养不良、长期应用免疫抑制剂等。

目前还没有普遍认同的重症肺炎诊断标准。中华医学会呼吸病学分会 2016 年修订的《中国成人社区获得性肺炎诊断和治疗指南（2016 版）》中重症肺炎诊断标准包括：主要标准：①需要气管插管，行机械通气治疗；②脓毒血症休克经积极液体复苏后仍需要血管活性药物治疗。次要标准：①呼吸频率≥30 次/分；②氧合指数（PaO_2/FiO_2）≤250mmHg；③多肺叶浸润；④意识障碍和（或）定向障碍；⑤血尿素氮（BUN）≥7.14mmol/L；⑥收缩压＜90mmHg，需要积极的液体复苏。符合 1 项主要标准，或至少 3 项次要标准者，可诊断为重症肺炎，需要密切观察，积极救治，有条件时收入 ICU 治疗（ⅡB）。

3. 确定病原体　痰标本做涂片镜检和细菌培养可帮助确定致病菌。同时做血液和胸腔积液细菌培养，可帮助确定病原菌。

【治疗要点】

抗感染治疗是肺炎治疗的最主要环节。选用抗生素应遵循抗菌药物治疗原则，即对病原体给予针对性治疗。根据本地区肺炎病原体的流行病学资料，按社区获得性肺炎或医院感染肺炎选择抗生素进行经验性治疗，再根据病情演变和病原学检查结果进行调整。

抗生素治疗后 48～72 小时应对病情进行评价，治疗有效表现为体温下降、症状改善、白细胞逐渐降低或恢复正常，而 X 线胸片病灶吸收较迟。

【护理诊断】

1. 体温过高　与肺部感染有关。

2. 清理呼吸道无效　与胸痛，气管及支气管分泌物增多、黏稠，疲乏有关。

3. 潜在并发症：感染性休克。

4. 气体交换障碍　与肺实质炎症，呼吸面积减少有关。

5. 疼痛：胸痛　与肺部炎症累及壁层胸膜有关。

【护理措施】

1. 休息　发热病人应卧床休息，以减少氧耗量，缓解头痛、肌肉酸痛等症状。

2. **饮食护理**　补充水分，给予能提供足够热量、蛋白质和维生素的流质或半流质，以补充高热引起的营养物质消耗。心肾功能正常者鼓励多饮水。轻症者无须静脉补液，食欲差或不能进食者、失水明显者可遵医嘱静脉补液，补充因发热而丢失较多的水和盐，加快毒素排泄和热量散发。心脏病或老年人应注意补液速度，避免过快导致急性肺水肿。做好口腔护理，鼓励病人经常漱口，口唇疱疹者局部涂抗病毒软膏，防止继发感染。

3. **高热护理**　高热时可采用酒精擦浴、冰袋、冰帽等措施物理降温，以逐渐降温为宜，防止虚脱。儿童要预防惊厥，不宜用阿司匹林或其他解热药，以免大汗、脱水和干扰热型观察。病人出汗时，及时协助擦汗、更换衣服，避免受凉。必要时遵医嘱使用退热药或静脉补液，补充因发热而丢失较多的水分和电解质，加快毒素排泄和热量散发。心脏病和（或）老年人应注意补液速度，避免过快导致急性肺水肿。

4. **协助排痰的护理**　参见本项目任务一"咳嗽与咳痰"的护理。

5. **病情观察**　①监测并记录生命体征：重点观察热型，协助医生明确诊断，体温不升或高热为病情严重的表现，重症肺炎不一定有高热；有无心率加快、脉搏细速、血压下降、脉压变小、皮肤肢端湿冷等休克的表现；有无呼吸困难、皮肤和黏膜有无发绀等缺氧的表现，必要时进行心电、血氧饱和度等监护。②精神和意识状态：有无精神萎靡、表情淡漠、神志模糊或烦躁不安等病情严重的表现。③出入量：有无尿量减少，疑有休克应测每小时尿量及尿比重。④实验室检查：有无血气分析等指标的改变。

6. **感染性休克抢救配合**　病人以休克为主要表现，而肺炎表现不典型称为中毒性肺炎或休克性肺炎。一旦发现休克，立即通知医生，并备好物品，积极配合抢救。

（1）体位：病人取仰卧中凹位，抬高头胸约20°、抬高下肢约30°，有利于呼吸和静脉血回流。

（2）吸氧：给予中、高流量吸氧，维持 $PaO_2 > 60mmHg$，改善缺氧状况。

（3）补充血容量：快速建立两条静脉通道，遵医嘱给予平衡液或右旋糖酐以维持有效容量，降低血液黏滞度，防止弥散性血管内凝血；有明显酸中毒可应用5%碳酸氢钠静脉滴注，碳酸氢钠因其配伍禁忌较多，宜单独输入。随时监测病人一般情况、血压、尿量、尿比重、血细胞比容等；监测中心静脉压，作为调整补液速度的指标，中心静脉压 $< 5cmH_2O$ 可放心输液，达到 $10cmH_2O$ 时，输液不宜过快，以免诱发急性心力衰竭。下列证据提示血容量已补足：口唇红润、肢端温暖、收缩压 $> 90mmHg$、尿量 $> 30ml/h$ 以上。如血容量已补足，尿量 $< 20ml/h$，比重 < 1.018，应及时报告医生，注意有无急性肾损伤。

（4）用药护理：①遵医嘱输入多巴胺、间羟胺等血管活性药物。根据血压调整滴速，以维持收缩压在 90~100mmHg 为宜，保证重要器官的血液供应，改善微循环。输注过程中注意防止液体溢出血管外，引起局部组织坏死和影响疗效。②有明显酸中毒时可应用 5％碳酸氢钠静滴，因其配伍禁忌较多，宜单独输入。③联合使用广谱抗菌药物控制感染时，应注意药物疗效和不良反应。

7. 用药护理　遵医嘱使用抗生素，观察疗效和不良反应。应用青霉素类和头孢类防止过敏；喹诺酮类药可影响骨骼的发育，因此儿童不宜应用，偶见皮疹、恶心、极少数病人可诱发精神症状；氨基糖苷类抗生素有肾、耳毒性，老年人或肾功能减退者，应特别注意观察是否有尿量减少或尿蛋白，是否有耳鸣、头昏、唇舌发麻等不良反应的出现。

【健康教育】

向病人及家属讲解肺炎的病因和诱因。注意休息，劳逸结合，防止过度疲劳。参加体育锻炼，增强体质。避免受凉、淋雨、吸烟、酗酒。有皮肤痈、疖、伤口感染、毛囊炎、蜂窝织炎时应及时治疗，尤其是免疫功能低下者（糖尿病、血液病、HIV 感染、肝硬化、营养不良、儿童等）和 COPD、支气管扩张者。慢性病、长期卧床、年老体弱者，应注意经常改变体位、翻身、拍背、咳出气道痰液，可接种流感疫苗、肺炎疫苗等。

二、肺炎链球菌肺炎

肺炎链球菌肺炎或称肺炎球菌肺炎，由肺炎链球菌（streptococcus pneumoniae）引起，约占医院外获得性肺炎的半数以上。临床起病急骤，以寒战、高热、咳嗽、咯铁锈色痰和胸痛为特征。因抗生素及时有效的应用，典型者已日趋减少。本病以冬季与初春为高发季节，常与呼吸道病毒感染并行，男性较多见，多为原先健康的青壮年。

【病因与发病机制】

肺炎链球菌是上呼吸道寄居的正常菌群。当机体免疫功能降低或受损时，如受凉、劳累、应用免疫抑制药物及其他因素使免疫力下降时，有毒力的肺炎链球菌进入下呼吸道致病。肺炎链球菌是革兰阳性球菌，其毒力大小与具有多糖荚膜有关。肺炎球菌经阳光直射 1 小时，或加热至 52℃10 分钟即可杀灭，对苯酚（石炭酸）等消毒剂也较敏感，但在干燥痰中可存活数月。

细菌在肺泡内繁殖滋长，引起肺泡壁水肿，白细胞和红细胞渗出，渗出液含有细菌，经 Cohn 孔向肺的中央部分蔓延，累及整个肺叶或肺段而致肺炎，叶间分界清楚；易累及胸膜而致渗出性胸膜炎。老年人和婴幼儿可由支气管播散形成支气管肺炎。典型病理改变为充血期、红色肝变期、灰色肝变期和消散期，目前因早期使用抗生素治疗，典型病理分期已很少见。病变消散后肺组织结构无损坏，不留纤维瘢痕。极少数病人由于机体反应性差，纤维蛋白不能完全吸收，称为机化性肺炎。

【临床表现】

由于年龄、病程、免疫功能、对抗生素治疗的反应不同，其临床表现可多样。

1. **症状** 发病前常有淋雨、受凉、醉酒、疲劳、病毒感染和生活在拥挤环境等诱因，数日前可有上呼吸道感染的前驱症状。典型表现为起病急骤、畏寒或寒战、高热，体温可在数小时内达 39～40℃，呈稽留热。全身肌肉酸痛，患侧胸痛明显，深呼吸或咳嗽时加剧，病人常取患侧卧位。开始痰少，可带血丝，24～48 小时后可呈铁锈色，与肺泡内浆液渗出和红细胞、白细胞渗出有关。

2. **体征** 病人呈急性病容，面颊绯红，口角和鼻周有单纯疱疹，严重者可有发绀，鼻翼扇动，心动过速，心律不齐。早期肺部无明显异常体征。肺实变时，触觉语颤增强，叩诊呈浊音或实音，听诊可闻及支气管呼吸音及胸膜摩擦音。

本病自然病程约 1～2 周。发病 5～10 天，体温可自行骤降或逐渐消退；使用有效抗菌药物后，体温于 1～3 天内恢复正常。同时，其他症状与体征亦随之渐渐消失。

3. **并发症** 目前并发症已少见。感染严重时，可伴感染性休克，尤其是老年人。表现为心动过速、血压降低、意识模糊、烦躁、四肢厥冷、发绀、多汗等，而高热、胸痛、咳嗽等症状并不明显。并发胸膜炎时多为浆液纤维蛋白性渗出液；呼吸音减低和语颤降低多提示有胸腔积液，偶可发生脓胸，肺脓肿、脑膜炎和关节炎也有发生。

【辅助检查】

1. **实验室检查** 血常规见白细胞计数升高（$10 \times 10^9 \sim 20 \times 10^9$/L），中性粒细胞比例增多（>80%），伴核左移，细胞内可见中毒颗粒。痰涂片做革兰染色及荚膜染色镜检，如有革兰阳性、带荚膜的双球菌或链球菌，可做出初步病原诊断。痰培养 24～48 小时可确定病原体。血培养应在抗生素治疗前采样。聚合酶链反应（PCR）检测和荧光标记抗体检测可提高病原学诊断水平。

2. **X 线检查** 可见受累肺叶或肺段可呈斑片状或大片状实变阴影。肋膈角可有少量胸腔积液。消散期，炎性浸润逐渐吸收可有片状区域吸收较快而呈"假空洞"征。一般起病 3～4 周后才完全消散。

【诊断要点】

根据寒战、高热、咳嗽、咳铁锈色痰、胸痛、鼻唇疱疹等典型症状和肺实变体征，结合胸部 X 线检查，可作出初步诊断。病原菌检测是本病确诊的主要依据。

【治疗要点】

1. **抗菌药物** 一旦诊断即用抗生素治疗，不必等待细菌培养结果。抗菌药物标准疗程一般为 5~7 天，或在热退后 3 天停药或由静脉用药改为口服，维持数天。首选青霉素 G，用药剂量和途径视病情、有无并发症而定。成年轻症者，每天 240 万 U，分 3 次肌内注射；稍重者，青霉素 G 每天 240 万~480 万 U，分 3~4 次静脉滴注；重症或并发脑膜炎者，每天 1000 万~3000 万 U，分 4 次静脉滴注。对青霉素过敏或耐药者，可用红霉素每天 2g，分 4 次口服或每天 1.5g 静脉滴注；或林可霉素每天 2g 肌内注射或静脉滴注；重症者可改用头孢菌素类抗生素，如头孢噻肟或头孢曲松等，或喹诺酮类药物；多重耐药菌株感染者可用万古霉素。

2. 支持疗法与对症治疗　卧床休息，避免疲劳、醉酒等使病情加重的因素；补充含足够热量、蛋白质和维生素的食物，多饮水。密切观察病情变化，注意防治休克。剧烈胸痛者，给予少量镇痛药，如可待因 15mg。有明显麻痹性肠梗阻或胃扩张，应暂时禁食、禁饮和胃肠减压。烦躁不安、谵妄、失眠者给予地西泮 5mg 肌内注射或水合氯醛 1~1.5g 保留灌肠，禁用抑制呼吸的镇静药。

3. 并发症治疗　高热常在抗菌药物治疗后 24 小时内消退，或数日内逐渐下降。如体温 3 天后不降或降而复升时，应考虑肺炎链球菌的肺外感染或其他疾病存在的可能性，如脓胸、心包炎、关节炎等给予相应治疗；有感染性休克者按抗休克治疗。

三、葡萄球菌肺炎

葡萄球菌肺炎（staphylococcal pneumonia）是由葡萄球菌引起的急性肺化脓性炎症，病情较重，若治疗不当，病死率较高。肺脓肿、气胸和脓气胸并发率高。常见于糖尿病、血液病、酒精中毒、肝病、营养不良、艾滋病等免疫功能低下者；儿童在患流感或麻疹后易并发；皮肤感染灶（痈、疖、伤口感染、毛囊炎、蜂窝织炎）中的葡萄球菌经血液循环到肺部，可引起多处肺实变、化脓和组织坏死。多数起病急骤，高热、寒战、胸痛、咳脓痰、可早期出现循环衰竭。若治疗不及时或治疗不当，病死率高。

【病因与发病机制】

葡萄球菌为革兰阳性球菌，其中金黄色葡萄球菌（简称金葡菌）的致病力最强，是化脓性感染的主要原因。葡萄球菌的致病物质主要是毒素和酶，如凝固酶、溶血毒素、杀白细胞素、肠毒素等，具有溶血、坏死、杀白细胞和致血管痉挛等作用。医院获得性肺炎中葡萄球菌感染比例高，耐甲氧西林金葡菌（MRSA）感染的肺炎治疗更困难，病死率高。

【临床表现】

1. 症状　起病急骤，寒战、高热，体温可达 39~40℃，胸痛、咳嗽、咳痰，痰液多，呈脓性、脓血性或粉红色乳样痰，无臭味；毒血症状明显，全身肌肉、关节酸痛，体质衰弱，精神萎靡，严重者早期可出现周围循环衰竭。院内感染者一般起病隐匿，体温逐渐上升，咳少量脓痰。

2. 体征　肺部体征早期不明显，与临床严重的中毒症状、呼吸道症状不相称，其后可出现肺部散在湿啰音；病变较大或融合时可有肺实变体征。

【辅助检查】

血常规白细胞计数增高，中性粒细胞比例增加及核左移，有中毒颗粒。最好在使用抗生素前采集血、痰、胸腔积液标本进行涂片和培养＋药敏，以明确诊断和指导治疗。胸部 X 线表现为肺部多发性浸润病灶和空洞，病变易变，一处炎性浸润消失而在另一处出现新的病灶，或很小的单一病灶发展为大片状阴影。

【诊断要点】

根据全身毒血症状，咳脓痰，白细胞计数增高、中性粒细胞比例增加、核左移并有 X 线表现，可做出初步诊断。细菌学检查是确诊依据。

【治疗要点】

治疗原则是早期清除原发病灶，强有力抗感染治疗，加强支持疗法，预防并发症。本病抗生素治疗总疗程较其他肺炎长，常采取早期、联合、足量、静脉给药，不宜频繁更换抗生素。因金葡菌对青霉素多耐药，首选耐青霉素酶的半合成青霉素或头孢菌素，如苯唑西林钠、头孢呋辛钠等，联合氨基糖苷类，可增强疗效；青霉素过敏者可选用红霉素、林可霉素、氯林可霉素等；MRSA 感染宜用万古霉素静脉滴注。病人宜卧床休息，饮食补充足。

四、其他肺炎

（一）革兰阴性杆菌肺炎

革兰阴性杆菌肺炎常见。兰阴性杆菌肺炎常见于克雷伯杆菌（又称肺炎杆菌）、铜绿假单胞菌、流感嗜血杆菌、大肠杆菌等感染，是医院内获得性肺炎的常见致病菌。其中克雷伯杆菌是院内获得性肺炎的主要致病菌，且耐药株不断增加，病情危险、病死率高，成为防治中的难点。革兰阴性杆菌肺炎的共同点是肺实变或病变融合，易形成多发性脓肿，双侧肺下叶均可受累。

【临床表现】

1. 肺炎杆菌肺炎　多见于中年以上男性，长期酗酒、久病体弱，尤其慢性呼吸系统疾病、糖尿病、恶性肿瘤、免疫功能低下或全身衰竭的住院病人。起病急骤，有寒战和高热、咳嗽、咳痰、胸痛、呼吸困难等表现。典型痰液为黏稠脓性、痰量多、带血，呈砖红色、胶冻状或灰绿色，无臭味。临床描述为无核小葡萄干性胶冻样痰，量大，有时可发生咯血。胸部 X 线典型表现为肺叶实变，尤其是右上叶实变伴叶间隙下坠，常伴有脓肿形成。

2. 铜绿假单胞菌肺炎　易感人群为有基础疾病或免疫功能低下者，包括 COPD、多脏器功能衰竭、白血病、糖尿病、住监护室、接受人工气道或机械通气的病人。中毒症状明显，常有发热，伴有菌血症；咳嗽、咳痰，咳出大量脓性痰，少数病人咳典型的翠绿色脓性痰。病变范围广泛或剧烈炎症反应易导致呼吸衰竭。

3. 流感嗜血杆菌肺炎　好发于 6 个月～5 岁的婴幼儿组和有基础疾病的成人组。起病前常有上呼吸道感染症状。婴幼儿组发病多急骤，有寒战、高热、咽痛、咳脓痰、呼吸急促、发绀，迅速出现呼吸衰竭和周围循环衰竭，常并发菌血症，易并发脑膜炎为其特点。发生于慢性肺部疾病者，起病缓慢，有发热、咳嗽加剧、咳脓痰或痰中带血，严重者可出现气急、呼吸衰竭。免疫功能低下者起病急，临床表现与肺炎链球菌肺炎相似。

【诊断要点】

根据痰液、支气管分泌液病原菌检查明确诊断，最好在用抗生素前留取标本，痰液采集后尽快送检。本病的临床表现常易与基础病相混淆，应注意观察鉴别。

【治疗要点】

在营养支持、补充水分、痰液引流的基础上，早期合理使用抗生素是治愈的关键。一经诊断应立即根据药敏试验，给予有效抗生素治疗。采用剂量大、疗程长的联合用药，静脉滴注为主。常见治疗有：①肺炎杆菌肺炎：常用第二、三或四代头孢菌素联合氨基糖苷类，如头孢曲松 2g/d，阿米卡星 0.4～0.6g/d，静脉滴注；或氨基糖苷类和 β-内酰胺类合用；也可使用喹诺酮类。②铜绿假单胞菌肺炎：有效抗菌药物为 β-内酰胺类、氨基糖苷类和喹诺酮类。因铜绿假单胞菌对两类药有交叉耐药的菌株较少，联合用药可选择第 3 代头孢菌素加阿米卡星。③流感嗜血杆菌肺炎：近年来产 β-内酰胺酶的耐药菌株日趋增多，可选择第二、三代头孢菌素如头孢克洛或头孢曲松等，或氨苄西林及 β-内酰胺酶抑制剂的复合制剂。新型大环内酯类抗生素如阿奇霉素、克拉霉素等也有效。

（二）肺炎支原体肺炎

肺炎支原体肺炎（mycoplasmal pneumonia）是由肺炎支原体引起的呼吸道和肺部的急性炎症病变，常同时有咽炎、支气管炎和肺炎。全年均可发病，多见于秋冬季节，可散发或呈地区性流行，好发于学龄儿童及青少年。肺炎支原体是介于细菌与病毒之间、兼性厌氧、能独立生活的最小微生物，经口、鼻分泌物在空气中传播，健康人经吸入而感染。发病前2～3天至病愈数周，可在呼吸道分泌物中发现肺炎支原体，其致病性可能是病人对支原体或其代谢产物的过敏反应所致。

【临床表现】

一般受凉等，致抵抗力下降时易感染。潜伏期一般为2～3周。起病缓慢，有低热、咽痛、乏力、食欲不振、肌痛等症状。咳嗽逐渐加剧，呈阵发性刺激性呛咳，咳黏液痰，偶有血丝。发热可持续2～3周，体温正常后仍可有咳嗽。肺部体征不明显，与肺部病变程度不相称，偶闻干、湿啰音，无管状呼吸音。

【辅助检查】

胸部X线检查呈多种形态的浸润影，节段性分布，以肺下野多见。病变可于3～4周后自行消散。血白细胞计数多正常或稍高，以中性粒细胞为主。发病2周后冷凝集试验多阳性，滴定超过1:32。血清肺炎支原体IgM抗体阳性可作为急性感染的指标，尤其是儿科病人。应用PCR技术进行检测可提高诊断的敏感性和特异性。直接检测标本中肺炎支原体抗原，适于临床早期快速诊断。

【治疗要点】

本病有自限性，部分案例不经治疗可自愈。治疗的首选药物为大环内酯类抗生素，如红霉素1.5～2g/d，分3～4次口服，疗程2～3周，早期使用可减轻症状和缩短病程。也可选用喹诺酮类。青霉素或头孢菌素类抗生素无效。剧烈呛咳者，可适当给予镇咳药。家庭中发病应注意呼吸道隔离，避免密切接触。

（三）病毒性肺炎

病毒性肺炎（virus pneumonia）是由上呼吸道病毒感染向下蔓延，侵犯肺实质所致的肺部炎症。多发生于冬春季，散发或爆发流行。婴幼儿、老年人、原有慢性心肺疾病等免疫力差者易发病，且病情严重，可导致死亡。引起成人肺炎的常见病毒有甲、乙型流感病毒，腺病毒，副流感病毒，呼吸道合胞病毒和冠状病毒等。病毒性肺炎为吸入性感染，病毒可通过飞沫和直接接触而传染。

【临床表现】

本病好发于病毒流行季节，不同病毒的感染临床表现不同，常伴气管-支气管炎。起病多较急，先有鼻塞、咽痛、发热、头痛、全身肌肉酸痛等上呼吸道感染症状，累及肺部时出现干咳、咳少量痰或白色黏液痰、胸痛等。体征不明显，偶可闻及下肺湿啰音。如伴细菌、真菌感染则有相应症状。小儿或老年人易发生重症病毒性肺炎，甚至发生休克、呼吸衰竭等并发症。

【辅助检查】

血常规白细胞计数正常、稍高或偏低。痰涂片见白细胞，以单核细胞为主，痰培养常无致病细菌生长。胸部X线见肺纹理增多，小片状或广泛浸润，严重时见两肺弥漫性结节性浸润，确诊有赖于病原学检查，如病毒分离、血清学检查、病毒及病毒抗原检测，尤其是发病初期和恢复期的双份血清抗体呈4倍以上增长有诊断价值。

【治疗要点】

本病主要以对症治疗为主，鼓励病人卧床休息，注意保暖，维持室内空气流通，消毒隔离，避免交叉感染。提供含足够蛋白质、维生素的软食，少食多餐。多饮水，必要时给予输液和吸氧。指导病人有效咳嗽，清除分泌物，保持呼吸道通畅。选用已确认较有效的病毒抑制剂，如利巴韦林（病毒唑）、阿昔洛韦（无环鸟苷）、奥司他韦、阿糖腺苷等，可辅助用中医药和生物制剂治疗。有细菌感染时，及时选用抗生素。本病多数预后良好。

（四）肺真菌病

肺部真菌感染是最常见的深部真菌病。引起肺真菌病的真菌目前以念珠菌、曲霉、隐球菌最为常见。健康人对真菌具有高度的抵抗力，当机体免疫力下降时，通过呼吸道吸入或寄生于口腔及体内其他部位的真菌导致肺真菌病的机会增加。在各类肺真菌病中，侵袭性肺真菌病（invasive pulmonary fungal disease，IPFD）病情最严重，病死率最高。

肺部真菌感染近年来日趋增多，临床所见的肺真菌病多继发于长期使用抗生素、糖皮质激素、免疫抑制剂、细胞毒药物，或因长期留置导管、插管等诱发。其症状、体征、X线检查均无特征性变化，培养结果的真菌形态学辨认有助于诊断。临床上常表现为持续发热，经积极抗生素治疗无效。具有肺部感染的症状体征，如咳嗽、咳痰（黏液痰或呈乳白色、棕黄色痰，也可有血痰）、胸痛、呼吸困难、消瘦、乏力等，以及肺部啰音等体征。两性霉素对多数肺部真菌感染有效，但毒性反应大，应溶于5％葡萄糖溶液中静脉滴注，注意避光和控制滴速，观察畏寒、发热、心律失常和肝肾功能损害等不良反应。也可用氟康唑、伊曲康唑等药物。对长期应用广谱抗生素、激素的病人应注意口、鼻腔清洁，可口服氟康唑或酮康唑，以预防真菌感染。在疾病治疗时应合理使用抗生素、糖皮质激素，防止院内真菌感染。

任务三 肺部感染性疾病病人的护理

达标检测及答案

任务四 慢性支气管炎和慢性阻塞性肺疾病病人的护理

学习目标

1. 解释慢性阻塞性肺疾病的概念。
2. 说出慢性阻塞性肺疾病的常见病因。
3. 熟记慢性阻塞性肺疾病的肺功能检查及长期家庭氧疗的注意事项。
4. 识别慢性支气管炎与慢性阻塞性肺疾病的异同点。
5. 复述慢性阻塞性肺疾病的治疗要点。
6. 能够对慢性阻塞性肺疾病病人正确实施护理措施。

思维导图1-4

案例导入

某男，68岁。反复咳嗽、咳痰30余年，活动后气促5年，加重1周入院。病人30余年前开始，每年冬春季出现咳嗽、咳痰，当时以白色黏液痰为主，量不多。以后咳嗽、咳痰逐年加重，偶有黏液脓痰。约5年前开始，活动后出现气促，当时休息能缓解，以后上述症状逐年明显，且受凉后加剧。1周前，因气温下降，咳嗽加重，痰量明显增多，尤以睡前和早晨起床时为剧，痰每天约150ml，为黏液脓痰；稍活动即气促、心悸，生活不能自理；双下肢午后凹陷性浮肿，晨起床时消退。发病以来无咯血。此次加重以来，睡眠差，无发热，二便正常。吸烟40余年。体格检查：体温36.8℃，脉搏96次/分，呼吸28次/分，血压126/78mmHg。端坐位，口唇、颜面发绀；桶状胸，双肺叩诊呈过清音，呼吸音低，可闻及散在的哮鸣音，双中下肺可闻及中等量的细湿啰音，心率96次/分，律齐，肺动脉瓣区第二心音亢进，无病理性杂音；双下肢轻度凹陷性浮肿。胸片：肋间隙增宽，膈低平，两肺透亮度增加，双下肺纹理增粗，紊乱，心影偏小。

请思考：

1. 该病人最可能的诊断是什么？
2. 有哪些主要常见护理诊断，怎样护理？
3. 健康教育的内容有哪些？

一、慢性支气管炎

慢性支气管炎（chronic bronchitis），简称慢支，是指气管、支气管黏膜及其周围组织的慢性、非特异性炎症。临床上以咳嗽、咳痰为主要症状，或有喘息，每年发病持续3个月，连续2年或2年以上。排除具有咳嗽、咳痰、喘息症状的其他疾病。长期发作可发展为阻塞性肺气肿和肺源性心脏病。多发生于中老年人，发病率随年龄的增长而增加，50岁以上高达15％。北方高于南方，山区高于平原，农村高于城市。

【病因】

1. 吸烟　为最重要的环境发病因素，吸烟者慢性支气管炎的患病率比不吸烟者高2～8倍，患病率与吸烟时间、吸烟量呈正相关。烟草中的焦油、尼古丁和氢氰酸等化学成分，可损伤气道上皮细胞，使巨噬细胞吞噬功能降低和纤毛运动减退；黏液分泌增加，使气道净化能力减弱；支气管黏膜充血水肿和黏液积聚，而易引起感染。慢性炎症及吸烟刺激引起支气管平滑肌收缩，气流受限。烟草、烟雾还可使氧自由基增多，诱导中性粒细胞释放蛋白酶，抑制抗蛋白酶系统，使肺弹力纤维受到破坏，诱发肺气肿。

2. 感染　反复感染是慢性支气管炎发生发展的最重要因素之一。病原体主要有流感病毒、鼻病毒和呼吸道合胞病毒等病毒，肺炎链球菌、流感嗜血杆菌、卡他莫拉菌及葡萄球菌等细菌；支原体也是感染因素之一。长期、反复感染可破坏气道正常的防御功能，损伤细支气管和肺泡。

3. 理化因素　①大气污染、职业性粉尘及化学物质，如烟雾、粉尘、工业废气及室内空气污染（大气中的二氧化硫、二氧化氮、氯气、甲醛等）等。有害气体可损伤气道黏膜，并有细胞毒作用，使纤毛清除功能下降，为细菌感染创造条件。同时刺激黏膜下感受器，使副交感神经功能亢进，导致支气管平滑肌收缩、腺体分泌亢进、杯状细胞增生，黏液分泌增加，气道阻力增加。②寒冷和环境温度剧变，可使呼吸道局部小血管痉挛，病毒和细菌易于入侵、繁殖。

4. 过敏因素　常见的过敏因素有尘埃、虫螨、细菌、寄生虫、花粉和化学性气体等。通过过敏反应引起支气管平滑肌收缩或痉挛、炎症反应，加重气道狭窄，气道阻力增加，促使慢性支气管炎的发生。

5. 其他　机体的内在因素如呼吸道防御功能及免疫功能降低、自主神经功能失调、营养缺乏、遗传等都可能参与慢性支气管炎的发生、发展。

【病理】

支气管黏膜上皮细胞变性、坏死，溃疡形成，后期出现鳞状上皮化生。纤毛倒伏、变短、不齐、粘连，部分脱落。各级支气管壁有炎症细胞浸润，以浆细胞、淋巴细胞为主。杯状细胞数目增多、肥大，分泌亢进，腔内分泌物潴留，引起支气管腺体增生肥大。病情继续发展，炎症由支气管壁向其周围组织扩散，黏膜下层平滑肌束可断裂萎缩，黏膜下和支气管周围纤维组织增生。支气管壁的损伤－修复过程反复发生，进而引起支气管结构重塑，胶原含量增加，瘢痕形成。

【临床表现】

1. 症状

起病缓慢，病程长，一般在冬春寒冷季节发作或加重，夏季气候变暖时常可自行缓解，反复急性发作病情逐渐加重，终身不愈。

（1）慢性咳嗽、咳痰：一般晨间起床时咳嗽、咳痰明显，白天较轻，睡眠时有阵咳或排痰。痰多为白色黏液或浆液性泡沫痰，偶可带血丝。急性发作伴有细菌感染时，痰量增多，呈脓性。

（2）喘息或气促：部分病人伴有喘息，多在感染时发作或加重。伴有阻塞性肺气肿时，可有轻重程度不等的气促，开始为活动后气促，逐渐发展为严重时休息亦气促，生活不能自理。

2. 体征　早期可无异常，部分病人可闻及散在的湿性啰音和（或）干性啰音，咳嗽后可减少或消失。伴有阻塞性肺气肿时，有肺气肿的体征。如伴发哮喘可闻及广泛哮鸣音并伴呼气期延长。

3. 分型

（1）单纯型：主要表现为慢性咳嗽、咳痰，肺部以湿啰音为主。

（2）喘息型：除慢性咳嗽、咳痰外，还有喘息，肺部以哮鸣音为主，夹杂湿啰音。

4. 并发症　随着病情的进展和反复发作，可并发阻塞性肺气肿。也可并发支气管肺炎、支气管扩张症等。

【辅助检查】

1. X线检查　早期胸片可无变化，可逐渐出现肺纹理增粗、紊乱等非特异性改变。

2. 血常规　急性发作期或并发肺部感染时，血白细胞总数和中性粒细胞增多；喘息型，嗜酸性粒细胞增多。

3. 痰液检查　痰培养和药敏试验，找致病菌，指导用药；喘息型痰涂片常可见到较多的嗜酸性粒细胞。

【诊断要点】

诊断标准如病人每年咳嗽、咳痰达3个月以上，连续2年或以上，并排除其他已知原因的慢性咳嗽，即可诊断为慢性支气管炎。根据吸烟史或工作史、慢性咳嗽、咳痰或伴喘息，肺部湿啰音和（或）干啰音，结合 X 线胸片可以确诊。

【治疗要点】

1. 急性加重期的治疗

（1）抗感染：一般选用以抗革兰阳性菌为主的抗生素，或根据病菌药敏试验选用抗菌药物。常用的有青霉素类、大环内酯类、氨基糖苷类、头孢菌素类、喹诺酮类等。急性发作期以静脉给药为主，慢性迁延期以口服给药为主。

（2）祛痰、镇咳、平喘：①祛痰：咳嗽伴痰难咳出者，可用溴己新（必嗽平）、复方氯化铵合剂或盐酸氨溴索（沐舒坦）等祛痰药；在临床上常应用兼有镇咳和祛痰作用的复方甘草制剂。也可用雾化吸入法祛痰。②镇咳：可选用喷托维林、氢溴酸右美沙芬等止咳药，一般在用祛痰药的基础上应用。不宜给予可待因等强力镇咳药。③平喘：喘息型病人，选用支气管舒张药，如茶碱类、β_2受体激动剂等。

2. 缓解期的治疗　加强锻炼，提高机体抵抗力；改善环境，避免诱发因素如戒烟、避免有害气体和其他有害颗粒的吸入；预防呼吸道感染，反复感染者，可试用免疫调节剂或中医中药，如卡介菌多糖核酸、胸腺肽等。

【护理诊断】

1. 清理呼吸道无效　与呼吸道分泌物增多且黏稠、支气管痉挛、无效咳嗽有关。

2. 体温过高　与慢性支气管炎并发感染有关。

3. 潜在并发症：阻塞性肺气肿、支气管扩张症。

【护理措施】

1. 咳嗽、咳痰的护理　见本项目任务一"咳嗽与咳痰"的护理。

2. 预防呼吸道感染　感染是慢性支气管炎急性发作的重要诱因。指导病人防寒保暖，增强体质，预防感冒，避免和呼吸道感染病人接触，在呼吸道传染病流行期间，尽量避免去人群密集的公共场所，防止上呼吸道感染。

3. 戒烟　吸烟是引起和加速慢性支气管炎进展的重要因素。如不及时治疗和去除诱因，则按慢性支气管炎-阻塞性肺气肿-肺源性心脏病的规律发展。戒烟能减轻咳嗽、咳痰，缓解病情的进展，如果早期戒烟能阻止病情的发展，使病人乐意戒烟并能积极参与共同制订戒烟计划。与戒烟成功者交流经验和体会，清除工作场所、家中的储烟和与吸烟有关的用具，避免接触吸烟的人群和环境。事先告之病人戒断过程中有可能出现坐立不安、烦躁、头痛、腹泻、体重增加等现象，第 1 周最严重，尼古丁完全撤离约需 2～4周。有计划的逐渐戒烟以减轻戒断症状，减轻痛苦；戒烟第 1 周多饮水以排除体内积蓄的尼古丁，多吃水果、蔬菜，参加文体活动，必要时可外出旅游，嚼口香糖等以分散注意力。

【健康教育】

1. 疾病预防指导　增强体质、预防感冒、戒烟，均是防治慢性支气管炎的重要措施，根据自身情况选择参加合适的体育锻炼，如健身操、太极拳、跑步等，可增加耐寒训练，如冷水洗脸、冬泳等。注意劳逸结合，保证充足睡眠。

2. 疾病知识指导　指导病人及家属了解本病的相关知识，积极配合治疗，减少急性发作。平时多饮水，饮食清淡、富有营养、易消化。保持室内适宜的温湿度，通风良好。寒冷季节外出时适当增加衣物，防止受寒。

二、慢性阻塞性肺疾病

慢性阻塞性肺疾病（chronic obstructive pulmonary disease，COPD），简称慢阻肺，是一组以持续气流受限为特征的肺部疾病，气流受限不完全可逆，呈进行性发展。COPD 是可以预防和治疗的疾病。

COPD 与慢性支气管炎及阻塞性肺气肿密切相关。阻塞性肺气肿（obstructive pulmonary emphysema），简称肺气肿，是指肺部终末细支气管远端气腔（呼吸细支气管、肺泡管、肺泡囊和肺泡）弹性减弱、充气、过度膨胀、肺容量增大或同时伴有气道壁结构的破坏。临床主要表现为呼气性呼吸困难，中老年多见，多由慢性支气管炎发展而来，进一步发展为肺源性心脏病。

当慢性支气管炎和（或）阻塞性肺气肿病人肺功能检查出现气流受限并且不能完全可逆时，则诊断为 COPD。如病人只有慢性支气管炎和（或）阻塞性肺气肿，而无持续气流受限，则不能诊断为 COPD。一些已知病因或具有特征病理表现的疾病也可导致气流受限，如支气管扩张症、肺结核纤维化病变、严重的间质性肺疾病、弥漫性泛细支气管炎及闭塞性细支气管炎等，均不属于 COPD。支气管哮喘也具有气流受限，但支气管哮喘是一种特殊的气道炎症性疾病，其气流受限具有可逆性，故不属于COPD。

【病因与发病机制】

本病的病因与慢性支气管炎相似，可能是多种环境因素和机体自身因素长期相互作用的结果。本病的发病机制包括以下几个方面：

1. 炎症机制　气道、肺实质及肺血管的慢性炎症是慢性阻塞性肺疾病的特征性改变，中性粒细胞、巨噬细胞、T 淋巴细胞等均参与慢阻肺的发病过程。

2. 蛋白酶-抗蛋白酶失衡 蛋白酶对组织有损伤和破坏作用；抗蛋白酶对弹性蛋白酶等多种蛋白酶有抑制功能，其中 α_1-抗胰蛋白酶（α_1-AT）是活性最强的一种。在正常情况下，弹性蛋白酶与其抑制因子处于平衡状态。蛋白酶增多或抗蛋白酶不足均可导致组织结构破坏产生肺气肿。吸入有害气体、有害物质、感染等均可导致蛋白酶产生增多或活性增强，而抗蛋白酶产生减少或灭活加速；同时氧化应激、吸烟等也可降低抗蛋白酶的活性。极少数人先天性 α_1-AT 缺乏。

3. 氧化应激机制 肺气肿病人氧化应激增加。氧化物主要有超氧阴离子、羟根（OH^-）、次氯酸（$HClO_3$）、H_2O_2 和 NO 等。氧化物可直接作用并破坏许多生化大分子如蛋白质、脂质、核酸等，导致细胞功能障碍或细胞凋亡，还可破坏细胞外基质；引起蛋白酶-抗蛋白酶失衡；促进炎症反应。

4. 其他机制 自主神经功能失调、营养不良、气温变化等都有可能参与慢性阻塞性肺疾病的发生。

上述机制共同作用产生两种重要病变：①小气道病变，包括小气道炎症、小气道纤维组织形成、小气道管腔黏液栓等，使小气道阻力明显升高。②肺气肿病变，使肺泡对小气道的正常拉力减小，小气道较易塌陷，同时肺气肿使肺泡弹性回缩力明显降低。这种小气道病变与肺气肿病变共同作用，造成慢阻肺特征性的持续性气流受限。

【病理】

肺气肿病理改变主要表现为肺过度膨胀，弹性减退，表面可见多个大小不一的大疱。镜检见肺泡壁变薄，胞腔扩大、破坏或形成大疱，血液供应减少，弹力纤维网破坏。按累及肺小叶的部位，将阻塞性肺气肿分为小叶中央型、全小叶型及介于两者之间的混合型三类。

【临床表现】

1. 症状 在原有慢性支气管炎的咳嗽、咳痰或伴喘息的基础上，出现逐渐加重的呼气性呼吸困难。早期仅在体力劳动或上楼等活动时出现，随着病情发展逐渐加重，日常活动甚至休息时也感到呼吸困难。呼气性呼吸困难是 COPD 的标志性症状。

微视频1-4-1

慢性阻塞性肺气肿的临床表现

2. 体征 早期无明显体征，随着病情进展，出现以下体征：视诊有桶状胸，呼吸浅快，呼吸运动减弱；触诊语颤减弱；叩诊肺部叩诊过清音，心浊音界缩小，肺下界和肝浊音界下降；听诊呼吸音减弱、呼气延长，并发肺部感染时肺部有啰音；严重时颈肩部辅助呼吸肌参与呼吸运动，口唇发绀，缩唇呼吸，甚至端坐呼吸，呼吸衰竭。

知识链接

叩诊音

①清音：是正常肺部的叩诊音。②过清音：介于鼓音与清音之间，是属于鼓音范畴的一种变音，音调较清音低，音响较清音强，为一种类乐性音，是正常成人不会出现的一种病态叩击音。临床上常见于肺组织含气量增多、弹性减弱时，如肺气肿。正常儿童可叩出相对过清音。③鼓音：如同击鼓声，是一种和谐的乐音，音响比清音更强，振动持续时间也较长，在叩击含有大量气体的空腔脏器时出现。正常情况下可见于胃泡区和腹部，病理情况下可见于肺内空洞、气胸、气腹等。④浊音：是一种音调较高，音响较弱，振动持续时间较短的非乐性叩诊音。叩击心或肝被肺段边缘所覆盖的部分。⑤实音：是一种音调较浊音更高，音响更弱，振动持续时间更短的一种非乐性音，如叩击心和肝等实质脏器所产生的音响。在病理状态下可见于大量胸腔积液或肺实变等。

3. 慢阻肺病人气流受限严重程度的 GOLD 分级见表 1-1。

表 1-1　慢阻肺病人气流受限严重程度的 GOLD 分级

肺功能分级	分级标准
1 级：轻度	$FEV_1 \geqslant 80\%$预计值
2 级：中度	$50\% \leqslant FEV_1 < 80\%$预计值
3 级：重度	$30\% \leqslant FEV_1 < 50\%$预计值
4 级：极重度	$FEV_1 < 30\%$预计值

4. 并发症　COPD 可并发慢性呼吸衰竭、自发性气胸、慢性肺源性心脏病。

【辅助检查】

1. 肺功能检查　是判断气流受限的主要客观指标，对 COPD 诊断、严重程度评价、疾病进展、预后及治疗反应等有重要意义。

(1) 第 1 秒用力呼气容积占用力肺活量的百分比（FEV_1/FVC）：是评价气流受限的敏感指标。第 1 秒用力呼气容积占预计值百分比（$FEV_1\%$预计值），是评估 COPD 严重程度的良好指标。吸入支气管舒张药物后 $FEV_1/FVC < 70\%$ 及 $FEV_1 < 80\%$预计值者，可确定为不能完全可逆的气流受限。

(2) 肺总量（TLC）、功能残气量（FRC）和残气量（RV）增高，肺活量（VC）减低，表明肺过度充气，有参考价值。RV/TLC 增高。

(3) 一氧化碳弥散量（LDCO）及其与肺泡通气量比值下降，可供诊断参考。

2. X线胸片　可出现肺气肿改变，即胸廓前后径增大，肋间隙增宽，肋骨平行，膈低平，两肺透亮度增加，肺血管纹理减少或有肺大疱征象。X线检查对COPD诊断特异性不高。

3. 动脉血气分析　早期无异常，随病情进展可出现低氧血症、高碳酸血症、酸碱平衡失调等，用于判断呼吸衰竭的类型。

【诊断要点】

1. 根据吸烟史、临床症状、体征及肺功能检查、X线胸片检查等综合分析确定。不完全可逆的气流受限是COPD诊断的必备条件。

2. COPD病程分期　①急性加重期：指在疾病过程中，短期内咳嗽、咳痰、气促或伴喘息加重，痰量增多，呈脓性或黏液脓性，可伴发热等症状。②稳定期：指病人咳嗽、咳痰、气促等症状稳定或症状较轻。

【治疗要点】

1. 稳定期治疗

教育和劝导病人戒烟；注意职业防护或脱离污染环境。

（1）支气管舒张药：短期应用以缓解症状，长期规律应用可预防和减轻症状。常选用 β_2 受体激动剂如沙丁胺醇气雾剂，每次 $100\sim200\mu g$（$1\sim2$ 喷），每 24 小时不超过 $8\sim12$ 喷。抗胆碱药如异丙托溴铵气雾剂，每次 $40\sim80\mu g$（$2\sim4$ 喷），每天 $3\sim4$ 次。茶碱类如茶碱缓（控）释片 0.2g，每天 2 次；氨茶碱 0.1g，每天 3 次。

（2）祛痰药：对痰不易咳出者可选用盐酸氨溴索 30mg，每天 3 次；N-乙酰半胱氨酸 0.2g 每天 3 次，或羧甲司坦 0.5g，每天 3 次。稀化黏素 0.3g，每天 3 次。

（3）长期家庭氧疗（LTOT）：对COPD慢性呼吸衰竭者可提高生活质量和生存率，持续低流量吸氧 $1\sim2L/min$，每天 10 小时～15 小时以上。LTOT 的指征：①$PaO_2<55mmHg$ 或 $SaO_2\leqslant88\%$，有或没有高碳酸血症。②$PaO_2\ 55\sim60mmHg$ 或 $SaO_2<89\%$，并有肺动脉高压、心力衰竭所致的水肿或红细胞增多症。

（4）糖皮质激素：对重度或极重度病人，反复加重的病人，长期吸入糖皮质激素和长效 β_2 肾上腺素能受体激动剂联合制剂（沙美特罗加氟替卡松、福莫特罗加布地奈德），可增加运动耐受量、减少急性加重发作频率、提高生活质量，部分病人的功能可得到改善。

2. 急性加重期治疗

（1）根据病情严重程度决定门诊或住院治疗。

（2）支气管舒张药的使用同稳定期。有严重喘息症状者可给予较大剂量雾化吸入治疗。发生低氧血症者可用鼻导管持续低流量吸氧。

（3）根据病原菌种类及药物敏感试验，选用抗生素积极治疗，如给予β内酰胺类或β内酰胺酶抑制剂，第二代头孢菌素、大环内酯类或喹诺酮类。如出现持续气道阻塞，可使用糖皮质激素。

（4）祛痰剂溴己新、盐酸氨溴素可酌情选用。

【护理诊断】

1. 气体交换障碍　与气道阻塞、通气不足、呼吸肌疲劳、分泌物过多和肺泡呼吸面积减少有关。

2. 清理呼吸道无效　与分泌物增多而黏稠、气道湿度减低和无效咳嗽有关。

3. 活动无耐力　与疲劳、呼吸困难、氧供与氧耗失衡有关。

4. 营养失调：低于机体需要量　与食欲降低、摄入减少、腹胀、呼吸困难、痰液增多有关。

【护理措施】

1. 一般护理　休息与活动：病人采取舒适的体位，严重病人宜采取高枕，或半卧位，或端坐位，身体前倾，便于辅助呼吸肌参与呼吸。视病情安排适当的活动量，活动以不感到疲劳、不加重症状为宜。室内保持合适的温湿度，冬季注意保暖，避免直接吸入冷空气。

2. 病情观察　观察咳嗽、咳痰，呼吸困难的程度，监测动脉血气分析和水、电解质、酸碱平衡情况。

3. 用药护理　遵医嘱应用抗生素、支气管舒张药和祛痰药物，注意观察疗效及不良反应。①止咳药：喷托维林是非麻醉性中枢镇咳药，不良反应有口干、恶心、腹胀、头痛等。②祛痰药：溴己新偶见恶心、转氨酶增高，消化性溃疡者慎用。盐酸氨溴索是润滑性祛痰药，不良反应较轻。

4. 呼吸功能锻炼　指导病人进行缩唇-腹式呼吸、吸气阻力器等呼吸锻炼，以加强胸、膈呼吸肌肌力和耐力，改善呼吸功能。

5. 气体交换障碍的护理　同本项目任务一"肺源性呼吸困难"的护理

6. 清理呼吸道无效的护理　同项目任务一"咳嗽与咳痰"的护理。

【健康教育】

1. 疾病预防指导同"慢性支气管炎病人的护理"健康教育。

2. 饮食指导　呼吸功的增加可使热量和蛋白质消耗增多，导致营养不良，应予以高热量、高蛋白、高维生素的饮食。餐后避免平卧，有利于消化。避免进食产气食物，如汽水、啤酒、豆类、马铃薯和胡萝卜等；避免易引起便秘的食物，如油煎食物、干果、坚果等。

3. 康复锻炼　使病人理解康复锻炼的意义，充分发挥病人进行康复的主观能动性，制定个体化的锻炼计划，选择空气新鲜、安静的环境，进行步行、慢跑、气功等体育锻炼及呼吸训练。在潮湿、大风、严寒气候时，避免室外活动。教会病人和家属依据呼吸困难与活动之间的关系，判断呼吸困难的严重程度，以便合理安排工作和生活。

4. 家庭氧疗　护理人员应指导病人和家属做到以下几点：①了解氧疗的目的、必要性，长期家庭氧疗的方法及注意事项。②加强四方，注意安全：供氧装置周围严禁烟火，防止氧气燃烧爆炸。③氧疗装置定期更换、清洁、消毒。④注意观察氧疗效果。

任务四　慢性支气管炎和慢性阻塞性肺疾病病人的护理

达标检测及答案

任务五　慢性肺源性心脏病病人的护理

思维导图1-5

学习目标

1. 解释慢性肺源性心脏病的概念。
2. 说出慢性肺源性心脏病的发病机制。
3. 熟记慢性肺源性心脏病的临床表现。
4. 识别慢性肺源性心脏病的代偿期与失代偿期异同点。
5. 复述慢性肺源性心脏病的治疗要点。
6. 正确提出慢性肺源性心脏病病人护理诊断。
7. 能够对慢性肺源性心脏病病人正确实施护理措施。

案例导入

某男，72岁。反复咳嗽、咳痰30余年，心悸、气促5年，加重3天入院。病人30余年前开始，经常因受凉出现咳嗽、咳痰，以后逐年加重，偶有黏液脓痰。约5年前开始，活动后出现心悸、气促，当时休息能缓解，逐年明显，且受凉后加剧，近3年，常有午后双踝关节部位肿胀。平卧休息后可消退。3天前，因劳累后，轻微日常活动（如小便等）即出现心悸、气促；双下肢凹陷性浮肿，晨起床时减轻。此次加重以来，睡眠差，无发热，大便稀溏，夜尿量增多。吸烟40余年。体格检查：体温36.4℃，脉搏110次/分，呼吸30次/分，血压130/78mmHg。端坐位，口唇、颜面发绀；桶状胸，双肺叩诊呈过清音，呼吸音低，可闻及散在的哮鸣音，双中下肺可闻及少量的细湿啰音，剑突下搏动明显，心率110次/分，房颤律，肺动脉瓣区第二心音亢进，三尖瓣区可闻及3/6级杂音，柔和，不传导；双下肢重度凹陷性浮肿。胸片：肋间隙增宽，膈低平，两肺透亮度增加，双下肺纹理增粗，紊乱；心影偏小，右下肺动脉干横径16mm，肺动脉段明显突出。

请思考：

1. 该病人最可能的诊断是什么？
2. 有哪些主要护理诊断，怎样护理？
3. 健康教育的内容有哪些？

慢性肺源性心脏病（chronic pulmonary heart disease），简称慢性肺心病，是指支气管-肺组织、胸廓或肺血管的慢性病变致肺血管阻力增加，肺动脉压力增高，继而右心室结构和（或）功能改变的心脏病。慢性肺心病是我国呼吸系统的常见病，一般患病年龄在 40 岁以上，且患病率随年龄增长而增高，患病率北方高于南方，农村高于城市。吸烟者比不吸烟者患病率明显增高，男女无明显差异。冬春季节和气候骤变时，易出现急性发作。

【病因与发病机制】

1. 病因　按原发病的不同部位，主要分为以下三类：

（1）支气管、肺疾病：慢性阻塞性肺疾病是慢性肺心病最常见的病因，约占 80%～90%，其次为支气管哮喘、支气管扩张、重症肺结核、肺尘埃沉着病、特发性肺间质纤维化等。

（2）胸廓运动障碍性疾病：较少见，严重脊椎侧凸、后凸、脊椎结核、类风湿关节炎、胸膜广泛粘连及胸廓成形术后造成的严重胸廓或脊椎畸形，以及神经肌肉疾患如脊髓灰质炎等。

（3）肺血管疾病：慢性血栓栓塞性肺动脉高压、肺小动脉炎，以及原因不明的原发性肺动脉高压等引起肺血管阻力增加、肺动脉高压和右心室负荷加重，形成慢性肺心病。

另外，原发性肺泡通气不足及先天性口咽畸形、睡眠呼吸暂停综合征等均可引起肺动脉高压而发展成慢性肺心病。

2. 发病机制　肺功能和结构的不可逆改变，反复发生的气道感染和低氧血症，导致一系列体液因子和肺血管的变化，使肺血管阻力增加，肺动脉血管的结构重塑，产生肺动脉高压，引起心脏结构和功能的变化。

（1）肺动脉高压的形成

①肺血管阻力增高的功能性因素：缺氧、二氧化碳潴留和呼吸性酸中毒导致肺血管收缩、痉挛，其中缺氧是形成肺动脉高压的最重要因素。体液因素在缺氧性肺血管收缩中占重要地位，缺氧时收缩血管的活性物质增多，如前列腺素、白三烯、5-羟色胺、血管紧张素Ⅱ、血小板活化因子等起收缩作用，使血管收缩；缺氧时内皮舒张因子和内皮收缩因子的平衡失调；缺氧时，平滑肌细胞膜对 Ca^{2+} 的通透性增加，使肺血管平滑肌收缩。高碳酸血症时，H^+ 产生增多，使血管对缺氧的收缩敏感性增强，致肺动脉压增高。

②肺血管阻力增加的解剖学因素：肺血管解剖结构的变化，形成肺循环血流动力学

障碍。主要原因有：（a）肺血管炎症：长期反复发作的慢性阻塞性肺疾病及支气管周围炎，累及邻近肺小动脉，引起血管炎，管壁增厚、管腔狭窄或纤维化，甚至完全闭塞。（b）肺血管受压和破坏：肺气肿加重，肺泡内压增高，一方面压迫肺泡毛细血管，另一方面致肺泡壁破坏造成毛细血管网的毁损，使肺毛细血管床减少，血流阻力增加。（c）肺血管重塑：慢性缺氧使肺血管收缩，管壁张力增高，肺内产生多种生长因子，直接刺激管壁平滑肌细胞、内膜弹力纤维、胶原纤维增生，动脉管腔狭窄。

③血液黏稠度增加和血容量增多：慢性缺氧产生继发性红细胞增多，血液黏稠度增加，血流阻力随之增高，甚至形成肺微动脉血栓；慢性缺氧使肾小动脉收缩，肾血流量减少而致水钠潴留，血容量增多。血液黏稠度增加和血容量增多，使肺动脉压升高。

（2）心脏病变和心力衰竭：肺循环阻力增加时，右心发挥代偿作用而引起右心室肥厚。随着病情进展，肺动脉压持续升高，超过右心室的代偿能力，右心失代偿而致右心衰竭。此外，缺氧、高碳酸血症、酸中毒、相对血容量增多等因素，不但可引起右心室肥厚，也可以引起左心室肥厚，甚至导致左心衰竭。

（3）其他重要器官的损害：缺氧和高碳酸血症还可导致重要器官如脑、肝、肾、胃肠及内分泌系统、血液系统的病理改变，引起多器官的功能损害。

【临床表现】

本病病程缓慢，临床上除原有肺、胸疾病的各种症状和体征外，主要是逐步出现肺、心功能衰竭以及其他器官损害的表现。按其功能可分为代偿期与失代偿期。

微视频1-5-1

慢性肺源性心脏病临床表现

1. 肺、心功能代偿期

（1）症状：主要是原有肺部疾病的表现：咳嗽、咳痰、气促，活动后可有心悸、呼吸困难、乏力和活动耐力下降。急性感染可使上述症状加重。

（2）体征：可有不同程度的发绀和肺气肿体征。偶有干、湿性啰音，心音遥远。肺动脉瓣区第二心音亢进提示肺动脉高压。可闻及收缩期杂音和剑突下心脏搏动，提示右心室肥大。部分病人因肺气肿使胸内压升高，阻碍腔静脉回流，出现颈静脉充盈。

2. 肺、心功能失代偿期

（1）呼吸衰竭

①症状：呼吸困难加重，夜间为甚，常有头痛、失眠、食欲下降、白天嗜睡、夜晚烦躁不安，重者出现表情淡漠、神志恍惚、谵妄等肺性脑病的表现。

②体征：明显发绀、球结膜充血、水肿，严重时出现颅内压升高的表现，如视网膜血管扩张和视乳头水肿，腱反射减弱或消失，出现病理反射。因二氧化碳的潴留，可出

现周围血管扩张的表现，如皮肤潮红、多汗。

（2）右心衰竭

①症状：明显气促、心悸、食欲不振、腹胀、恶心等。

②体征：发绀更明显，颈静脉怒张，心率增快，可出现心律失常，剑突下可闻及收缩期杂音，甚至出现舒张期杂音。肝大并有压痛，肝颈静脉回流征阳性，下肢水肿，重者可有腹水。少数病人可同时出现肺水肿，呈全心衰表现。

3. 并发症　肺性脑病、酸碱失衡及电解质紊乱、心律失常、休克、消化道出血和弥散性血管内凝血等。

【辅助检查】

1. 实验室检查

（1）血液检查：红细胞及血红蛋白可升高，全血黏度及血浆黏度增加；合并感染时白细胞计数增高，中性粒细胞增加。部分病人可有肝肾功能的改变以及电解质的紊乱。

（2）血气分析：慢性肺心病代偿期可出现低氧血症或高碳酸血症。呼吸衰竭时 $PaO_2 < 60mmHg$、$PaCO_2 > 50mmHg$。

2. 影像学检查

（1）X线检查：除原有肺、胸基础疾病及急性肺部感染的特征外，尚可有肺动脉高压征，如右下肺动脉干扩张，其横径≥15mm；横径与气管横径比值≥1.07；肺动脉段明显突出或其高度≥3mm；中央动脉扩张，外周血管纤细，形成"残根"征；右心室增大等。

（2）超声心动图检查：右心室流出道内径≥30mm、右心室内径≥20mm、右心室前壁厚度≥5mm、左右心室内径比值<2、右肺动脉内径或肺动脉干及右心房增大等，可诊断为慢性肺心病。

3. 心电图检查　典型改变为：右心室肥大变化，如电轴右偏（额面电轴≥+90°）、重度顺钟向转位、$RV_1 + SV_5 \geq 1.05mV$、肺性 P 波（$P_{avF} > 0.25mV$）。部分病人右束支阻滞、低电压。

【诊断要点】

根据病人有慢性支气管炎、肺气肿、其他胸肺疾病或肺血管病变，有咳嗽、咳痰、气促、心悸及腹胀、下肢浮肿、颈静脉怒张等表现，右心室增大，心电图、胸片和超声心动图有右心肥大的征象，可作出诊断。

【治疗要点】

（一）肺心功能代偿期

原则上采用中西医结合的综合治疗措施，目的是增强免疫功能、去除诱发因素，减少或避免急性加重期的发生，使肺、心功能得到部分或全部恢复。如长期家庭氧疗、营养疗法和调节免疫功能等。

（二）肺心功能失代偿期

治疗原则为积极控制感染，保持呼吸道通畅，改善呼吸功能，纠正缺氧和二氧化碳潴留，控制呼吸衰竭和心力衰竭，积极处理并发症。

1. 控制感染　参考痰菌培养及药敏试验选择抗生素。没有培养结果时，根据感染的环境及痰涂片选用抗生素。常用青霉素类、氨基糖苷类、喹诺酮类及头孢菌素类药物。同时注意可能继发真菌感染。

2. 氧疗　通畅呼吸道，纠正缺氧和二氧化碳潴留，用鼻导管或面罩给氧，改善呼吸功能。一般给予低流量、低浓度持续给氧。

3. 控制心力衰竭　慢性肺心病病人一般经积极控制感染，改善呼吸功能后心力衰竭多可缓解，不必常规抗心力衰竭治疗。但对治疗无效者，可适当选用以下药物。

（1）利尿剂：利尿剂有减少血容量、减轻右心负荷、消除水肿的作用。原则上选用作用较缓的利尿药，小剂量、间断使用。如氢氯噻嗪25mg，每天1～3次，联用螺内酯20～40mg，每天1～2次。

（2）正性肌力药：由于慢性缺氧和感染，病人对洋地黄类药物耐受性降低，易发生毒性反应。应选用作用快、排泄快的洋地黄类药物，剂量宜小、一般为常规剂量的1/2或2/3量，如毒毛花苷K 0.125～0.25mg，或毛花苷C 0.2～0.4mg加于10％葡萄糖溶液内缓慢静脉注射。应用指征：①感染已被控制、呼吸功能已改善、利尿剂未能取得良好疗效而反复水肿的心衰病人。②以右心衰竭为主要表现而无明显感染的病人。③合并室上性快速心律失常，如室上性心动过速、心房颤动（心室率＞100次/分）者。④合并急性左心衰竭者。

（3）血管扩张药：可减轻心脏前、后负荷，降低心肌耗氧量，对部分顽固性心衰有一定效果，但疗效并不显著。钙通道阻滞药、一氧化氮、川芎嗪等有一定的降低肺动脉压效果。对部分顽固性心力衰竭病人可能有些效果。

4. 控制心律失常　一般经抗感染、纠正缺氧等治疗后，心律失常多可自行消失。如持续存在，可根据心律失常的类型酌情选用抗心律失常药物。

5. 抗凝治疗　应用普通肝素或低分子肝素防止肺微小动脉原位血栓形成。降低肺动脉阻力，减轻右心功能。

【护理诊断】

1. 气体交换障碍　与肺气肿、小气道狭窄、肺通气/血流比例失调有关。

2. 清理呼吸道无效　与呼吸道感染、痰液过多而黏稠有关。

3. 活动无耐力　与心、肺功能减退有关。

4. 体液过多　与心排血量减少、肾血流灌注量减少有关。

5. 有皮肤完整性受损的危险　与水肿、长期卧床有关。

6. 潜在并发症：心律失常、休克、消化道出血。

【护理措施】

1. 一般护理

(1) 休息与活动：告知病人充分休息有助于心肺功能的恢复，减慢心率和减轻呼吸困难。在心肺功能失代偿期，绝对卧床休息，协助采取舒适体位，如半卧位或坐位，以减少机体耗氧量。有意识障碍者，予床栏及约束带进行安全保护，必要时专人护理。对于卧床病人，应协助定时翻身、拍背、更换姿势，有利于肺通气。代偿期鼓励病人进行适量活动，以量力而行、循序渐进为原则，活动量以不引起疲劳、不加重症状为度。开始时指导病人在床上进行缓慢的肌肉松弛活动，如上肢交替前伸、握拳，下肢交替抬离床面，使肌肉保持紧张，松弛平放床上；依据病人的耐受能力逐渐增加活动量。鼓励病人进行呼吸功能锻炼，提高活动耐力。

(2) 饮食护理：给予适量糖、高蛋白、高维生素、高纤维素、易消化的清淡饮食；每天热量摄入至少达到125kJ/kg（30kcal/kg），其中蛋白质为1.0~1.5g/(kg·d)，因碳水化合物可增加CO_2生成量，增加呼吸负担，高糖食物，可引起痰液黏稠，故一般碳水化合物≤60%。避免产气的食物，防止因便秘、腹胀而加重呼吸困难。如病人出现水肿、腹水或尿少时，应限制钠水摄入，钠盐<3g/d，水分<1500ml，严重时液体入量为前一日尿量加500ml左右。少食多餐，减少用餐时的疲劳，进餐前后漱口，保持口腔清洁，促进食欲。必要时遵医嘱静脉补充营养。

2. 皮肤护理　注意观察全身水肿情况、有无压疮发生。因肺心病病人常有营养不良，身体下垂部位水肿，若长期卧床，极易形成压疮。指导病人穿宽松、柔软的衣服；定时更换体位，受压处垫气圈或海绵垫，或使用气垫床。

3. 病情观察　观察病人的生命体征、尿量及意识状态；注意有无发绀和呼吸困难，及其严重程度；观察有无心悸、胸闷、腹胀、下肢水肿等右心衰竭的表现；定期监测动脉血气分析，密切观察病情变化，出现头痛、烦躁不安、表情淡漠、神志恍惚、精神错乱、嗜睡和昏迷等肺性脑病症状时，及时通知医生并协助处理。

4. 用药护理　①对二氧化碳潴留、呼吸道分泌物多的重症病人慎用镇静剂、麻醉药、催眠药，如必须用药，使用后注意观察是否有神志改变、抑制呼吸和咳嗽反射的情况出现。②应用利尿剂后易出现低钾、低氯性碱中毒而加重缺氧，过度脱水引起血液浓缩、痰液黏稠不易排出等不良反应，应注意观察及预防。使用排钾利尿剂时，督促病人遵医嘱补钾。利尿剂尽可能在白天给药，避免夜间频繁排尿而影响病人睡眠。③应用洋地黄前应纠正缺氧和电解质紊乱，特别纠正低血钾。使用洋地黄类药物时，应询问有无洋地黄用药史，遵医嘱准确用药，注意观察有无药物毒性反应，如恶心、呕吐、腹泻、色视、头痛、心律失常等。每次给药前监测心率、心律或脉搏、脉律，如心率低于 60 次/分，或节律不整齐，则不能给药，并告知医生。④应用血管扩张剂时，注意观察病人心率及血压情况，严格控制滴速。血管扩张药在扩张肺动脉的同时也扩张体动脉，可造成体循环血压下降、反射性心率增快、氧分压下降、二氧化碳分压上升等不良反应。⑤使用抗生素时，注意观察感染控制的效果，防止继发性二重感染。⑤遵医嘱应用呼吸兴奋药，观察药物的疗效和不良反应。出现心悸、呕吐、震颤、惊厥等症状，立即通知医生。

5. 气体交换障碍护理措施　持续低流量、低浓度给氧，氧流量 1～2L/min，浓度在 25%～29%。防止高浓度吸氧抑制呼吸，加重缺氧和二氧化碳潴留。其余参见本项目任务一"肺源性呼吸困难"的护理。

6. 清理呼吸道无效护理措施　参见本项目任务一"咳嗽与咳痰"的护理。

【健康教育】

1. 疾病知识　指导使病人和家属了解疾病发生、发展过程及防治原发病的重要性，减少反复发作的次数。积极防治原发病，避免和防治各种可能导致病情急性加重的诱因，如戒烟、避免刺激性气体、防止受凉、避免劳累等。坚持家庭氧疗。

2. 饮食、运动指导　加强饮食营养，以保证机体康复的需要。增强抗病力，病情缓解期应根据肺、心功能及体力情况进行适当的体育锻炼和呼吸功能锻炼，如散步、气功、太极拳、腹式呼吸、缩唇呼吸等。

3. 定期门诊随访　告知病人及家属病情变化的征象，如体温升高、呼吸困难加重、咳嗽剧烈、咳痰不畅、尿量减少、水肿明显或发现病人神志淡漠、嗜睡、躁动、口唇发绀加重等，及时到医院就诊。

（尚庆娟）

任务五　慢性肺源性心脏病病人的护理

达标检测及答案

任务六 支气管哮喘病人的护理

学习目标

1. 解释支气管哮喘的概念。
2. 说出支气管哮喘的病因。
3. 熟记支气管哮喘的临床表现及肺功能检查。
4. 识别不典型支气管哮喘。
5. 复述支气管哮喘的治疗要点。
6. 正确提出支气管哮喘病人护理诊断。
7. 能够对支气管哮喘病人正确实施护理措施。

思维导图1-6

案例导入

某女，18 岁。因反复发作性呼气性呼吸困难十余年，再发 3 小时入院。病人十余年来，每年春夏之交发作呼气性呼吸困难，夜晚不能平卧，稍活动即气促，生活不能自理，每次经输液服药（具体不详）治疗而缓解。3 小时前春游归来途中突然上述症状发作。本次发作以来无发热，无咳嗽、咳痰，无咯血。端坐位，口唇、面色发绀，说话不能成句。胸廓饱满，双肺叩诊呈过清音，呼吸音低，满布哮鸣音，未闻及湿啰音。心率 110 次/分，律齐，无杂音。胸片：双肺透明度减低，未见其他病理改变。血常规：白细胞 $9.8×10^9$/L，中性粒细胞 0.75，淋巴细胞 0.17，嗜酸性粒细胞 0.08。

请思考：

1. 该病人最可能的诊断是什么？

2. 有哪些主要常见护理诊断，怎样护理？

3. 健康教育的内容有哪些？

支气管哮喘（bronchial asthma）简称哮喘，是由多种细胞（如嗜酸性粒细胞、肥大细胞、T 淋巴细胞、中性粒细胞、气道上皮细胞等）和细胞组分参与的气道慢性炎症性疾病。这种慢性炎症导致气道高反应性和广泛多变的可逆性气流受限，并引起反复发作性的喘息、气急、胸闷或咳嗽等症状，常在夜间和（或）清晨发作和加重，多数病人可自行缓解或治疗后缓解。支气管哮喘如耽误诊治，随病程的延长可产生气道不可逆性狭窄和气道重塑,因此,合理的防治至关重要。

哮喘是世界上最常见的慢性疾病之一,全球约有 3 亿哮喘病人,各国哮喘患病率从 1‰～18‰不等,我国成人哮喘的患病率为 1.24‰,且呈逐年上升趋势。一般认为发达国家的哮喘患病率高于发展中国家,城市高于农村。

【病因与发病机制】

1. 病因 本病的病因目前不十分清楚,认为哮喘受遗传因素和环境因素双重影响。

(1) 遗传因素:哮喘病人的亲属患病率高于群体患病率,且亲缘关系越近患病率越高。目前认为哮喘受多基因遗传,有研究表明,与气道高反应、IgE 调节和特应性相关的基因在哮喘的发病中起着重要作用。

(2) 环境因素:主要为哮喘的激发因素,包括:①吸入变应原:如尘螨、花粉、真菌、动物毛屑、二氧化硫、氨气等各种特异和非特异性吸入物。②食入变应原:如鱼、虾、蟹、蛋类、牛奶等。③感染:如细菌、病毒、原虫、寄生虫等。④药物:如普萘洛尔(心得安)、阿司匹林、抗生素等。⑤其他:气候改变、运动、妊娠等。

2. 发病机制尚未完全清楚。多认为哮喘与免疫-炎症反应和神经机制及其相互作用有关。

(1) 免疫-炎症反应:哮喘的免疫-炎症反应是由多种炎症细胞、炎症介质和细胞因子参与、相互作用的结果。

1) 气道炎症形成机制:支气管哮喘的发病与变态反应有关,已被公认的主要是 I 型变态反应。当变应原进入具有特异性体质的机体后,可刺激机体合成特异性 IgE,并与肥大细胞和嗜碱粒细胞表面的 IgE 受体结合。当变应原再次进入体内,可与结合在 IgE 受体上的 IgE 交联,使该细胞合成并释放多种活性介质导致平滑肌收缩、黏液分泌增加、血管通透性增高和炎性细胞浸润等,气道的炎症病变被认为是哮喘的本质。炎性细胞在介质的作用下又可分泌多种介质,使气道对各种刺激因子出现过强或过早的收缩,使气道反应性增高,气道平滑肌收缩,黏液分泌增加,血管渗出增多而出现哮喘的临床症状,这是哮喘发生发展的另一个重要因素。

根据变应原吸入后哮喘发生的时间,可分为速发型哮喘反应(IAR)、迟发型哮喘反应(LAR)和双相型哮喘反应(OAR)。IAR 几乎在吸入变应原的同时立即发生反应,15～30 分钟达高峰,2 小时后逐渐恢复正常。LAR 约 6 小时左右发病,持续时间长,可达数日,而且临床症状重,常呈持续性哮喘表现,肺功能损害严重而持久。LAR 是由于气道慢性炎症反应的结果。

2) 气道高反应性(airway hyperresponsiveness, AHR):是哮喘的重要特征,是指气

道对各种刺激因子出现过强或过早的收缩反应。目前普遍认为气道炎症是导致气道高反应性的重要机制之一，当气道受到变应原或其他刺激后，由于多种炎症细胞、炎症介质和细胞因子的参与，气道上皮的损害和上皮内神经末梢的裸露等而导致气道高反应性。

（2）神经机制：神经因素也被认为是哮喘发病的重要环节。支气管受复杂的自主神经支配，除胆碱能神经、肾上腺素能神经外，还有非肾上腺素能非胆碱能（NANC）神经系统。支气管哮喘与β-肾上腺素受体功能低下和迷走神经张力亢进有关，并可能存在有a-肾上腺素能神经的反应性增加。NANC能释放舒张支气管平滑肌的神经介质（如血管活性肠肽、一氧化氮），及收缩支气管平滑肌的介质（如P物质、神经激肽），两者平衡失调，则可引起支气管平滑肌收缩。

【病理】

疾病早期，肉眼所见无明显器质性病理改变。随疾病进展，肉眼可见肺膨胀及肺气肿，支气管及细支气管内含有黏稠痰液及黏液栓。支气管壁增厚、黏膜肿胀充血形成皱襞。黏液栓塞局部可出现肺不张。

【临床表现】

1. 症状 典型表现为发作性呼气性呼吸困难（喘息）或发作性胸闷和咳嗽，伴有哮鸣音，干咳或咳大量白色泡沫样痰。夜间及凌晨发作和加重是哮喘的重要临床特征。严重者呈端坐呼吸，出现发绀等。常在夜间及凌晨发作或加重。哮喘症状可在数分钟内发作，经数小时至数天，可自行缓解或用支气管舒张药后缓解。

微视频1-6-1

支气管哮喘的
临床表现

部分病人仅以咳嗽为唯一症状（咳嗽变异性哮喘）。以胸闷为唯一症状的不典型哮喘称为胸闷变异性哮喘。有些青少年，可在运动时出现胸闷、咳嗽和呼吸困难，称运动性哮喘。

2. 体征 发作时胸部呈过度充气征象：肋间隙增宽饱满，呼吸运动减弱，叩之过清音；双肺可闻及广泛的哮鸣音，呼气音延长。但在非常严重哮喘发作时，哮鸣音可不出现，称之为寂静胸。严重者心率加快、发绀，可出现奇脉、胸腹反常运动。非发作期无明显异常体征。

知识链接

干啰音

产生机制是由于气管、支气管狭窄或部分狭窄，气流通过时发生旋涡，或管腔内黏稠分泌物受震动所致。听诊特点：①是呼吸音以外的附加音。②音调较高的连续性长音。③吸气与呼气均可听到,一般于呼气时较明显。④有易变、多变的特点,如出现或消失,增多或减少,增强或减弱,部位常不固定。分为两种,低调性干啰音和高调性干啰音。干啰音又称哨笛音、飞箭音或哮鸣音。临床意义:干啰音广泛分布者见于慢性支气管炎、支气管哮喘,也可见于心源性哮喘。

3. 支气管哮喘的分期 根据临床表现可分为急性发作期和非急性发作期。

(1)急性发作期:是指气促、咳嗽、胸闷等症状突然发生或症状加重,常有呼吸困难,以呼气流量降低为其特征,常因接触刺激物或治疗不当所致。

(2)非急性发作期(慢性持续期):在哮喘非急性发作期,病人仍有不同程度的哮喘症状。

4. 并发症 发作时可并发气胸、纵隔气肿、肺不张。反复发作和感染可并发慢性支气管炎、肺气肿和肺源性心脏病。

【辅助检查】

1. 痰液检查 痰涂片可见嗜酸性粒细胞增多。

2. 呼吸功能检查

(1)通气功能检测:发作时呈阻塞性通气功能障碍,呼气流速指标显著下降,第1秒钟用力呼气容积(FEV$_1$)、第1秒钟用力呼气容积占用力肺活量比值(第1秒 EV$_1$/FVC%)、呼气峰值流速(PEF)均降低。其中,FEV$_1$/FVC<70%或FEV$_1$低于正常预计值的80%为判断气流受限的最重要指标。肺容量指标用力肺活量减少、残气量增多、功能残气量和肺总量增加,残气量占总肺活量比值增高。缓解期上述通气功能指标逐渐恢复。

(2)支气管激发试验:测定气道反应性。常用吸入激发剂为醋甲胆碱、组胺。吸入激发剂后其通气功能下降、气道阻力增加。激发试验只适用于FEV1在正常预计值的70%以上的病人。在设定的激发剂量范围内,如FEV$_1$下降≥20%,可诊断为激发试验阳性。

(3)支气管舒张试验:测定气道气流的可逆性。常用吸入型的支气管舒张药(如沙丁胺醇、特布他林等),吸入支气管舒张药20分钟后重复测定肺功能。舒张试验阳性标准:FEV$_1$较用药前增加≥12%,且其绝对值增加≥200ml,提示存在可逆性的气道阻塞。

(4)PEF及其变异率测定:PEF可反映气道通气功能的变化。哮喘发作时PEF下降。昼夜PEF变异率≥20%,则符合气道气流受限可逆性改变的特点。

3. 血气分析 严重发作时可有PaO$_2$降低。由于过度通气可使PaCO$_2$下降,pH上升，表现为呼吸性碱中毒。如气道阻塞严重时，可出现 CO_2 潴留，$PaCO_2$ 上升，表现呼吸性酸中毒。如缺氧明显，可合并代谢性酸中毒。

4. 胸部 X 线检查　哮喘发作时双肺透亮度增高，呈过度充气状态如肋间隙增宽、膈肌下降。合并感染时，可见肺纹理增加和炎性浸润阴影。

5. 特异性变应原的检测　哮喘病人大多数对众多的变应原和刺激物敏感。结合病史测定变应原指标有助于对病因的诊断，避免或减少对该致敏因素的接触。常用的检测方法有检测病人的特异性 IgE、皮肤过敏原测试和吸入性过敏原测试（该方法目前少用）。血清总 IgE 增高的程度可作为重症哮喘使用抗 IgE 抗体治疗的依据。

【诊断要点】

（一）诊断标准

哮喘的诊断标准包括如下：

1. 反复发作喘息、气急、胸闷或咳嗽，多与接触变应原、冷空气、物理或化学性刺激、上呼吸道感染、运动等有关。

2. 发作时在双肺可闻及散在或弥漫性以呼气相为主的哮鸣，呼气相延长。

3. 上述症状可经治疗缓解或自行缓解。

4. 除外其他疾病所引起的喘息、气急、胸闷或咳嗽。

5. 临床表现不典型者（如无明显喘息或体征）至少应有下列三项中的一项阳性：①支气管激发试验或运动试验阳性。②支气管舒张试验阳性。③昼夜 PEF 变异率 $\geqslant 20\%$。

符合上述 1～4 条或 4、5 条者，可以诊断为支气管哮喘。

（二）哮喘急性发作时病情程度分级见表 1-2。

表 1-2　支气管哮喘病人急性发作时病情程度分级

病情程度	临床表现	血气分析（PaO_2、$PaCO_2$）	血氧饱和度（SaO_2）	使用支气管扩张剂
轻度	对日常生活影响不大，可平卧，说话连续成句，步行、上楼时有气短。呼吸频率轻度增加，呼吸末期散在哮鸣音。脉率<100 次/分，可有焦虑。	PaO_2 正常 $PaCO_2$<45mmHg	>95%	能被控制
中度	日常生活受限，稍事活动便有喘息，喜坐位，讲话常有中断，呼吸频率增加，哮鸣音响亮而弥散。脉率 100～120 次/分，有焦虑和烦躁。	PaO_2 60～80mmHg $PaCO_2$≤45mmHg	91%～95%	部分缓解

病情程度	临床表现	血气分析（PaO₂、PaCO₂）	血氧饱和度（SaO₂）	使用支气管扩张剂
重度	日常生活受限，喘息持续发作，只能单字讲话，端坐呼吸，大汗淋漓，呼吸频率>30次/分，哮鸣音响亮而弥漫。脉率>120次/分，常有焦虑和烦躁。	$PaO_2<60mmHg$ $PaCO_2>45mmHg$	≤90%	无效
危重	病人不能讲话，出现嗜睡、意识模糊，呼吸时哮鸣音明显减弱或消失，脉率>120次/分，或变慢和不规则。	$PaO_2<60mmHg$ $PaCO_2>45mmHg$	<90%	无效

【治疗要点】

目前无特效的根治方法。治疗目的为控制症状，减少复发；防止病情恶化，维持肺功能正常，维持正常活动能力。

1. 脱离变应原　立即使病人脱离可能的变应原的接触，消除其他非特异刺激因素，是防治哮喘最有效的方法。

2. 药物治疗

(1) 糖皮质激素：是当前控制哮喘减少发作的最有效药物。主要治疗哮喘的气道炎症。糖皮质激素可抑制炎症细胞的迁移和活化，抑制细胞因子的生成，抑制炎症介质的释放，增强平滑肌细胞 β_2 受体的反应性。可吸入、口服和静脉用药。吸入治疗是目前推荐长期抗炎治疗哮喘的最常用的方法。常用吸入药物有倍氯米松、氟替卡松、莫米松等，通常需规律用药一周以上方能生效。吸入剂量（倍氯米松或等效量其他糖皮质激素），轻度持续者 200～500μg/d；中度持续者 500～1000μg/d；重度持续者>1000μg/d（不宜超过 2000μg/d）。口服药物用于吸入糖皮质激素无效或需要短期加强的病人。泼尼松或泼尼松龙，起始 30～60mg/d，症状缓解后逐渐减量至≤10mg/d，然后停用或改用吸入剂。静脉给药用于重度或严重哮喘发作时，常用药物有琥珀酸氢化可的松，常用剂量每天 100～400mg，或甲泼尼龙（甲基强的松龙），80～160mg/d。症状缓解后逐渐减量，然后改为口服和吸入制剂维持。

(2) β_2 受体激动剂：是控制哮喘急性发作的首选药物。主要通过作用于呼吸道的 β_2 受体，舒张支气管平滑肌。常用的短效 β_2 受体激动剂有沙丁胺醇（舒喘宁、全特宁）、特布他林（博利康尼、喘康速）和非诺特罗等，作用时间为 4～6 小时。长效 β_2 受体激动剂药物有福莫特罗（奥克斯都保）、沙美特罗（施立稳）及丙卡特罗（美普清）等，作用时间为 10～12 小时，有一定抗气道炎和增强黏液-纤毛运输功能的作用。长效 β_2 受体激动剂不宜单独使用，需与吸入激素联合应用。缓释型及控释型 β_2 受体激动剂的疗效维持时间较长，用于防治反复发作性哮喘和夜间哮喘。

用药方法有定量气雾剂吸入、干粉吸入、持续雾化吸入等，也可用口服或静脉注射。首选吸入法，因药物直接作用于呼吸道，局部浓度高且作用迅速，所用剂量较小，全身性不良反应少。常用药物有沙丁胺醇和特布他林，如每次吸入 $100\sim200\mu g$。沙丁胺醇（舒喘宁）或 $250\sim500\mu g$ 特布他林（博利康尼、喘康速）。长效 β_2 受体激动剂如福莫特罗每喷 $4.5\mu g$，每天 2 次，每次 1 喷。持续雾化吸入方法简单，易于配合，多用于重症和儿童病人。口服制剂如沙丁胺醇 $2\sim4mg$，特布他林 $1.25\sim2.5mg$，每天 3 次。注射用药因易引起心律失常，只用于严重哮喘，其他疗法无效时，一般每次用量为沙丁胺醇 $0.5mg$，$2\sim4\mu g/min$。

（3）茶碱类：是治疗哮喘的有效药物。通过抑制磷酸二酯酶，提高平滑肌细胞内的 cAMP 浓度；拮抗腺苷受体；刺激肾上腺分泌肾上腺素，增强呼吸肌的收缩；增强气道纤毛清除功能和抗炎作用。茶碱与糖皮质激素有协同作用。口服氨茶碱一般剂量每天 $6\sim10mg/kg$；危重症哮喘静脉给药，静脉注射首次剂量 $4\sim6mg/kg$，注射速度不超过 $0.25mg/(kg \cdot min)$，静脉滴注维持量为 $0.6\sim0.8mg/(kg \cdot h)$，日注射量一般不超过 $1.0g$。控（缓）释茶碱制剂，可用于夜间哮喘。

（4）抗胆碱药：胆碱能受体（M 受体）拮抗剂，降低迷走神经兴奋性而舒张支气管及减少痰液分泌。与 β_2 受体激动剂联合应用有协同作用。适应于夜间哮喘及痰多的病人。常用异丙托溴铵吸入或雾化吸入，约 10 分钟起效，维持 $4\sim6$ 小时。长效抗胆碱药噻托溴铵（泰乌托品），为选择性 M_1、M_3 受体拮抗剂作用，维持时间可达 24 小时，不良反应少。

（5）白三烯（LT）拮抗剂：具有抗炎和舒张支气管平滑肌的作用。常用药物有扎鲁司特 $20mg$，每天 2 次；或孟鲁司特 $10mg$，每天 1 次口服。

（6）其他：色苷酸钠是非糖皮质激素类抗炎药物，对预防运动或变应原诱发的哮喘有效。色苷酸钠雾化吸入 $3.5\sim7mg$ 或干粉吸入 $20mg$，每天 $3\sim4$ 次。酮替芬和新一代组胺 H1 受体拮抗剂阿司咪唑、氯雷他定等对轻症哮喘和季节性哮喘有一定效果，也可与 β_2 受体激动剂联合用药。

3. 急性发作期的治疗 急性发作的治疗目的是尽快缓解气道阻塞，纠正低氧血症，恢复肺功能，预防进一步恶化或再次发作，防止并发症。一般根据哮喘的分度进行综合性治疗。

（1）轻度：每天定时吸入糖皮质激素（$200\sim500\mu g$ 倍氯米松）。出现症状时可间断

吸入短效 β_2 受体激动剂。效果不佳时可加服 β_2 受体激动剂控释片或小量茶碱控释片（200mg/d），或加用抗胆碱药如异丙托溴铵气雾剂吸入。

（2）中度：每天增加糖皮质激素吸入剂量（500～1000μg 倍氯米松），规则吸入 β_2 受体激动剂，或口服长效制剂，或联合白三烯拮抗剂，若不能缓解，可持续雾化吸入 β_2 受体激动剂（或联合用抗胆碱药吸入），或口服糖皮质激素（泼尼松<60mg/d），必要时可氨茶碱静脉注射。

（3）重度至危重度：持续雾化吸入 β_2 受体激动剂，或合用抗胆碱药，或静脉滴注氨茶碱或沙胺丁胺醇，加服白三烯拮抗剂。静脉滴注糖皮质激素如琥珀酸氢化可的松或甲泼尼松，待病情控制和缓解后，改为口服给药。注意维持水、电解质及酸碱平衡，纠正缺氧，如病情恶化缺氧状态不能纠正时，进行机械通气。

4. 慢性持续期的治疗 哮喘经过急性期治疗症状得到控制，其哮喘的慢性炎症病理生理改变仍然存在，因此，必须根据哮喘的控制水平，联合用药，个体化，以最小量、最简单的联合，副作用最小，最佳控制症状为原则，制定合适的长期治疗方案。

5. 免疫疗法 分为特异性和非特异性两种。前者又称脱敏疗法，一般采用特异性变应原（如螨、花粉、猫毛等）作定期反复皮下注射，剂量由低至高，以产生免疫耐受性，使病人脱敏。非特异性免疫疗法，如注射卡介苗、转移因子、疫苗等生物制品抑制变应原反应的过程。目前采用基因工程制备的人重组抗 IgE 单克隆抗体治疗中、重度变应性哮喘，已取得较好效果。

【护理诊断】

1. 气体交换障碍 与支气管痉挛、气道炎症、气道阻力增加有关。

2. 清理呼吸道无效 与支气管黏膜水肿、分泌物增多、痰液黏稠、痉挛、无效咳嗽等有关。

3. 知识缺乏 缺乏哮喘的防治知识和正确使用定量吸入器用药的相关知识。

4. 活动无耐力 与缺氧、呼吸困难有关。

5. 潜在并发症：呼吸衰竭、纵隔气肿、肺心病等。

【护理措施】

1. 一般护理

（1）环境与体位：有可能过敏原者，应尽快脱离。提供安静、舒适、温湿度适宜的环境，保持室内清洁、空气流通，避免刺激性气体、粉尘和烟雾。病室不宜摆放花草，避免使用皮毛、羽绒或蚕丝织物。根据病情提供舒适体位，如为端坐呼吸者提供床旁桌支撑，以减少体力消耗。

(2) 缓解紧张情绪：哮喘新近发生和重症发作的病人，通常感到情绪紧张，甚至惊恐不安，应多巡视病人，给予心理疏导和安慰，耐心解释病情和治疗措施及治疗效果，同时尽快控制发作。消除过度的紧张状态，对减轻哮喘发作的症状和控制病情有重要意义。

(3) 饮食护理：不适当饮食可诱发或加重哮喘，应提供清淡、易消化、足够热量的饮食，避免进食有刺激性的饮食，如过冷、过热、油煎炸的食物、酒、汽水等。可能诱发哮喘的食物，如鱼、虾、蟹、蛋类、牛奶、海鲜等高蛋白食物，应慎食；若能找出与哮喘发作有关的食物，应避免食用。某些食物添加剂如酒石黄、亚硝酸盐（制作糖果、糕点中用于漂白或防腐）也可诱发哮喘发作，应当引起注意。劝导病人戒烟。

(4) 补充水分：哮喘急性发作时，病人呼吸增快、出汗，常伴脱水、痰液黏稠，形成痰栓阻塞小支气管加重呼吸困难。应鼓励病人每天饮水 2500～3000ml，以补充丢失的水分，稀释痰液。重症者应建立静脉通道，遵医嘱及时、充分补液，纠正水、电解质和酸碱平衡紊乱。

(5) 皮肤与口腔护理：哮喘发作时，病人常会大量出汗，应每天以温水擦浴，勤换衣服、床单，保持皮肤的清洁、干燥和舒适。协助并鼓励病人咳嗽后用温水漱口，保持口腔清洁。

2. 氧疗护理　重症哮喘病人应遵医嘱给予鼻导管或面罩吸氧，吸氧流量为每分钟 1～3L，吸入氧浓度一般不超过 40%。为避免气道干燥刺激而导致气道痉挛和痰液黏稠，吸入的氧气应尽量湿化。在给氧过程中，注意呼吸的频率、节律和深度，注意神志、发绀情况，监测动脉血气分析，判断氧疗效果。

3. 病情观察　观察哮喘发作的前驱症状，如鼻咽痒、喷嚏、流涕、眼痒等黏膜过敏症状。哮喘发作时，观察病人意识状态、呼吸频率、节律、深度及辅助呼吸肌是否参与呼吸运动、皮肤黏膜是否发绀等，监测呼吸音、哮鸣音变化，监测动脉血气分析和肺功能情况，了解病情和治疗效果。哮喘严重发作时，如经治疗病情无缓解，$PaO_2 <$ 60mmHg，$PaCO_2 > 50$mmHg 时，做好机械通气准备工作。加强对急性期病人的监护，尤其在夜间和凌晨哮喘易发作，严密观察有无病情变化。

4. 用药护理　观察药物疗效和不良反应。

(1) β_2 受体激动剂：①指导病人按医嘱用药，不宜单一、长期、规律、大量使用。因为长期应用可引起 β_2 受体功能下降和气道反应性增高，出现耐药性。②静脉滴注沙丁胺醇时应注意控制滴速（2～4μg/min）。③用药过程中观察有无心悸、骨骼肌震颤、低血钾等不良反应。

（2）糖皮质激素：长期应用糖皮质激素，可抑制免疫反应，致真菌等感染；以及向心性肥胖、痤疮、骨质疏松症、胃肠道刺激，甚至消化道出血，低钾血症。吸入药物治疗，全身性不良反应少，少数病人可出现口腔念珠菌感染、声音嘶哑或呼吸道不适，指导病人喷药后必须立即用清水充分漱口以减轻局部反应和胃肠吸收。口服用药宜在饭后服用，以减少对胃肠道黏膜的刺激。气雾吸入糖皮质激素可减少其口服量，当用吸入剂替代口服剂时，通常需同时使用 2 周后再逐步减少口服量，指导病人不得自行减量或停药，以免引起肾上腺危象。

（3）茶碱类：其不良反应有恶心、呕吐等胃肠道症状、心律失常、血压下降和兴奋呼吸中枢作用，严重者可致抽搐甚至死亡。合用西咪替丁（甲氰米胍）、喹诺酮类、大环内酯类药物等可影响茶碱代谢而使其排泄减慢，应加强观察，同时适当减少用量。发热、妊娠、小儿或老年有心、肝、肾功能障碍及甲状腺功能亢进者不良反应增加。静脉注射时浓度不宜过高，速度不宜过快，注射时间宜在 10 分钟以上，以防中毒症状发生。用药时监测血药浓度可减少不良反应的发生，其安全浓度为 $6\sim15\mu g/ml$。茶碱缓（控）释片应用控释材料，不能嚼服，必须整片吞服。

（4）其他药物：如色苷酸钠，少数病人吸入后可有咽喉不适、胸闷、偶见皮疹，孕妇慎用。抗胆碱药吸入后，少数病人可有口苦或口干感。酮替芬有镇静、头晕、口干、嗜睡等不良反应，对高空作业人员、驾驶员、操纵精密仪器者应予以强调，并慎用。白三烯调节剂的主要不良反应是较轻微的胃肠道症状，少数有皮疹、血管性水肿、转氨酶升高，停药后可恢复。

（5）指导病人正确使用定量雾化吸入器（MDI）：MDI 的使用需要病人协调呼吸动作，正确使用是保证吸入治疗成功的关键。①打开盖子，摇匀药液。②病人先深呼吸数次，在深呼气末张口，将 MDI 喷嘴置于口中，双唇包住咬口，以慢而深的方式经口吸气，吸气开始的同时手指按压喷药，吸气末屏气 10 秒，使较小的雾粒沉降在气道远端，然后缓慢呼气，两喷之间休息 3 分钟后再重复。先医护人员演示，指导病人反复练习，直至病人完全掌握。

【健康教育】

1. 宣传疾病知识　向病人说明哮喘的激发因素、治疗目的和治疗效果，以提高病人在治疗中的依从性。通过讲解使病人懂得哮喘虽不能彻底治愈，但只要坚持充分的正规治疗，完全可以有效地控制哮喘的发作，即病人可达到没有或仅有轻度症状，能坚持日常工作和学习。针对个体情况，指导病人有效控制可诱发哮喘发作的各种因素，如避免摄入引起过敏的食物；避免强烈的精神刺激和剧烈运动；避免持续的喊叫等过度换气动作；不养宠物；避免接触刺激性气体及预防呼吸道感染；劝导病人及家人戒烟；外出时戴围巾或口罩避免冷空气刺激；在缓解期应加强体育锻炼、耐寒锻炼及耐力训练，以增强体质。

2. 自我监测病情　指导病人识别哮喘发作的先兆表现和病情加重的征象，学会在哮喘发作时进行简单的紧急自我处理方法。学会利用峰流速仪来监测最大呼气峰流速（PEFR），做好哮喘日记，为疾病预防和治疗提供参考资料。峰流速仪的使用方法：取站立位，尽可能深吸一口气，然后用唇齿部分包住口含器后，以最快的速度，用 1 次最有力的呼气吹动游标滑动，游标最终停止的刻度，就是此次峰流速值。峰流速测定是发现早期哮喘发作最简便易行的方法，在没有出现症状之前，PEFR 下降，提示早期哮喘的发生。PEFR 还能判断哮喘控制的程度和选择治疗措施。如果 PEFR 经常地、有规律地保持在 $80\%\sim100\%$，为安全区，说明哮喘控制理想；如果 PEFR $50\%\sim80\%$，为警告区，说明哮喘加重，需及时调整治疗方案；如果 PEFR $<50\%$，为危险区，说明哮喘严重，需要立即到医院就诊。

3. 用药指导　哮喘病人应了解自己所用各种药物的名称、用法、用量及注意事项，了解药物的主要不良反应及如何采取相应的措施来避免。指导病人或家属掌握正确的药物吸入技术，遵医嘱使用 β_2 受体激动剂和（或）糖皮质激素吸入剂。与病人共同制定长期管理、防止复发的计划。

4. 心理社会指导　指导病人保持有规律的生活和乐观情绪，积极参加体育锻炼，根据病人的爱好选择合适的项目，最大程度保持劳动能力。指导病人充分利用社会支持系统，动员与病人关系密切的家人或朋友参与对哮喘病人的管理，为其身心康复提供各方面的支持。

任务六　支气管哮喘病人的护理

达标检测及答案

任务七　支气管扩张症病人的护理

> **学习目标**

1. 解释支气管扩张症的概念。
2. 说出支气管扩张症的病因。
3. 熟记支气管扩张症的临床表现。
4. 识别支气管扩张症的痰液特征。
5. 复述支气管扩张症的治疗要点。
6. 正确提出支气管扩张症病人的护理诊断。
7. 能够对支气管扩张症病人正确实施护理措施。

思维导图1-7

案例导入

某女，19岁。反复咳痰、咯血10余年，再咯血1天。病人自儿童时开始，经常出现咳嗽、咯黄色脓痰，一般刚睡时痰量多，有时痰中带血。1岁时曾患麻疹并肺炎。近1天，脓痰量增多，整口咯血，24小时量约300ml，低热。体温37.8℃，脉搏93次/分，呼吸18次/分，血压102/70mmHg。营养正常，左下肺可闻及固定的中湿啰音。手指呈杵状。胸片：左下肺可见卷发样阴影。

请思考：

1. 该病人最可能是什么病？

2. 有哪些主要常见护理诊断，主要护理措施有哪些？

支气管扩张症（bronchiectasis）是指支气管管壁结构破坏引起的异常和持久性扩张。临床特点为慢性咳嗽，咳大量脓性痰和（或）反复咯血。多见于儿童和青少年。病人多有童年麻疹、百日咳或支气管肺炎等病史。由于呼吸道感染及时有效的治疗，麻疹和百日咳疫苗的预防接种等，本病的发病率有减少趋势。

【病因与发病机制】

1. 支气管-肺组织感染和支气管阻塞　是支气管扩张最常见的病因，两者互为因果，促使支气管扩张的发生和发展。反复感染导致支气管壁各层组织，尤其是平滑肌和弹性纤维的破坏，削弱了对管壁的支撑作用；儿童支气管腔较细和管壁薄，易阻塞；支气管炎症引起的支气管黏膜充血、水肿和分泌物阻塞管腔、异物、支气管周围肿大的淋巴结压迫等可使支气管阻塞，致使引流不畅而加重感染。最终导致支气管扩张。

2. 支气管先天性发育障碍和遗传因素　支气管先天发育障碍，如巨大气管-支气管症。Kartagener综合征（支气管扩张、鼻窦炎及内脏转位）。先天性软骨缺失症、支气管肺隔离症、肺囊性纤维化、α₁-抗胰蛋白酶缺乏症、先天性免疫缺乏症等可引起弥漫性支气管扩张。

3. 其他全身性疾病　如类风湿关节炎、克罗恩病、溃疡性结肠炎、系统性红斑狼疮、人类免疫缺陷病毒（HIV）感染等疾病可同时伴有支气管扩张。肺叶切除术后解剖移位，也可引起支气管扩张。

【病理】

支气管扩张有三种类型即柱状扩张、囊状扩张和不规则扩张。支气管扩张的典型病理改变为支气管的弹性组织、肌层和软骨等被破坏导致管腔变形扩大，腔内含有多量分泌物。黏膜表面常有慢性溃疡改变和急、慢性炎症，支气管周围结缔组织受损或丢失，并有微小脓肿。支气管扩张常伴有毛细血管、支气管动脉和肺动脉终末支的扩张与吻合，形成血管瘤而易导致反复咯血。支气管动脉形成动-静脉分流，曲张的静脉破裂可引起大咯血。由于支气管扩张区域的肺泡通气量减少，使通气/血流比率降低，加之炎症使肺泡弥散功能障碍，出现低氧血症，低氧血症可引起肺小动脉痉挛，出现肺动脉高压，最后发展为肺源性心脏病。

【临床表现】

多在小儿或青年期起病，呈慢性经过。

1. 症状

（1）慢性咳嗽、大量脓痰：痰量与体位改变有关，因分泌物积储于支气管的扩张部位，改变体位时分泌物移动刺激支气管黏膜引起咳嗽和排痰。其严重度可用痰量估计：每天少于10ml为轻度；每天在10～150ml为中度；每天多于150ml为重度。感染急性发作时，痰为黄绿色脓痰且量明显增加，每天可达数百毫升。感染时痰液静置后出现分层的特征：上层为泡沫，下悬脓性成分；中层为混浊黏液；下层为坏死组织沉淀物。厌氧菌感染时痰有臭味。上叶肺支气管扩张，因引流较好，可少痰或无痰，称为"干性支气管扩张"，多继发于肺结核。

（2）反复咯血：50％～70％的病人有不同程度的咯血，可为痰中带血到大量咯血，严重者可因大咯血发生窒息。咯血量与病情严重程度、病变范围有时不一致。病变发生在上叶的"干性支气管扩张"的病人，反复咯血为主要症状。

（3）反复肺部感染：其特点为同一肺段反复发生感染并迁延不愈。

（4）慢性感染中毒症状：感染加重时可出现发热、乏力、食欲不振、消瘦、贫血等，反复感染可影响儿童的生长发育。

2. 体征

在病变部位可闻及固定的局限性湿啰音，有时可闻及哮鸣音。干性支气管扩张肺部可无异常体征。严重病人伴有杵状指（趾）。

【辅助检查】

1. 影像学检查　囊状支气管扩张典型 X 线表现为不规则的环状透亮蜂窝状阴影或沿支气管的卷发状阴影，感染时腔内可存在气液平面。由于受累肺实质通气不足、萎陷，扩张的气道往往聚拢，纵切面可显示为"双轨征"。横切面显示"环形阴影"。

胸部 CT 检查显示管壁增厚的柱状或成串成簇的囊状扩张。高分辨 CT 已基本取代支气管造影。支气管造影可以明确支气管扩张的部位、形态、范围和病变严重程度，主要用于准备外科手术病人的检查。

2. 纤维支气管镜检查　有助于发现病人的出血部位或阻塞原因。还可局部灌洗控制感染。

【诊断要点】

根据慢性咳嗽、反复咳大量脓痰、和/或伴反复咯血等病史，肺部闻及固定的局限性湿啰音，童年有诱发支气管扩张的疾病史，可作出初步诊断。通过胸部 CT 可明确诊断。

【治疗要点】

支气管扩张的治疗原则：保持呼吸道引流通畅，控制感染，处理咯血。

1. 保持呼吸道通畅　可应用祛痰药、支气管舒张药、体位引流、拍背等稀释脓痰和促进排痰。痰液引流和抗生素治疗同等重要。

（1）祛痰药：可选用溴己新 8～16mg 或盐酸氨溴索 30mg，每天 3 次。

（2）支气管舒张药：β_2 受体激动剂喷雾吸入，或口服氨茶碱，解除支气管痉挛。

（3）体位引流：应根据病变部位采取相应的体位引流，有助于排出积痰，减少继发感染，减轻中毒症状。

（4）纤维支气管镜吸痰：如体位引流排痰效果不理想，可经纤维支气管镜吸痰及用生理盐水冲洗痰液，也可局部注入抗生素。

2. 控制感染　控制感染为急性感染期的主要治疗措施。应根据临床表现和痰培养结果，选用有效的抗菌药物静脉给药。细菌学检查结果未报之前，可按经验给予抗革兰阳性菌为主的抗生素，如氨苄西林、阿莫西林、头孢克洛；铜绿假单胞菌感染时，可选用喹诺酮类、氨基糖苷类、第三代或第四代头孢菌素类；有厌氧菌感染时选用甲硝唑或替硝唑。慢性咯脓痰者，要较长疗程间断规则使用单一抗生素或轮换使用抗生素。

3. 咯血的治疗　见本项目任务九"肺结核病人的护理"的治疗。

4. 手术治疗　反复呼吸道急性感染或大咯血，经药物治疗无效，病变局限在一叶或一侧肺组织，全身状况良好的病人，可考虑病变肺段或肺叶手术切除。

【护理诊断】

1. 清理呼吸道无效　与痰多、黏稠和无效咳嗽有关。

2. 潜在并发症：大咯血、窒息。

3. 营养失调：低于机体需要量　与慢性感染导致机体消耗和咯血有关。

4. 焦虑　与疾病迁延、个体健康受到威胁有关。

5. 有感染的危险　与痰多、黏稠、不易排出有关。

【护理措施】

1. 饮食护理　提供高热量、高蛋白质、富含维生素和纤维素饮食，少食多餐；避免过冷、过热、辛辣、油煎炸食物诱发咳嗽，引起咯血。保持口腔清洁，促进食欲，指导病人在咳痰后及进食前后用清水或漱口液漱口；鼓励病人多饮水，每天 1500ml 以上，充足的水分可稀释痰液，利于排痰。保持大便通畅，避免排便时腹压增加而引起再度咯血。

2. 保持呼吸道通畅　详见本项目任务一"咳嗽与咳痰"的护理。

3. 咯血、窒息的护理

见本项目任务一"咯血"的护理。

【健康教育】

1. 疾病知识宣教　指导帮助病人和家属了解疾病发生、发展与治疗、护理过程。指导病人预防和及时治疗呼吸道感染，如上呼吸道慢性病灶（如扁桃体炎、鼻窦炎等）应及时清除；戒烟，避免吸入刺激性气体，避免烟雾和灰尘，避免食用刺激性食物，避免过度劳累，以免引起咳嗽而发生咯血等；指导病人自我监测病情，一旦发现症状加重，应及时就诊。

2. 生活指导　讲明加强营养对机体康复的作用，使病人能主动摄取必需的营养素，以增加机体抗病能力。鼓励无咯血和无急性感染的病人参加体育锻炼，但应避免剧烈运动，防止出现咯血，建立良好的生活习惯，劳逸结合，以维护心、肺功能状态。

3. 排痰指导　强调清除痰液对减轻症状、预防感染的重要性，指导病人及其家属学习和掌握有效咳嗽、胸部叩击、雾化吸入及体位引流的排痰方法，指导祛痰剂和支气管舒张药物的正确使用。长期坚持，以控制病情的发展。

任务七　支气管扩张症病人的护理

达标检测及答案

任务八　肺脓肿病人的护理

思维导图1-8

> **学习目标**

1. 解释肺脓肿的概念。
2. 说出肺脓肿的病因。
3. 熟记肺脓肿的临床表现。
4. 识别肺脓肿的痰液特征。
5. 复述肺脓肿的治疗要点。
6. 能够对肺脓肿病人正确实施护理措施。

案例导入

某男，26岁。因发热10余天，咯脓血痰2天入院。病人10余天前开始无明显诱因出现畏寒、发热，在当地医务室治疗（诊治不详），用药后发热可缓解，数小时后再度升高，相继出现干咳、右下胸吸气时针刺样疼痛。近2天咳嗽、咳痰加剧，痰量逐渐增多，为脓血痰。体温38.3℃，脉搏96次/分，呼吸22次/分，血压96/58mmHg。营养差，右下肺叩诊呈浊音，可闻及中、大湿啰音。胸片：右下肺大片浓密模糊浸润阴影，其中可见圆形透亮区及液平面。血常规白细胞计数可达$18.6×10^9$/L，中性粒细胞90%，核明显左移。

请思考：

1. 该病人最可能的诊断是什么，主要治疗方法有哪些？
2. 有哪些主要护理诊断，怎样护理？
3. 健康教育的内容有哪些？

肺脓肿（lung abscess）是由多种病原菌引起肺实质坏死的肺部化脓性感染。临床特征为高热、咳嗽和咳大量臭脓痰。本病可见于任何年龄，青壮年男性及年老体弱有基础疾病者多见。

【病因与发病机制】

急性肺脓肿的主要病原体是细菌，常为上呼吸道和口腔的定植菌，包括厌氧、需氧和兼性厌氧菌，其中多数为厌氧菌感染。如接受化疗、白血病或艾滋病病人其病原菌也可为真菌。根据不同病因和感染途径，肺脓肿可分为以下 3 种类型。

1. 吸入性肺脓肿　是临床上最多见的类型，病原体多为厌氧菌。病原体经口、鼻、咽吸入致病，误吸是主要原因。在意识障碍、全身麻醉或气管插管、神经系统疾病所致的吞咽困难等情况下容易发生误吸，龋齿、牙槽脓肿、扁桃体炎、鼻窦炎等脓性分泌物、口、鼻、咽部手术后的血块、呕吐物等，经气管吸入肺内，感染物阻塞细支气管，病原菌迅速繁殖，引起化脓性炎症。吸入性肺脓肿常为单发性，其发病部位与支气管解剖形态和吸入时的体位有关。右主支气管较左侧粗且陡直，吸入物易进入右肺，故发病多于右肺。在仰卧位时，好发于肺上叶后段或下叶背段；坐位时，好发于下叶后基底段；右侧位时，好发于右上叶前段或后段。

2. 继发性肺脓肿　可继发于：①某些肺部疾病如细菌性肺炎、支气管扩张、空洞性肺结核、支气管囊肿、支气管肺癌等。②支气管异物堵塞，是导致小儿肺脓肿的重要因素。③邻近器官的化脓性病变蔓延至肺，如食管穿孔、感染、膈下脓肿、肾周围脓肿及脊柱脓肿等波及肺组织引起肺脓肿。阿米巴肝脓肿好发于右肝顶部，可穿破膈肌至右肺下叶，形成阿米巴肺脓肿。

3. 血源性肺脓肿　因皮肤外伤感染、疖、痈、骨髓炎、右心细菌性心内膜炎的三尖瓣赘生物脱落等，病原菌、脓栓经血行播散到肺，引起小血管栓塞、肺组织化脓性炎症、坏死而形成肺脓肿，致病菌多为金黄色葡萄球菌、表皮葡萄球菌或链球菌。泌尿道、腹腔或盆腔感染产生败血症可导致肺脓肿，其病原菌常为革兰阴性杆菌或少数厌氧菌。

发病机制：早期为肺组织的化脓性炎症，继而坏死、液化，由肉芽组织包绕形成脓肿。坏死组织液化可破溃到支气管内，位于肺脏边缘部的张力性脓肿，可破溃到胸膜腔，引起脓胸、脓气胸和支气管-胸膜瘘。

急性肺脓肿经积极合理抗菌治疗以及充分引流脓液经气道排出，病变可逐渐吸收，脓腔缩小甚至消失，或仅剩少量纤维瘢痕。若急性肺脓肿治疗不彻底，或支气管引流不畅，炎症持续存在 3 个月以上不能愈合的肺脓肿，则称之为慢性肺脓肿。脓腔周围成纤维细胞和肉芽组织增生使脓腔壁增厚，周围细支气管受累导致其变形或扩张。在肺脓肿形成过程中，坏死组织中残存的血管失去肺组织支持，管壁损伤，部分可形成血管瘤，此为反复中、大量咯血的病理基础。

【临床表现】

1. 症状　急性肺脓肿病人，发病急骤，畏寒、高热，体温达 39～40℃，伴有咳嗽，早期咳少量黏液痰或黏液脓性痰，气急、伴精神不振、全身乏力和食欲减退。于发病的

10～14 天，突然咳出大量脓臭痰及坏死组织，每天量可达 300～500ml。咳出大量脓痰后，体温开始下降，全身症状随之好转。典型痰液呈黄绿色、脓性，有时带血，静置后可分为 3 层，上层为泡沫，中层为混浊黏液，下层脓性成分为坏死组织沉淀物；厌氧菌感染时带腥臭味。炎症累及胸膜，可出现患侧胸痛。约 1/3 病人有不同程度的咯血，偶有中、大量咯血而突然窒息死亡者。若肺脓肿破溃到胸膜腔，则有突发性胸痛、气急，出现脓气胸。血源性肺脓肿多先有原发病灶引起的畏寒、高热等全身脓毒血症的表现，经数日或数周后才出现咳嗽、咳痰，痰量不多，极少咯血。慢性肺脓肿病人除咳嗽、咳脓痰、反复发热和咯血外，还有贫血、消瘦等慢性消耗症状。

2. 体征　肺部体征与肺脓肿的大小、部位有关。病变大而浅表者，可有实变体征；病变累及胸膜，有胸膜摩擦音或胸腔积液体征。慢性肺脓肿常有杵状指（趾）、贫血和消瘦。血源性肺脓肿肺部体征多不明显。

【辅助检查】

1. 实验室检查　急性肺脓肿病人血常规白细胞计数可达（20～30）×10^9/L，中性粒细胞在 90％以上，核明显左移，常有中毒颗粒。慢性肺脓肿病人血白细胞可稍高或正常，红细胞和血红蛋白减少。血源性肺脓肿病人的血培养可发现致病菌。并发脓胸时，可做胸腔脓液培养及药物敏感试验。

2. 痰细菌学检查　气道深部痰标本细菌培养可有厌氧菌和（或）需氧菌存在。

3. 影像学检查　X 线胸片早期可见大片浓密模糊浸润阴影，边缘不清或团片状浓密阴影。脓肿形成，脓液排出后，可见圆形透亮区及液平面。经脓液引流和抗生素治疗后，周围炎症先吸收，最后可仅残留纤维条索状阴影。如脓肿转为慢性，空洞壁变厚，周围纤维组织增生，邻近胸膜肥厚，纵隔可向患侧移位。血源性肺脓肿典型表现为两肺外侧有多发球形致密阴影，大小不一，中央有小脓腔和气液平面。CT 能更准确定位及发现体积较小的脓肿。

4. 纤维支气管镜检查　有助于明确病因、病原学诊断及治疗。通过活检、刷检及细菌学、细胞学检查获取病因诊断证据，还可进行脓液吸引和在病变部位注入抗生素，以提高疗效与缩短病程。

【诊断要点】

对急骤发病的有畏寒、高热、咳嗽、咳大量脓臭痰、咯血等症状的病人，如血白细胞总数及中性粒细胞增高，结合典型 X 线表现（大片炎性浸润，中有液平面的空腔），可诊断为急性肺脓肿。血、痰培养有助于病因学诊断及排除其他疾病。早期易与大叶性肺炎相混淆。

【治疗要点】

本病的治疗原则是抗生素治疗和痰液引流。

1. 抗生素治疗　一般首选大剂量青霉素（720万U～960万U/天），吸入性肺脓肿联合甲硝唑或替硝唑，给药采用静脉滴注，体温通常在治疗后3～10天降至正常。如抗生素有效，宜持续8～12周，直至胸片上空洞和炎症完全消失，或仅有少量稳定的残留纤维化。肺脓肿的致病厌氧菌中，仅脆弱拟杆菌对青霉素不敏感。对青霉素过敏或不敏感者，可用二、三代头孢类、林可霉素、克林霉素等药物。若疗效不佳，要注意根据细菌培养和药物敏感试验结果选用有效抗菌药物。血源性肺脓肿多为葡萄球菌或链球菌感染，可选用耐β-内酰胺酶的青霉素或头孢菌素；耐甲氧西林葡萄球菌感染选用万古霉素。

2. 引流痰液　充分引流痰液可缩短病程，提高疗效。身体状况较好者可采取体位引流排痰；有条件可尽早应用纤维支气管镜冲洗及吸引治疗。

3. 手术治疗　手术适应证为：①肺脓肿病程超过3个月，经内科治疗，病变未见明显吸收，并有反复感染，或脓腔过大（直径＞5cm）不易吸收者。②大咯血内科治疗无效或危及生命者。③并发支气管胸膜瘘或脓胸经抽吸、冲洗治疗效果不佳者。④怀疑肿瘤阻塞时。

【护理诊断】

1. 体温过高　与肺组织炎症性坏死有关。

2. 清理呼吸道无效　与脓痰聚积有关。

3. 营养失调：低于机体需要量　与肺部感染导致机体消耗增加有关。

4. 气体交换障碍　与气道内痰液积聚、肺部感染有关。

5. 疼痛：胸痛　与炎症延及胸膜有关。

【护理措施】

肺脓肿病人的口腔护理尤为重要，主要原因是：①病人高热持续时间长，使口腔内唾液分泌减少，口腔黏膜干燥；②病人咳大量脓痰，利于细菌繁殖，易引起口腔炎及黏膜溃疡；③治疗中大量应用抗生素，易致菌群失调而诱发真菌感染。应协助病人在晨起、饭后、体位引流后、临睡前漱口，尤其是咳大量脓臭痰的病人，应在每次咳痰后及时漱口；对意识障碍者应由护士定时给予口腔护理。

肺脓肿其他护理措施参见本项目任务一"咳嗽与咳痰"的护理及任务三"肺部感染性疾病"的护理。

【健康教育】

1. 疾病预防　指导病人应彻底治疗口腔、上呼吸道慢性感染病灶，如龋齿、化脓性扁桃体炎、鼻窦炎、牙周溢脓等，以防止病灶分泌物吸入肺内，发生本病。重视口腔清洁，经常漱口，多饮水，预防口腔炎的发生。积极治疗皮肤外伤感染，痈、疖等化脓性病灶，不挤压痈、疖，防止血源性肺脓肿的发生。不酗酒。

2. 排痰指导　①教会病人有效咳嗽、体位引流的方法，及时排出呼吸道异物，防止吸入性感染，保持呼吸道通畅，促进病变的愈合。②指导慢性病、年老体弱病人家属经常为病人翻身、叩背，促进痰液排出，疑有异物吸入时要及时清除。③抗生素治疗非常重要，且需时较长，为防止病情反复，应遵从治疗计划；在长期较大剂量抗生素治疗过程中如再次出现体温升高、痰量增加，应警惕霉菌感染的可能，应及时就医。

任务九　肺结核病人的护理

▶ 学习目标

1. 解释肺结核的概念。
2. 说出结核分枝杆菌的生物学特性。
3. 熟记肺结核的临床表现及辅助检查。
4. 识别肺结核病人的临床分型。
5. 复述肺结核的治疗要点。
6. 能够对肺结核病人正确实施护理措施。

思维导图1-9

案例导入

某女，30 岁。反复咳嗽、咳痰两个月，咯血两天。病人两个月前因受凉后出现咳嗽、咳黏液脓性痰，量不多，午后低热，夜晚盗汗，当时按肺部感染治疗，上述症状缓解，但停药后复发。2 天前出现痰中带血，入院当天整口咯血，量约 100ml。发病以来体重下降约 5kg。体温 37.0℃，脉搏 80 次/分，呼吸 16 次/分，血压 98/64mmHg。营养差，双上肺呼吸音低，可闻及少量细湿啰音。胸片：双上肺有片状阴影，内可见小透光区。

请思考：

1. 该病人最可能的诊断是什么，主要治疗方法有哪些？

2. 有哪些主要护理诊断，怎样护理？

3. 健康教育的内容有哪些？

肺结核（pulmonary tuberculosis）是结核分枝杆菌引起的肺部慢性传染性疾病。肺结核仍然是严重危害人类健康的主要传染病，是全球关注的公共卫生和社会问题，也是我国重点控制的主要疾病之一。自 20 世纪 60 年代以来，结核病化学治疗成为控制结核病的有效方法，使新发结核病治愈率达 95％以上。但 20 世纪 80 年代中期以来，结核病出现全球恶化趋势，世界卫生组织（WHO）于 1993 年宣布结核病处于"全球紧急状态"。据 WHO 报告：全球约 20 亿人曾受到结核分枝杆菌感染，现有肺结核病人约 2000 万，每年新发案例 800 万～1000 万，每年死于结核病的病人约 300 万。更值得关注的是全球 90％的结核病病人在发展中国家。

我国结核病年发病人数居全球第2位，仅次于印度，是世界上结核病疫情负担最重的22个国家之一，我国的结核病疫情呈现感染率高、患病率高、死亡率高和低递降率，地区患病率差异大的特点。据2010年我国第五次结核病流行病学抽样调查估计：结核病年发病例100万，发病率78/10万；全国现有活动性肺结核病人499万，患病率459/10万；结核病年死亡人数5.4万，死亡率4.1/10万；通过加强结核病防治工作和落实现代结核病控制措施，近十余年来我国的结核病疫情呈下降趋势，但流行形势仍十分严峻，结核病防控工作任重而道远，必须坚持不懈地加强结核病防控工作。为帮助病人规律服药和完成疗程，1991年WHO将全程督导短程化学治疗（directly-observed treatment，short-course，DOTS）策略正式确定为官方策略。

【病因与发病机制】

1. 结核分枝杆菌　为结核分枝杆菌复合群，包括结核分枝杆菌、牛型分枝杆菌、非洲分枝杆菌和田鼠分枝杆菌。人肺结核的致病菌90%以上为结核分枝杆菌。典型的结核分枝杆菌是细长、稍弯曲、两端圆形的杆菌。结核分枝杆菌的生物学特性有：

（1）抗酸性：结核分枝杆菌耐酸，染色呈红色，可抵抗盐酸酒精的脱色作用，故又称抗酸杆菌。

（2）生长缓慢：结核分枝杆菌为需氧菌，在良好的实验室培养条件下，12～24小时分裂一次，相比每隔15～60分钟就有规律增殖一次的大部分可培养细菌来说，结核分枝杆菌的生长是相当慢的。一般需培养4周才能形成1mm左右的菌落。

（3）抵抗力强：结核分枝杆菌对干燥、酸、碱、冷的抵抗力较强。在干燥的环境中可存活6～8个月，甚至数年，阴湿环境下能生存5个月以上。一般的化学消毒剂如除污剂或合成洗涤剂对结核分枝杆菌不起作用。但结核分枝杆菌对热、光照和紫外线照射非常敏感，在烈日下曝晒2～7小时可被杀死；紫外线灯照射30分钟有明显杀菌作用，煮沸5分钟即可被杀死。常用杀菌剂中，70%酒精最佳，接触2分钟即可杀菌。将痰吐在纸上直接焚烧是最简易的灭菌方法。

（4）菌体结构复杂：结核分枝杆菌菌体成分复杂，主要是类脂质、蛋白质和多糖类。类脂质占总量的50%～60%，其中的蜡质约占类脂质的50%，其作用与结核病的组织坏死、干酪液化、空洞发生以及结核变态反应有关。菌体蛋白质以结合形式存在，是结核分枝杆菌素的主要成分，诱发皮肤变态反应。多糖类与血清反应等免疫应答有关。

2. 肺结核的传播　传染源主要是痰中带菌的肺结核病人，尤其是未经治疗者。飞沫传播是肺结核最重要的传播途径。传染性的大小除取决于病人排出结核分枝杆菌量的多少外，还与空间含结核分枝杆菌微滴的密度及通风情况、接触的密切程度和时间长短以及个体免疫力的状况有关。病人在咳嗽、咳痰、打喷嚏或高声说笑时，可产生大量的含有结核菌的微滴，$1\sim5\mu m$ 大小的微滴可较长时间悬浮于空气中，在空气不流通的室内可达 5 小时，与病人密切接触者可能吸入而感染，通风换气，减少空间微滴的密度是减少肺结核传播的有效措施。当然，减少空间微滴数量最根本的方法是治愈结核病病人。影响机体对结核分枝杆菌自然抵抗力的因素除遗传因素外，还包括生活贫困、居住拥挤、营养不良等社会因素。婴幼儿细胞免疫系统不完善，老年人、HIV 感染者、免疫抑制剂使用者、慢性疾病病人等群体免疫力低下，都是结核病的易感人群。

3. 结核病在人体的发生与发展

（1）原发感染：首次吸入结核分枝杆菌的人，是否感染取决于结核分枝杆菌的毒力和肺泡内巨噬细胞固有的吞噬杀菌能力。结核分枝杆菌的类脂质等成分能抵抗溶酶体酶类的破坏作用，如果结核分枝杆菌能够存活下来，并在肺泡巨噬细胞内外生长繁殖，这部分肺组织即出现炎性病变，称为原发病灶。原发病灶中的结核分枝杆菌沿着肺内引流淋巴管到达肺门淋巴结，引起淋巴结肿大。原发病灶、引流淋巴管炎和肿大的肺门淋巴结称为原发综合征。原发病灶继续扩大，可直接或经血流播散到邻近组织器官，发生结核病。

当结核分枝杆菌首次侵入人体开始繁殖时，人体通过细胞介导的免疫系统对结核分枝杆菌产生特异性免疫，使原发病灶、肺门淋巴结和播散到全身各器官的结核分枝杆菌停止繁殖，原发病灶炎症迅速吸收或留下少量钙化灶，肿大的肺门淋巴结逐渐缩小、纤维化或钙化，播散到全身各器官的结核分枝杆菌大部分被消灭，这就是原发感染最常见的良性过程。但仍然有少量结核分枝杆菌没有被消灭，长期处于休眠期，成为继发性结核病的来源之一。

（2）结核病免疫和迟发性变态反应

①免疫力：由于结核菌为细胞内寄生菌，主要是细胞免疫，表现为淋巴细胞致敏和吞噬细胞的功能增强。人体对结核分枝杆菌的免疫力分非特异性免疫力和特异性免疫力两种。后者是通过接种卡介苗或感染结核分枝杆菌后所获得的免疫力，其免疫力强于前者。但二者对防止结核病的保护作用都是相对的。机体免疫力强可防止发病或使病变趋于局限，而营养不良者、婴幼儿、老年人、糖尿病患者及使用糖皮质激素和免疫抑制剂等使机体免疫功能低下的人，容易受结核分枝杆菌感染而发病，或使原已稳定的病灶重新活动。

②Koch 现象：1890 年 Koch 观察到，将结核分枝杆菌注射到未感染的豚鼠，10～14 天后注射局部红肿、溃烂，形成深的溃疡乃至局部淋巴结肿大，最后结核分枝杆菌全身播散，造成豚鼠死亡。将同量结核分枝杆菌注射到 3～6 周前已受少量结核分枝杆菌感染和结核菌素皮肤试验阳转的豚鼠，2～3 天后注射局部出现红肿，形成表浅溃烂，

继之较快愈合，无淋巴结肿大，无播散和死亡。这种机体对结核分枝杆菌再感染和初感染所表现出不同反应的现象称为 Koch 现象。较快的局部红肿和表浅溃烂是由结核菌素诱导的迟发性变态反应的表现；结核分枝杆菌无播散，引流淋巴结无肿大以及溃疡较快愈合是免疫力的反映。免疫力与迟发型变态反应之间的关系相当复杂，尚不十分清楚，大致认为两者既有相似的方面，又有独立的一面，变态反应不等于免疫力。

(3) 继发性结核：继发性结核病与原发性结核病有明显的差异，继发性结核病有明显的临床症状，容易出现空洞和排菌，有传染性，所以，继发性结核病具有重要的临床和流行病学意义，是防治工作中的重点。继发性肺结核的发病有两种，一种发病慢，临床症状少而轻，多发生在肺尖或锁骨下，痰涂片检查阴性，预后良好。另一种发病快，几周时间即出现广泛的病变、空洞和播散，痰涂片检查阳性，这类病人多发生在青春期女性、营养不良、抵抗力弱的群体以及免疫功能受损者。

继发性结核病的发病，目前认为有两种方式：原发性结核感染时期遗留下来的潜在病灶中的结核分枝杆菌重新活动而发生的结核病，是内源性复发。据统计，约 10% 的结核分枝杆菌感染者，在一生的某个时期发生继发性结核病。另一种方式是由于受到结核分枝杆菌的再感染而发病，称为外源性重染。两种不同发病方式主要却取决于当地的结核病流行病学特点与严重程度。肺结核的发生发展见图 1-5。

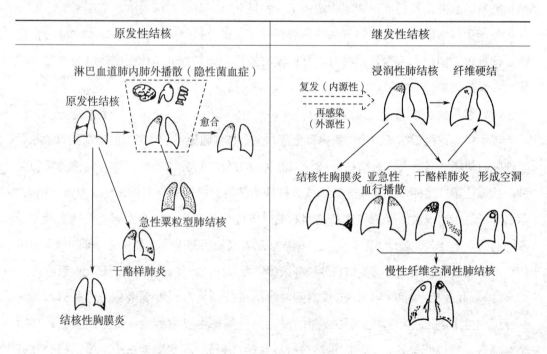

图 1-5　肺结核自然过程示意图

4. 结核病的基本病理变化　结核病的基本病理变化是炎性渗出、增生和干酪样坏死，以破坏与修复同时进行为特点，故上述三种病理变化多同时存在，或以某种变化为主，且可相互转化。渗出为主的病变主要出现在结核性炎症初期阶段或病变恶化复发时，可表现为局部中性粒细胞浸润，继之由巨噬细胞和淋巴细胞取代。增生为主的病变表现为典型的结核结节，直径约为 0.1mm，数个融合后肉眼能见到，由淋巴细胞、上皮样细胞、朗汉斯细胞以及成纤维细胞组成。结核结节的中间可出现干酪样坏死。大量的上皮样细胞互相聚集融合生成多核巨细胞成为朗汉斯巨细胞。增生为主的病变发生在机体抵抗力较强、病变恢复阶段。干酪样坏死的病变多发生在结核分枝杆菌毒力强、感染菌量多、机体超敏反应增强、抵抗力低下时。干酪坏死病变镜检为红染、无结构的颗粒状物，含脂质多，肉眼观察呈淡黄色，状似奶酪，故称干酪样坏死。

【临床表现】

各型肺结核的临床表现不尽相同，但有共同之处。

1. 症状

（1）全身症状：发热最常见，多为长期午后低热。部分病人有乏力、食欲减退、盗汗和体重减轻等全身毒性症状。育龄女性可有月经失调或闭经。若肺部病灶进展播散时，可有不规则高热、畏寒等。

（2）呼吸系统症状

①咳嗽、咳痰：肺结核最常见症状。初期多为干咳或有少量白色黏液痰。有空洞形成时，痰量增多；合并细菌感染时，痰呈脓性且量增多；合并厌氧菌感染时有大量脓臭痰；合并支气管结核时表现为刺激性咳嗽。

②咯血：约 1/3～1/2 病人有不同程度咯血，咯血量不等，多为小量咯血，少数严重者可大量咯血。

③胸痛：病变累及胸膜时可表现胸痛，为胸膜性胸痛，并随呼吸运动和咳嗽而加重。

④呼吸困难：当病变广泛和（或）患结核性胸膜炎大量胸腔积液时，可有呼吸困难。多见于干酪样肺炎、纤维空洞性肺结核和大量胸腔积液病人。

2. 体征　取决于病变的性质和范围。病变范围小多无异常体征。渗出性病变范围较大或干酪样坏死时可有肺实变体征，如触觉语颤增强、听诊闻及支气管呼吸音和细湿啰音。慢性纤维空洞性肺结核或胸膜粘连增厚时，可有胸廓塌陷，纵隔及气管向患侧移位。结核性胸膜炎早期有局限性胸膜摩擦音，以后出现典型胸腔积液体征。支气管结核可有局限性哮鸣音。

3. 并发症 可并发自发性气胸、脓气胸、支气管扩张症、慢性肺源性心脏病。结核分枝杆菌随血行播散可并发淋巴结、脑膜、骨及泌尿生殖器官等肺外结核。

【辅助检查】

1. 痰结核分枝杆菌检查 是确诊肺结核病的主要方法，也是制定化疗方案和考核治疗效果的主要依据。每一个有肺结核可疑症状或肺部有异常阴影的病人都必须查痰。临床上以直接涂片镜检最常用，若抗酸杆菌阳性，肺结核诊断基本可成立。为提高检出率，应收集病人深部痰液并连续多次送检。痰结核菌培养的敏感性和特异性高于涂片法，常作为结核病诊断的"金标准"。同时也为药物敏感性测定和菌种鉴定提供菌株。其他如聚合酶链反应（PCR）、基因芯片技术等方法也可为诊断提供帮助。

2. 影像学检查 胸部 X 线检查是诊断肺结核的常规首选方法，不但可以发现早期轻微的结核病变，确定病变部位、范围、形态、密度、与周围组织的关系、病变阴影的伴随影像，还可以判断病变性质、有无活动性、有无空洞、空洞大小和洞壁特点等。其特点是病变多发生在上叶的尖后段、下叶的背段和后基底段，呈多态性，即浸润、增殖、干酪、纤维钙化病变可同时存在，密度不均匀、边缘较清楚和病变变化较慢，易形成空洞和播散病灶。肺部 CT 检查可发现微小或隐蔽性病灶。

3. 结核菌素试验 结核菌素试验广泛应用于检出结核分枝杆菌的感染，而非检出结核病。WHO 和国际防痨和肺病联合会推荐使用的结核菌素为纯化蛋白衍生物（purified protein derivative，PPD），在左前臂屈侧中部皮内注射 0.1m1（5IU），48～72 小时后测量皮肤硬结直径和纵径，得出平均直径＝（横径＋纵径)/2。硬结直径≤4mm 为阴性，5～9mm 为弱阳性，10～19mm 为阳性，≥20mm 或虽＜20mm 但局部有水泡、坏死或淋巴管炎为强阳性。结核菌素试验阳性仅表示曾有结核分枝杆菌感染，并不一定患结核病。结核菌素试验对婴幼儿的诊断价值大于成人，因年龄越小，自然感染率越低。3 岁以下强阳性反应者，应视为有新近感染的活动性结核病，应进行治疗。结素试验阴性除见于机体未感染结核分枝杆菌外，还见于初染结核菌 4～8 周内，机体变态反应尚未充分建立；机体免疫功能低下或受抑制时，如严重营养不良、重症结核、肿瘤、HIV 感染、使用糖皮质激素及免疫抑制剂等情况下，结核菌素反应也可暂时消失，待病情好转结核菌素试验又会转为阳性反应。

4. 纤维支气管镜检查 纤维支气管镜检查常应用于支气管结核和淋巴结支气管瘘的诊断，支气管结核表现为黏膜充血、溃疡、糜烂、组织增生、形成瘢痕和支气管狭窄，可以在病灶部位钳取活体组织进行病理学检查和结核分枝杆菌培养。对于肺内结核病灶，可以采集分泌物或冲洗液标本做病原体检查，也可以经支气管肺活检获取标本检查。

【诊断要点】

（一）诊断方法　根据结核病的症状和体征、肺结核接触史，结合胸部 X 线检查及痰结核分枝杆菌检查多可做出诊断。值得注意的是部分病人无明显症状，故 X 线健康检查是发现早期肺结核的主要方法。

（二）肺结核的诊断程序

1. 可疑症状病人筛选　大约 86％活动性肺结核病人和 95％痰涂片阳性肺结核病人有可疑症状。主要可疑症状为：咳嗽、咳痰持续 2 周以上和咯血，其次是午后低热、乏力、盗汗、月经不调或闭经，有肺结核接触史或肺外结核。上述情况应考虑到肺结核病的可能性，要进行痰抗酸杆菌和肺部 X 线检查。

2. 是否为肺结核　凡 X 线检查肺部发现有异常阴影者，必须通过系统检查确定病变性质是结核性或其他性质。如一时难以确定，可经 2 周左右观察后复查，大部分炎症病变会有所变化，肺结核则变化不大。

3. 有无活动性　如果确诊为肺结核，应进一步明确有无活动性，因为结核活动性病变必须给予治疗。有无活动性病变可凭借胸片病变表现判别。胸前表现为钙化、硬结或纤维化，痰检查不排菌，无任何症状，为无活动性肺结核。

4. 是否排菌　确定活动性后还要明确是否排菌，是确定传染源的唯一方法。

5. 是否耐药　通过药物敏感性试验确定是否耐药。

6. 明确初、复治　病史询问明确初、复治病人，两者治疗方案迥然不同。

（三）肺结核分类标准和诊断要点

2004 年我国制定新的结核病分类标准，突出了对痰结核分枝杆菌检查和化学治疗史的描述，使分类法更符合现代结核病控制的概念和实用性。

1. 结核病的分类和诊断要点　新的分类标准将结核病分为五种类型。

（1）原发型肺结核：含原发综合征和胸内淋巴结结核。症状多轻微而短暂，有结核病接触史，结核菌素试验多为强阳性。典型的原发综合征 X 线胸片表现为原发病灶、引流淋巴管炎和肿大的肺门淋巴结，呈哑铃形阴影（图 1-6）。原发病灶一般吸收较快，不留任何痕迹。多见于儿童及从边远山区、农村初进城市的成人。

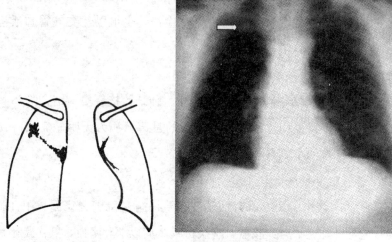

图 1-6　原发综合征

（2）血行播散型肺结核：包括急性血行播散型肺结核（急性粟粒型肺结核）及亚急性、慢性血行播散型肺结核。急性粟粒型肺结核是大量结核杆菌在较短时间内，经血循环进入肺间质，侵犯肺实质，形成典型的粟粒大小的结节；起病急，全身毒血症状重，常伴发肺外结核；X线显示双肺满布粟粒状阴影，大小、密度和分布均匀，结节直径2mm左右；常见于婴幼儿和青少年，特别是营养不良、长期应用免疫抑制剂者。成年人也可发生。若人体抵抗力较强，少量结核分枝杆菌分批经血液循环进入肺部，病灶常大小不均匀、新旧不等，在双上、中肺野呈对称性分布，为亚急性或慢性血行播散型肺结核。

（3）继发型肺结核：包括浸润性肺结核、空洞性肺结核和干酪样肺炎等。多由体内潜伏病灶中的结核菌重新活动而发病，少数为外源性再感染，多见于成年人，病程长，易反复，其中浸润性肺结核为肺结核中最常见的一种类型。

①浸润性肺结核：多发生在肺尖和锁骨下。X线显示为片状、絮状阴影，可有空洞。

②空洞性肺结核：空洞由干酪渗出病变溶解形成，洞壁不明显、有多个空腔，形态不一。空洞性肺结核多有支气管播散，临床表现为发热、咳嗽、咳痰和咯血，病人痰中经常排菌。

③结核球：干酪样坏死灶部分消散后，周围形成纤维包膜；或空洞的引流支气管阻塞，空洞内干酪物质不能排出，凝成球形病灶，称"结核球"。

④干酪样肺炎：大叶性干酪样肺炎X线呈大叶性密度均匀的磨玻璃状阴影，逐渐出现溶解区，呈虫蚀样空洞，可有播散病灶，痰中能查出结核分枝杆菌。小叶性干酪样

肺炎的症状和体征比大叶性干酪样肺炎轻，X线呈小叶斑片播散病灶，多发生在双肺中下部。发生于免疫力低下、体质衰弱、大量结核分枝杆菌感染的病人。

⑤纤维空洞性肺结核：肺结核未及时发现或治疗不当，使空洞长期不愈，反复发展恶化，双侧或单侧的空洞壁增厚和广泛纤维增生，造成肺门抬高，肺纹理呈垂柳样，纵隔向患侧移位，健侧可发生代偿性肺气肿。

（4）结核性胸膜炎：含结核性干性胸膜炎、结核性渗出性胸膜炎、结核性脓胸。

（5）其他肺外结核：按部位和脏器命名，如骨关节结核、肾结核、肠结核等。

（6）菌阴肺结核：即三次痰涂片及一次培养阴性的肺结核，其诊断标准为：①典型肺结核临床症状和胸部X线表现；②抗结核治疗有效；③临床可排除其他非结核性肺部疾病；④PPD（5IU）强阳性，血清抗结核抗体阳性；⑤痰结核菌聚合酶链反应（PCR）和探针检测呈阳性；⑥肺外组织病理证实结核病变；⑦支气管肺泡灌洗（BAL）液中检出抗酸分枝杆菌；⑧支气管或肺部组织病理证实结核病变。具备①～⑥中的三项或⑦～⑧中的任何一项可确诊。

2. 病变范围及空洞部位　按右、左侧，分上、中、下肺野记述。以第2和第4前肋内侧端下缘将两肺分为上、中、下肺野。

3. 治疗状况记录

（1）初治：未开始抗结核治疗的病人；正进行标准化学治疗方案用药而未满疗程的病人；不规则化学治疗未满1个月的病人。符合此上任何1条即为初治。

（2）复治：初治失败的病人；规则用药满疗程后痰菌又复阳的病人；不规律化学治疗超过1个月的病人；慢性排菌病人。符合此上任何1条视为复治。

（四）肺结核的记录方式

按结核病分类、病变部位、范围、痰菌情况、化学治疗史书写。血行播散型肺结核可注明"急性"或"慢性"；继发型肺结核可注明"浸润性"、"纤维空洞性"等。并发症如支气管扩张等，并存病如糖尿病、手术（如肺切除术后），可在化学治疗史后按并发症、并存病、手术等顺序书写。

记录举例：1. 纤维空洞性肺结核　双上涂（＋），复治　2. 肺不张　3. 肺上叶切除术后。

【治疗要点】

（一）肺结核化学治疗

化学治疗的主要作用在于迅速杀死病灶中大量繁殖的结核分枝杆菌，使病人由传染性转为非传染性，中断传播、防止耐药性产生，最终达到治愈的目的。

1. 肺结核化学治疗的生物学机制

(1) 药物对不同代谢状态和不同部位的结核分枝杆菌群的作用：结核分枝杆菌根据其代谢状态分为 A、B、C、D 4 个菌群。A 菌群：快速繁殖，多位于巨噬细胞外和肺空洞干酪液化部分，占结核分枝杆菌的绝大部分。由于细菌数量大，易产生耐药变异菌。B 菌群：处于半静止状态，多位于巨噬细胞内酸性环境中和空洞壁坏死组织中。C 菌群：处于半静止状态，可有突然间歇性短暂的生长繁殖。D 菌群：处于休眠状态，不繁殖，数量很少。抗结核药物对不同菌群的作用各异，多数结核药物可以作用于 A 菌群，异烟肼和利福平具有早期杀菌作用，能在治疗的 48 小时内迅速杀菌，使菌群数量明显减少，传染性减少或消失，痰菌阴转。B 菌群和 C 菌群由于处于半静止状态，抗结核药物的作用相对较差，有"顽固菌"之称。杀灭 B 菌群和 C 菌群可以防止复发。抗结核药物对 D 菌群无作用。

(2) 耐药性：耐药性分为先天耐药和继发耐药。先天耐药为结核分枝杆菌在自然繁殖中，由于染色体基因突变而出现的极少量天然耐药菌。单用一种药物可杀灭大量敏感菌，但天然耐药菌却不受影响，继续生长繁殖，最终菌群中以天然耐药菌为主，使该抗结核药物治疗失败。继发耐药是药物与结核分枝杆菌接触后，有的细菌发生诱导变异，逐渐能适应在含药环境中继续生存，因此，强调在联合用药的条件下，也不能中断治疗，短程疗法最好应用全程督导化疗。

(3) 间歇化学治疗：结核分枝杆菌与不同药物接触后产生不同时间的延缓生长期。在结核分枝杆菌重新生长繁殖前再次投以高剂量药物，可使细菌持续受抑制直至最终被消灭。如结核分枝杆菌接触异烟肼和利福平 24 小时后分别可有 6～9 天和 2～3 天的延缓生长期。间歇化学治疗减少了投药次数，节省了费用，也减轻了督导治疗的工作量和药物的不良反应。

(4) 顿服：抗结核药物血中高峰浓度的杀菌作用优于经常性维持较低药物浓度水平的情况。每天剂量 1 次顿服要比每天分 2 次或 3 次服用所产生的高峰血药浓度高 3 倍左右。

2. 化学治疗的原则　早期、联合、适量、规律和全程治疗是化学治疗的原则。整个化疗方案分强化和巩固两个阶段。

(1) 早期：是指一旦发现和确诊结核后均应立即给予化学治疗。早期病灶内结核菌以 A 群为主，局部血流丰富，药物浓度高，可发挥其最大的抗菌作用，以迅速控制病情及减少传染性。

(2) 联合：是指根据病情及抗结核药的作用特点，联合使用两种以上药物。联合用药可杀死病灶中不同生长速度的菌群，提高疗效，还可减少和预防耐药菌的产生，增加药物的协同作用。

（3）适量：是指严格遵照适当的药物剂量用药。用药剂量过低不能达到有效血药浓度，影响疗效，易产生耐药性；剂量过大易发生药物不良反应。

（4）规律：严格按照化学治疗方案规定的用药，不可随意更改方案、遗漏或随意中断用药，以避免细菌产生耐药性。

（5）全程：指病人必须按治疗方案，坚持完成规定疗程，是提高治愈率和减少复发率的重要措施。

3. 常用抗结核药物　抗结核药物依据其抗菌能力分为杀菌剂与抑菌剂。常规剂量下药物在血液中（包括巨噬细胞内）的浓度能达到试管内最低抑菌浓度的 10 倍以上时才能起杀菌作用，否则仅有抑菌作用。异烟肼（INH）和利福平（RFP）在巨噬细胞内外均能达到杀菌浓度，称全杀菌剂。异烟肼是单一抗结核药中杀菌力，特别是早期杀菌力最强者，其对不断繁殖的结核菌（A 群）作用最强。利福平对 A、B、C 菌群均有作用。吡嗪酰胺（PZA）和链霉素（SM）为半杀菌剂。吡嗪酰胺能杀灭巨噬细胞内酸性环境中的结核菌，是目前 B 菌群最佳的半杀菌剂。链霉素主要杀灭巨噬细胞外碱性环境中的结核菌。乙胺丁醇（EMB）为抑菌剂，与其他抗结核药联用可延缓其他药物耐药性的发生。其他抗结核药物有乙硫异烟胺、丙硫异烟胺、阿米卡星、氧氟沙星、对氨基水杨酸等。常用抗结核药的抗菌特点和主要不良反应见表 1-3。

表 1-3　常用抗结核药的抗菌特点和主要不良反应

药名（缩写）	抗菌特点	主要不良反应
异烟肼（H）	全杀菌	避免与抗酸药同时服用，注意消化道反应、肢体远端感觉及精神状态
利福平（R）	全杀菌	体液及分泌物会呈橘黄色；监测肝毒性及过敏反应；注意药物相互作用：加速口服避孕药、降糖药、茶碱、抗凝血药等药物的排泄，使药效降低或失败
链霉素（S）	半杀菌	耳鸣或听力改变、眩晕、肾功能损害，孕妇禁用，老年人及儿童慎用
吡嗪酰胺（Z）	半杀菌	监测肝功能，尤其是 ALT 水平；注意关节疼痛、皮疹等反应，监测血尿酸浓度
乙胺丁醇（E）	抑菌剂	检查视觉灵敏度和颜色的鉴别力（用药前、用药后每 1~2 个月 1 次）
对氨基水杨酸（P）	抑菌剂	胃肠道反应、皮疹、肝功能损害

4. 化学治疗方案　为充分发挥化学治疗在结核病防治工作中的作用，解决滥用抗

结核药物、化疗方案不合理和混乱造成的治疗效果差、费用高、治疗期过短或过长、药物供应和资源浪费等实际问题，在全面考虑到化疗方案的疗效、不良反应、治疗费用、病人接受性和药源供应等条件下，经国内外严格对照研究证实的化疗方案，可供选择作为标准方案。实践证实，执行标准方案符合投入效益原则。

（1）初治活动性肺结核（含涂阳和涂阴）治疗方案

每天用药方案：①强化期：前 2 个月用异烟肼、利福平、吡嗪酰胺和乙胺丁醇，顿服；②巩固期：后 4 个月用异烟肼及利福平，顿服。简写为：2HRZE/4HR，其中药名缩写前的数字代表每疗程用药时间，单位"月"。

间歇用药方案：①强化期：异烟肼、利福平、吡嗪酰胺和乙胺丁醇，隔天 1 次或每周 3 次，2 个月。②巩固期：异烟肼及利福平，隔天 1 次或每周 3 次，4 个月。简写为：$2H_3R_3Z_3E_3/4H_3R_3$。每个药名右侧的下标"3"表示每周 3 次。

（2）复治涂阳肺结核治疗方案：复治涂阳肺结核病人强烈推荐进行药物敏感性试验，敏感病人按下列方案治疗，耐药者纳入耐药方案治疗。

复治涂阳敏感者每天用药方案：①强化期：异烟肼、利福平、吡嗪酰胺、链霉素和乙胺丁醇，每日一次，2 个月。②巩固期：异烟肼、利福平和乙胺丁醇，每日一次，4 个月。巩固期治疗 4 个月时，痰菌未转阴，可继续延长治疗期 6 个月。简写为：2HRZSE/4~6HRE。

间歇用药方案：①强化期：异烟肼、利福平、吡嗪酰胺、链霉素和乙胺丁醇，隔日一次或每周 3 次，2 个月。②巩固期：异烟肼、利福平和乙胺丁醇，隔日一次或每周 3 次，6 个月。简写为：$2H_3R_3Z_3S_3E_3/6H_3R_3E_3$。

上述间歇方案为我国结核病规划所采用，但必须采用全程督导化疗管理，以保证病人不间断地规律用药。

（二）对症治疗

1. 毒性症状　在有效抗结核治疗 1~3 周内，毒性症状多可消失，无须特殊处理。若中毒症状重者可在使用有效抗结核药物的基础上短期加用糖皮质激素以减轻中毒症状和炎症反应。

2. 咯血　咯血是肺结核的常见症状，一般少量咯血，多以安慰病人、消除紧张、卧床休息为主；中等或大量咯血时应严格卧床休息，取患侧卧位，保证气道通畅，注意防止窒息，并配血备用；大量咯血病人可用垂体后叶素 5~10U 加入 25％葡萄糖液 40ml，15~20 分钟缓慢静脉注射，然后将垂体后叶素加入 5％葡萄糖液按 0.1U/(kg·h) 静脉滴注，必要时可经支气管镜局部止血，或插入球囊导管，压迫止血。咯血窒息是致死的主要原因，需严加防范和紧急抢救。

3. 手术治疗 适用于经合理化学治疗无效、多重耐药的厚壁空洞、大块干酪灶、结核性脓胸、支气管胸膜瘘和大咯血保守治疗无效者。

【护理诊断】

1. 知识缺乏 缺乏结核病治疗的相关知识

2. 营养失调：低于机体需要量 与机体消耗增加、食欲减退有关。

3. 体温过高 与结核分枝杆菌感染有关。

4. 活动无耐力 与结核病毒性症状有关。

5. 有孤独的危险 与隔离性治疗有关。

6. 潜在并发症：大咯血、窒息。

【护理措施】

1. 一般护理

(1) 休息与活动：合理休息可以调整新陈代谢，使机体各器官的功能维持平衡，并使机体耗氧量降低，呼吸次数和深度亦降低，使肺脏获得相对休息，有利于病灶愈合。休息的程度与期限取决于病人的代谢功能、病灶的性质与病变趋势。①肺结核病人有咯血、高热等严重结核中毒症状，或结核性胸膜炎伴大量胸腔积液者，应卧床休息。恢复期可适当增加户外活动，以提高机体的抗病能力。②轻症病人应避免劳累和重体力劳动，保证充足的睡眠和休息，做到劳逸结合。③有效抗结核治疗 4 周以上且痰涂片证实无传染性或传染性极低的病人，应恢复正常的家庭和社会生活，可减轻病人的社会隔离感和焦虑情绪。

(2) 饮食：肺结核是一种慢性消耗性疾病，宜给予高热量、高蛋白、富含维生素的易消化饮食，忌烟酒及辛辣刺激食物。蛋白质不仅能提供热量，还可增加机体的抗病能力及机体修复能力，建议成人每天蛋白质为 1.5～2.0g/kg，其中鱼、肉、蛋、牛奶等优质蛋白摄入量占一半以上；多进食新鲜蔬菜和水果，以补充维生素。食物中的维生素 C 有减轻血管渗透性的作用，可以促进渗出病灶的吸收；维生素 B 对神经系统及胃肠神经有调节作用，可促进食欲。增加膳食品种，饮食中注意添加具有促进消化、增进食欲作用的食物，如藕粉、山楂、新鲜水果，于正餐前后适量摄入；选用合适的烹调方法，保证饭菜的色、香、味以促进食欲；进餐时应心情愉快，食欲减退者可少量多餐。每周测量体重一次并记录，了解营养状况是否改善。

2. 咯血的护理见本项目任务一"咯血"的护理。

3. 指导病人坚持用药 ①抗结核化疗对控制结核病起决定性作用，护士应向病人及家属反复强调化疗的重要性及意义，督促病人按医嘱服药，坚持完成规则、全程化疗，以提高治愈率、减少复发；②向病人说明化疗药的用法、疗程、可能出现的不良反应及表现，督促病人定期检查肝功能及听力情况，如出现巩膜黄染、肝区疼痛、胃肠不适、眩晕、耳鸣等不良反应要及时与医生联系，不要自行停药，大部分不良反应经相应处理可以消除。

4. 正确留取痰标本　肺结核病人有间断且不均匀排菌的特点，故需多次查痰，应指导病人正确留取痰标本。通常初诊病人应留 3 份痰标本（即时痰、清晨痰和夜间痰），夜间无痰者，应在留取清晨痰后 2～3 小时再留 1 份。复诊病人应每次送检 2 份痰标本（夜间痰和清晨痰）。

【健康教育】

1. 疾病预防指导

（1）控制传染源：早期发现病人并登记管理，及时给予合理化学治疗和良好护理，是预防结核病疫情的关键。肺结核病程长、易复发和具有传染性，必须长期随访。掌握病人从发病、治疗到治愈的全过程。

（2）切断传播途径：①涂阳肺结核病人住院治疗时需进行呼吸道隔离，室内保持良好通风，每天用紫外线消毒。②注意个人卫生，严禁随地吐痰，不可面对他人打喷嚏或咳嗽，以防飞沫传播。在咳嗽或打喷嚏时，用双层纸巾遮住口鼻，纸巾焚烧处理。留置于容器中的痰液与等量的 1‰消毒灵浸泡 1 小时后再弃去，或吐入纸巾中，含有痰液的纸巾应焚烧处理；接触痰液后用流动水清洗双手。③餐具煮沸消毒或用消毒液浸泡消毒，同桌共餐时使用公筷，以预防消化道传播。④被褥、书籍在烈日下曝晒。⑤病人外出时戴口罩。

（3）保护易感人群：①给未受过结核分枝杆菌感染的新生儿、儿童及青少年接种卡介苗，使人体产生对结核分枝杆菌的获得性免疫力。卡介苗不能预防感染，但可减轻感染后的发病与病情。②密切接触者应定期到医院进行有关检查。③化学药物预防：对于高危人群，如与涂阳肺结核病人有密切接触且结核菌素试验强阳性者、HIV 感染者、长期使用糖皮质激素及免疫抑制剂者、糖尿病等，可以服用异烟肼和（或）利福平以预防发病。

2. 疾病知识指导　嘱病人合理安排休息，恢复期逐渐增加活动，以提高机体免疫力但避免劳累；保证营养的摄入，戒烟酒；避免情绪波动及呼吸道感染。指导病人及家属保持居室通风、干燥，按要求对痰液及污染物进行消毒处理。与涂阳肺结核病人密切接触的家属必要时应接受预防性化学治疗。

3. **用药指导与病情监测** 向病人强调坚持规律、全程、合理用药的重要性，保证DOTS能得到顺利完成。督促病人治疗期间定期复查胸片和肝、肾功能，指导病人观察药物疗效和不良反应，若出现药物不良反应及时就诊。定期随访。

任务九　肺结核病人的护理

达标检测及答案

任务十　原发性支气管肺癌病人的护理

▶ 学习目标

1. 解释原发性支气管肺癌的概念。
2. 说出原发性支气管肺癌的发病的相关因素。
3. 熟记原发性支气管肺癌的临床表现。
4. 识别原发性支气管肺癌的高危人群表现。
5. 复述原发性支气管肺癌的治疗要点。
6. 正确提出病人的护理诊断。
7. 能够对原发性支气管肺癌病人正确实施护理措施。

思维导图1-10

案例导入

　　某男，42岁。刺激性咳嗽，痰中带血月余。病人近月余来无明显诱因，反复出现阵发性刺激性咳嗽，病初为干咳，后出现痰中带血丝，曾在当地按"支气管炎"治疗，病情无明显好转。发病以来无发热、无盗汗，体重无明显减轻。有20余年吸烟史。右中肺呼吸音低，可闻及吸气末哮鸣音。胸片示右中肺不张，右肺门影稍增大。

　　请思考：

　　1. 该病人最可能的诊断是什么？

　　2. 有哪些主要护理诊断，怎样护理？

　　原发性支气管肺癌（primary bronchogenic carcinoma），简称肺癌（lung cancer），为起源于支气管黏膜或腺体的恶性肿瘤。

　　肺癌是全球癌症相关死亡最主要的原因。根据WHO公布的数据，2012年全球新发肺癌人数182.5万，占所有癌症（不包括非黑色素瘤皮肤癌）发病人数的13.0%，肺癌死亡人数159.0万，占所有癌症死亡人数的19.4%。过去20年间，西方国家男性肺癌发病率和死亡率有所下降，而发展中国家则持续上升；女性肺癌死亡率在世界大部分地区仍在上升。2015年我国新发肺癌人数73.3万，其中男性50.9万，女性22.4万；肺癌死亡人数61.0万，其中男性43.2万，女性17.8万。男性发病率在所有癌症中列首位，女性发病率仅次于乳腺癌列第二位，死亡率则均列首位，与以往数据相比发病率和死亡率均呈上升趋势。

【病因与发病机制】

肺癌的病因及发病机制尚未明确。但认为与下列因素有关。

1. 吸烟 已经公认吸烟是肺癌发病率和死亡率增高的首要因素，烟雾中含有多种致癌物质，如苯并芘、尼古丁、亚硝胺、放射性元素钋等，尤其易致鳞状上皮细胞癌和未分化小细胞癌。与不吸烟比较，吸烟者发生肺癌的危险性平均高9～10倍，重度吸烟者可达10～25倍。吸烟量与肺癌之间存在明显的量-效关系，开始吸烟的年龄越小，吸烟时间越长，吸烟量越大，香烟中焦油和尼古丁的含量越高，肺癌的发病率越高。戒烟后肺癌发病的危险性逐年降低，1～5年后可减半，美国的研究表明，戒烟2～15年期间肺癌发生的危险性进行性减少，此后的发病率相当于终生不吸烟者。

被动吸烟或环境吸烟也是引起肺癌的原因之一。丈夫吸烟的非吸烟妻子中，发生肺癌危险性为夫妻都不吸烟的家庭中妻子的2倍，而且其危险性随丈夫的吸烟量的增加而升高。

2. 职业致癌因子 已被确认的致人类肺癌的职业因素包括石棉、无机砷、铬、镍、煤焦油、芥子气、三氯甲醚、烟草的加热产物以及铀、镭等放射性物质衰变时产生的氡和氡子气，电离辐射和微波辐射等。这些因素可使肺癌发生的危险性增加3～30倍。

3. 空气污染 空气污染包括室内小环境和室外大环境污染。室内被动吸烟、燃料燃烧和烹调过程中均可产生致癌物。室外大环境污染包括城市中汽车废气、工业废气、公路沥青等，都含有苯并芘等致癌物质。有资料表明，城市肺癌的发病率明显高于农村，大城市的发病率又高于中、小城市。

4. 电离辐射 大剂量电离辐射可引起肺癌。不同射线的辐射产生的效应不同。

5. 饮食与营养 一些研究已表明，较少食用含β胡萝卜素的蔬菜和水果，肺癌发生的危险性升高。调查资料表明，较多地食用含β胡萝卜素的绿色、黄色和橘黄色的蔬菜和水果及含维生素A的食物，可减少肺癌发生的危险性，对于吸烟者作用更明显。

6. 其他 结核病被美国癌症学会列为肺癌的发病因素之一。有结核病者患肺癌的危险性是正常人群的10倍。此外，病毒感染、真菌毒素（黄曲霉）等，对肺癌的发生可能起一定作用。

7. 遗传和基因改变 经过长期探索和研究，现在已经逐步认识到肺癌可能是一种外因通过内因发病的疾病。上述的外因可诱发细胞的恶性转化和不可逆的基因改变，包括原癌基因的活化、抑癌基因的失活、自反馈分泌环的活化和细胞凋亡的抑制，从而导致细胞生长的失控。这些基因改变是长时间内多步骤、随机地产生的。

【病理和分类】

（一）按解剖学部位分类

1. 中央型肺癌　指发生在段支气管至主支气管的肺癌，约占 3/4。以鳞状上皮细胞癌和小细胞癌较多见。

2. 周围型肺癌　发生在段支气管以下的肺癌，约占 1/4。以腺癌较为多见。

（二）按组织病理学分类

1. 非小细胞肺癌（non-small cell lung carcinoma，NSCLC）　主要包括鳞状上皮细胞癌（简称鳞癌）、腺癌、大细胞癌等。

（1）鳞癌：包括乳头状型、透明细胞型、小细胞型和基底细胞样型。以中央型肺癌多见，并有向管腔内生长的倾向，常早期引起支气管狭窄，导致肺不张或阻塞性肺炎。鳞癌最易发生于主支气管腔，发展成息肉或无蒂肿块，阻塞管腔引起阻塞性肺炎。

（2）腺癌：包括腺泡状腺癌、乳头状腺癌、细支气管-肺泡细胞癌、实体癌黏液形成。早期侵犯血管和淋巴管，常在原发瘤引起症状前已转移。肺泡细胞癌或称细支气管肺泡癌，有人认为它是分化好的腺癌之一，发生在细支气管或肺泡壁。此型肺癌可发生于肺外周，保持在原位很长时间；或呈弥漫型，侵犯肺叶的大部分，甚至波及一侧或两侧肺。

（3）大细胞癌：可发生在肺门附近或肺边缘的支气管。大细胞癌的转移较小细胞未分化癌晚，手术切除机会大。

（4）其他：腺鳞癌、类癌、肉瘤样癌、唾液腺型癌等。

2. 小细胞肺癌（small cell lung cancer，SCLC）　主要包括燕麦细胞型、中间细胞型、复合燕麦细胞型，较早出现淋巴和血行转移，是肺癌中恶性程度最高的一种。典型小细胞癌位于肺中心部，偶尔见于周边部，支气管镜活检常为阳性，在其发生发展早期多已转移到肺门和纵隔淋巴结，并由于其易侵犯血管，在诊断时大多已有肺外转移。

【临床表现】

肺癌的临床表现与肿瘤发生部位、大小、类型、发展阶段、有无并发症或转移有密切关系。有 5%～15% 的肺癌病人无症状，仅在常规体检、胸部影像学检查时发现。

微视频1-10-1

原发性支气管肺癌临床表现

（一）由原发肿瘤引起的症状和体征

1. 咳嗽　为早期症状，表现为无痰或少痰的刺激性干咳。当肿瘤引起支气管狭窄时，咳嗽加重，多为持续性，呈高调金属音性咳嗽或刺激性呛咳。细支气管-肺泡细胞癌时咳大量黏液痰。当继发感染时，痰量增多，呈黏液脓痰。

2. 咯血　多见于中央型肺癌，肿瘤向管腔内生长可有间断或持续性痰中带血。表面糜烂严重侵蚀大血管时，可引起大咯血。

3. 气短或喘鸣　肿瘤向支气管内生长，或转移到肺门淋巴结引起的肿大的淋巴结压迫主支气管或隆突，引起部分气道阻塞，可出现呼吸困难、气短、喘息，偶尔表现为喘鸣，听诊时有局限或单侧哮鸣音。

4. 发热　肿瘤组织坏死可引起发热，但多数发热由肿瘤引起的阻塞性肺炎所致，抗生素治疗效果不佳。

5. 体重下降　消瘦为恶性肿瘤的常见症状之一。肿瘤发展到晚期，由于肿瘤毒素、长期消耗、感染及疼痛导致食欲减退，病人消瘦明显或恶病质。

（二）肿瘤局部扩展引起的症状和体征

1. 胸痛　近半数病人有模糊或难以描述的胸痛或钝痛。可由于肿瘤细胞侵犯所致，也可由于阻塞性炎症波及部分胸膜或胸壁引起。若肿瘤位于胸膜附近，则产生不规则的钝痛或隐痛，在呼吸、咳嗽时加重。肋骨、脊柱受侵犯时可有压痛点，而与呼吸、咳嗽无关。肿瘤压迫肋间神经，胸痛可累及其分布区。

2. 声音嘶哑　肿瘤直接压迫或转移至纵隔淋巴结压迫喉返神经（多见左侧）可引起声音嘶哑。

3. 咽下困难　肿瘤侵犯或压迫食管可引起咽下困难，也可引起气管-食管瘘，导致肺部感染。

4. 胸腔积液　约有10％的病人出现不同程度的胸腔积液，由肿瘤转移累及胸膜或淋巴回流受阻所致。

5. 上腔静脉阻塞综合征　是由于上腔静脉被转移性淋巴结压迫或右上肺的原发性肺癌侵犯或腔静脉内癌栓阻塞静脉回流引起，表现为头面部和上半身淤血水肿，颈部肿胀，颈静脉扩张，病人常主诉领口进行性变紧，可在前胸壁见到扩张的静脉侧支循环。

6. Horner 综合征　位于肺尖部的肺癌（肺上沟癌），易压迫颈部交感神经，引起病侧眼睑下垂、瞳孔缩小、眼球内陷、同侧额部与胸壁无汗或少汗，称为 Horner 综合征。若压迫臂丛神经造成以腋下为主、向上肢内侧放射的火灼样疼痛，在夜间尤甚。

（三）胸外转移引起的症状和体征

胸腔外转移的症状、体征可见于3％～10％的病人。以小细胞肺癌居多，其次为未分化大细胞肺癌、腺癌、鳞癌。

1. 转移至中枢神经系统　可引起颅内高压的症状如头痛、呕吐、精神异常。少见的症状为癫痫发作、偏瘫、共济失调、定向力和语言障碍。还可有外周神经病变、肌无力及精神症状。

2. 转移至骨骼　引起骨痛或病理性骨折，对骨骼的破坏大多数为溶骨性，少数为成骨性。

3. 转移至腹部　转移到肝脏、胰腺，表现为肝区疼痛、胰腺炎症状、阻塞性黄疸。也可转移至胃肠道、肾上腺和腹膜后淋巴结等，多无明显症状，依据 CT、MRI 或 PET 可发现。

4. 转移至淋巴结　锁骨上淋巴结是肺癌转移的常见部位，可无症状。

（四）胸外表现

肺癌胸外表现指肺癌非转移性胸外表现，可出现在肺癌发现的前、后，称为副癌综合征（paraneoplastic syndrome）。常见的有：肥大性肺性骨关节病；分泌促性腺激素引起男性乳房发育等；分泌促肾上腺皮质激素样物引起库欣综合征；分泌抗利尿激素引起稀释性低钠血症；分泌异生性甲状旁腺样物导致高钙血症；神经-肌肉综合征（小脑变性、周围神经病变、重症肌无力和肌病等）。

因 5-羟色胺分泌过多引起的类癌综合征，典型特征为皮肤、心血管、胃肠道和呼吸功能异常。表现为面部、上肢躯体的潮红和水肿，胃肠道蠕动加快，腹泻，心动过速，喘息，瘙痒和感觉异常。

【辅助检查】

1. 胸部 X 线检查　是发现肺癌的最基本方法，通过透视或正侧位胸片发现块状阴影，配合 CT 检查明确病灶。

（1）中央型肺癌：肿瘤发生于总支气管、叶和段支气管，出现支气管阻塞征象，呈现段、叶局限性气肿或不张，肺不张伴有肺门淋巴结肿大时呈现"倒 S 状影像"，是中央型肺癌特别是右上叶中央型肺癌的典型征象。继发感染时可出现阻塞性肺炎和肺脓肿等征象。

（2）周围型肺癌：肿瘤发生于段以下支气管，早期为局限性小斑片状阴影，也可呈结节状、球状或网状阴影。肿块周边可有毛刺、切迹和分叶。

2. CT 检查　可以发现普通 X 线检查所不能发现的病变，CT 易识别肿瘤有无侵犯邻近器官。

3. 磁共振显像（MRI）　在明确肿瘤与大血管之间的关系上优于 CT，但在发现小病灶（<5mm）方面则不如 CT 敏感。

4. 其他影像学检查　单光子发射计算机断层显像（SPECT）可诊断肺癌骨转移，正电子发射计算机体层显像（PET）用于肺癌及淋巴结转移的定性诊断。

5. 纤维支气管镜检查　对诊断、确定病变范围、明确手术指征与方式有帮助，经支气管镜肺活检可提高周围型肺癌的诊断率。

6. 癌脱落细胞检查　保证标本新鲜、及时送检，3次以上的系列痰标本可使中央型肺癌的诊断率提高到80%，周围型肺癌的诊断率达50%。

7. 其他　如针吸细胞学检查、纵隔镜检查、胸腔镜检查、肿瘤标记物检查、开胸肺活检等。

【诊断要点】

肺癌的治疗效果与预后取决于肺癌的早期诊断。做到早期诊断，需要医务人员对肺癌早期征象的警惕性，详细询问病史，根据肺癌的症状、体征、影像学检查特点，及时进行细胞学及纤维支气管镜检查，80%～90%的病人可以确诊。

【治疗要点】

治疗方案主要根据肿瘤的组织学决定。通常SCLC发现时已转移，难以通过手术根治，主要依赖化学药物治疗（简称化疗）或放化疗综合治疗。NSCLC可为局限性，外科手术或放射治疗（简称放疗），但对化疗的反应较SCLC差。

（一）非小细胞肺癌（NSCLC）

1. 局限性病变

（1）手术：可耐受手术的Ⅰa、Ⅰb、Ⅱa和Ⅱb期NSCLC病人首选手术治疗。对于Ⅲa期病人若其年龄、心肺功能和解剖位置合适，也可考虑手术。术前化疗（新辅助化疗）可使不能手术者降级而能够手术。

（2）根治性放疗：Ⅲa期及拒绝或不能耐受手术的Ⅰ、Ⅱ期病人均可考虑根治性放疗。

（3）根治性综合治疗：对伴Horner综合征的肺上沟瘤可采用放疗和手术联合治疗。对于部分Ⅲ期病人可选择手术加放疗、新辅助放化疗加手术等治疗。

2. 播散性病变　70%的不能手术的NSCLC病人的预后较差，可根据行动状态评分适当选择化疗和放疗，或支持治疗。

（1）化学药物治疗：联合化疗可增加生存率、缓解症状及提高生活质量，可使30%～40%的病人部分缓解，近5%的病人完全缓解。化疗应使用标准方案：①基础的化疗方案：紫杉醇＋卡铂、多西紫杉醇＋顺铂或长春瑞滨＋顺铂、吉西他滨＋顺铂等。②适当的支持治疗：呕吐者用止吐药；用顺铂时补充液体和盐水，监测血细胞计数和血生化，监测出血或感染的征象，在需要时给予促红细胞生成素和粒细胞集落刺激因子，并根据最低粒细胞计数调整化疗剂量。

（2）放射治疗：病人的原发瘤阻塞支气管引起阻塞性肺炎、上呼吸道或上腔静脉阻塞等症状者，应考虑放疗。通常一个疗程2～4周。

（3）靶向治疗：肿瘤分子靶向治疗是以肿瘤组织或细胞中所具有的特异性分子为靶点，利用分子靶向药物特异性阻断该靶点的生物学功能，选择性从分子水平来逆转肿瘤细胞的恶性生物学行为，从而达到抑制肿瘤生长甚至消退的目的。部分药物在晚期NSCLC治疗中显示出较好的临床疗效，如吉非替尼、厄洛替尼等。

（4）转移灶治疗：伴颅脑转移时可考虑放疗。术后或放疗后出现的气管内肿瘤复发，经纤维支气管镜给予激光治疗，可使 80%～90% 的病人缓解。

（二）小细胞肺癌（SCLC）

推荐以化疗为主的综合治疗以延长病人生存期。

1. 化疗　常用方案：依托泊苷＋顺铂或卡铂，每 3 周为 1 个周期，初始治疗 4～6 个周期后，应重新分期以确定是否进入完全临床缓解（所有临床明显的病变和癌旁综合征完全消失）、部分缓解、无反应或无进展。治疗后无反应或无进展应该调换方案。

2. 放疗　放射线对癌细胞有杀伤作用，对明确有颅脑转移的病人、对有症状且胸部或其他部位病灶进展的病人，给予全剂量放疗。放疗对小细胞肺癌效果较好，其次为鳞癌和腺癌。

（三）生物反应调节剂（BRM）

作为辅助治疗，如干扰素、转移因子、左旋咪唑、集落刺激因子等，能在肺癌治疗中增加机体对化疗、放疗的耐受性，提高疗效。

（四）中医药治疗

在巩固、促进、恢复机体功能中起到辅助作用。

【护理诊断】

1. 恐惧　与肺癌的确诊、不了解治疗计划及预感到治疗对机体功能的影响和死亡威胁有关。

2. 疼痛　与癌细胞浸润、肿瘤压迫或转移有关。

3. 营养失调：低于机体需要量　与癌肿致机体过度消耗、压迫食管致吞咽困难、化疗反应致食欲下降、摄入量不足有关。

4. 有皮肤完整性受损的危险　与接受放疗损伤皮肤组织或长期卧床导致局部循环障碍有关。

5. 潜在并发症：肺部感染、呼吸衰竭、放射性食管炎、放射性肺炎等

【护理措施】

1. 一般护理

（1）休息与活动：在接受化疗或放疗的病人，多卧床休息，减少机体的消耗和治疗

的不良反应。早期病人手术后，可适时适当的活动，或参加适当的文体活动，有利于调整心情。

(2) 饮食：癌肿病人机体过度消耗，化疗引起的严重胃肠道反应如恶心、呕吐致食欲下降、摄入量不足，病人出现营养不良或恶病质。给予高热量、高蛋白、高维生素，易消化的饮食，避免油炸、辛辣等刺激的食物，动、植物蛋白应搭配合理，如蛋、鸡肉、大豆等，避免产气食物，如地瓜、韭菜等。并注意调配好食物的色、香、味。餐前休息片刻，做好口腔护理，创造清洁、舒适、愉快的进餐环境，少食多餐。有吞咽困难者应给予流质饮食，进食宜慢，取半卧位以免发生吸入性肺炎或呛咳，甚至窒息。病情危重者可采取喂食、鼻饲等方法增加病人的摄入量。对进食不能满足机体需要的病人，可建议通过静脉酌情给予脂肪乳剂、复方氨基酸、全血、血浆或清蛋白等改善营养状况。

(3) 心理护理：①加强沟通：多与病人交谈，鼓励病人表达自己的感受，耐心倾听病人诉说，与病人建立良好的护患关系。根据其年龄、职业、文化程度、信仰、性格、家庭情况等，有的放矢的劝导病人，调整病人的情绪，使病人以积极的心态面对疾病。②讨论病情：根据病人对病情的关心和知晓程度、心理承受能力和家属的意见，以适当的方式和语言与病人讨论病情、检查和治疗方案，引导病人面对现实，积极配合检查及治疗。家属有特别要求时，应协同家属采取保护性措施，合理隐瞒，以配合家属的要求。③心理与社会支持：当病人及家属得知患肺癌时，都会面临巨大的心理应激，而不良的心理反应会对疾病产生明显不良影响，护士应通过多种途径给病人及家属提供心理与社会支持。让病人及家属了解疾病知识及治疗进展和效果，介绍治疗成功的病例，以增强治疗的信心。帮助病人建立良好、有效的社会支持系统，鼓励家庭成员和朋友定期看望病人，使病人感受到关爱，激起生活热情。使病人克服恐惧、绝望心理，保持积极的情绪，对抗疾病。

2. 疼痛的护理

(1) 疼痛的观察：①胸痛的部位、性质、程度及止痛效果：疼痛程度可用各种量表评价，常用0～10数字评估量表来描述疼痛，0代表无疼痛，1～4级为轻微疼痛（如不适、重物压迫感、钝性疼痛、炎性痛）；5～6级为中度疼痛（如跳痛和痉挛、烧灼感、挤压感和刺痛、触痛和压痛）；7～9级为严重疼痛（如妨碍正常活动）；10级为剧烈疼痛（无法控制）。②疼痛加重或减轻的因素：疼痛持续、缓解或再发的时间。③影响病人表达疼痛的因素：如性别、年龄、文化背景、教育程度和性格等。④疼痛对睡眠、进食、活动等日常生活的影响程度。

（2）避免加重疼痛因素：①预防上呼吸道感染，尽量避免咳嗽，必要时给予止咳剂。②活动困难者，小心搬动病人，平缓地给病人变换体位，避免推、拉动作。防止用力不当引起病变部位疼痛。③指导和协助胸痛病人用手或枕头护住胸部，以减轻深呼吸、咳嗽、或变换体位所引起的疼痛。

（3）用药护理：疼痛明显，影响日常生活时，应及早建议使用有效的止痛药物，用药期间应取得病人及家属的配合，以确定有效止痛的药物和剂量。给药时应遵循 WHO 推荐的三阶梯给药（表 1-4）。三阶梯止痛法注意事项：①口服给药：口服给药是首选方法，方便，经济，不易产生药物依赖。②按时给药：即按照规定的间隔时间给药，如每隔 12 小时一次，无论给药当时病人是否发作疼痛，而不是按需给药，保证疼痛连续缓解。③个体化给药：对麻醉药品的敏感度个体间差异很大，所以阿片类药物并没有标准用量，凡能使疼痛得到缓解并且副反应最低的剂量就是最佳剂量。④注意具体细节：目的是让病人获得最佳疗效而副作用最小。注意观察用药的效果，了解疼痛缓解程度和镇痛作用持续时间，对生活质量的改善情况。当所制定的用药方案已不能有效止痛时，应及时通知医生重新调整止痛方案。注意预防药物的不良反应，如阿片类药物有便秘、恶心、呕吐、镇静和精神错乱等不良反应，应嘱病人多进富含纤维素的蔬菜和水果，或采取服番泻叶冲剂等措施，缓解和预防便秘。

表 1-4　三阶梯止痛法

阶梯	治疗药物
轻度疼痛	非阿片类止痛药±辅助药物
中度疼痛	弱阿片类±非阿片类止痛药±辅助药物
重度疼痛	强阿片类±非阿片类止痛药±辅助药物

（4）病人自控镇痛（patient-controlled analgesia，PCA）：该方法使用计算机化的注射泵，经由静脉、皮下或椎管内连续性输注止痛药，并且病人可自行间歇性给药。晚期病人疼痛严重而持续时，应用常规给药方法不能有效控制疼痛时，有条件的病人可建议采用 PCA，并指导病人掌握操作方法。

3. 放射治疗和化疗病人的护理措施　参见"急性白血病病人的护理"。

4. 术后护理　参见外科的相关章节。

【健康教育】

1. 疾病预防指导　肺癌高危人群定期进行体检，以便早发现，早治疗。肺癌的早期诊断取决于肺癌的防治知识普及，病人有任何可疑症状时能及时就诊。对 40 岁以上长期大量吸烟者或有危险因素接触者应每年体检，进行防癌或排除肺癌的有关检查。对肺癌的早期征象提高警惕，有高危险因素的人群或有下列可疑征象者，需进行必要的影像学和/或细胞学检查。如①无明显诱因的刺激性咳嗽持续 2～3 周，治疗无效；②原有慢性肺部疾病，现咳嗽性质改变；③持续或反复无其他原因可解释的短期内痰中带血或咯血；④反复同一部位出现肺炎；⑤原因不明确的四肢关节疼痛及杵状指（趾）；⑥原因不明的肺脓肿，无明显症状，无异物吸入史，抗炎治疗效果不佳者；⑦X 线示局限性肺气肿或段、叶性肺不张；⑧孤立性圆形病灶和单侧性肺门阴影增大者；⑨原有肺结核的病灶已稳定，而形态或性质发生改变者；⑩无中毒症状的胸腔积液，尤其是血性，且进行性增加者。

2. 疾病知识指导　提倡健康的生活方式。宣传吸烟对健康的危害，提倡戒烟，并注意避免被动吸烟。加强职业防护，改善工作和生活环境。指导病人加强营养支持，多食高蛋白、高热量、高维生素、高纤维、易消化的饮食，符合病人口味的食物。合理安排休息和活动，保持良好精神状态，避免受凉和劳累，防止呼吸道感染。督促病人坚持化疗或放射治疗，并告诉病人出现呼吸困难、疼痛等症状加重或不缓解时应及时就诊。

3. 心理指导　做好病人及家属的心理护理，使病人尽快脱离过激的心理反应，保持较好的精神状态，增强治疗疾病的信心。向病人解释治疗中可能出现的反应，消除病人的恐惧心理，使病人做好必要的准备，完成治疗方案。可采取分散注意力的方式，如看书、听音乐等，以减轻痛苦。对晚期癌肿转移病人，要指导家属做好临终前的护理，告知病人及家属对症处理的措施，使病人平静地走完人生最后旅途。

（孙永叶）

任务十　原发性支气管肺癌病人的护理

达标检测及答案

任务十一　呼吸衰竭和急性呼吸窘迫综合征病人的护理

学习目标

1. 解释呼吸衰竭和急性呼吸窘迫综合征概念。
2. 说出呼吸衰竭发病机制。
3. 熟记呼吸衰竭的分类及临床表现。
4. 识别呼吸衰竭病人的动脉血气分析特点。
5. 复述呼吸衰竭的治疗要点。
6. 正确提出呼吸衰竭病人的护理诊断。
7. 能够对呼吸衰竭病人正确实施护理措施。

思维导图1-11

案例导入

　　某男，78岁。反复咳嗽、咳痰30余年，气促10年，加重3天。病人30余年前开始，经常因受凉出现咳嗽、咳痰，以后逐年加重，偶有黏液脓痰。约10年前开始，活动后出现气促，逐年加重。3天前，受凉后咳嗽、咳脓痰，气促加剧，开始烦躁不安、昼夜颠倒，逐渐出现精神错乱、谵妄、嗜睡等。吸烟40余年。体格检查：体温37.4℃，脉搏110次/分，呼吸30次/分，血压120/78mmHg。体表静脉充盈、皮肤潮红、温暖多汗；口唇、颜面发绀；桶状胸，双肺叩诊呈过清音，呼吸音低，可闻及散在的哮鸣音，双中下肺可闻及细湿啰音，剑突下搏动明显，心率110次/分，房颤律，肺动脉瓣区第二心音亢进；肌肉震颤、扑翼样震动、膝腱反射减弱。PaO_2 55mmHg，$PaCO_2$ 52mmHg。

　　请思考：

1. 该病人最可能的诊断是什么，主要治疗方法有哪些？
2. 有哪些主要护理诊断，怎样护理？
3. 健康教育的内容有哪些？

一、呼吸衰竭

　　呼吸衰竭（respiratory failure）是指各种原因引起的肺通气和（或）换气功能严重

障碍，使静息状态下亦不能维持足够的气体交换，导致低氧血症伴（或不伴）高碳酸血症，进而引起一系列病理生理改变和相应临床表现的综合征。其临床表现缺乏特异性，明确诊断有赖于动脉血气分析：在海平面、静息状态、呼吸空气条件下，动脉血氧分压（PaO_2）＜60mmHg，伴或不伴二氧化碳分压（$PaCO_2$）＞50mmHg，可诊断为呼吸衰竭。

【分类】

1. 按动脉血气分析分类　①Ⅰ型呼吸衰竭：又称缺氧性呼吸衰竭，仅有缺氧，无CO_2潴留，血气分析特点为：PaO_2＜60mmHg，$PaCO_2$降低或正常，是肺换气功能障碍（通气/血流比例失调、弥散功能损害和肺动-静脉分流）引起，如严重肺部感染性疾病、间质性肺疾病等；②Ⅱ型呼吸衰竭：又称高碳酸性呼吸衰竭，既有缺氧，又有CO_2潴留，血气分析特点为：PaO_2＜60mmHg，$PaCO_2$＞50mmHg，是肺泡通气不足所引起，如慢性阻塞性肺部疾病。

2. 按发病急缓分类　①急性呼吸衰竭：由于多种突发致病因素使通气或换气功能迅速出现严重障碍，在短时间内发展为呼吸衰竭。因机体不能很快代偿，如不及时抢救，将危及病人生命。如急性呼吸窘迫综合征。②慢性呼吸衰竭：呼吸和神经肌肉系统的慢性疾病导致呼吸功能损害逐渐加重，经过较长时间发展为呼吸衰竭。由于缺氧和CO_2潴留逐渐加重，在早期机体可代偿适应，多能耐受轻工作及日常活动，此时称为代偿性慢性呼吸衰竭。若在此基础上并发呼吸系统感染或气道痉挛等，可出现急性加重，在短时间内PaO_2明显下降、$PaCO_2$明显升高，则称为慢性呼吸衰竭急性加重。

3. 按发病机制分类　①泵衰竭：由呼吸泵（驱动或制约呼吸运动的神经、肌肉和胸廓）功能障碍引起，以Ⅱ型呼吸衰竭表现为主。②肺衰竭：由肺组织及肺血管病变或气道阻塞引起，可表现Ⅰ型或Ⅱ型呼吸衰竭。

【病因与发病机制】

（一）病因

完整的呼吸过程由相互衔接且同时进行的外呼吸、气体运输和内呼吸三个环节组成。参与外呼吸（即肺通气和肺换气）的任何一个环节的严重病变，都可导致呼吸衰竭。

1. 气道阻塞性病变　如慢性阻塞性肺疾病、重症哮喘等，引起气道阻塞和肺通气不足，导致缺氧和CO_2潴留，发生呼吸衰竭。

2. 肺组织病变　如严重肺结核、肺水肿、肺间质纤维化、硅肺等，均可导致有效弥散面积减少、肺顺应性减低、通气/血流比例失调，造成缺氧或合并CO_2潴留。

3. **肺血管疾病** 如肺栓塞可引起通气/血流比例失调，或部分静脉血未经氧合直接流入肺静脉，导致呼吸衰竭。

4. **胸廓与胸膜病变** 如胸外伤造成的连枷胸、胸廓畸形、广泛胸膜增厚、气胸等，造成通气减少和吸入气体分布不均，导致呼吸衰竭。

5. **神经肌肉病变** 如脑血管疾病、脊髓高位损伤、重症肌无力等均可累及呼吸肌，造成呼吸肌无力或麻痹，导致呼吸衰竭。

6. **心脏疾病** 如各种缺血性心脏疾病、严重心瓣膜疾病等均可导致换气功能障碍，从而导致缺氧。

（二）发病机制

1. **低氧血症和高碳酸血症的发生机制** 当上述各种原因引起肺通气不足、弥散障碍、肺泡通气/血流比例失调、肺内动-静脉解剖分流增加和氧耗量增加，这五个机制先后参与或多个机制同时参与，使通气和（或）换气过程发生障碍，导致呼吸衰竭，引起低氧血症和高碳酸血症。

（1）肺通气不足（hypoventilation）：健康成人在静息状态下呼吸空气时，有效通气量需达 4L/min，方能维持正常肺泡氧分压和二氧化碳分压。各种原因导致肺通气不足，使进出肺的气体量减少，导致肺泡氧分压（PaO_2）降低和二氧化碳分压（$PaCO_2$）升高，使流经肺泡毛细血管的血液不能充分动脉化，从而导致缺氧和二氧化碳潴留。通气功能障碍的病人若同时伴有氧耗量增加，机体就不能通过增加通气量来防止肺泡氧分压下降，可出现严重的缺氧。

（2）弥散障碍（diffusion abnormality）：肺内气体交换是通过弥散过程实现的。气体的弥散量取决于弥散面积、肺泡膜的厚度和通透性、气体和血液接触的时间和气体分压差等。如肺实变、肺不张等肺部疾病引起弥散面积减少，肺水肿、肺纤维化等可导致弥散距离增加，引起弥散障碍。由于氧气的弥散能力仅为二氧化碳的 1/20，因此弥散障碍时通常以低氧血症为主，二氧化碳潴留不明显。

（3）通气/血流比例失调（ventilation-perfusion mismatch）：通气/血流比例是指每分钟肺泡通气量与每分钟肺毛细血管总血流量之比（VA/Q），正常成人安静时约为 4L/5L（0.8）。肺泡通气/血流比例失调有两种主要形式：

①部分肺泡通气不足：由于肺部病变如肺泡萎陷、肺炎、肺不张、肺水肿等引起病变部位的肺泡通气不足，通气/血流比值变小，部分未经氧合或未经充分氧合的静脉血（肺动脉血）通过肺泡的毛细血管或短路流入动脉血（肺静脉血）中，故又称肺动-静脉样分流或功能性分流（functional shunt）；

②部分肺泡血流不足：肺血管病变如肺栓塞引起栓塞部位血流减少，通气/血流比值增大，肺泡通气不能被充分利用，又称为无效腔样通气（dead space-like ventilation）。此时，虽流经的血液 PaO_2 升高，其含氧量却增加很少；而健康肺区却因血流量增加而使通气血流比例低于正常，导致功能性分流增加，出现 PaO_2 降低。

通气/血流比例失调通常仅导致低氧血症，而无二氧化碳潴留。其原因主要是：①动脉与混合静脉血的氧分压差为 59mmHg，比二氧化碳分压差 5.9mmHg 大 10 倍，未动脉化的血液掺入后 PaO_2 的下降程度大于 $PaCO_2$ 的升高程度。②氧解离曲线呈 S 形，正常肺泡毛细血管的血氧饱和度已处于曲线的平台段，无法携带更多的氧以代偿低 PaO_2 区的血氧含量下降。而 CO_2 解离曲线在生理范围内呈直线，有利于通气良好区对通气不足区的代偿，排出足够的 CO_2，不至于出现 CO_2 潴留。然而，严重的通气/血流比例失调亦可导致 CO_2 潴留。

（4）肺内动-静脉解剖分流增加：肺动脉内的静脉血未经氧合直接流入肺静脉，导致 PaO_2 降低，是通气与血流比例失调的特例，常见于肺动-静脉瘘。这种情况下，提高吸氧浓度并不能提高分流静脉血的血氧分压。分流量越大，吸氧后提高动脉血氧分压的效果越差，若分流量超过 30%，吸氧并不能明显提高 PaO_2。

（5）氧耗量增加：发热、寒战、呼吸困难和抽搐均可增加氧耗量。寒战时氧耗量可达 500ml/min；严重哮喘时，呼吸肌做功增加，氧耗量可达正常的十几倍。氧耗量增加导致肺泡氧分压下降时，正常人可通过增加通气量来防止缺氧的发生。所以，若氧耗量增加的病人同时伴有通气功能障碍，则会出现严重的低氧血症。

2. 低氧血症和高碳酸血症对机体的影响

（1）对中枢神经系统的影响：脑组织耗氧量大，约为全身耗氧量的 $1/5\sim1/4$，因此对缺氧十分敏感。通常供氧完全停止 $4\sim5$ 分钟即可引起不可逆的脑损害。缺氧对中枢神经系统的影响程度取决于缺氧的程度和发生速度。PaO_2 低至 60mmHg 可出现注意力不集中，视力和智力轻度减退；PaO_2 降低至 $40\sim50$mmHg 或以下时，可表现为头痛、烦躁不安、定向力和记忆力障碍、精神错乱、嗜睡、谵妄等神经精神症状；PaO_2 低于 30mmHg 可引起神志丧失甚至昏迷；若 PaO_2 低于 20mmHg，仅数分钟即可出现神经细胞不可逆转性损伤。急性缺氧可引起头痛、烦躁不安、谵妄、抽搐；慢性缺氧时症状出现缓慢。

CO_2 轻度增加时，对皮质下层刺激加强，间接引起皮质兴奋，病人往往出现失眠、精神兴奋、烦躁不安等兴奋症状；当 CO_2 潴留使脑脊液 H^+ 浓度增加时，可影响脑细胞代谢，降低脑细胞兴奋性，抑制皮质活动，表现为嗜睡、昏迷、抽搐和呼吸抑制。这种由缺氧和CO_2潴留导致的神经精神障碍症候群称为肺性脑病（pulmonary encephalopathy），又称为CO_2麻醉（carbon dioxide narcosis）。

严重的缺氧和CO_2潴留均会使脑血管扩张，通透性增加，引起脑细胞、脑间质水肿，导致颅内压增高，压迫脑组织和血管，进一步加重脑缺氧，形成恶性循环。

（2）对循环系统的影响：缺氧和CO_2潴留均可引起反射性心率加快、心肌收缩力增强致心排血量增加。缺氧引起肺小动脉收缩，肺循环阻力增加，导致肺动脉高压、右心负荷加重，同时心肌缺氧可使心肌的舒缩功能下降，最终导致肺源性心脏病。严重缺氧可引起心动过缓、期前收缩甚至心室颤动。$PaCO_2$轻、中度升高时，脑血管、冠状血管、皮下浅表毛细血管和静脉扩张，表现为四肢红润、温暖、多汗；而肾、脾和肌肉血管则收缩。

（3）对呼吸的影响：缺氧和CO_2潴留对呼吸的影响都是双向的，既有兴奋作用又有抑制作用。①反射性兴奋作用：当$PaO_2 < 60mmHg$时，可作用于颈动脉体和主动脉体化学感受器，反射性兴奋呼吸中枢，但若缺氧缓慢加重，这种反射作用迟钝。②直接抑制作用：严重缺氧对呼吸中枢产生直接的抑制作用，当$PaO_2 < 30mmHg$时，抑制作用占优势。CO_2对呼吸中枢具有强大的兴奋作用，CO_2浓度增加时，通气量明显增加，每增加$1mmHg$，通气量增加$2L/min$。但当$PaCO_2 > 80mmHg$时，会对呼吸中枢产生抑制和麻痹作用，通气量反而下降，此时呼吸运动主要靠缺氧的反射性呼吸兴奋作用维持。

（4）对消化系统和肾功能的影响：严重缺氧可使胃壁血管收缩，胃黏膜屏障作用降低。而CO_2潴留可增强胃壁细胞碳酸酐酶活性，使胃酸分泌增多，出现胃肠黏膜糜烂、坏死、溃疡和出血。缺氧可直接或间接损害肝细胞使丙氨酸氨基转移酶上升；也可使肾血管痉挛，肾血流量减少，导致肾功能不全。

（5）对酸碱平衡和电解质的影响：严重缺氧使细胞能量代谢的有氧氧化减少，无氧酵解增加，能量产生减少，并产生大量乳酸，引起代谢性酸中毒；$K^+ - H^+$交换增加，使细胞内K^+转移至细胞外。另一方面能量不足致$Na^+ - K^+ - ATP$泵功能障碍，细胞外钾进入细胞内减少，造成高钾血症和细胞内酸中毒。慢性CO_2潴留时肾脏排出HCO_3^-减少以维持正常pH，机体为维持血中主要阴离子的相对恒定，出现排Cl^-增加，造成低氯血症。

【临床表现】

除呼衰原发疾病的症状、体征外，主要为缺氧和CO_2潴留所致的呼吸困难和多脏器功能障碍。

1. **呼吸困难** 多数病人有明显的呼吸困难，慢性呼衰多由 COPD 引起，表现为呼吸费力伴呼气延长，严重时呼吸浅快，并发 CO_2 麻醉时，出现浅慢呼吸或潮式呼吸。

微视频1-11-1

呼吸衰竭的临床表现

2. **发绀** 是缺氧的典型表现。当 SaO_2 低于 90％时，出现口唇、指甲和舌发绀。另外，发绀的程度与还原型血红蛋白含量相关，因此红细胞增多者发绀明显，而贫血病人则不明显。

3. **精神-神经症状** 慢性呼吸衰竭伴有 CO_2 潴留时 $PaCO_2$ 升高，可表现为先兴奋后抑制现象。兴奋症状包括失眠、烦躁、躁动、睡眠昼夜颠倒。由于缺氧、严重二氧化碳潴留和酸中毒引起的一系列精神、神经症状称为肺性脑病，肺性脑病主要表现为神志淡漠、肌肉震颤、间歇抽搐、昏睡，甚至昏迷等，亦可出现腱反射减弱或消失，锥体束征阳性。

4. **循环系统表现** 早期出现心动过速，血压升高；随病情进展，可出现心肌损害、周围循环衰竭、血压下降、心律失常甚至心脏骤停。有 CO_2 潴留者出现体表静脉充盈、皮肤潮红、温暖多汗；慢性呼衰并发肺心病时可出现体循环淤血等右心衰竭表现。因脑血管扩张，病人常有搏动性头痛。

5. **消化和泌尿系统表现** 部分病人可因胃肠黏膜糜烂或应激性溃疡而发生上消化道出血、食欲下降。严重呼衰时可损害肝、肾功能，尿量减少。

【辅助检查】

1. **动脉血气分析** 对判断呼吸衰竭和酸碱失衡的严重程度及指导治疗均具有重要意义。$PaO_2 < 60mmHg$，伴或不伴 $PaCO_2 > 50mmHg$。

2. **影像学检查** X线胸片、胸部 CT 和放射性核素肺通气/灌注扫描等可协助分析呼衰的原因。

3. **其他检查** 肺功能的检测能判断通气功能障碍的性质及是否合并有换气功能障碍，并对通气和换气功能障碍的严重程度进行判断。纤维支气管镜检查可以明确大气道情况和取得病理学证据。

【诊断要点】

有导致呼吸衰竭的病因或诱因；有低氧血症或伴高碳酸血症的临床表现；在海平面大气压下，静息状态呼吸空气时，$PaO_2 < 60mmHg$，和（或）伴 $PaCO_2 > 50mmHg$，并排除心内解剖分流或原发性心排血量降低后，呼吸衰竭的诊断即可成立。

【治疗要点】

呼吸衰竭处理的原则是在保持呼吸道通畅条件下，迅速纠正缺氧、改善通气、积极治疗原发病、消除诱因、加强一般支持治疗和对其他重要脏器功能的监测与支持、预防和治疗并发症。

1. 保持呼吸道通畅　保持气道通畅是纠正缺氧和 CO_2 潴留最重要的措施。呼吸道通畅是保持肺泡正常通气量的前提，气道分泌物积聚与感染互为因果，气道不通畅可加重呼吸肌疲劳，并可导致肺不张，减少呼吸面积，加重呼吸衰竭。

（1）清除呼吸道分泌物及异物，给予祛痰药物或机械吸痰。

（2）昏迷病人用仰头抬颏法打开气道并将口打开。

（3）缓解支气管痉挛：用支气管舒张药，必要时给予糖皮质激素以缓解支气管痉挛。急性呼吸衰竭病人需静脉给药。

（4）建立人工气道：如上述方法不能有效地保持气道通畅，可采用简易人工气道或气管内导管（气管插管或气管切开）建立人工气道，简易人工气道主要有口咽通气道、鼻咽通气道和喉罩，是气管内导管的临时替代方式。

2. 氧疗　氧疗是纠正呼衰病人低氧血症的重要治疗措施，氧疗能提高肺泡内氧分压，使 PaO_2 和 SaO_2 升高，从而减轻组织损伤，恢复脏器功能；减轻呼吸做功，减少耗氧量；降低缺氧性肺动脉高压，减轻右心负荷。应根据其基础疾病、呼吸衰竭的类型和缺氧的严重程度选择适当的给氧方法和吸入氧分数。原则是Ⅱ型呼吸衰竭应给予低浓度（<35％）持续吸氧；Ⅰ型呼吸衰竭则可给予较高浓度（>35％）吸氧。急性呼吸衰竭的给氧原则：在保证 PaO_2 迅速提高到 60mmHg 或 SaO_2 达 90％以上的前提下，尽量降低吸氧浓度。

3. 增加通气量、减少 CO_2 潴留

（1）呼吸兴奋剂：呼吸兴奋剂通过刺激呼吸中枢或外周化学感受器，增加呼吸频率和潮气量，改善通气。使用原则：①必须在保持气道通畅的前提下使用，否则会促发和（或）加重呼吸肌疲劳，加重呼吸衰竭；②脑缺氧、脑水肿未纠正而出现频繁抽搐者慎用；③病人的呼吸肌功能基本正常；④不可突然停药。主要用于以中枢抑制为主所致的呼衰，不宜用于以通气功能障碍为主所致的呼衰。常用药物有尼可刹米、洛贝林、多沙普仑等。

（2）机械通气：对于呼吸衰竭严重、经上述处理不能有效地改善缺氧和 CO_2 潴留时，及时给予机械通气，以保障通气量。

4. 抗感染　感染是慢性呼衰急性加重的最常见诱因，一些非感染性因素诱发的呼衰加重也常继发感染，因此积极抗感染治疗是防治呼吸衰竭的重要措施。

5. 纠正酸碱平衡失调　呼衰病人常有呼吸性酸中毒合并代谢性酸中毒，应及时加

以纠正。宜采用改善通气的方法纠正。如果呼吸性酸中毒的发生发展过程缓慢，机体常以增加碱储备来代偿，当呼吸性酸中毒纠正后，原已增加的碱储备会使 pH 升高，对机体造成严重危害，因此，在纠正呼吸性酸中毒的同时需给予盐酸精氨酸和氯化钾，以防止代谢性碱中毒的发生。

6. 病因治疗 呼吸衰竭是严重肺、胸廓、肺血管病变的表现，根本的治疗措施应该是在纠正呼吸衰竭本身造成危害的同时，积极治疗原发病，消除病因。

7. 重要脏器功能的监测与支持 重症病人需转入重症监护病房（ICU）进行积极抢救和监测，预防和治疗肺动脉高压、肺源性心脏病、肺性脑病、肾功能不全和消化道功能障碍，尤其要注意防治多器官功能障碍综合征（multiple organ dysfunction syndrome，MODS）。

【护理诊断】

1. 潜在并发症：重要器官缺氧性损伤。

2. 低效性呼吸型态 与肺顺应性降低、气道阻力增加、呼吸肌疲劳、不能维持自主呼吸有关。

3. 清理呼吸道无效 与呼吸道感染致分泌物过多或黏稠、无力咳嗽有关。

4. 营养失调：低于机体需要量 与气管插管和代谢增高有关。

5. 语言沟通障碍 与建立人工气道、极度衰弱有关。

6. 焦虑 与呼吸窘迫、疾病危重以及对环境和事态失去自主控制有关。

7. 自理缺陷 与严重缺氧、呼吸困难、机械通气有关。

【护理措施】

1. 一般护理

(1) 体位、休息与活动：安排病人在单人间或重症监护病房。帮助病人取舒适且有利于改善呼吸状态的体位，一般取半卧位或坐位，趴伏在床桌上，借此增加辅助呼吸肌的效能，促进肺膨胀。为减少体力消耗，降低耗氧量，病人需卧床休息，并尽量减少自理活动和不必要的操作。

(2) 饮食：提供高热量、高蛋白、维生素丰富、适量纤维的饮食，避免产气和难以消化的食物。昏迷或气管插管的病人不能正常进食者，给予鼻饲或静脉营养，保障营养供给。

(3) 促进有效通气：指导呼吸衰竭的病人，特别是Ⅱ型呼吸衰竭的病人进行腹式-缩唇呼吸，使气体均匀而缓慢的呼出，减少肺内残气量，增加有效通气量，改善通气功能。

2. 保持呼吸道通畅，促进痰液引流

呼吸衰竭病人的呼吸道净化作用减弱，炎性分泌物增多，痰液黏稠，引起肺泡通气不足。在氧疗和改善通气之前，必须采取各种措施，使呼吸道保持通畅。具体方法包括如下几点。

（1）指导并协助病人进行有效的咳嗽、咳痰。

（2）饮水、口服或雾化吸入祛痰药可湿化痰液，使痰液便于咳出或吸出。

（3）每2小时翻身1次，并给予拍背，促使痰液排出。

（4）病情严重、意识不清、或不能进行有效咳嗽咳痰的病人可予以机械吸痰。机械吸痰过程中应严格无菌操作。

（5）必要时行气管插管或气管切开，保证呼吸道的通畅。建立人工气道者，吸入气体应恰当湿化。可采用蒸发罐湿化；必要时可采用气管内滴注生理盐水加化痰药物，使分泌物稀释，易于咳出或吸出。气管内滴注生理盐水，可每隔30~60分钟1次，每次注入液体量不超过3~5ml。

3. 合理氧疗

根据其基础疾病、呼吸衰竭的类型和缺氧的严重程度选择适当的给氧方法和吸入氧分数。Ⅰ型呼吸衰竭和ARDS病人需吸入较高浓度（$FiO_2 > 50\%$）的氧气，使PaO_2迅速提高到60mmHg或$SaO_2 > 90\%$。Ⅱ型呼吸衰竭的病人一般在$PaO_2 < 60$mmHg时才开始氧疗，应予低浓度（$< 35\%$）持续给氧，使PaO_2控制在60mmHg或SaO_2在90%或略高，以防因缺氧完全纠正，使外周化学感受器失去低氧血症的刺激而导致呼吸抑制，反而会导致呼吸频率和幅度降低，加重CO_2潴留。

（1）给氧方法：常用的给氧法有鼻导管、鼻塞和面罩给氧。

（2）效果观察：氧疗过程中，应注意观察氧疗效果，如吸氧后呼吸困难缓解、发绀减轻、心率减慢，表示氧疗有效；如果意识障碍加深或呼吸过度表浅、缓慢，可能为CO_2潴留加重。应根据动脉血气分析结果和病人的临床表现，及时调整吸氧流量或浓度，保证氧疗效果，防止氧中毒和CO_2麻醉。

（3）注意事项：氧疗时应注意保持吸入氧气的湿化，以免干燥的氧气对呼吸道产生刺激作用，并促进气道黏液栓形成。输送氧气的导管、面罩、气管导管等应妥善固定，使病人舒适；保持其清洁与通畅，定时更换消毒，防止交叉感染。向病人和家属说明氧疗的重要性和选择氧疗模式的原理，嘱其不要擅自停止吸氧和调节氧流量。

4. 用药护理 按医嘱及时准确给药，观察药物疗效及不良反应。使用呼吸兴奋剂时，先确保呼吸道通畅，适当提高吸入氧分数，静脉滴注时速度不宜过快，注意观察呼吸频率、节律、神志变化以及动脉血气的变化，以便调节剂量。若出现颜面潮红、面部肌肉抽搐、烦躁不安、恶心、呕吐等，表示呼吸兴奋剂过量，需减慢滴速或停药，及时通知医生。

5. 病情监测　呼吸衰竭需收住 ICU 进行严密监护，监测项目包括如下几点。

（1）意识状况及神经精神症状：观察有无肺性脑病的表现。昏迷者应评估瞳孔、肌张力、腱反射及病理反射。

（2）呼吸状况：观察呼吸频率、节律和深度和使用辅助呼吸肌呼吸的情况，评估呼吸困难的程度和类型。若出现呼吸浅慢、节律不齐或呼吸暂停，为呼吸中枢抑制的表现。

（3）缺氧及 CO_2 潴留情况：观察有无发绀、球结膜充血水肿、面部潮红等；观察肺部有无异常呼吸音及啰音。

（4）循环状况：观察心率、心律及血压变化，必要时进行血流动力学监测。

（5）痰的观察与记录：注意观察痰的色、质、量、味及痰液的实验室检查结果。正确留取痰液检查标本。发现痰液出现特殊气味或痰液量增多、色变浓及黏稠度等发生变化，提示病情加重，应及时与医生联系，以便调整治疗方案。

（6）液体平衡状态：记录每小时尿量和液体出入量，有肺水肿的病人适当保持液体负平衡。

（7）并发症的观察：①监测动脉血气分析和生化检查结果，了解电解质和酸碱平衡情况，原则上根据血气分析结果及时调整呼吸机参数；了解肝肾等内脏功能和血凝状态。②观察大便颜色和隐血，及时发现消化道出血。

6. 心理支持　呼吸衰竭和 ARDS 病人因呼吸困难、预感病情危重、可能危及生命，常会产生紧张、焦虑情绪。应多了解和关心病人的心理状况，特别是对建立人工气道和使用机械通气的病人，应经常巡视，让病人说出或写出引起或加剧焦虑的因素，合理解释目前的病情变化，多介绍救治成功的案例；指导病人应用放松、分散注意力和引导性想象技术，以缓解病人的紧张和焦虑情绪。

【健康教育】

1. 疾病知识指导　向病人及家属讲解疾病的发生、发展和转归。可借助简易图片进行讲解，使病人理解康复保健的意义与目的。与病人一起回顾日常生活中所从事的各项活动，根据病人的具体情况指导病人制订合理的活动与休息计划，教会病人避免氧耗量较大的活动，并在活动过程中增加休息。指导病人合理安排膳食，加强营养，改善体质。避免劳累、情绪激动等不良因素刺激。

2. 康复指导　教会病人有效呼吸和咳嗽咳痰技术，如缩唇呼吸、腹式呼吸、体位引流、拍背等方法。提高病人的自我护理能力，延缓肺功能恶化。指导并教会病人及家属合理的家庭氧疗方法及注意事项。鼓励病人进行耐寒锻炼和呼吸功能锻炼以提高呼吸道抗感染的能力。避免吸入刺激性气体，劝病人戒烟。告诉病人尽量少去人群拥挤的地方，避免与呼吸道感染者接触，减少感染的机会。

3. 用药指导与病情监测　出院时应将病人使用的药物、剂量、用法和注意事项告诉病人，并写在纸上交给病人以便需要时使用。若有气急、发绀加重等变化，应尽早就医。

二、急性呼吸窘迫综合征

案例导入

某男，40 岁。烧伤 2 天，呼吸困难 2 小时。2 天前被铁水烫伤，给予抗感染、止痛、补液等综合治疗，病情尚平稳。2 小时前开始出现呼吸困难，呼吸深快，感胸廓紧束、严重憋气，给予面罩吸氧，仍进行性加剧；发热；24 小时尿量约 600ml、黄色；体温39.2℃，脉搏 110 次/分，呼吸 31 次/分，血压 90/60mmHg。双肺呼吸可闻及少量细湿啰音。双下肢、腹部、双前臂和双手共烫伤面积约 40%，绝大部分为深Ⅱ度和Ⅲ度烧伤。

1. 该病人呼吸困难最可能的原因是什么？

2. 有哪些主要护理诊断，主要护理措施有哪些？

急性呼吸窘迫综合征（acute respiratory distress syndrome，ARDS）是指由各种肺内和肺外致病因素所导致的急性弥漫性肺损伤和进而发展的急性呼吸衰竭。主要病理特征为炎症导致的肺微血管通透性增高，肺泡腔渗出富含蛋白质的液体，进而导致肺水肿和透明膜形成，常伴肺泡出血。主要病理生理改变是肺容积减少、肺顺应性降低和严重通气/血流比例失调。临床表现为呼吸窘迫、顽固性低氧血症和呼吸衰竭，肺部影像学表现为双肺渗出性病变。

【病因与发病机制】

1. 病因　ARDS 的病因尚不清楚。与 ARDS 发病相关的危险因素包括肺内因素（直接因素）和肺外因素（间接因素）两大类。

（1）肺内因素：指对肺的直接损伤，包括：①化学性因素，如吸入胃内容物、毒气、烟尘及长时间吸入纯氧等；②物理性因素，如肺挫伤、淹溺；③生物性因素，如重症肺炎。国外报道，误吸胃内容物是发生 ARDS 的最常见危险因素，而我国最主要的危险因素是重症肺炎。

（2）肺外因素：包括各种类型的休克、败血症、急性重症胰腺炎、严重的非胸部创伤、严重烧伤、药物或麻醉品中毒等。

2. 发病机制　ARDS 的发病机制不十分清楚。目前认为，除上述多种损伤因素对肺部造成直接损伤外，还可激发机体产生系统性炎症反应综合征，即机体失控的自我持续放大和自我破坏的"瀑布"式炎症反应，最终导致肺泡膜损伤、毛细血管通透性增加和微血栓形成，毛细血管内液体和蛋白质漏入肺间质和肺泡，引起肺间质和肺泡水肿；并可损伤肺泡上皮细胞，表面活性物质减少或消失，加重肺水肿和肺不张，使通气/血液比例失调，引起肺氧合功能障碍，导致顽固性低氧血症。

【病理】

ARDS 的主要病理改变为肺广泛充血、水肿和肺泡内透明膜形成。主要有 3 个病理阶段：渗出期、增生期和纤维化期，常重叠存在。早期可见微血管充血、出血和微血栓，肺间质和肺泡内有炎细胞浸润和富含蛋白质的水肿液（有"湿肺"之称）；72 小时后形成透明膜，伴灶性或大片肺泡萎陷；1～3 周后，Ⅱ型肺泡上皮和成纤维细胞增生，胶原沉积，透明膜逐渐吸收消散，肺泡开始修复或纤维化。

【临床表现】

除原发病的表现外，常在原发病起病后 72 小时内发生，几乎不超过 7 天。除原发病的相应症状和体征为外，最早出现的症状是呼吸增快，并呈进行性加重的呼吸困难、发绀，常伴有烦躁、焦虑、出汗等。呼吸困难的特点是呼吸深快、费力，病人常感胸廓紧束、严重憋气，即呼吸窘迫。呼吸困难不能通过氧疗有所缓解，也不能用其他心肺疾病原因来解释。早期多无阳性体征，或仅在双肺闻及少量细湿啰音；后期可闻及水泡音及管状呼吸音。

【辅助检查】

1. X 线胸片　X 线胸片的表现以演变快速多变为特点。早期无异常或出现边缘模糊的肺纹理增多。继之出现斑片状并逐渐融合成大片状浸润阴影，大片阴影中可见支气管充气征。后期可出现肺间质纤维化改变。

2. 动脉血气分析　典型改变为低 PaO_2、低 $PaCO_2$ 和高 pH 值。肺氧合功能指标包括肺泡-动脉氧分压差 [P（A-a）O_2]、肺内分流（QS/QT）、呼吸指数 [P（A-a）O_2/PaO_2]、氧合指数（PaO_2/FiO_2）等，其中 PaO_2/FiO_2 为最常使用的指标，PaO_2/FiO_2 降低是诊断 ARDS 的必要条件，正常值为 400～500mmHg，ARDS 时≤200mmHg。

3. 床边肺功能监测　ARDS 肺顺应性降低，无效腔通气量比例（VD/VT）增加，但无气流受限。

4. 血流动力学监测 通常仅用于与左心衰竭鉴别有困难时，通过置入 Swan-Gana 导管测定肺毛细血管楔压（PCWP），一般 PCWP<12mmHg，若>18mmHg 则支持左心衰竭的诊断。

【诊断要点】

根据 ARDS 柏林定义，满足如下 4 项条件方可诊断 ARDS。

1. 明确诱因下 1 周内出现的急性或进展性呼吸困难。

2. 胸部 X 线平片/胸部 CT 显示双肺浸润影，不能完全用胸腔积液、肺叶/全肺不张和结节影解释。

3. 呼吸衰竭不能完全用心力衰竭和液体负荷过重解释。如果临床没有危险因素，需要用客观检查（如超声心动图）来评价心源性肺水肿。

4. 低氧血症 根据 PaO_2/FiO_2 确立 ARDS 诊断，并将其按严重程度分为轻度、中度和重度 3 种。①轻度：200mmHg<PaO_2/FiO_2≤300mmHg；②中度：100mmHg<PaO_2/FiO_2≤200mmHg；③重度：PaO_2/FiO_2≤100mmHg。需要注意的是上述氧合指数中 PaO_2 的监测都是在机械通气参数 PEEP/CPAP 不低于 $5cmH_2O$ 的条件下测得；所在地海拔超过 1000m 时，需对 PaO_2/FiO_2 进行校正，校正后的 PaO_2/FiO_2＝（PaO_2/FiO_2）×（所在地大气压值/760）。

【治疗要点】

ARDS 的治疗原则同一般急性呼吸衰竭，主要治疗措施包括：积极治疗原发病、氧疗、机械通气和调节液体平衡。

1. 积极治疗原发病 治疗原发病是治疗 ARDS 的首要原则和基础，防止进一步肺损伤。如控制感染、纠正休克等。感染是导致 ARDS 的最常见原因，也是 ARDS 的首位高危因素，另外 ARDS 病人易并发感染，因此所有 ARDS 病人都应怀疑感染的可能，除非有明确的其他导致 ARDS 的原因存在，治疗上宜选用强有力的广谱抗生素。

2. 氧疗 一般需用面罩进行高浓度（>50%）给氧，使 PaO_2≥60mmHg 或 SaO_2≥90%。

3. 机械通气 由于 ARDS 主要表现为常规吸氧难以纠正的顽固性低氧血症，故多数病人需及早应用机械通气，以提供充分的通气和氧合，支持器官功能。但由于 ARDS 病变的不均匀性，传统的机械通气潮气量可以使顺应性较好的处于非下垂位肺区的肺泡过度充气而造成肺泡破坏，造成容积伤。而已经萎陷的肺泡在通气的过程中仍处于萎缩状态，在局部扩张肺泡和萎缩肺泡之间产生剪切力，可引起肺严重损伤。因此，ARDS

病人的机械通气需采用肺保护性通气（lung protective ventilation），给予合适水平的呼吸末正压（PEEP）和小潮气量通气。

（1）呼气末正压（PEEP）：适当的 PEEP 可以使萎陷的小气道和肺泡重新开放，防止肺泡随呼吸周期反复开闭，并可减轻肺泡水肿，从而改善肺泡弥散功能和通气/血流比例，减少分流，达到改善氧合功能和肺顺应性的目的。但 PEEP 可增加胸腔正压，减少回心血量，因此使用时应注意：①对于血容量不足的病人，应补充足够的血容量，以代偿回心血量的不足；但需避免过量而加重肺水肿。②从低水平开始，先用 $5cmH_2O$，逐渐增加到合适水平，一般为 $8\sim18cmH_2O$，争取维持 $PaO_2>60mmHg$，而 $FiO_2<60\%$。

（2）小潮气量（low tidal volume）：潮气量为 $6\sim8ml/kg$，使吸气压控制在 $30\sim35cmH_2O$ 以下，防止肺泡过度充气。为保证小潮气量，可允许一定程度的 CO_2 潴留和呼吸性酸中毒（pH7.25～7.30），合并代谢性酸中毒时需适当补碱。

（3）通气模式的选择：目前暂无统一的标准，压力控制通气可以保证气道吸气压不超过预设水平，避免肺泡过度扩展而导致呼吸机相关肺损伤，较常用。反比通气的吸气相长于呼吸相，与正常呼、吸比例相反，可以改善氧合，当与压力控制通气联合使用时，延长的吸气时间可以产生一延长的低压气流，从而改善气体的弥散功能。联合使用肺复张法（recruitment maneuver）、俯卧位辅助通气等可进一步改善氧合。

知识链接

俯卧位通气

俯卧位通气是治疗 ARDS 病人的一项比较有效的辅助治疗措施，能通过多种途径和机制明显改善 ARDS 病人的氧合状态，包括：①使肺内气体重新分布，减少肺内分流；②使水肿液重新分布，进而改善肺通气；③减轻心脏对肺的压迫，有助于缓解局部肺组织受压，从而改善通气/血流；④有利于气道内分泌物及液体的排出，改善通气和弥散功能。2010 年发表的荟萃分析结果显示，俯卧位通气能降低严重低氧血症（氧合指数<100）病人的死亡率。但目前并没有证据证明俯卧位能够降低氧合指数>100 病人的死亡率，因此不建议临床常规使用。

4. 液体管理　为了减轻肺水肿，应合理限制液体入量，可允许以较低的循环容量来维持有效循环，保持双肺相对"干"的状态。在血压稳定和保障组织器官灌注前提下，液体出入量宜呈轻度负平衡。适当使用利尿剂可以促进肺水肿的消退。一般 ARDS 早期不宜输胶体液，因内皮细胞受损，毛细血管通透性增加，胶体液可渗入间质，加重肺水肿。大量出血病人必须输血时，最好输新鲜血，用库存 1 周以上的血时应加用微过滤器，避免发生微血栓而加重 ARDS。

5. 营养支持与监护　ARDS 时机体处于高代谢状态，应补充足够的营养。由于全静脉营养可引起感染和血栓形成等并发症，且在禁食 24～48 小时后即可以出现肠道菌群异位，进食能保护胃黏膜，因此宜尽早开始胃肠营养。病人应安置在 ICU，严密监测呼吸，循环，水、电解质，酸碱平衡等，以便及时调整治疗方案。

6. 其他治疗　肾上腺糖皮质激素、表面活性物质替代治疗、吸入一氧化二氮等可能有一定的价值。

【护理诊断】

1. 潜在并发症：重要器官缺氧性损伤。

2. 清理呼吸道无效　与呼吸道感染、分泌物过多或黏稠、咳嗽无力有关。

3. 低效型呼吸型态　与不能进行有效呼吸有关。

4. 焦虑　与呼吸窘、疾病危重以及对环境和事态失去自主控制有关。

5. 自理缺陷　与严重缺氧、呼吸困难、机械通气有关。

【护理措施】

1. 一般护理

（1）绝对卧床休息，取半卧位。

（2）给流质或半流质饮食，必要时协助进食。

（3）高浓度氧气吸入，必要时加压给氧。为防止氧中毒，应注意观察氧分压的变化，使其维持在 60～70mmHg 即可。如氧分压始终低于 50mmHg，需行机械通气治疗，最好使用呼气末正压通气（PEEP）。

（4）保持呼吸道通畅：及时清理呼吸道分泌物。

（5）做好心理护理，ARDS 的病人因呼吸困难、预感病情危重，常会产生紧张、焦虑情绪，要关心安慰病人，解除其思想顾虑。

（6）做好口腔护理，预防感染。

（7）加强皮肤护理，预防压疮。

2. 专科护理

（1）氧疗：ARDS 的病人需吸入较高浓度（$FiO_2 > 35\%$）的氧，使 PaO_2 迅速提高到 60～80mmHg 或 $SaO_2 > 90\%$。氧疗过程中，应注意观察氧疗效果，如吸氧后呼吸困难缓解、发绀减轻、心率减慢，表示氧疗有效；如果意识障碍加深或呼吸过度表浅、缓慢，应根据动脉血气分析结果和病人的临床表现，及时调整吸氧流量或浓度，保证氧疗效果。不能改善病人的低氧血症，应做好气管插管和机械通气的准备，配合医生进行气管插管和机械通气。

（2）用药护理：按医嘱及时准确给药，并观察疗效及不良反应。病人使用呼吸兴奋剂时应保持呼吸道通畅，静滴时速度不宜过快，注意观察呼吸频率、节律、神志变化以及动脉血气的变化，以便调整剂量。

（3）病情监测：密切观察生命体征的变化，呼吸频率、节律和深度；缺氧有无改善；监测心率、心律及血压；意识状态及神经精神症状；观察和记录每小时尿量和出入量；监测动脉血气分析和生化检验结果，了解电解质和酸碱平衡情况。

（4）保持呼吸道通畅：指导并协助病人进行有效的咳嗽、咳痰，协助翻身、拍背，促使痰液排出。使用机械通气病人应及时吸痰，注意无菌操作，并注意观察痰的颜色、性质、量及时做好记录。

（5）呼吸机参数及功能的检测：检查呼吸机各项设置是否恰当，报警范围是否合适，呼吸机功能否正常运转。保持管道通畅，防止管道扭曲、受压。加强气道管理，保持吸入的气体温湿度适合。防止意外脱管、堵管、管道移位，每班测量和记录气管插管外露的长度，及时添加湿化瓶中的无菌注射用水。

【健康教育】

1. 疾病知识指导　向病人及家属讲解疾病的发生、发展和转归。

2. 呼吸锻炼的指导　教会病人有效咳嗽、咳痰技术，如缩唇呼吸、腹式呼吸、体位引流、拍背等方法，提高病人的自我护理能力，加速康复，延缓肺功能恶化。

3. 用药指导　出院时应将病人使用的药物、剂量、用法和注意事项告诉病人，并写在纸上交给病人以便需要时使用。指导并教会低氧血症的病人及家属学会合理的家庭氧疗方法及其注意事项。

4. 活动与休息　根据病人的具体情况指导病人制定合理的活动与休息计划，教会病人避免氧耗量较大的活动，并在活动过程中增加休息。

5. 合理安排膳食，加强营养。

6. 戒烟，避免吸入有害烟雾和刺激性气体。

7. 向家属讲解呼吸衰竭的征象及简单处理，若有气急、发绀加重等变化，应尽早就医。

任务十一　呼吸衰竭和急性呼吸窘迫综合征病人的护理

达标检测及答案

任务十二　呼吸系统疾病常用诊疗技术的护理

▶ 学习目标

1. 熟记各种诊疗技术术前、术中、术后护理要点。
2. 说出诊疗技术适应证和禁忌证。

一、纤维支气管镜检查术

纤维支气管镜检查是利用光学或电子纤维内镜对气管-支气管管腔进行的检查。纤维支气管镜可经口腔、鼻腔、气管导管或气管切开套管插入段、亚段支气管，甚至更细的支气管，可在直视下行活检或刷检、钳取异物、吸引或清除阻塞物，并可作支气管肺泡灌洗，行细胞学或液体成分的分析采取标本；另外，利用纤维支气管镜可注入药物，或切除气管内腔的良性肿瘤等。纤维支气管镜检查成为支气管、肺和胸腔疾病诊断及治疗不可缺少的手段。

【适应证】

1. 胸部 X 线占位改变或阴影而致肺不张、阻塞性肺炎、支气管狭窄或阻塞、刺激性咳嗽，经抗生素治疗不缓解，疑为异物或肿瘤的病人。

2. 原因不明的咯血需明确病因及出血部位，或需局部止血治疗者。

3. 用于清除黏稠的分泌物、黏液栓或异物。

4. 原因不明的喉返神经麻痹、膈神经麻痹或上腔静脉阻塞。

5. 行支气管肺泡灌洗及用药等治疗。

6. 引导气管导管，进行经鼻气管插管。

7. 对于气道狭窄者，在支气管镜下行球囊扩张或放置支架等介入治疗。

【禁忌证】

1. 病人体质差不能耐受者如肺功能严重损害、重度低氧血症、严重心功能不全、高血压或心律失常、频发心绞痛、严重肝肾功能不全、全身状态极度衰竭者。

2. 出凝血机制严重障碍者。

3. 新近有上呼吸道感染或高热者。

4. 哮喘发作或大咯血者需待症状控制后再考虑支纤镜检查。

5. 有主动脉瘤破裂危险者。

6. 对麻醉药物过敏，不能用其他药物代替者。

【操作前准备】

1. 病人准备　向病人及家属说明检查目的、操作过程及有关配合注意事项，以消除紧张情绪，取得合作。纤维支气管镜检查是有创性操作，术前病人应签署知情同意书。病人术前 4 小时禁食禁水，以防误吸。病人若有活动性义齿应事先取出。

2. 完善病人的影像学检查资料，以确定病变位置，有出血倾向者需作凝血时间和血小板计数，对年老体弱、心肺功能差者作心电图和肺功能检查，以评价病人对检查的耐受性。

3. 术前用药　评估病人对消毒剂、局麻药或术前用药是否过敏，防止发生过敏反应。术前半小时遵医嘱给予阿托品 1mg 和地西泮 10mg 肌内注射，以减少呼吸道分泌和镇静。

4. 物品准备　备好吸引器和复苏设备，以防术中出现喉痉挛和呼吸窘迫，或因麻醉药物的作用抑制病人的咳嗽和呕吐反射，使分泌物不易咳出。

微视频 1-12-1

纤维支气管镜
术前健康教育

【操作中护理】

纤维支气管镜可经鼻或口插入，目前大多数经鼻插入。病人常取仰卧位，不能平卧者，可取坐位或半坐位。按医生指示经纤维支气管镜滴入麻醉剂作黏膜表面麻醉，并根据需要配合医生做好吸引、灌洗、活检、治疗等相关操作。医师检查时，护士密切观察病人的生命体征和反应，如果检查中病人突然出现血压显著升高或降低、心律失常、面部和口唇发绀、烦躁不安等异常反应时立即报告医师，停止检查，并按医嘱相应处理。

【操作后护理】

1. 病情观察　密切观察病人有无发热、胸痛、呼吸困难；观察痰液的颜色和特征。向病人和家属说明术后数小时内，特别是活检后会有少量咯血及痰中带血，不必担心；但对咯血量较多者应通知医生，并防止窒息的发生。

微视频 1-12-2

纤维支气管镜
术后健康教育

2. 避免误吸　术后 2 小时内禁食禁水。麻醉作用消失、咳嗽和呕吐反射恢复后可进食温凉流质或半流质饮食。进食前试验小口喝水，无呛咳再进食。

3. 减少咽喉部刺激　术后数小时内避免吸烟、谈话和咳嗽，使声带得以休息，以免声音嘶哑和咽喉部疼痛。

二、胸腔穿刺术

胸腔穿刺术是自胸腔内抽取积液或积气的操作。

【适应证】

1. 协助病因　诊断胸腔积液性质不明者，需抽取积液检查。

2. 缓解压迫症状　胸腔内大量积液或气胸者，排除积液或积气，避免胸膜粘连增厚。

3. 脓胸抽脓灌洗治疗，或恶性胸腔积液需胸腔内注入药物者。

【操作前准备】

1. 病人准备　向病人及家属解释穿刺目的、操作步骤以及术中注意事项，争取病人配合穿刺。胸腔穿刺术是一种有创性操作，术前应确认病人签署知情同意书。操作前指导病人处于穿刺体位，一般取坐位，如病人衰弱可取半坐卧位，并告知病人在操作过程中保持穿刺体位，不要随意活动，避免咳嗽或深呼吸，避免说话，回答问题可用摇头点头或手势应答，以免损伤胸膜或肺组织，必要时给予镇咳药。术前经超声检查确定穿刺部位。

2. 用物准备　准备好靠背高度适中的椅子，穿刺包（内有 12 号和 16 号尾部带胶管的穿刺针各 1 根，无菌试管 2 根，无菌纱布 2 块或创可贴 2 块，5ml、50ml 或 100ml 无菌注射器各 1 副，三通活塞 1 套，止血钳 2 把），全套消毒用品，盛胸腔积液的容器，胶布。

【操作中护理】

1. 协助病人取好抽液体位　协助病人反坐于靠背椅上，双手平放椅背上；或取坐位，使用床旁桌支托；或协助病人取半卧位，完全暴露背部或侧胸、胸部。

2. 确定穿刺部位　一般胸腔积液的穿刺点在肩胛线或腋后线第 7~8 肋间隙或腋前线第 5 肋间隙。气胸者取患侧锁骨中线第 2 肋间隙或腋前线第 4~5 肋间隙进针。

3. 穿刺方法

（1）穿刺步骤：常规消毒皮肤，局部麻醉。术者左手示指和拇指固定穿刺部位的皮肤，右手将胶管钳夹了的穿刺针在局部麻醉处沿下位肋骨上缘缓慢刺入胸壁直达胸膜。连接注射器，抽取胸腔积液或气体。穿刺过程中应避免损伤脏层胸膜，并注意保持密闭，防止发生气胸。术毕拔出穿刺针，再次消毒穿刺点后，覆盖无菌敷料，稍用力压迫穿刺部位片刻。

（2）抽液抽气量：每次抽液、抽气时，不宜过快、过多，防止抽吸过多过快使胸腔内压骤然下降，发生复张后肺水肿或循环障碍、纵隔移位等意外。首次抽液量不宜超过600ml，以后每次抽液量不宜超过1000ml。抽气量不宜超过1000ml。如胸腔穿刺是为了明确诊断，抽液50～100ml即可，置入无菌试管送检。如治疗需要，抽液抽气后可注射药物。

4. **病情观察**　穿刺过程中应密切观察病人的脉搏、面色等变化，以判定病人对穿刺的耐受性。注意询问病人有无异常的感觉。抽吸时，若病人出现头晕、心悸、冷汗、面色苍白、脉细、四肢发凉，提示病人可能出现"胸膜反应"，应立即停止抽吸，使病人平卧，密切观察血压，防止休克。必要时按医嘱皮下注射0.1%肾上腺素0.3～0.5ml。

【操作后护理】

1. 记录穿刺的时间、抽液抽气的量、胸腔积液的颜色以及病人在术中的状态。

2. 监测病人穿刺后的反应，观察病人的脉搏和呼吸状况，注意有无血胸、气胸、肺水肿等并发症的发生。观察穿刺部位，如出现红、肿、热、痛、体温升高或液体溢出等及时通知医生。

3. 嘱病人静卧，24小时后方可洗澡，以免穿刺部位感染。

4. 鼓励病人深呼吸，促进萎缩的肺膨胀。

三、胸腔闭式引流术

胸腔闭式引流术是依靠水封瓶中的液体使胸膜腔与外界隔离，当胸膜腔内因积液或积气形成高压时，胸膜腔内的液体或气体可排至引流瓶内；当胸膜腔内恢复负压时，水封瓶内的液体被吸至引流管下端形成负压水柱，阻止空气进入胸膜腔。主要作用为排出积气或积液，重建负压，促进肺复张；平衡压力，预防纵隔移位及肺萎缩；发现胸膜腔内活动性出血、支气管残端瘘、食管胸膜瘘等。

【适应证】

适应于气胸、液气胸及脓胸的引流治疗。

【方法】

1. **部位**　气胸于锁骨中线外侧第2肋间隙处或腋前线第4～5肋间隙；引流液体在腋中线或腋后线第7～8肋间隙；引流脓液在脓腔最低处。

2. 经套管针将引流导管插入胸膜腔或行手术切开后置入引流管。

3. 导管连接水封瓶，水封瓶塞上连接导管的长玻璃管插入水面下1.5～2.0cm，使胸膜腔内压力保持在2.0cmH$_2$O以下。肺复张不满意时可采用负压吸引闭式引流装置，压力维持在$-8\sim-12cmH_2O$。

【术前护理】

1. 用物准备　准备好无菌水封瓶、引流管、胸腔切开包、床旁小桌、大弯血管钳2把、无菌手套2副、全套消毒用品。严格检查引流管是否通畅和整套胸腔闭式引流装置是否密闭。

水封瓶内注入适量无菌蒸馏水或生理盐水，标记液面水平。为了确保病人的胸腔和引流装置之间为一密闭系统，并使胸膜腔内压力保持在$1\sim2cmH_2O$，需将连接胸腔引流管的玻璃管一端置于水面下$1\sim2cm$。引流瓶塞上的另一短玻璃管为排气管，其下端应距离液面5cm以上。如同时引流液体时，需在水封瓶之前增加一贮液瓶，使液体引流入贮液瓶中，确保水封瓶液面的恒定。引流效果不佳时按医嘱连接负压引流装置，注意保持负压在$-8\sim-12cmH_2O$之间。为了防止负压过大造成肺损伤，确保病人的安全，需在水封与负压吸引之间增加一调压瓶。调压瓶内加入适量的无菌蒸馏水或生理盐水，根据所需负压将调压瓶中的调节管末端保持在水面下$8\sim12cm$处，这样，如果吸引器产生的负压过大，外界空气可以经压力调节管进入调压瓶内，确保胸腔所承受的吸引负压不会超过设置值。

2. 病人准备　向病人简要说明排气疗法的目的、意义、过程及注意事项，以取得病人的理解与配合。

【术后护理】

1. 保证有效的引流　①确保引流装置安全：引流瓶应放在低于病人胸部且不易踢到的地方，其液平面应低于引流管胸腔出口平面60cm，以防瓶内的液体反流进入胸腔。妥善固定引流管于床旁，留出适宜长度的引流管，既要便于病人翻身活动，又要避免过长扭曲受压。②观察引流管通畅情况：密切观察引流管内的水柱是否随呼吸上下波动及有无气体自水封瓶液面逸出。必要时，可请病人做深呼吸或咳嗽。如有波动，表明引流通畅。若水柱波动不明显，液面无气体逸出，病人无胸闷、呼吸困难，可能肺组织已复张；若病人呼吸困难加重，出现发绀、大汗、胸闷、气管偏向健侧等症状，可能是引流管被阻塞。首先检查引流管是否被扭曲受压；如排除引流管扭曲受压，应立即通知医生紧急处理。如同时引流液体，应观察和记录引流液的量、色和性状。③防止胸腔积液或渗出物堵塞引流管：引流液黏稠或引流血液时，应根据病情定时由胸腔端向引流瓶端的方向挤压引流管。④防止意外：搬动病人时需要用两把血管钳将引流管双重夹紧，防止在搬动过程中发生引流管滑脱、漏气或引流液反流等意外情况。若胸腔引流管不慎滑出胸腔时，应嘱病人呼气，同时迅速用凡士林纱布及胶布封闭引流口，并立即通知医生进行处理。

2. 引流装置及伤口护理　严格执行无菌操作，引流瓶上的排气管外端应用 1～2 层纱布包扎好，避免空气中尘埃或脏物进入引流瓶内。如使用一次性闭式引流系统，需每天更换引流瓶，更换时应注意连接管和接头处的消毒，更换前用双钳夹紧引流管近心端，更换完毕检查无误后再放开，以防止气体进入胸腔。伤口敷料每 1～2 天更换 1 次，有分泌物渗湿或污染时及时更换。

3. 肺功能锻炼　鼓励病人每 2 小时进行 1 次深呼吸、咳嗽和吹气球练习，以促进受压萎陷的肺扩张，加速胸腔内气体排出，促进肺尽早复张。但应避免持续剧烈的咳嗽。

4. 拔管护理引流管拔除指征　引流管无气体逸出 1～2 天后，夹闭 1 天病人无气急、呼吸困难，透视或 X 线胸片示肺已全部复张，可拔除引流管。拔管时嘱病人深呼气，拔管后立即用无菌凡士林纱布覆盖伤口。拔管后 24 小时内注意观察有无胸闷，呼吸困难，切口处漏气、渗出、出血，皮下气肿等情况，如发现异常应及时处理。

四、机械通气

机械通气（mechanical ventilation）是在病人自然通气和（或）氧合功能出现障碍时，运用器械（主要是呼吸机）使病人恢复有效通气并改善氧合的方法。根据是否建立人工气道分为有创机械通气和无创机械通气。

（一）有创机械通气

指通过建立人工气道（经鼻或口气管插管、气管切开）进行的机械通气方式。

【适应证和禁忌证】

1. 适应证　包括：①阻塞性通气功能障碍：如 COPD 急性加重、哮喘急性发作等。②限制性通气功能障碍：如神经肌肉病变、间质性肺疾病、胸廓畸形等。③肺实质病变：如 ARDS，重症肺炎、严重的心源性水肿。④心肺复苏：任何原因引起的心跳、呼吸骤停进行心肺复苏时。⑤需强化气道管理：如需保持呼吸道通畅、防止窒息和使用某些呼吸抑制药物等。⑥预防性使用：如心、胸外科手术短期保留机械通气以帮助病人减轻因手术创伤而加重的呼吸负担，减轻心肺和体力上的负担，促进术后恢复。

2. 使用指征　尚无统一的标准。有下列情况存在时，宜尽早建立人工气道，进行人工通气，不要等到呼吸心跳濒临停止甚至已停止后再考虑机械通气：①严重呼吸衰竭和 ARDS 病人经积极治疗，情况无改善甚至恶化者；②呼吸型态严重异常：成人呼吸频率>35～40 次/分或 6～8 次/分，或呼吸不规则、自主呼吸微弱或消失；③意识障碍；④严重低氧血症，$PaO_2 \leqslant 50mmHg$，且经过高浓度氧疗仍 $\leqslant 50mmHg$；⑤PaO_2 进行性升高，pH 动态下降。

3. **禁忌证** 机械通气治疗无绝对禁忌证。正压通气的相对禁忌证为：①伴有肺大泡的呼吸衰竭；②未经引流的气胸和纵隔气肿；③严重肺出血；④急性心肌梗死；⑤低血容量性休克未补足血容量者。

【机械通气对生理功能的影响】

由于目前临床上应用的呼吸机大多为正压通气，可使肺泡内压及胸腔内压明显升高，因此对呼吸和循环都会产生一系列不同于自然呼吸的影响。

1. **对呼吸功能的影响** ①呼吸肌：通过替代呼吸肌做功使之得到休息，同时通过纠正缺氧和 CO_2 潴留而改善呼吸肌做功环境；但长期使用可出现失用性萎缩，导致呼吸机依赖。②肺泡：使萎陷的肺泡复张、减轻肺水肿、增加肺表面活性物质的生成、改善肺顺应性。③气道：扩张气道，降低气道阻力。④呼吸机制：肺扩展及缺氧和 CO_2 潴留的改善，使肺牵张感受器和化学感受器传入呼吸中枢的冲动减少，抑制自主呼吸。⑤通气/血流比例：一方面通过改善肺泡通气和复张萎陷肺泡改善通气/血流比例、减少分流；另一方面，由于气体容易进入比较健康的肺区使该区肺泡过度通气，导致毛细血管受压、血流减少，使通气/血流比例恶化。⑥弥散功能：一方面通过改善肺水肿、增加功能残气量和增加呼吸膜两侧的压力梯度而改善弥散功能；另一方面，由于减少回心血量、减少肺血管床容积，使弥散功能降低。

2. **对循环功能的影响** 正压通气可使回心血量减少，心排血量下降，严重时血压下降。通常认为平均气道压＞$7cmH_2O$ 或 PEEP＞$5cmH_2O$ 即可引起血流动力学的变化。

【机械通气的实施】

1. 人机连接方式

(1) 气管插管：气管插管有经口和经鼻插管两种途径。

(2) 气管切开：适用于需长期使用机械通气或头部外伤、上呼吸道狭窄或阻塞、解剖无效腔占潮气量比例较大而需使用机械通气者。缺点为：①创伤较大，可发生切口出血或感染；②操作复杂，不适用于紧急抢救；③对护理要求较高，且痊愈后颈部留有瘢痕，可造成气管狭窄等。一般不作为机械通气的首选途径。

2. 通气模式 指呼吸机在每一个呼吸周期中气流发生的特点，主要体现在吸气触发方式、吸-呼切换方式、潮气量大小和流速波形。常用的通气模式有：

(1) 持续强制通气 (continuous mandatory ventilation，CMV)：呼吸机完全替代病

人自主呼吸的通气模式，包括容量控制和压力控制两种。

（2）间歇强制通气（intermittent mandatory ventilation，IMV）和同步间歇强制通气（synchronized intermittent mandatory ventilation，SIMV）：IMV指呼吸机按预设的呼吸频率给予CMV，也允许病人进行自主呼吸，但由于呼吸机以固定频率进行呼吸，因此可以影响病人的自主呼吸，出现人机对抗。SIMV弥补了这一缺陷，即呼吸机预设的呼吸频率由病人触发，若病人在预设的时间内没有出现吸气动作，则呼吸机按预设参数送气，增加了人机协调，在呼吸机提供的每次强制性通气之间允许病人进行自主呼吸，以达到锻炼呼吸肌的目的，是临床最常用的通气模式。

（3）压力支持通气（pressure support ventilation，PSV）：是一种由病人自主呼吸触发，并决定呼吸频率和吸/呼比例（I/E）的通气模式。当病人的吸气努力达到触发标准后，呼吸机提供一高速气流，使气道很快达到预设的辅助压力水平，以克服吸气阻力、扩张双肺。用于有一定自主呼吸能力、呼吸中枢驱动稳定的病人或用于准备撤机的病人。

（4）持续气道正压（continuous positive airway pressure，CPAP）：CPAP指气道压在吸气相和呼气相都保持相同水平的正压。由于气道处于持续正压状态，可以防止肺与气道萎缩，改善肺顺应性，减少吸气阻力。

3. 通气参数设置

（1）吸气氧分数（fraction of inspired oxygen，FiO_2）：选择范围为 $21\% \sim 100\%$，但当 FiO_2 大于 50% 时，应警惕氧中毒。因此调节 FiO_2 的原则是在保证氧合的前提下，尽量使用较低的 FiO_2。

（2）潮气量（V_T）：为避免呼吸机相关肺损伤的发生，目前倾向于较小的 V_T，一般 $8 \sim 10ml/kg$.

（3）呼吸频率（RR）：与 V_T 配合以保证足够的MV，根据病情选择。阻塞性通气障碍的病人宜用缓慢的频率，一般 $12 \sim 20$ 次/分，有利于呼气；而ARDS等限制性通气障碍的病人选用较快的RR，配以较小的 V_T，有利于减少由克服弹性阻力所做的功和对心血管系统的不良影响。

（4）吸/呼时间比（I/E）：一般为 $1/2$，阻塞性通气障碍的病人可延长呼气时间，使 I/E 小于 $1/2$，有利于气体排出；而ARDS病人可增大 I/E，甚至采用反比通气（I/E1，即吸气时间长于呼吸时间）

（5）呼气末正压（PEEP）：为避免因胸腔内压上升而致回心血量减少，心排血量下降，因此需选择使肺顺应性和氧运输达到最大、FiO_2 达到最低、对循环无不良影响的最小 PEEP 值。一般在 $5\sim10cmH_2O$ 左右。

（6）报警参数：设置报警参数可以保证呼吸机使用的安全，常用的报警参数包括：①无呼吸报警：当过了预设时间（通常为 $10\sim20$ 秒）而呼吸机未感知到呼吸时无呼吸报警即启动，可能的情况有呼吸机管路脱开、气道或管道阻塞、病人无呼吸努力等。②高呼吸频率报警：当病人自主呼吸过快时，需及时处理，防止过度通气。③低容量报警：当呼出气体量少于预设水平时报警。④压力限制报警：此参数即作为报警参数，又可确保两肺压力过高。病人的吸气峰压一般为 $15\sim20cmH_2O$，有时可达到 $30cmH_2O$，吸气峰压过高容易造成肺的气压伤，并对循环产生不良影响，因此需设置压力上限报警，通常设置在高于病人的吸气峰压 $5\sim10cmH_2O$。

4. 并发症

（1）呼吸机相关性肺损伤（ventilator-induced lung injury，VILI）：包括气压-容积损伤、剪切伤和生物伤。VILI 的典型临床表现包括纵隔气肿、皮下气肿、气胸、张力性肺大泡等，早期表现常难以发现，临床上强调观察和预防 VILI 的发生。

（2）呼吸机相关肺炎（ventilator associated pneumonia，VAP）是机械通气病人常见的并发症，占机械通气病人的 $10\%\sim48\%$，是最常见的院内感染，可成为机械通气失败的主要原因，并且是 ICU 病人的重要死因。VAP 的危险因素包括严重头颈部外伤、气管切开、多次中心静脉插管、肠内营养等。

（3）氧中毒：长时间吸入高浓度氧气使体内氧自由基产生过多，导致组织细胞损伤和功能障碍，称为氧中毒。主要表现为呼吸系统毒性作用，通常在吸入 $FiO_2>50\%$ 的氧气 $6\sim30$ 小时后病人出现咳嗽、胸闷、PaO_2 下降等表现，$48\sim60$ 小时后可致肺活量和肺顺应性下降，X 线胸片可出现斑片状模糊浸润影，因此，应尽早将 FiO_2 降至 50% 以下。

（4）呼吸性碱中毒：当辅助通气水平过高，或采用辅助控制通气模式的病人自主呼吸频率过快时可导致过度通气，出现呼吸性碱中毒，对于 II 型呼吸衰竭的病人应特别注意。

（5）血流动力学紊乱：持续正压通气可使胸腔内压力升高，回心血量减少，从而导致心排血量减少，血压下降。

（6）气管-食管瘘：由于气囊压迫所致。

（7）呼吸机故障所致的并发症

①气管插管脱出或管道脱开：为最常见且比较严重的故障。病人可因自主呼吸过弱或因带呼吸机管道呼吸，无效腔过大，形成严重的重复呼吸而窒息。气管导管脱出最常

见的原因是病人自己将气管插管拔除，少数病人可由导管固定不牢、躁动和头颈部活动幅度过大或医护人员操作不当引起。管道脱开最常见的位置为 Y 形管与气管插管或气管切开套管的连接处。

②气管插管滑入右主支气管：可因各项操作、搬动病人、病人自身的活动或固定不当等导致气管插管过深，滑入右侧支气管，造成单纯右肺通气，导致右肺高容通气造成气压-容积伤，而左肺无通气造成肺不张。

③人工气道堵塞：常因黏痰、痰痂、呕吐物堵塞所致，也可因导管套囊滑脱堵塞而引起，导致通气不足甚至窒息。

④呼吸机管道堵塞：呼吸机管道可因积水、扭曲、连接不当或单向活瓣方向装反等原因造成堵塞，如不及时处理即可造成窒息。

⑤其他：包括断电、呼吸切换障碍、机械故障等。

【机械通气的撤离】

机械通气的撤离（weaning from mechanical ventilation）简称撤机，是指由机械通气状态恢复到完全自主呼吸的过渡过程。当病人需要进行机械通气的病理基础已基本除去、心血管功能稳定、自主呼吸能维持机体适当的通气时可考虑撤机。对于机械通气时间较长的病人，撤机是一个比较艰难的过程，在撤机前须做好充分的准备，积极创造条件，并通过评估病人的呼吸泵功能和气体交换功能把握撤机时机。撤机的方法包括 T 形管间断脱机、CPAP 方式间断脱机、SIMV 方式撤机和 PSV 方式撤机。撤机过程中需严格执行撤机方案，严密观察病人的撤机反应，确保撤机过程的安全。

【护理】

1. 气管插管和机械通气的准备

（1）确保氧供：多数需进行机械通气的病人常在紧急情况下实施，病人常处于严重低氧血症甚至生命垂危状态，因此在等候气管插管建立人工气道和机械通气之前需保持气道通畅（体位或放置口咽通气道），如普通高浓度氧疗不能使病人的 PaO_2 或 SaO_2 达到维持生命的水平，需用面罩或简易呼吸器（manual resuscitation bag）接 100% 的纯氧进行手动通气，以维持适当氧供和通气，确保生命安全。

（2）物品准备：传播备齐气管插管用品、呼吸机、呼吸机用供氧、供气设备、抢救车、吸引器，确保用物完整、功能良好。按规程连接呼吸机导管，并接模拟肺，开机检查呼吸机功能完好后，按病情需要和医嘱设置通气参数 .

（3）病人准备：

①心理准备：由于严重呼吸困难、生命垂危、对机械通气的效果和安全性不了解等

因素，清醒病人常有焦虑和恐惧心理，因此，需用简单易懂的语言向病人解释气管插管和机械通气的重要性，并指导病人如何配合及如何以非言语方式表达其需要。有家属在场时，需注意向家属进行必要的解释，缓解家属的焦虑情绪。

②体位准备：将床头移开距墙约 60～80cm，取下床头板，使插管医生能够站在病人的头侧进行气管插管操作。给病人取平卧位，去枕后仰，必要时肩下垫小枕，使口轴线、咽轴线和喉轴线尽量呈一直线。

2. 气管插管时的配合

（1）监测：监测病人的生命体征和缺氧状况，注意有无心律失常和误吸发生。

（2）确保通气和氧供：如插管时间超过 30 秒尚未成功，需提醒医生暂停插管，用简易呼吸器和面罩进行人工给氧和人工通气，防止因低氧血症导致心跳呼吸骤停。

（3）吸痰：插管过程中如分泌物对影响插管和通气时，应及时协助吸引。

（4）判断气管插管位置：气管插管插入后，需立即检查气管插管的位置是否正确、恰当。最常用的方法是听诊法，用简易呼吸器加压送气，先听诊胃部是否有气过水声（如有：说明误插入食管），需防止反复送气听诊造成胃过度充气。如无气过水声，再听诊双肺有无呼吸音、是否对称。判断气管插管位置最准确的方法是监测呼出气二氧化碳波形的改变。

（5）固定和连机：确保气管插管位置正确后，放入牙垫，妥善固定插管，清除气道分泌物，接上呼吸机开始机械通气。测量插管末端到牙齿的距离，并记录。

（6）X 线胸片证实插管位置：病人的通气和氧供得到保障后，需拍摄床边 X 线胸片，确定插管位置是否在隆突上 1～2cm。

3. 机械通气病人的护理　包括检测和评价病人对呼吸机的反应、安全管理机械通气系统、预防并发症、满足病人的基本需要。

（1）病人监护：

1）呼吸系统：①监测血氧饱和度以了解机械通气的效果。②监测有无自主呼吸，自主呼吸与呼吸机是否同步，呼吸的频率、节律、幅度、类型及两侧呼吸运动的对称性；开始应每隔 30～60 分钟听诊肺部，如一侧胸廓起伏减弱、呼吸音消失，可能为气管插管过深造成单侧肺（常为右肺）通气；也可能并发气胸。③呼吸道分泌物：仔细观察分泌物的色、质、量和黏稠度，为肺部感染和气道护理提供主要依据。④胸部 X 线检查：可及时发现肺不张、VILI、VAP 等机械通气引起的并发症，亦可了解气管插管的位置。⑤血气分析：是检测机械通气治疗效果最重要的指标之一，有助于判断血液的氧合状态、指导呼吸机参数的合理调节和判断机体的酸碱平衡情况，结合呼吸状态的监测可判断肺内气体交换的情况。⑥呼气末 CO_2 浓度：用于评价通气效果。呼出 CO_2 浓度在呼气末最高，接近肺泡气水平。如呼气末 CO_2 浓度为 $4.5\%\sim5\%$，表示通气恰当；$<4.5\%$ 为通气过度；$>5\%$ 则表示通气不足。

2）循环系统：正压通气使肺扩张可反射性引起副交感神经兴奋、心排出量下降，导致血压下降，心率加快，甚至心律失常。因此，机械通气的病人应注意监测心率、心律、和血压的变化。

3）体温：机械通气的病人因感染机会增加，常可并发感染、使体温升高。由于发热又可增加氧耗和 CO_2 的产生，故应根据体温升高的程度酌情节调通气参数，并适当降低湿化器的温度以增加呼吸道的散热作用。

4）意识状态：机械通气后病人意识障碍程度减轻，表明通气状况改善；如若烦躁不安、自主呼吸与呼吸机不同步，多为通气不足；如病人病情一度好转后突然出现兴奋、多语甚至抽搐应警惕呼吸性碱中毒。

5）皮肤、黏膜：观察气管插管或气管切开周围皮肤、黏膜的颜色、疼痛情况、皮肤刺激征象和局部引流情况，及时发现并处理口腔溃疡、继发性真菌感染或伤口感染。注意皮肤的色泽、弹性及温度，了解缺氧和 CO_2 潴留改善情况，如皮肤潮红、多汗、浅表静脉充盈，提示任由 CO_2 潴留；观察有无皮下气肿，出现时常与气胸、气管切开有关。

6）腹部情况：可因气囊漏气使气体反流入胃或长时间卧床不动、使用镇静剂或低钾血症等造成肠蠕动减慢，导致腹胀，应观察有无腹部胀气和肠鸣音减弱。腹胀严重需遵医嘱给予胃肠减压。同时要观察呕吐情况，若呕吐咖啡色胃内容物或出现黑便，要警惕应激性溃疡引起上消化道出血。

7）液体出入量：观察和记录 24 小时液体出入量，如尿量增多，水肿逐渐消退，说明经机械通气后低氧血症和高碳酸血症缓解，肾功能改善。若尿量减少或无尿，要考虑体液不足、低血压和肾功能不全等原因。

（2）呼吸机参数及功能的监测：定时检查呼吸机各项通气参数是否与医嘱要求设定的参数值相一致、各项报警参数的设置是否恰当，报警器是否处于开启状态。报警时，及时分析报警的原因并进行及时有效的处理。如气道压力突然升高常见于咳嗽、痰液过多或黏稠阻塞气道、或输入气体管道扭曲、受压等；气道压力过低多与气体管道衔接不紧、气囊漏气或充盈不足有关。

（3）气道管理

1）吸入气体的加温和湿化：气管插管或气管切开的病人失去了上呼吸道的温、湿化功能，因此机械通气时需使用加温加湿器，维持吸入气体的温度在 $32\sim36℃$，相对湿度 100%。常用蒸汽加温湿化的方法，即将水加热后产生蒸汽混入吸入气体中，达到加温和加湿作用，一般呼吸机均有此装置。注意湿化罐内只能加无菌蒸馏水，禁用生理盐水或加入药物，因为溶质不蒸发，将在罐内形成沉淀。湿化罐内水量要恰当，尤其要注意防止水蒸干。

2）吸痰：应及时通过机械吸引清除气道内分泌物，吸引频率根据分泌物量决定。每次吸痰前后应给与高浓度氧气吸入 2 分钟，1 次吸痰时间不超过 15 秒。

3）呼吸治疗：①雾化吸入：通过呼吸机本身雾化装置，雾化给予受体激动剂和糖皮质激素等药物，以扩张支气管。②气管内滴入生理盐水或蒸馏水，以稀释和化解痰液。每次注入液体量不超过 3～5ml，每 30～60 分钟一次。③定期翻身叩背，促进痰液引流，预防肺并发症的发生。

4）气囊充、放气：如气管插管不使用高容低压套囊，需定时放气，防止气囊压迫气管黏膜过久，影响血液循环，造成黏膜损伤，甚至坏死。一般每 6～8 小时放气 1 次，放气时，先抽吸气道内分泌物，在缓慢抽吸囊内气体，尽量减轻套囊压力，每放气 5～10 分钟后再充气。气囊充气要恰当，维持在 20～30cmH_2O。充、放气时应注意防止插管脱出，充气完成后应确保固定良好，测量末端到牙齿的距离，并与原来的数据比较。

5）气管切开护理：每天更换气管切开处敷料和清洁气管内套管 1～2 次，防止感染。

6）防止意外：①妥善固定，防止移位、脱出：气管插管或气管切开套管要固定牢固，每天测量和记录气管插管外露的长度。②及时倾倒呼吸机管道中的积水，防止误吸入气管内引起呛咳和肺部感染。

（4）生活护理：机械通气的病人完全失去生活自理能力，需随时评估并帮助病人满足各项生理需要，如采用鼻饲供给足够的热量，不限水的病人需补充足够的水分，做好口腔护理、皮肤护理和排泄护理。

（5）心理社会支持：机械通气病人常会产生无助感，可以加重焦虑，降低对机械通气的耐受性和人机协调性，易发生人机对抗。对意识清醒的病人，应主动关心病人，与其交流，帮助病人学会应用手势、写字等非语言沟通方式表达其需求，以缓解其焦虑和无助感，增加人机协调。

4. 撤机护理　是指从准备停机开始，直到完全停机、拔出气管插管（气管切开除外）和拔管后一段时间的护理，做好本阶段的护理可帮助病人安全地撤离呼吸机。

（1）帮助病人树立信心：长期接受呼吸机治疗的病人，由于治疗前病情重，经治疗后病情缓解，病人感觉舒适，对呼吸机产生依赖心理，故非常担心停用呼吸机后病情会反复，精神十分紧张。为此，撤机前要向病人（必要时包括家属）解释撤机的重要性、必要性和安全性。

（2）按步骤有序撤机：

1）调整呼吸机参数：如逐渐减少进气量、进气压力及 FiO_2。

2）间断使用呼吸机或调节呼吸机模式：如可选用 SIMV、PSV 等，锻炼呼吸肌，帮助病人恢复呼吸功能，要特别注意循序渐进，不可操之过急。

3）撤机：当病人具备完全撤离呼吸机的能力后，需按以下 4 个步骤进行：撤离呼吸机—气囊放气—拔管（气管切开除外）—吸氧。

（3）呼吸机的终末消毒与保养：呼吸机使用后要按要求进行拆卸，彻底清洁和消毒，然后再按原结构重新安装调试备用。

（二）无创机械通气

无创通气是指无须建立人工气道（如气管插管等）的机械通气方法，包括气道内正压通气和胸外负压通气等，本部分主要介绍气道内正压通气，又称无创正压通气（non-invasive positive pressure ventilation，NPPV），包括双水平正压通气（BiPAP）和持续气道内正压（CPAP）

【适应证和禁忌证】

1. 适应证

（1）呼吸衰竭：适用于轻中度呼吸衰竭的早期干预。应用指标包括：①呼吸急促（COPD）病人的呼吸频率大于 24 次/分，心力衰竭病人的呼吸频率大于 30 次/分）、动用辅助呼吸肌或出现胸腹矛盾运动；②血气异常：pH<7.35，$PaCO_2$>45mmHg，或氧合指数<200mmHg。

（2）急性加重期 COPD：主要适用于伴中度呼吸性酸中毒（pH 为 7.25～7.35）的急性加重期 COPD 病人。

（3）稳定期 COPD：主要适用指征包括：①伴有乏力、呼吸困难、嗜睡等症状；②气体交换异常，表现为 $PaCO_2$≥55mmHg 或在低流量给氧的情况下 $PaCO_2$ 为 50～55mmHg，伴有夜间 SaO_2<88％的累计时间占监测时间的 10％以上；③对支气管舒张剂、糖皮质激素、氧疗等内科治疗无效。

（4）其他：包括心源性肺水肿、支气管哮喘急性严重发作、重症肺炎、ALI/ARDS 早期干预、胸壁畸形或神经肌肉疾病和胸部创伤、辅助撤机和辅助纤维支气管镜检查。

2. 禁忌证　NPPV 的禁忌证包括绝对禁忌证和相对禁忌证。

（1）绝对禁忌证：①心跳或呼吸停止；②自主呼吸微弱、处于昏迷状态；③误吸高危者以及不能清除口咽及上呼吸道分泌物、呼吸道保护能力差；④颈部和面部创伤、烧伤及畸形；⑤上呼吸道梗阻；⑥严重低氧血症（$PaO_2 < 45mmHg$）和严重酸中毒（pH ≤ 7.20）。

（2）相对禁忌证：①合并其他器官功能衰竭（血流动力学指标不稳定、不稳定的心律失常，消化道穿孔/大出血、严重脑部疾病等）；②未引流的气胸；③近期面部、颈部、口腔、咽腔、食管及胃部手术；④严重感染；⑤气道分泌物多或排痰障碍；⑥病人明显不合作或极度紧张。

【NPPV 的实施】

1. 人机连接方法　包括鼻罩、口鼻面罩、全面罩、鼻囊管和接口器等，目前以鼻罩和口鼻面罩最常用。理想的罩应达到密封性好、舒适、重复呼吸无效腔低和安全等基本要求。鼻罩的优点是无效腔较小，病人耐受性良好，可以减少幽闭恐惧症，出现呕吐误吸几率小，可以随时排痰或进食，尤其适用于牙列完整的病人。缺点是病人张口呼吸时影响辅助通气效果和容易经口漏气。口鼻面罩的优点是允许病人经口或经鼻呼吸，避免了经口的漏气，可给予较高的吸气压力，却对病人的要求稍低。缺点是阻碍言语交流，限制经口进食，妨碍吐痰，增加无效腔通气量（导致 CO_2 重复呼吸），幽闭恐惧症较多见。

2. 通气模式　NPPV 常用的模式有 CPAP 和 BiPAP 两种，两种通气模式均可用于Ⅰ型呼吸衰竭，而Ⅱ型呼吸衰竭最常用的模式是 BiPAP。

3. 通气参数设置　无创呼吸机通气参数的设定常以"病人可以耐受的最高吸气压"为原则，因此，CPAP 的压力或 NPPV 的吸气压力应首先从低压开始，在 20～30 分钟内逐渐增加压力，并根据病人的感受调节到能耐受的最高压力，这一过程称为参数的初始化和适应过程。常用的通气参数为：①潮气量 6～12ml/kg；②呼吸频率 16～30 次/分；③吸气流量为自动调节递减型，峰值 40～60L/min（排除漏气量后）；④吸气时间 0.8～1.2 秒；⑤吸气压力为 10～25cmH_2O；⑥PEEP 依病人情况而定（常用 4～5cmH_2O，Ⅰ型呼吸衰竭时增加）；⑦CPAP 6～10cmH_2O。

4. 并发症　NPPV 的常见不良反应有口咽干燥、罩压迫和鼻梁皮肤损伤、恐惧（幽闭症）、胃胀气、误吸、漏气、排痰障碍及睡眠性上气道阻塞等。

【NPPV 的撤离】

NPPV 的撤离指标主要依据病人临床症状病情是否稳定。撤离方法：在逐渐减低压力支持水平的同时，逐渐减少通气时间（先减少白天通气时间，再减少夜间通气时间）。

【护理】

1. 病人教育　NPPV需要病人的合作才能达到治疗效果，因此治疗前应做好病人教育，以消除恐惧，取得配合，提高依从性，同时也可以提到病人的应急能力，以便在紧急情况下（如咳嗽、咳痰或呕吐时）病人能够迅速拆除连接。提高安全性。病人教育的内容包括：①治疗的作用及目的；②连接和拆除的方法；③治疗过程中可能出现的各种感觉和症状，帮助病人正确区分正常和异常情况；④NPPV治疗过程中可能出现的问题及相应措施，如鼻/面罩可能使面部有不适感，使用鼻罩时要闭口呼吸，注意咳嗽和减少漏气等；⑤指导病人有规律的放松呼吸，以便与呼吸机协调；⑥鼓励病人主动排痰并指导吐痰方法；⑦嘱咐病人（或家属）如出现不适应及时告诉医护人员。

2. 连接方法的选择　由于病人脸形的不同和对连接方法偏好的不同，因此选择合适的连接方法至关重要，可以提高病人的耐受性。通常轻症病人可先试用鼻罩、鼻囊管或接口器；比较严重的呼吸衰竭病人多需用口鼻面罩；老年或无牙齿的病人口腔支撑能力较差，主张用口鼻面罩。佩戴连接器的步骤：①协助病人摆好体位，选择好给氧的通路；②选择适合病人脸形的面罩并正确置于病人面部，鼓励病人扶持面罩，用头将面罩固定；③调整好面罩的位置和固定带的松紧度，使之佩戴舒适且漏气量最小。对于自理能力较强的病人，应鼓励病人自己掌握佩戴和拆除的方法。

3. 密切监测

(1) 病情监测：注意监测病人的意识、生命体征、呼吸困难和呼吸窘迫的缓解情况、呼吸频率、血气分析、心电图、面罩舒适度和对呼吸机设置的依从性。如病人气促改善、呼吸频率减慢、辅助呼吸肌运动减少、反常呼吸消失、血氧饱和度增加、心率改善；血气分析示 $PaCO_2$、pH 和 PaO_2 改善，表示治疗有效。

(2) 通气参数的监测：包括潮气量、通气频率、吸气压力、呼气压力等参数的设置是否合适，是否有漏气以及人机同步性等。

4. 并发症的预防

(1) 口咽干燥：多见于使用鼻罩又有经口漏气时，寒冷季节尤为明显。注意要选择合适的连接器以避免漏气，在使用 NPPV 治疗过程中要协助病人定时饮水，严重者可以使用加温湿化器。

(2) 罩压迫和鼻梁皮肤损伤：在开始进行 NPPV 通气时即在鼻梁上贴保护膜和使用额垫以减少鼻梁皮肤损伤的风险；注意罩的形状和大小要合适、位置放置良好、固定松紧度适中，以头带下可插入1～2根手指为宜。在 NPPV 治疗过程中可间歇松开罩让病人休息或轮换使用不同类型的罩，以避免同一部位长时间受压，可减轻压迫感和避免皮肤受损。

(3) 胃胀气：主要是由于反复吞气或上气道内压力超过食管贲门括约肌的张力，使气体直接进入胃内所致。昏迷或一般状态差的病人由于贲门括约肌张力降低，更容易并发胃胀气。因此，在保证疗效的前提下应尽量避免吸气压力过高（保持吸气压力＜$25cmH_2O$）如病人出现明显胃胀气时，可留置胃管进行持续开放式或负压吸引进行胃肠减压。

(4) 误吸：误吸可以造成吸入性肺炎和窒息，尽管发生率较低，但后果严重，因此对于反流和误吸的高危病人应避免使用 NPPV。另外 NPPV 治疗应避免饱餐后使用，治疗过程中协助病人取半卧位并按医嘱使用促进胃动力药物。

(5) 排痰障碍：多见于咳嗽排痰能力较差的病人，应鼓励病人主动咳嗽排痰，必要时经鼻导管吸痰或用纤维支气管镜吸痰后再进行 NPPV 治疗。

(6) 漏气：漏气可以导致触发困难，人机不同步或气流过大，并使病人感觉不舒服和影响治疗效果，是 NPPV 的常见问题，发生率可达 20％～25％。在治疗过程中应经常检查是否存在漏气并及时调整罩的位置和固定带的张力，用鼻罩时使用下颌托协助口腔的封闭，可以避免明显漏气。

(7) 其他：①不耐受：是指病人自觉 NPPV 治疗造成了不适，并无法耐受治疗的现象。预防措施：准备多个连接器让病人试戴以选择合适的连接方式；规范操作程序，使病人有一个逐渐适应的过程；采用同步触发性能较好的呼吸机（如流量触发，容量触发，流量自动追踪等）、应用同步性较好的模式（如 PSV、PRVC 等）、合理使用PEEP。②恐惧（幽闭症）：部分病人对戴罩，尤其是口鼻面罩有恐惧心理，有效的病人教育和合适的解释通常能减轻或消除恐惧，也可请病人观察其他病人成功应用 NPPV治疗的案例。③睡眠性上气道阻塞：由于睡眠时上气道肌肉松弛所致，应注意观察病人入睡后的呼吸情况，如出现上气道阻塞，可采用侧卧位或在睡眠时增加 PEEP 的方法防止发生睡眠性上气道阻塞。

目标检测题

1. 病人，男性，75 岁，离休干部，咳嗽、咳痰 15 年，3 天来因发热、咳黄色黏痰、喘息加重再次入院。近 1 天尿量较少，查体：身高 1.7m，体重 50kg，体温、血压正常，神志清楚，咳嗽无力，呼吸费力，桶状胸，两肺叩诊过清音，肺底散在干湿性啰音，X 线胸片未见片状阴影，血白细胞 $10×10^9/L$，杆状核 0.08，血气分析：pH 值为7.38，PaO_2 11kPa，$PaCO_2$ 6kPa。病人吸烟已 20 年，医生告之戒烟，但病人戒烟 3 次均未成功，妻子对其吸烟已默许，病人咳喘不重时能坚持每日户外活动，来往朋友中有吸烟者。

问题：

(1) 列出护理诊断。

(2) 写出最主要护理诊断的护理措施。

2. 病人，女性，18岁，因咳嗽、喘息3天，氨茶碱治疗无效收入院。查体：血压正常，R 24次/分，P 130次/分。端坐位，张口喘息，大汗淋漓，口唇轻度发绀，两肺叩诊过清音，呼气明显延长，伴广泛哮鸣音，心律整齐，心音正常，未闻杂音，腹部(−)，下肢不肿。1年前春、秋天曾有类似发作，但程度轻，口服氨茶碱后缓解，未引起注意，此次发作以来，进食较少，4小时前排尿300ml。入院后其母一直陪伴。

问题：

(1) 病人最可能的医疗诊断是什么？

(2) 找出入院时最主要的2个护理诊断？分析诊断依据。

(3) 哮喘缓解后应进行哪些方面的健康教育？

3. 病人，男性，20岁，因发热、咳嗽伴右侧胸痛3天就诊。病人病前曾遭雨淋。目前痰量不多，易咳出。既往体健。查体：T 39.5℃，R 24次/分、P 100次/分、BP 13.3/9.3kPa (100/70mmHg)，神志清、急热面容，口角有单纯疱疹，右下肺呼吸运动减弱，叩诊浊音，闻及支气管呼吸音及少量湿啰音，深吸气时有胸膜摩擦音，心（−），血白细胞 15×10^9/L，中性粒细胞80%，胸片：右下肺大片浸润阴影。

问题：

(1) 该病人的医疗诊断，可能的病原菌是什么？

(2) 一般首选何种抗生素？疗程多久？

(3) 找出当时存在的3个最主要的护理诊断并列出诊断依据。

(4) 列出主要的护理措施。

4. 病人，女性，30岁。两月来经常低热，伴乏力、消瘦、盗汗。同时有咳嗽，初为干咳，现咳出少量黏痰，有时痰中带血丝。伴有左上胸刺痛，可随咳嗽、深呼吸而增剧。自觉呼吸较前急迫，还有月经失调、经量减少等，故来院就诊。体检：T 37.8℃，P 102次/分，R 24次/分，BP 16/12kPa。脸色苍白，两颊潮红，消瘦，神志清，精神萎靡。左上胸近锁骨处于咳嗽后听及少量湿啰音，余无特殊。心脏无异常表现，肝、脾未触及。实验室检查：血液红细胞计数 3.0×10^{12}/L，血红蛋白含量100g/L；白细胞计数 8.6×10^9/L，其中中性粒细胞占0.62，淋巴细胞占0.38。

问题：

(1) 该病人应首先考虑何种疾病？怎样进一步确诊？

(2) 试述其治疗原则和护理要点。

5. 病人，男性，65 岁。有吸烟史 20 年，慢性咳嗽。咳痰已 10 余年，近 5 年来明显增剧，伴有喘息和呼吸困难，且以冬春季更甚。3 天前因受凉感冒，而致发热、剧咳、咳出多量黄脓痰、气急、发绀，今晨起更出现神志模糊，躁动不安，故急送来院。体检：T 39.2℃，P 122 次/分，R 30 次/分，BP 18.7/12kPa。半卧位，意识模糊，唇颊紫绀；球结膜充血，皮肤湿润，杵状指（趾）；桶状胸，双侧语颤减弱，叩诊过清音，闻及哮鸣音及湿啰音。心尖搏动不明显，心律尚齐，心尖部有 Ⅱ 级收缩期杂音。肝肋下触及 2cm，质软；脾未触及。实验室检查：血红细胞计数 5.5×10^{12}/L，血红蛋白含量 160g/L；白细胞计数 13×10^9/L，其中中性粒细胞占 0.92；氧分压 6.9kPa（52mmHg），二氧化碳分压 8kPa（60mmHg）。

问题：

(1) 写出该病例的完整诊断。

(2) 其治疗原则和护理要点如何？

（刘春娜）

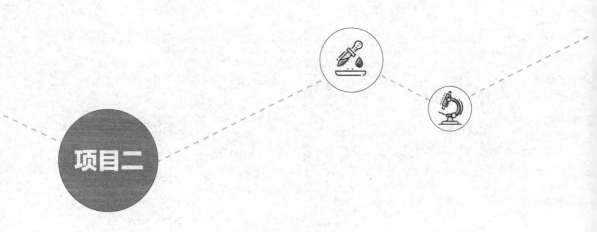

项目二

循环系统疾病病人的护理

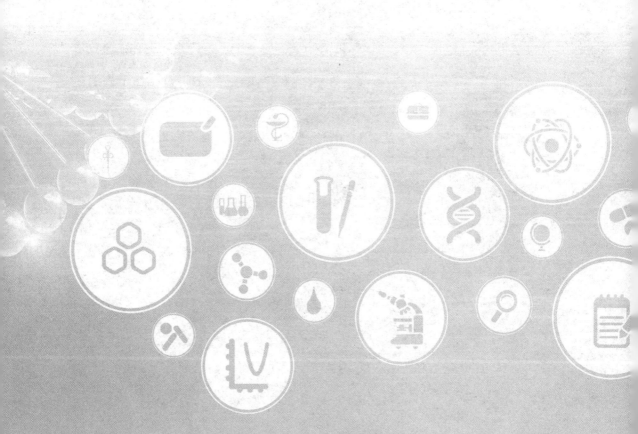

任务一　循环系统疾病常见症状及体征的护理

▶ 学习目标

1. 熟记心源性呼吸困难、心源性水肿病因、临床表现、护理诊断。
2. 说出胸痛、心悸、心源性晕厥的病因、护理诊断。
3. 归纳循环系统各症状的护理评估要点。
4. 能够对有以上症状的病人提供正确的护理措施。

思维导图2-1

在人类跨入 21 世纪之初，心血管病已成为全球性的重大公共卫生问题。近几十年来，随着我国经济的发展、人民生活水平的提高、饮食结构的改变及人口迅速老龄化，心血管病的发病率和死亡率呈明显上升趋势，我国是全球范围内心血管病患病率上升速度较快的国家之一。2011 年初，WHO 公布的心血管病研究结果显示，心血管病是全球范围造成死亡的最主要原因，与其他任何原因相比，心血管病每年造成的死亡最多。预测到 2030 年，几乎有 2360 万人将死于心血管病，主要死于心脏病和脑卒中。《中国心血管病报告 2015》概要指出，中国心血管病患病率处于持续上升阶段，估计全国心血管病病人 2.9 亿。因此，积极开展心血管疾病的预防和治疗及危险因素的干预，具有重要意义。

一、循环系统的解剖和生理

循环系统是由心脏、动脉、毛细血管及静脉组成的一个封闭的运输系统。心脏不停地跳动，提供动力推动血液在其中循环流动，为机体的各种细胞提供了赖以生存的物质，包括营养物质和氧气，也带走了细胞代谢的产物二氧化碳。同时许多激素及其他信息物质也通过血液的运输得以到达其他器官，以此协调整个机体的功能，因此，维持血液循环系统处于良好的工作状态，是机体得以生存的条件，而其中的核心是将血压维持在正常水平。

循环系统由体循环和肺循环两部分组成（图 2-1）。体循环开始于左心室，血液从左心室搏出后，流经主动脉及其派生的若干动脉分支，将血液送入相应的器官。动脉再经多次分支，管径逐渐变细，血管数目逐渐增多，最终到达毛细血管，在此处通过细胞间液同组织细胞进行物质交换。血液中的氧和营养物质被组织吸收，而组织中的二氧化碳和其他代谢产物进入血液中，变动脉血为静脉血。此间静脉管径逐渐变粗，数目逐渐减少，直到最后所有静脉均汇集到上腔静脉和下腔静脉，血液即由此回到右心房，从而完成了体循环过程。

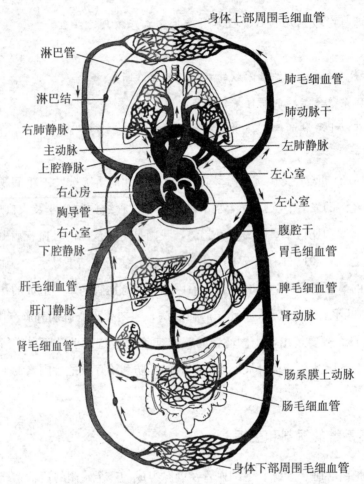

身体上部周围毛细血管
淋巴管
肺毛细血管
淋巴结
肺动脉干
右肺静脉
主动脉
左肺静脉
上腔静脉
左心室
右心房
左心室
胸导管
腹腔干
右心室
胃毛细血管
下腔静脉
肝毛细血管
脾毛细血管
肝门静脉
肾动脉
肾毛细血管
肠系膜上动脉
肠毛细血管
身体下部周围毛细血管

图 2-1　人体血液循环示意图

肺循环自右心室开始，静脉血被右心室搏出，经肺动脉到达肺泡周围的毛细血管网，在此排出二氧化碳，吸收新鲜氧气，变静脉血为动脉血，然后再经肺静脉流回左心房，左心房的血再入左心室，又经大循环遍布全身。这样血液通过体循环和肺循环不断地运转，完成了血液循环的重要任务。

1. 心脏

（1）心脏的组织结构：心脏位于胸腔中纵隔内，是一个中空的肌性器官，形似倒置的、前后稍扁的圆锥体，约本人握拳大小。约 2/3 位于正中线左侧，1/3 位于右侧。心尖朝向左前下方，心底朝向右后上方。心脏被心间隔及房室瓣分成 4 个心腔即左心房、左心室、右心房、右心室。左心房、室之间的瓣膜称二尖瓣，右心房、室之间的瓣膜称三尖瓣，两侧房室瓣均有腱索与心室乳头肌相连。左、右心室与大血管之间亦有瓣膜相隔，位于左心室与主动脉之间的瓣膜称主动脉瓣，位于右心室与肺动脉之间的瓣膜称肺动脉瓣。心壁可分为 3 层：内层为心内膜，由内皮细胞和薄结缔组织构成；中层为心肌层，心室肌远较心房肌厚，以左心室为甚；外层为心外膜，即心包的脏层，紧贴于心脏表面，与心包壁层之间形成心包腔，腔内含少量浆液，在心脏收缩和舒张时起润滑作用。

　　(2) 心脏的传导系统：心肌细胞按形态和功能可分为普通心肌细胞和特殊心肌细胞。前者主要功能是收缩；后者具有自律性和传导性，其主要功能是产生和传导冲动，控制心脏的节律性活动。心脏传导系统由特殊心肌细胞构成，包括窦房结、结间束、房室结、希氏束、左右束支及其分支和普肯耶纤维网（图 2-2）。心脏传导系统的细胞均能

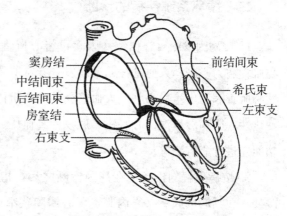

图 2-2　心脏传导系统示意图

发出冲动，但以窦房结的自律性最高，为正常人心脏的起搏点，其后依次为房室结、房室束、左右束支。

　　(3) 心脏的供血：心脏的血液供应来自左、右冠状动脉，灌流主要在心脏舒张期。

　　左冠状动脉主干很短，然后分为前降支和回旋支，营养心脏前壁、左室侧壁及室间隔的前 2/3；右冠状动脉一般分布于右房、右室前壁大部分、右室侧壁和后壁的全部、左室后壁的一部分及室间隔的后 1/3。当冠状动脉中的某一支血管发生慢性闭塞时，其他两支有可能通过侧支形成来维持其分布区心肌的血供。当冠状动脉的一支或多支发生狭窄甚至阻塞而侧支循环尚未建立时，则可造成相应供血区域的心肌发生缺血性改变或坏死。

　　2. 循环系统的血管　分动脉、毛细血管和静脉 3 类。动脉的主要功能为输送血液到组织器官，其管壁含平滑肌和弹性纤维，故又称"阻力血管"。毛细血管是血液与组织液进行物质交换的场所，故又称"功能血管"。静脉的主要功能是汇集从毛细血管来的血液，将血液送回心脏，其容量大，故又称"容量血管"。

3. 调节循环系统的神经-体液

（1）调节循环系统的神经：主要包括交感神经和副交感神经两组。当交感神经兴奋时，通过肾上腺素能 α 和 $β_1$ 受体，使心率加快，心肌收缩力增强，外周血管收缩，血管阻力增加，血压升高；当副交感神经兴奋时，通过乙酰胆碱能受体作用，使心率减慢，心肌收缩力减弱，外周血管扩张，血管阻力减小，血压下降。

（2）调节循环系统的体液因素：如肾素-血管紧张素-醛固酮系统、血管内皮因子、某些激素和代谢产物等。肾素-血管紧张素-醛固酮系统是调节钠钾平衡、血容量和血压的重要因素。血管内皮细胞生成的收缩物质及舒张物质的平衡对维持正常的循环功能起重要作用。

二、循环系统疾病的诊断

1. **按病因诊断**　根据致病因素可将心血管病分为先天性和后天性两大类。先天性心血管病为心脏、大血管在胎儿期发育异常所致，如动脉导管未闭、法洛四联症。后天性心血管病为出生后心脏、大血管受外来或机体内在因素作用而致病，如冠状动脉粥样硬化性心脏病、风湿性心脏病、原发性高血压、病毒性心肌炎、肺源性心脏病、甲状腺功能亢进性心脏病等。

2. **按病理解剖诊断**　在病因诊断之后，指出病变部位、范围、性质以及组织结构改变。包括心内膜病（心内膜炎、心瓣膜狭窄或关闭不全等）；心肌病（心肌炎症、肥厚、缺血、坏死等）；心包疾病（心包炎症、积液、缩窄等）。

3. **按病理生理诊断**　列出不同病因的心血管病可引起相同或不同的病理生理变化。如心功能不全、心律失常、休克、心绞痛等。

在诊断心血管病时，需将病因、病理解剖和病理生理分类诊断先后列出。如风湿性心脏瓣膜病（病因诊断）；二尖瓣狭窄伴关闭不全（病理解剖诊断）；心房颤动（病理生理诊断）；心功能Ⅳ级（病理生理诊断）。

三、常见症状及体征的护理

（一）心源性呼吸困难

心源性呼吸困难（cardiogenic dyspnea）指由于各种心血管疾病引起的病人呼吸时感到空气不足，呼吸费力，并伴有呼吸频率、深度与节律异常的呼吸困难。

【护理评估】

1. 健康史

最常见的病因是左心衰竭，亦见于右心衰竭、心包积液、心脏压塞时。

2. 身体状况

心源性呼吸困难常表现如下：

（1）劳力性呼吸困难：在体力活动时发生或加重，休息后缓解或消失，常为左心衰竭最早出现的症状。开始多发生在较重体力活动时，休息后缓解，随着病情进展，轻微体力活动时即可出现。引起呼吸困难的体力活动类型包括上楼、步行、穿衣、洗漱、吃饭、讲话等。

（2）夜间阵发性呼吸困难：是心源性呼吸困难的特征之一。即病人在夜间已入睡后因突然胸闷、气急而憋醒，被迫坐起，呼吸深快。轻者数分钟至数十分钟后症状逐渐缓解，重者可伴有咳嗽、咳白色泡沫痰、气喘、发绀、肺部听到湿啰音、哮鸣音，称为心源性哮喘。

（3）端坐呼吸：为严重肺淤血的表现，病人静息状态下仍感呼吸困难不能平卧，被迫采取高枕卧位、半卧位或端坐位，甚至需双腿下垂。

【护理诊断】

1. 气体交换障碍　与左心功能不全致肺淤血、肺水肿或伴肺部感染有关。

2. 活动无耐力　与呼吸困难所致能量消耗增加和机体缺氧状态有关。

【护理措施】

1. 休息　病人有明显呼吸困难时应卧床休息，以减轻心脏负荷，利于心功能恢复。劳力性呼吸困难者，应减少活动量，以不引起症状为度。对夜间阵发性呼吸困难者，应加强夜间巡视，协助病人坐起。对端坐呼吸者，需加强生活护理，注意口腔清洁，协助大小便。此外，应保持病室安静、整洁，利于病人休息，适当开窗通风，每次 15～30 分钟，但注意不要让风直接对着病人。病人应衣着宽松，盖被轻软，以减轻憋闷感。

2. 体位　根据病人呼吸困难的类型和程度采取适当的体位，严重呼吸困难时，应协助端坐位，使用床上小桌，让病人扶桌休息，必要时双腿下垂。半卧位、端坐位可使横膈下移，增加肺活量，双腿下垂可减少回心血量，均有利于改善呼吸困难。注意病人体位的舒适与安全，可用枕或软垫支托肩、臂、骶、膝部，以避免受压或下滑，必要时加用床栏防止坠床。

3. 吸氧　对于有低氧血症者，纠正缺氧对缓解呼吸困难、保护心脏功能、减少缺氧性器官功能损害有重要的意义。氧疗方法包括鼻导管吸氧（氧流量一般为 2～4L/min）、面罩吸氧、无创正压通气吸氧等。

4. 心理护理　呼吸困难病人常因影响日常生活及睡眠而心情烦躁、痛苦、焦虑。应与家属一起安慰鼓励病人，稳定病人情绪，帮助树立战胜疾病的信心，以降低交感神经兴奋性，有利于减轻呼吸困难。

5. 输液护理　控制输液量和速度，防止加重心脏负荷，诱发急性肺水肿。24 小时输液量应控制在 1500ml 以内为宜，并将输液速度控制在每分钟 20～30 滴。

6. 病情监测　密切观察呼吸困难有无改善，发绀是否减轻，听诊肺部湿啰音是否减少，监测血氧饱和度、血气分析结果是否正常等。

7. 出院指导　出院前根据病人病情及居家生活条件如居住的楼层、卫生设备条件以及家庭支持能力等进行活动指导，指导病人在职业、家庭、社会关系等方面进行必要的角色调整。

（二）心源性水肿

心源性水肿（cardiogenic edema）指心血管疾病引起的水肿。

【护理评估】

1. 健康史　心源性水肿最常见的病因是右心衰竭。其发生机制主要是有效循环血量不足，肾血流量减少，肾小球滤过率降低，继发性醛固酮分泌过多，水钠潴留；体静脉压增高，毛细血管静水压增高，组织液回吸收减少；淤血性肝硬化导致蛋白质合成减少、胃肠道淤血导致食欲下降及消化吸收功能下降，继发低蛋白血症，血浆胶体渗透压下降。

2. 身体状况　心源性水肿的特点是水肿首先出现在身体最下垂的部位，如卧床病人的背骶部、会阴或阴囊部，非卧床病人的足踝部、胫前。用指端加压水肿部位，局部可出现凹陷，称为压陷性水肿。重者可延及全身，出现胸腔积液、腹水。此外，病人还可伴有尿量减少，近期体重增加等。

【护理诊断】

1. 体液过多　与水钠潴留、低蛋白血症有关。

2. 有皮肤完整性受损的危险　与水肿所致组织营养不良、局部长时间受压有关。

【护理措施】

1. 休息与体位　休息有助于减轻水肿。因此，轻度水肿者应限制活动；重度水肿者应卧床休息，伴胸腔积液或腹水者宜采取半卧位。

2. 保护皮肤　保持床褥清洁、柔软、平整、干燥，严重水肿者可使用气垫床。定时协助或指导病人变换体位，膝部及踝部等骨隆突处可垫软枕以减轻局部压力。使用便盆时动作轻巧，勿强行推、拉，防止擦伤皮肤。嘱病人穿柔软、宽松的衣服。用热水袋保暖时水温不宜太高，防止烫伤。心衰病人常因呼吸困难而被迫采取半卧位或端坐位，最易发生压疮的部位是骶尾部，经常给予按摩，保持会阴部清洁干燥，男病人可用托带支托阴囊部。严密观察水肿部位、肛周及受压处皮肤有无发红、起水疱或破溃现象。

3. **饮食护理**　给予低盐易消化饮食，少量多餐，伴低蛋白血症者可静脉补充清蛋白。限制钠盐摄入，每天食盐摄入量在 5g 以下为宜。限制含钠量高的食品如腌或熏制品、香肠、冰激凌、乳酪、爆米花、薯条、坚果、海产品、脑、肾脏、发酵面食、苏打饼干、干果、菠菜、胡萝卜、味精、啤酒、碳酸饮料等。控制液体摄入，一般每天入水量不超过 1500ml。

4. **用药护理**　使用利尿剂的护理见本项目任务二"慢性心力衰竭病人的护理"。

5. **病情监测**　测量体重，时间安排在病人晨起排尿后、早餐前最适宜。准确记录 24 小时液体出入量，若病人尿量＜30ml/h，应报告医生。有腹水者应每天测量腹围。此外，询问病人有无厌食、恶心，注意颈静脉充盈程度、肝脏大小、水肿消退情况等。

（三）胸痛

多种循环系统疾病可引起胸痛（chest pain）。常见病因有各种类型的心绞痛、急性心肌梗死、急性心包炎、急性主动脉夹层、心血管神经症等，以上疾病胸痛的特点见表 2-1。

表 2-1　几种常见胸痛特点比较

病因	特点
心绞痛	多位于胸骨后，呈阵发性压榨样痛，于体力活动或情绪激动时发生，休息或含服硝酸甘油后多可缓解
急性心肌梗死	疼痛多无明显诱因，程度较重，持续时间较长，伴心律、血压改变，含服硝酸甘油多不能缓解
急性主动脉夹层	可出现胸骨后或心前区撕裂样剧痛或烧灼痛，可向背部放射
急性心包炎	疼痛可因呼吸或咳嗽而加剧，呈刺痛，持续时间较长
心血管神经症	可出现心前区针刺样疼痛，但部位常不固定，与体力活动无关，且多在休息时发生，伴神经衰弱症状

心绞痛与心肌梗死引起的胸痛护理措施见本项目任务五"冠状动脉粥样硬化性心脏病病人的护理"。

（4）心悸

心悸（palpitation）是指病人自觉心跳或心慌并伴心前区不适感。常见的病因有：①心律失常：如心动过速、心动过缓、期前收缩、心房扑动或颤动等。②心脏搏动增强：如各种器质性心血管病（二尖瓣、主动脉瓣关闭不全等）及全身性疾病（甲亢、贫血）。③心血管神经症：除了有心悸外，常有胸痛、头痛、失眠等神经官能症。④此外，生理性因素如健康人剧烈运动、精神紧张或情绪激动、过量吸烟、饮酒、饮浓茶或咖啡，应用某些药物如肾上腺素、阿托品、氨茶碱等可引起心率加快、心肌收缩力增强而致心悸。心悸严重程度并不一定与病情成正比。初次、突发的心律失常，心悸多较明显。慢性心律失常者，因逐渐适应可无明显心悸。心悸一般无危险性，但少数由严重心律失常所致者可发生猝死，因此要对其原因和潜在危险性作出判断。

心悸的护理诊断及护理措施见本项目任务三"常见心律失常病人的护理"。

（五）心源性晕厥

心源性晕厥（cardiogenic syncope）系由于心排血量骤减、中断或严重低血压而引起脑供血骤然减少或停止而突然出现的短暂意识丧失，常伴有肌张力丧失而跌倒的临床征象。一般心脏供血暂停 3 秒以上即可发生近乎晕厥；5 秒以上可发生晕厥；超过 10 秒可出现抽搐，称阿-斯综合征。

【护理评估】

心源性晕厥的常见病因包括严重心律失常（如病窦综合征、严重房室传导阻滞、阵发性室性心动过速）和器质性心脏病（如严重主动脉瓣狭窄、急性心肌梗死、急性主动脉夹层）。晕厥发作时先兆症状常不明显，持续时间甚短。大部分晕厥病人预后良好，反复发作的晕厥系病情严重和危险的征兆。详细了解病人晕厥发作前有无恐惧、紧张、剧痛等诱因，有无头晕、眼花、恶心、呕吐、出汗等先兆表现；了解晕厥发生的时间、体位、历时长短以及缓解方式；发作时是否有心率增快、血压下降、心音低钝或心音消失、抽搐、瘫痪等伴随症状。

【护理诊断】

有受伤的危险　与晕厥发作有关。

【护理措施】

1. 避免诱因　嘱病人避免过度疲劳、情绪激动或紧张、突然改变体位等情况，一旦有头晕、黑矇等先兆时立即平卧，以免摔伤。

2. 发作时处理　将病人置于通风处，头低脚高位，解松领口，及时清除口、咽中的分泌物，以防窒息。

3. 积极治疗相关疾病　如心率显著缓慢的病人可遵医嘱给予阿托品、异丙肾上腺素等药物或配合人工心脏起搏治疗；对其他心律失常病人可遵医嘱给予抗心律失常药物。劝告有手术指征的病人，尽早接受手术或其他治疗。

任务一　循环系统疾病常见症状及体征的护理

达标检测及答案

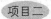

任务二　心力衰竭病人的护理

▶ 学习目标

1. 解释心力衰竭的概念。
2. 熟记左心衰、右心衰、全心衰的临床表现。
3. 识别心功能分级。
4. 复述急、慢性心力衰竭的治疗要点。
5. 能够对心力衰竭的病人实施正确的护理措施。

思维导图2-2

案例导入

病人，女，48岁，劳累性心悸、气短3年，伴间断性双下肢水肿3月，呼吸困难、不能平卧5天而入院。3年前无明显诱因出现劳动耐力下降，且心悸、气短。休息后好转。曾检查发现"早搏、心电图不正常"未经系统治疗。3月前开始出现尿量减少，色深黄，双下肢水肿。5天前，因感冒后症状加重，咳嗽，痰呈白色泡沫样，呼吸困难、不能平卧而来院就诊。既往体健，不嗜烟酒。5年前其哥哥曾患相似疾病去世。

体格检查：体温37℃，脉搏108次/分，呼吸26次/分，血压96/64mmHg。端坐位，呼吸急促，口唇轻度发绀，颈静脉怒张，双肺底有广泛中小水泡音，心界向两侧扩大，以左侧明显，心尖部3/6级的收缩期杂音，心率108次/分，心律不齐，可闻及早搏，每分钟8次。肝脏触诊于右锁骨中线肋缘下4.0cm，前正中线剑突下5.0cm。双下肢中度凹陷性水肿。

辅助检查：血常规示白细胞$11.5×10^9$/L，中性粒细胞85%，淋巴细胞15%。尿常规正常。心电图示窦性心律，肢导联低电压，PR间期0.24秒，频发室性早搏。超声心动图示左室扩大，左室流出道扩大，室间隔、左室后壁运动减弱，提示心肌收缩力下降，二尖瓣前后叶呈镜面像，且振幅降低。

请思考

1. 该病人的主要症状和体征有哪些，其心力衰竭属哪一类，常用的治疗方法有哪些？
2. 请列举主要的护理诊断及主要的护理措施？

心力衰竭（heart failure）是由于各种心脏结构或功能异常导致心室充盈和（或）

射血能力下降，导致肺循环和（或）体循环淤血，器官、组织血液灌注不足的一组临床综合征，主要表现为呼吸困难、体力活动受限和体液潴留。心力衰竭按发展速度可分为急性心力衰竭和慢性心力衰竭；按发生的部位可分为左心衰竭、右心衰竭和全心衰竭；按生理功能分为收缩性心力衰竭和舒张性心力衰竭。心功能不全或心功能障碍理论上是一个更广泛的概念，伴有临床症状的心功能不全称之为心力衰竭，而有心功能不全者，不一定全是心力衰竭。

一、慢性心力衰竭

大多数心血管疾病发展到一定程度均可引起心力衰竭，因此导致心力衰竭的原因也很多。从病理生理的角度看，心肌舒缩功能障碍可分为原发性心肌损害和长期负荷过重，心肌功能由代偿最终发展为失代偿两类。

慢性心力衰竭是一个逐渐发展的过程，当基础心脏病导致心功能受损时，机体首先发生多种代偿机制，这些代偿机制可使心功能在一定时间内维持在相对正常的水平，久之则发生失代偿。

【病因】

1. 基本病因

（1）原发性心肌损害：①冠心病心肌缺血和（或）心肌梗死。②心肌炎和心肌病，各种类型的心肌炎和心肌病均可引起心肌损害，以扩张型心肌病为常见。③心肌代谢障碍性疾病，以糖尿病心肌病最常见。

（2）心脏负荷过重：①压力负荷（后负荷）过重：即收缩期负荷过重，左室压力负荷过重常见于高血压、主动脉瓣狭窄；右室压力负荷过重常见于肺动脉高压、肺动脉瓣狭窄、肺栓塞等。②容量负荷（前负荷）过重：即舒张期负荷过重，见于心脏瓣膜关闭不全，血液反流，如二尖瓣、主动脉瓣关闭不全等；左、右心或动静脉分流性先天性心脏病，如间隔缺损、动脉导管未闭等。此外，伴有全身血容量增多或循环血量增多的疾病如慢性贫血、甲状腺功能亢进症等。

2. 诱因　①感染：呼吸道感染是最常见、最重要的诱因，其次风湿活动，感染性心内膜炎作为心力衰竭的诱因也不少见。②心律失常：特别是快速心律失常，如快速心房颤动是诱发心力衰竭的重要因素。严重的缓慢性心律失常亦可诱发心力衰竭。③生理或心理压力过大：劳累过度、情绪激动、精神过于紧张等。④妊娠和分娩：妊娠和分娩可加重心脏负荷，从而诱发心力衰竭。⑤合并甲状腺功能亢进或贫血等疾病。⑥其他：如钠盐摄入过多，输液或输血过快、过多。

【发病机制】

1. Frank-Starling 机制　即增加心脏的前负荷，使回心血量增多，心室舒张末期容积增加，从而增加心排血量及心脏做功量。心室舒张末期容积增加，意味着心室扩张，舒张末压力也增高，相应地心房压、静脉压也随之升高。当左心室舒张末压>18mmHg时，出现肺充血的症状和体征；若心脏指数<2.2L/(min·m²)时，出现低心排血量的症状和体征。

2. 心肌肥厚　当心脏后负荷增高时，常以心肌肥厚作为主要的代偿机制，心肌收缩力增强，克服后负荷阻力，使心排血量在相当长时间内维持正常。心肌肥厚以心肌细胞增大为主，心肌细胞数增多并不明显，心肌从整体上显得能源不足，继续发展终至心肌细胞死亡。

3. 神经体液的代偿机制　主要包括①交感神经兴奋性增强。②肾素-血管紧张素系统（RAS）激活等。

4. 其他　如心肌损害与心室重塑、心力衰竭时各种体液因子的改变、舒张性心力衰竭等因素。

【临床表现】

1. 左心衰竭　主要表现为以肺循环淤血和心排血量降低所致的临床综合征。

（1）症状

1）肺循环淤血表现

①不同程度的呼吸困难：呼吸困难是左心衰竭较早出现的最主要的症状。可表现为劳力性呼吸困难、夜间阵发性呼吸困难、端坐呼吸。②咳嗽、咳痰和咯血：咳嗽、咳痰是肺泡和支气管黏膜淤血所致。开始常发生在夜间，坐位或立位时可减轻或消失。痰常呈白色浆液性泡沫状，偶可见痰中带血丝。慢性肺淤血，肺静脉压力升高，在支气管黏膜下形成扩张的血管，一旦破裂可引起大咯血。

2）心排血量降低表现：如头晕、心悸、乏力，主要是由于心排血量降低，器官、组织血液灌注不足及代偿性心率加快所致；严重的左心衰竭致肾血流量减少，病人可出现少尿。长期慢性肾血流量减少可出现血尿素氮、肌酐升高并可有肾功能不全的相应表现。

（2）体征

1）肺部湿啰音：由于肺毛细血管压增高，液体可渗出到肺泡而出现湿性啰音。随着病情由轻到重，肺部啰音可从局限于肺底部直至全肺。

2）心脏体征：病人一般均有心脏扩大、舒张期奔马律及肺动脉瓣区第二心音亢进。同时伴有基础心脏病的固有体征。

2. 右心衰竭　以体循环淤血为主要表现的临床综合征。

（1）症状

①消化道症状：胃肠道及肝淤血引起腹胀、纳差、恶心、呕吐等，是右心衰竭最常见的症状，长期肝淤血可致心源性肝硬化的发生。②呼吸困难：由于右心衰时体循环淤血，酸性代谢产物排出减少，淤血性肝硬化、腹水等导致腹内有升高，导致或加重呼吸困难。

（2）体征

1）心脏体征：除基础心脏病的相应体征外，右心衰竭时可因右心室显著扩大而出现三尖瓣关闭不全的反流性杂音。

2）水肿：体静脉压力增高使皮肤等软组织出现水肿，其特征为首先出现在身体最低垂的部位，为对称性压陷性水肿。

3）颈静脉回流征：颈静脉充盈、怒张，是右心衰竭的主要体征，肝-颈静脉回流征阳性则更具特征性。

4）肝脏肿大：肝淤血肿大常伴压痛，持续慢性右心衰可致心源性肝硬化。

3. 全心衰竭　多见于心脏病晚期、病情危重，同时具有左、右心力衰竭的表现。当右心衰竭出现后，右心排血量减少，因此由于肺淤血减轻，呼吸困难反而有所减轻，但发绀加重。

4. 心功能分级

目前通用的是美国纽约心脏病协会（NYHA）分级。将病人按心功能状况给以分级，可大体上反映病情严重程度，对治疗措施的选择、劳动能力的评定、预后的判断等有实用价值（表2-2）。

表 2-2　心功能分级（NYHA）

心功能分级	特点
Ⅰ级	病人患有心脏病，但平时一般活动不引起疲乏、心悸、呼吸困难、心绞痛等症状
Ⅱ级	体力活动轻度受限。休息时无自觉症状，但平时一般活动可出现上述症状，休息后很快缓解
Ⅲ级	体力活动明显受限。休息时无症状，低于平时一般活动量时即可引起上述症状，休息较长时间后症状方可缓解
Ⅳ级	体力活动完全受限。休息时亦有心衰的症状，体力活动后加重

【辅助检查】

1. 实验室检查

（1）利钠肽：是心衰诊断、病人管理、临床事件风险评估中的重要指标。未经治疗者若利钠肽水平正常可基本排除心衰诊断，已接受治疗者若利钠肽水平升高则提示预后差，但左心室肥厚、心动过速、心肌缺血、肺动脉栓塞、COPD 等缺氧状态、肾功能不全等引起利钠肽是恒高，因此特异性不高。

（2）肌钙蛋白：严重心衰或心衰失代偿期、败血症病人的肌钙蛋白可有轻微升高，但心衰病人检测肌钙蛋白更重要的目的是明确是否存在急性冠状动脉综合征。肌钙蛋白升高，尤其是同时伴有利钠肽升高，也是心衰预后的强预测因子。

（3）常规检查：血常规、尿常规、肝肾功能、水电解质及酸碱平衡、甲状腺功能等检查，有助于对心力衰竭的诱因、诊断与鉴别诊断提供依据，指导治疗。

2. 心电图检查　心力衰竭并无特异性心电图表现，但能帮助判断心肌缺血、既往心梗、传导阻滞、心律失常等。

3. 影像学检查

（1）X 线检查：心影大小及外形可为心脏病的病因诊断提供重要依据，心脏扩大的程度和动态改变也可间接反映心功能状态；肺淤血的有无及其程度直接反映心功能状态。早期肺静脉压增高时，主要表现为肺门血管影增强；肺动脉压力增高可见右下肺动脉增宽，进一步出现间质性肺水肿可使肺野模糊；Kerley B 线是在肺野外侧清晰可见的水平线状影，是肺小叶间隔内积液的表现，是慢性肺淤血的特征性表现。

（2）超声心动图：更准确地提供各心腔大小变化及心瓣膜结构功能情况。以收缩末及舒张末的容量差计算射血分数（EF 值），可反映心脏收缩功能，正常 EF 值>50%；超声多普勒可显示心动周期中舒张早期与舒张晚期心室充盈速度最大值之比（E/A），是临床上最实用的判断舒张功能的方法，正常人 E/A 值不应小于 1.2；舒张功能不全时 E/A 值降低。

（3）放射性核素检查：放射性核素心血池显影有助于判断心室腔大小，计算 EF 值及左心室最大充盈速率，反映心脏收缩及舒张功能。

（4）冠状动脉造影：对于拟诊冠心病或有心肌缺血症状、心电图或负荷试验有心肌缺血表现者，可行冠状动脉造影明确病因诊断。

4. 有创性血流动力学检查　可采用漂浮导管经静脉插管直至肺小动脉，测定各部位的压力及血液含氧量，计算心脏指数（CI）及肺小动脉楔压（PCWP），直接反映左心功能。正常时 CI>2.5L/(min·m^2)，PCWP<12mmHg。

【诊断要点】

心力衰竭须综合病史、症状、体征及辅助检查作出诊断。主要诊断依据为原有基础心脏病的证据及循环淤血的表现。左心衰竭的不同程度呼吸困难、肺部啰音，右心衰竭的颈静脉征、肝大、水肿，以及心衰的心脏奔马律、瓣膜区杂音等是诊断心衰的重要依据。

【治疗要点】

1. 治疗目标　纠正血流动力学异常，缓解症状，防止心肌损害进一步加重；阻止或延缓心室重塑，降低死亡率；改善生活质量、延长寿命。

2. 治疗方法

(1) 病因治疗：①基本病因的治疗：如控制高血压，应用药物、介入或手术治疗改善冠心病心肌缺血，心瓣膜病的换瓣手术以及先天畸形的纠治手术等。②消除诱因：如积极选用适当抗生素控制感染；对于心室率很快的心房颤动，如不能及时复律应尽可能控制心室率；甲状腺功能亢进、贫血等也可能是心力衰竭加重的原因，应注意检查并予以纠正。③改善生活方式：戒烟，戒酒，控制体重，控制高血压、血脂及糖尿病。

(2) 减轻心脏负荷

1) 休息和镇静剂的应用：休息是减轻心脏负荷的主要措施之一，包括限制体力和心理活动。休息可以减轻心脏负荷，减慢心率，增加冠状动脉血供，有利于心功能改善。应予心理治疗，鼓励和安慰病人，可适当应用镇静药物以保证病人充分休息。严重心衰病人，用镇静药催眠剂时应慎重。

2) 控制钠盐摄入：正常成年人，每日钠摄入量约为3~6g，心衰Ⅰ度者，每日钠摄入应限制在2g左右（相当于氯化钠5g），Ⅱ度者应限制在1g（相当于氯化钠2.5g），Ⅲ度者应限制在0.4g（相当于氯化钠1g）。但在使用强效排钠利尿剂时过分限盐会导致低钠血症。

3) 水分的摄入：心衰病人的补液量以"量出为入"为原则，控制输液速度和总量。

4) 利尿剂：利尿剂可增加心力衰竭病人的尿钠排出，减轻液体潴留体征。适用于所有伴液体潴留的心衰病人和绝大部分有液体潴留病史的病人。常用利尿剂的作用和用法见表2-3。

表 2-3　常用利尿剂

种类	剂量及用法
排钾类	
氢氯噻嗪	轻度：25mg；每周 2 次或隔天 1 次口服 较重：每天 75～100mg，分 2～3 次口服
吲达帕胺	2.5～5mg，每天 1 次口服
呋塞米	轻度：20mg，每天 1～2 次口服 重度：100mg，每天 2 次口服或静脉注射
保钾类	
螺内酯	20mg，每天 3 次口服
氨苯蝶啶	50～100mg，每天 2 次口服

5）血管扩张剂：病人以前负荷过度心力衰竭为主，应选择扩张静脉为主的药物；以后负荷过度心力衰竭为主，应选用扩张小动脉为主的药物；若后负荷和前负荷过度的心力衰竭都存在，则选用均衡扩张动静脉药物或以两类药物联合应用效果较好。临床常用血管扩张剂：①硝普钠：硝普钠均衡扩张小动脉和小静脉，降低体循环和肺血管阻力，减轻心脏前后负荷，增加心排血量，减轻肺淤血症状。适用于急性左心衰竭与肺水肿，尤其伴高血压者应首选硝普钠治疗。对难治性心力衰竭有较好疗效。对心源性休克，可与多巴胺或多巴酚丁胺合用。硝普钠应从小剂量开始，一般初始剂量 $15\mu g/min$，可每隔 5～10min 增加 5～10$\mu g/min$，直到获得满意效果。最大剂量 $300\mu g/min$，维持量 25～250$\mu g/min$。②硝酸酯类血管扩张剂：硝酸酯类血管扩张剂主要直接作用于血管平滑肌，扩张外周静脉、肺小动脉及冠状动脉，对外周小动脉的扩张较弱。常用硝酸甘油静脉用药时要从小剂量开始，逐渐增量，停药时逐渐减量，以免发生"反跳"。初始量 10$\mu g/min$，最高剂量 200$\mu g/min$。

（3）肾素-血管紧张素-醛固酮系统抑制剂：血管紧张素转换酶抑制剂（ACEI）是抑制慢性心力衰竭病人肾素-血管紧张素系统的首选药物。ACEI 用于治疗心力衰竭时其主要作用机制是扩张血管，减轻淤血症状，同时降低心力衰竭病人代偿性神经-体液变化的不利影响，限制心肌、小血管的重塑，以达到维护心肌功能，推迟心力衰竭进展，降低远期死亡率的目的。ACEI 治疗应从小剂量开始，病人能够很好耐受才可以逐渐加量，至适量后长期维持。ACEI 目前种类很多，如短效制剂卡托普利 12.5～25mg，餐前 1 小时口服，每天 2～3 次；贝那普利（5～10mg）、培哚普利（2～4mg）等为长效制剂，每天 1 次，可提高病人服药的依从性。

（4）血管紧张素受体拮抗剂（ARB）：对不能耐受 ACEI 的病人，可改用 ARB 替代。常用药物如氯沙坦、缬沙坦等。

（5）醛固酮拮抗剂：螺内酯是应用最广泛的醛固酮拮抗剂。小剂量 20mg，1～2 次/天，螺内酯阻断醛固酮效应，对抑制心血管重塑、改善慢性心力衰竭的远期预后有很好的作用。

（6）β受体阻滞剂：β受体阻滞剂可用于拮抗代偿机制中交感神经兴奋性增强这一效应，从而提高病人运动耐量，降低死亡率。除非病人有禁忌证或不能耐受，对所有左心室射血分数下降的稳定的心力衰竭病人均应当用β受体阻滞剂。用于治疗心力衰竭的β受体阻滞剂仅限于比索洛尔、卡维地洛和缓慢释放型美托洛尔中的一种。应用时从小剂量开始，逐渐增加剂量，适量长期维持。症状改善常在用药后 2～3 个月才出现。

（7）洋地黄：洋地黄可增强心肌收缩力，抑制心脏传导系统，对迷走神经系统的直接兴奋作用是洋地黄的一个独特优点。常用洋地黄制剂有：地高辛，适用于中度心力衰竭的维持治疗。长期应用地高辛，即使较少剂量也可对抗心力衰竭时交感神经兴奋的不利影响。目前采用维持量法给药，0.125～0.25mg，1 次/天，连续口服相同剂量 7 天后血浆浓度可达稳态。70 岁以上或肾功能不良者宜减量。毛花苷 C（西地兰），适用于急性心力衰竭或慢性心力衰竭加重时，特别适用于心力衰竭伴快速心房颤动者。每次 0.2～0.4mg，稀释后静脉注射，10 分钟起效，1～2 小时达高峰，24 小时总量 0.8～1.2mg。毒毛花苷 K 用于急性心力衰竭时，每次 0.25mg，稀释静注后 5 分钟起效，0.5～1 小时达高峰，24 小时总量 0.5～0.75mg。

（8）其他：酌情适当的运动锻炼与药物治疗相结合，心脏再同步化治疗，植入式心脏复律除颤器（ICD）的应用，干细胞移植等。

（9）舒张性心功能不全为主的心衰治疗：①去除舒张性心衰的因素：如积极控制高血压，应用硝酸酯类药、β受体阻滞剂和钙拮抗剂，缓解和改善心肌缺血，及手术解除诱因，如缩窄性心包炎心包切除术。②松弛心肌：如钙拮抗剂维拉帕米可加快肥厚型心肌病的心室舒张。③逆转左室肥厚、改善舒张功能：如 ACEI、钙拮抗剂及β受体阻滞剂等。④降低前负荷、减轻肺淤血，可用利尿剂和静脉扩张剂（如硝酸盐类）。⑤心动过速的控制、心房颤动的迅速复律。地高辛等正性肌力药不仅无效，还可能起不良作用。

（10）难治性终末期心力衰竭的治疗：应仔细评价和控制液体潴留，可考虑静脉应用非洋地黄类正性肌力药物（多巴胺、多巴酚丁胺和米力农）和扩血管药物（硝酸甘油、硝普钠）以减轻症状，经内科治疗预计 1 年死亡率>50%的病人可考虑应用左心室辅助装置作为永久或"终点"治疗；或者应用人工心脏起搏器，对终末状态的病人，心脏移植是一种治疗选择。

【护理诊断】

1. 气体交换受损　与左心衰竭致肺淤血有关。

2. 体液过多　与右心衰竭致体循环淤血有关。

3. 活动无耐力　与心排血量下降，机体缺氧有关。

4. 潜在并发症：洋地黄中毒。

【护理措施】

1. 活动与休息

（1）制定活动计划：鼓励病人体力活动（心衰症状和体征急性加重期或怀疑心肌炎的病人除外），督促其坚持动静结合，循序渐进增加活动量。可根据心功能分级安排活动量。心功能Ⅰ级：不限制一般体力活动，适当参加体育锻炼，但应避免剧烈活动；心功能Ⅱ级：适当限制体力活动，增加午睡时间，不影响轻体力劳动或家务劳动；心功能ⅡI级：严格限制一般的体力活动，以卧床休息为主，但应鼓励病人日常生活自理或在协助下自理；心功能Ⅳ级：绝对卧床休息，日常生活由他人照顾。长期卧床者易发生静脉血栓形成甚至肺栓塞，因此病人绝对卧床期间应进行主动或被动运动，如四肢的屈伸运动、翻身，每天温水泡足及局部按摩，以促进血液循环。6分钟步行试验也可以作为制定个体运动量的重要依据。

知识链接

6分钟步行试验

六分钟步行试验是一项简单易行、安全、方便的试验，用以评定慢性心衰病人的运动耐力的方法。要求病人在平直走廊里尽可能快地行走，测定6分钟的步行距离，若6分钟步行距离＜150m，表明为重度心功能不全；150～425m为中度；426～550m为轻度心功能不全。本试验除用以评价心脏的储备功能外，常用以评价心衰治疗的疗效。

（2）活动过程中监测：若病人活动中有呼吸困难、胸痛、心悸、头晕、疲劳、大汗、面色苍白、低血压等情况时应停止活动。如病人经休息后症状仍持续不缓解，应及时通知医生。运动治疗中需要进行心电监护的指征，包括：LVEF＜30％；安静或运动时出现室性心律失常；运动时收缩压降低；心脏性猝死、心肌梗死、心源性休克的幸存者等。

2. 饮食护理　见本项目任务一"心源性水肿"的护理措施。

3. 用药护理

（1）血管紧张素转换酶抑制剂：主要不良反应包括咳嗽、低血压和头晕、肾损害、高钾血症、血管神经性水肿等。在用药期间需监测血压，避免体位的突然改变，监测血钾水平和肾功能。若病人出现不能耐受的咳嗽或血管神经性水肿应停止用药。

（2）β受体阻滞剂：主要不良反应有液体潴留（可表现为体重增加）和心衰恶化、心动过缓、低血压等，应监测心率和血压，当心率低于50次/分时，暂停给药。

（3）利尿剂：遵医嘱正确使用利尿剂，注意药物不良反应的观察和预防。如袢利尿剂和噻嗪类利尿剂最主要的不良反应是低钾血症，同时多补充含钾丰富的食物，如鲜橙汁、西红柿汁、香蕉、枣、杏、无花果、葡萄干、梅干、马铃薯、菠菜、花菜等，必要时遵医嘱补充钾盐。口服补钾宜在饭后或将水剂与果汁同饮，以减轻胃肠道不适；外周静脉补钾时每500ml液体中KCl含量不宜超过1.5g。噻嗪类的其他不良反应有胃部不适、呕吐、腹泻、高血糖、高尿酸血症等。螺内酯、氨苯蝶啶的不良反应有胃肠道反应、嗜睡、乏力、皮疹，长期用药可产生高钾血症，尤其是伴肾功能减退，少尿或无尿者应慎用。

（4）洋地黄：

1）观察洋地黄中毒表现：①心脏反应：洋地黄中毒最重要的反应是各类心律失常，最常见者为室性期前收缩，多呈二联律或三联律，其他如房性期前收缩、心房颤动、房室传导阻滞等。②胃肠道反应如食欲下降、恶心、呕吐。③神经系统症状如头痛、倦怠、视力模糊、黄视、绿视等。在用维持量法给药时胃肠道反应和神经系统症状则相对少见。

2）洋地黄中毒的处理：①立即停用洋地黄。②低血钾者可口服或静脉补钾，停用排钾利尿剂。③纠正心律失常：快速性心律失常可用利多卡因或苯妥英钠，一般禁用电复律，有传导阻滞及缓慢性心律失常者可用阿托品静脉注射或安置临时心脏起搏器。

3）预防洋地黄中毒：①洋地黄用量个体差异很大，老年人、心肌缺血缺氧、重度心力衰竭、低钾低镁血症、肾功能减退等情况对洋地黄较敏感，使用时应严密观察病人用药后反应。②与奎尼丁、胺碘酮、维拉帕米、阿司匹林等药物合用，可增加中毒机会，在给药前应询问有无上述药物及洋地黄用药史。③必要时监测血清地高辛浓度。④严格按时按医嘱给药，用毛花苷C或毒毛花苷K时务必稀释后缓慢静注，并同时监测心率、心律及心电图变化，当心率＜60次/分或节律不规则应暂停服药并告诉医师。

【健康教育】

1. 饮食与活动　饮食宜低盐、易消化、富营养，每餐不宜过饱，多食蔬菜、水果，防止便秘。指导病人根据心功能状态进行适当体力活动锻炼。

2. 预防病情加重　对早期心力衰竭病人即应强调控制血压、血糖、血脂异常，积极治疗原发病。避免可导致增加心力衰竭危险的行为（如吸烟、饮酒），注意避免各种诱发因素，育龄妇女应根据具体情况决定是否可以妊娠与自然分娩。

3. 积极配合治疗　教育家属给予病人积极的支持，帮助树立战胜疾病的信心。教会病人服地高辛前自测脉搏，当脉搏在 60 次/分以下时暂停服药，到医院就诊。当发现体重或症状有变化时亦应及时就诊。

二、急性心力衰竭

急性心力衰竭系指心衰的症状和体征急性发作或急性加重的一种临床综合征。可表现为心脏急性病变导致的新发心衰或慢性心衰急性失代偿。临床上以急性左心衰竭较为常见，多表现为急性肺水肿或心源性休克，是临床最常见的急危重症之一，本任务将重点讨论急性左心衰。

【病因】

病人如有心脏解剖或功能的突发异常，使心排血量急剧降低和肺静脉压突然升高均可发生急性左心衰竭。询问病人有无如下病史。

1. 急性弥漫性心肌损害如广泛前壁心肌梗死、急性心肌炎。

2. 急性容量负荷过重如急性心肌梗死及感染性心内膜炎引起的瓣膜穿孔、腱索断裂所致急性反流；在原有心脏病基础上输液过快过多等。

3. 急性心脏后负荷过重如高血压心脏病血压急剧升高。

【发病机制】

各种原因致心脏收缩力突然严重减弱，或左室瓣膜急性反流，心排血量急剧减少，左室舒张末压迅速升高，肺静脉回流不畅，导致肺静脉压快速升高，肺毛细血管压随之升高使血管内液体渗入到肺间质和肺泡内，形成急性肺水肿。肺水肿早期可因交感神经激活，血压升高，但随病情持续进展，血管反应减弱，血压逐步下降。

【临床表现】

急性左心衰发病急骤，主要表现为急性肺水肿，病人突发严重呼吸困难，呼吸频率可达 30～50 次/分，端坐呼吸，频繁咳嗽，咳粉红色泡沫样痰，有窒息感而极度烦躁不安、恐惧。听诊两肺满布湿啰音和哮鸣音，心率增快，心尖部可闻及舒张期奔马律，肺动脉瓣第二心音亢进。肺水肿早期血压可一过性升高，如不能及时纠正，出现心源性休克，表现为血压可持续低于 90mmHg 以下，持续 30 分钟以上，伴有组织低灌注状态，如面色灰白或发绀，大汗，皮肤湿冷，尿量显著减少，意识障碍，代谢性酸中毒等。

【诊断要点】

根据病人典型的症状和体征，如突发极度呼吸困难、咳粉红色泡沫痰、两肺满布湿啰音等，一般不难作出诊断。

【护理诊断】

1. 气体交换障碍　与急性肺水肿有关。

2. 恐惧　与病情突然加重、产生窒息感有关。

3. 潜在并发症：心源性休克、猝死。

【治疗与护理措施】

1. 体位　立即协助病人取坐位，双腿下垂，以减少回心血量。

2. 吸氧　通过氧疗将血氧饱和度维持在≥95％，以防出现脏器功能障碍甚至多器官功能衰竭。首先应保证有开放的气道，立即给予6～8L/min的高流量鼻管吸氧，病情特别严重者可予面罩给氧或采用包括面罩呼吸机持续加压（CPAP）或双水平气道正压（BiPPV）。给氧时在氧气湿化瓶加入20％～30％的乙醇，有助于消除肺泡内的泡沫。

3. 镇静剂　吗啡可使病人镇静，降低心率，同时扩张小血管而减轻心脏负荷。早期即予吗啡3～5mg静脉注射，必要时每隔15分钟可重复应用1次，共2～3次。老年病人应减量或改为肌内注射。观察病人有无呼吸抑制、心动过缓或血压下降等不良反应。呼吸衰竭、昏迷、严重休克者禁用。

4. 快速利尿剂　如呋塞米20～40mg静脉注射，4小时后可重复1次。迅速利尿，减轻心脏前负荷。

5. 血管扩张剂　可选用硝普钠、硝酸甘油或酚妥拉明静脉滴注，严格按医嘱定时监测血压，有条件者用输液泵控制滴速，根据血压调整剂量，维持收缩压在90～100mmHg左右，对原有高血压者血压降低幅度（绝对值）以不超过80mmHg为度。

（1）硝普钠：为动、静脉血管扩张剂，一般初始剂量为$0.3\mu g/(kg \cdot min)$，在严密观察下逐渐增至$5\mu g/(kg \cdot min)$。硝普钠见光易分解，应现用现配，避光滴注，药物保存和连续使用不宜超过24小时。硝普钠的代谢产物含有氰化物，通常疗程不超过72小时。

（2）硝酸甘油：可扩张小静脉，降低回心血量。一般从$10\mu g/min$开始，每10分钟调整1次，每次增加5～10μg。以后根据治疗后情况调整剂量。

6. 强心苷　尤其适用于快速心房颤动或已知有心脏增大伴左心室收缩功能不全的病人。可用毛花苷C静脉注射，首剂0.4～0.8mg，2小时后可酌情再给0.2～0.4mg。

7. 氨茶碱　解除支气管痉挛，减轻呼吸困难。并有一定的正性肌力及扩血管、利尿作用，常用 0.25g 以葡萄糖水稀释后静脉推注，10～15 分钟推完，必要时 4～6 小时重复应用。

8. 病情监测　严密监测血压、呼吸、心率、血氧饱和度、心电图，检查血电解质、血气分析等，记出入水量。观察意识、精神状态、皮肤颜色及温度、肺部啰音的变化。

9. 心理护理　恐惧或焦虑可导致交感神经系统兴奋性增高，使呼吸困难加重。医护人员在抢救时必须保持镇静、操作熟练、避免在病人面前讨论病情，以减少误解。护士应与病人及家属保持密切接触，提供情感支持，并做好基础护理与日常生活护理。

【健康教育】

向病人及家属介绍急性心力衰竭的病因和诱因，嘱病人积极治疗原发性心脏疾病，指导病人在静脉输液前主动告诉护士自己有心脏病史，以便静脉输液时控制输液量和速度。

任务二　心力衰竭病人的护理

达标检测及答案

任务三　　心律失常病人的护理

▶ 学习目标

1. 解释心律失常的概念。
2. 归纳心律失常的分类。
3. 熟记各种心律失常的心电图特征。
4. 复述各类心律失常的治疗要点。
5. 能够对心律失常病人实施正确的护理措施。

思维导图2-3

案例导入

病人，男性，55 岁，感心悸、气短 2 年，加重伴晕厥 2 个月入院。病人于 2 年前无明显诱因出现心悸气短而住院，诊断为"冠心病、心力衰竭"，经治疗缓解出院，后多次发作到当地急救中心救治。近 2 个月来上述症状加重，多次出现意识丧失、抽搐，每次发作持续 10～20 分钟，经阿托品治疗后症状缓解。心电图显示Ⅲ度 AVB，收入住院。发病以来病人无胸痛及水肿，食欲尚可，大便及小便正常。

体格检查：体温 37℃，脉搏 48 次/分，呼吸 18 次/分，血压 120/70mmHg。发育正常，营养良好，自动体位。无发绀及颈静脉怒张，两肺底可闻及少许湿啰音。心界不大，心率 48 次/分，心律齐，心尖区闻及Ⅱ级收缩期吹风样杂音，腹软，肝脾未触及，双下肢无水肿。

辅助检查：心电图显示Ⅲ度 AVB，QRS 波群宽大畸形呈完全性左束支阻滞图形，心室率 48 次/分。超声心动图：左房增大，其余各腔室大小正常。电解质检查：K^+ 5.3mmol/L，Na^+ 142mmol/L，Cl^- 108mmol/L，二氧化碳结合力（CO_2CP）20.6mmol/L。

1. 什么是心律失常？心律失常的常见病因及诱因有哪些？
2. 上述病例中发作性晕厥和心电图中Ⅲ度 AVB 之间有什么关系？
3. 心律失常的护理措施有哪些？

心律失常（cardiac arrhythmia）是指心脏冲动的频率、节律、起源部位、传导速度或激动次序的异常。

【分类】

正常的心脏冲动由窦房结产生，经结间束、房室结、希氏束、左右束支及普肯耶纤维，最终到达心室。心律失常按其发生原理可分为冲动形成异常和冲动传导异常两大类。

1. 冲动形成异常

(1) 窦性心律失常：①窦性心动过速；②窦性心动过缓；③窦性心律不齐；④窦性停搏。

(2) 异位心律：①被动性异位心律：包括逸搏（房性、房室交界区性、室性）、逸搏心律（房性、房室交界区性、室性）。②主动性异位心律：包括期前收缩（房性、房室交界区性、室性）、阵发性心动过速（房性、房室交界区性、室性）、心房扑动、心房颤动、心室扑动、心室颤动。

2. 冲动传导异常

(1) 生理性：干扰和干扰性房室分离。

(2) 病理性

1) 心脏传导阻滞：①窦房传导阻滞。②房内传导阻滞。③房室传导阻滞。④束支或分支阻滞（左、右束支及左束支分支传导阻滞）或室内阻滞。

2) 折返性心律：阵发性心动过速（常见房室结折返、窦房折返和心室内折返）。

(3) 房室间传导途径异常：预激综合征。

按照心律失常发生时心率的快慢，可分为快速性心律失常和缓慢性心律失常两大类。前者包括期前收缩、心动过速、扑动和颤动等；后者包括窦性心动过缓、房室传导阻滞等。

一、窦性心律失常

正常窦性心律的冲动起源于窦房结，成人频率为 60～100 次/分。心电图显示窦性心律的 P 波在 I、II、aVF 导联直立，aVR 导联倒置，PR 间期 0.12～0.20 秒。窦性心律的频率因年龄、性别、体力活动等不同有显著的差异。

（一）窦性心动过速

成人窦性心律的频率超过 100 次/分，称为窦性心动过速（sinus tachycardia）（图 2-3）。

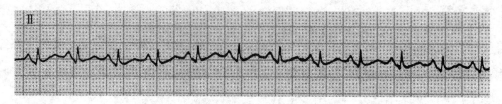

图 2-3　窦性心动过速

窦性心动过速通常逐渐开始与终止，窦性 P 波频率多在 100～150 次/分，偶有高达 200 次/分。刺激迷走神经可使其频率逐渐减慢。

健康人可在吸烟，饮茶、咖啡、酒，体力活动或情绪激动等情况下发生；某些病理状态，如发热、甲状腺功能亢进、贫血、心肌缺血、心力衰竭、休克以及应用肾上腺素、阿托品等药物亦常引起。

窦性心动过速的治疗应针对病因和去除诱因，如治疗心力衰竭、控制甲状腺功能亢进等。必要时可用 β 受体阻滞剂如美托洛尔（倍他乐克）减慢心率。

（二）窦性心动过缓

成人窦性心律的频率低于 60 次/分称为窦性心动过缓（sinus bradycardia）。窦性心动过缓常同时伴有窦性心律不齐（不同 PP 间期的差异大于 0.12 秒，图 2-4）。常见于

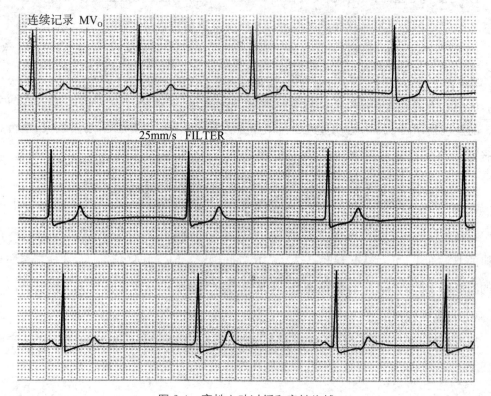

图 2-4　窦性心动过缓和窦性停搏

健康的青年人、运动员与睡眠状态，窦房结病变、急性下壁心肌梗死亦常发生窦性心动过缓。其他原因包括颅内疾患、严重缺氧、甲状腺功能减退、阻塞性黄疸，以及应用拟胆碱药、胺碘酮、β受体阻滞剂、洋地黄或非二氢吡啶类钙通道阻滞剂等。窦性心动过缓多无自觉症状，重者可因心排血量不足，出现胸闷、头晕等症状。

无症状的窦性心动过缓常不需治疗。因心率过慢而出现症状者可用阿托品、麻黄碱或异丙肾上腺素等药物，但长期、反复发作者可考虑心脏起搏治疗。

（三）窦性停搏

窦性停搏或窦性静止（sinus pause or sinus arrest）是指窦房结在一段时间内不能产生冲动。心电图表现为比正常 PP 间期显著长的时间内无 P 波发生或 P 波与 QRS 波群均不出现，长的 PP 间期与基本的窦性 PP 间期无倍数关系。迷走神经张力增高或颈动脉窦过敏，急性心肌梗死、窦房结变性与纤维化、脑血管病变等，应用洋地黄、乙酰胆碱等药物可引起窦性停搏。长时间的窦性停搏后，低位的潜在起搏点如房室交界区或心室可发出单个逸搏或出现逸搏性心律控制心室。一旦窦性停搏时间过长而无逸搏，病人常可发生头晕、黑朦、晕厥，甚至发生阿-斯综合征（Adams-Stokes 综合征）以至死亡。窦性停搏的治疗可参照病态窦房结综合征。

（四）病态窦房结综合征

病态窦房结综合征（sick sinus syndrome，SSS）简称病窦综合征，是由窦房结病变导致功能减退，产生多种心律失常的综合表现。

【病因】

多种病变如淀粉样变性、甲状腺功能减退、纤维化与脂肪浸润、硬化与退行性变等均可损害窦房结，窦房结周围神经和心房肌的病变、窦房结动脉供血减少、迷走神经张力增高、某些抗心律失常药物抑制窦房结功能，亦可导致其功能障碍。

【临床表现】

病人可出现与心动过缓有关的心、脑等脏器供血不足的症状，如发作性头晕、黑朦、乏力等，严重者可发生晕厥，甚至发生阿-斯综合征。如有心动过速发作，则可出现心悸、心绞痛等症状。

【心电图特征】

主要包括：①持续而显著的窦性心动过缓（＜50 次/分）。②窦性停搏与窦房传导阻滞。③窦房传导阻滞与房室传导阻滞并存。④心动过缓-心动过速综合征（慢-快综合征），是指心动过缓与房性快速性心律失常（如房性心动过速、心房扑动、心房颤动）交替发作。⑤房室交界区性逸搏心律等。

【治疗要点】

无症状者不必治疗，仅定期随诊观察；有症状者应接受起搏器治疗。应用起搏治疗后，病人仍有心动过速发作，则可同时应用各种抗心律失常药物。

二、房性心律失常

（一）房性期前收缩

房性期前收缩指激动起源于窦房结以外心房的任何部位的一种主动性异位心律。正常成人进行 24 小时心电监测，大约 60％有房性期前收缩发生。

【病因】

各种器质性心脏病病人均可发生房性期前收缩，并可能是快速性房性心律失常的先兆。

【临床表现】

偶发的房性期前收缩病人一般无症状，频发者可感到胸闷、心悸。

【心电图表现】

房性期前收缩的 P' 波提前出现，形态与窦性 P 波略有不同；$P'P$ 间期≥0.12 秒；P' 波后的 QRS 波群的形态通常正常；代偿间歇多不完全。见图 2-5。

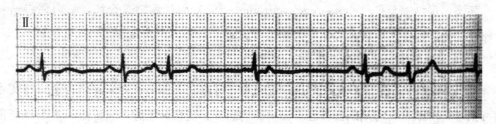

图 2-5　房性期前收缩

【治疗要点】

房性期前收缩通常无需治疗。吸烟、饮酒与咖啡均可诱发房性期前收缩，应劝导病人戒除或减量。当有明显症状或因房性期前收缩触发室上性心动过速时，应给予药物如普罗帕酮、莫雷西嗪或 β 受体阻滞剂等治疗。

（二）房性心动过速

房性心动过速简称房速。根据发生机制与心电图表现的不同可分为自律性房速、折返性房速和紊乱性房速三种。自律性与折返性房速常可伴有房室传导阻滞，被称为伴有房室阻滞的阵发性房性心动过速。

1. 自律性房性心动过速

【病因】

心肌梗死、慢性肺部疾病、大量饮酒以及各种代谢障碍均为致病原因；洋地黄中毒特别是在低血钾时也较容易发生这种心律失常。

【临床表现】

发作呈短暂、间歇或持续性，病人可出现胸闷、心悸。当房室传导比率发生变动时，听诊心律不齐，第一心音强度变化。

【心电图表现】

心电图表现为：①心房率通常为 150～200 次/分；②P 波形态与窦性者不同；③常出现二度Ⅰ型或Ⅱ型房室传导阻滞，呈现 2：1 房室传导者常见，但心动过速不受影响；④P 波之间的等电位线仍存在；⑤刺激迷走神经不能终止心动过速，仅加重房室传导阻滞；⑥发作开始时心率逐渐加速。见图 2-6。

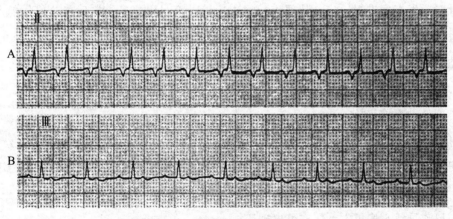

图 2-6 自律性房性心动过速

【治疗要点】

房速合并房室传导阻滞时，心室率通常不太快，无须紧急处理。若由洋地黄中毒所致、心室率达 140 次/分以上或出现严重心力衰竭、休克时，应紧急治疗。洋地黄中毒引起者的处理见"项目二心力衰竭病人的护理"。非洋地黄中毒引起者，应积极寻找病因，针对病因治疗；洋地黄、β 受体阻滞剂、非二氢吡啶类钙通道阻滞剂可用于减慢心室率；少数持续发作而药物治疗无效时，也可考虑射频消融治疗。

2. 折返性房性心动过速 本型较少见，折返发生于手术瘢痕、解剖缺陷的邻近部位。心电图显示 P 波与窦性者形态不同，PR 间期通常延长。

3. 紊乱性房性心动过速 亦称多源性房性心动过速。

【病因】

常发生于慢性阻塞性肺疾病或慢性心力衰竭的老年人，亦可见于洋地黄中毒及低钾血症者。

【心电图表现】

心电图特征有：①通常有3种或3种以上形态各异的P波，PR间期各不相同；②心房率100～130次/分；③大多数P波能下传心室，但部分P波因过早发生而受阻，心室律不规则，可能最终发展为心房颤动。见图2-7。

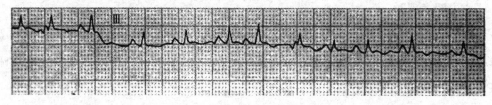

图 2-7　紊乱性房性心动过速

针对原发疾病进行治疗。肺部疾病病人应给予充足供氧、控制感染，停用氨茶碱、去甲肾上腺素、异丙肾上腺素、麻黄素等药物，维拉帕米和胺碘酮可能有效。补充钾盐与镁盐可抑制心动过速发作。

（三）心房扑动

心房扑动简称房扑。

【病因】

房扑可发生于无器质性心脏病者，多见于一些心脏病病人，包括风湿性心脏病、冠心病、高血压性心脏病、心肌病等。此外，肺栓塞、慢性充血性心力衰竭、二、三尖瓣狭窄与反流导致心房扩大者，亦可出现房扑。

【临床表现】

房扑往往有不稳定的倾向，可恢复窦性心律或进展为心房颤动，亦可持续数月或数年。心房扑动的心室率不快时，病人可无症状。房扑伴有极快的心室率时可诱发心绞痛与心力衰竭。体格检查可见快速的颈静脉扑动。

【心电图表现】

房扑心电图特征有：①心房活动呈现规律的锯齿状扑动波称为F波，扑动波之间的等电位线消失，在Ⅱ、Ⅲ、aVF或V1导联最为明显。心房率通常为250～300次/分；②心室率规则或不规则，取决于房室传导比率是否恒定，房室传导比率以2：1或4：1多见；③QRS波群形态正常，伴有室内差异传导或原有束支传导阻滞时，QRS波群增宽、形态异常。见图2-8。

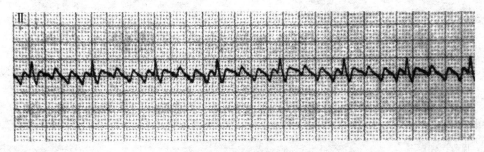

图 2-8 心房扑动

【治疗要点】

应针对原发病进行治疗。同步直流电复律为最有效终止房扑的方法。药物治疗时对单纯控制心房扑动的心室率首选洋地黄制剂，其他如普罗帕酮、维拉帕米、胺碘酮、钙通道阻滞剂也有疗效。因房扑的药物疗效有限，射频消融可根治房扑，对于症状明显或引起血流动力学不稳定的房扑，应选用射频消融治疗。

（四）心房颤动

心房颤动简称房颤，是临床上最常见的心律失常之一，随年龄增长其发生率增加。

【病因】

房颤常发生于原有心血管疾病者，如风湿性心脏瓣膜病、冠心病、高血压性心脏病、甲状腺功能亢进性心脏病、缩窄性心包炎、心肌病、感染性心内膜炎以及慢性肺源性心脏病等。正常人在情绪激动、手术后、运动或大量饮酒时也可发生。房颤发生在无心脏病变的中青年，称为孤立性房颤。

知识链接

2010 年 ESC/EHRA/EACTS 欧洲房颤防治指南关于房颤的分类

初发性房颤：首次发现的房颤。

阵发性房颤：持续时间一般少于 48 小时，可以自行终止，最长持续不超过 7 天。

持续性房颤：持续时间超过 7 天，或不足 7 天但需紧急药物或直流电复律的房颤。

长期持续性房颤：房颤时间持续超过 1 年并拟采取节律转复治疗者。

永久性房颤：房颤时间持续超过 1 年，病人已习惯房颤状态，不准备转复者。

【临床表现】

房颤的症状与心室率快慢和基础心脏病状况有关，通常病人可有心悸、头晕、胸闷等，心室率超过 150 次/分时，病人可发生心绞痛与充血性心力衰竭。房颤并发体循环栓塞的危险性甚大，尤其是脑栓塞。心脏听诊第一心音强弱不等、心律绝对不规则，脉搏短绌。

【心电图表现】

心电图特征：①P 波消失，代之以大小不等、形态不一、间隔不均的心房颤动波（f 波），频率 350～600 次/分；②RR 间期极不规则，心室率通常在 100～160 次/分；③QRS 波群形态基本正常，当心室率过快，发生室内差异性传导时，QRS 波群增宽变形。见图 2-9。

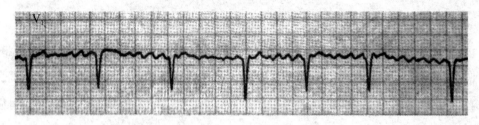

图 2-9　心房颤动

【治疗要点】

1. 积极寻找房颤的原发疾病和诱发因素，作出相应处理。

2. 控制心室率　可用 β 受体阻滞剂或钙通道阻滞剂、洋地黄等。一般认为心室率的控制目标为静息时心率维持在 60～80 次/分，轻微运动后不超过 100 次/分。

3. 转复和维持窦性心律　包括：①药物复律：发作频繁或症状明显的阵发性房颤病人或持续性房颤不能自行转复为窦性心律者，可选用胺碘酮、普罗帕酮、索他洛尔等进行复律；②同步直流电复律：房颤持续发作伴血流动力学障碍者宜首选电复律；③其他治疗方法：包括射频消融、外科手术、植入式心房除颤器等。

4. 预防栓塞并发症　慢性房颤病人有较高的栓塞发生率，对过去有栓塞病史、瓣膜病、高血压、糖尿病、左心房扩大、冠心病等高危病人，均应接受长期抗凝治疗。目前认为华法林是房颤时预防脑卒中和外周血管栓塞的一线用药，对不适宜用华法林和无上述危险因素的病人，可改用阿司匹林。华法林长期抗凝治疗的要考虑个体的差异，用药期间必须注意疗效的监测和出血风险的评估，以调整药物的剂量，使凝血酶原时间国际标准化比值（INR）维持在 2.0～3.0 之间。

三、房室交界区性心律失常

（一）房室交界区性期前收缩

房室交界区性期前收缩简称交界性期前收缩。冲动起源于房室交界区，可前向和逆向传导，分别产生提前发生的 QRS 波群与逆行 P 波。逆行 P 波可位于 QRS 波群之前（PR 间期＜0.12 秒）、之中或之后（RP 间期＜0.20 秒）。QRS 波群形态正常，当发生室内差异性传导，QRS 波群形态可有变化，见图 2-10。交界性期前收缩通常无需治疗。

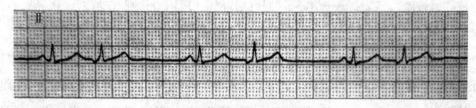

图 2-10　房室交界区性期前收缩

（二）与房室交界区相关的折返性心动过速

与房室交界区相关的折返性心动过速或称阵发性室上性心动过速，简称室上速。房室结内折返性心动过速是最常见的阵发性室上性心动过速类型。

【病因】

病人通常无器质性心脏病表现，不同性别与年龄均可发生。

【临床表现】

心动过速突然发作与终止，持续时间长短不一。发作时表现为心悸、胸闷、焦虑、头晕，少见有晕厥、心绞痛、心力衰竭与休克者。症状轻重取决于发作时心室率快慢的程度以及持续时间，与原发病的严重程度也有关。听诊心律绝对规则，心尖区第一心音强度恒定，

【心电图表现】

连续 3 个或以上快速的 QRS 波群，其形态与时限正常，若伴有室内差异性传导或原有束支传导阻滞时，QRS 波可宽大畸形，频率 150～250 次/分，节律规整；P 波为逆行性（Ⅱ、Ⅲ、aVF 导联倒置），常埋藏于 QRS 波群内或位于其终末部分，P 波与 QRS 波群保持固定关系；起始突然，常由一个房性期前收缩触发。见图 2-11。

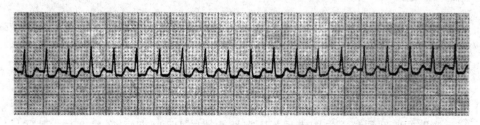

图 2-11　阵发性室上性心动过速

【治疗要点】

1. 急性发作期

（1）刺激迷走神经：颈动脉窦按摩（病人取仰卧位，先行右侧，每次 5～10 秒，切莫双侧同时按摩）、Valsalva 动作（深吸气后屏气、再用力作呼气动作）、诱导恶心、将面部浸没于冰水内等方法可使心动过速终止，但停止刺激后，有时又恢复原来心率。

（2）药物应用：首选治疗药物为腺苷，6～12mg 快速静注，起效迅速，副作用为胸部压迫感、呼吸困难、面部潮红、窦性心动过缓、房室传导阻滞等。如腺苷无效可改静注维拉帕米，首次 5mg，无效时隔 10 分钟再注 5mg。伴有心功能不全者可用毛花苷丙。对伴有低血压者可用升压药如盐酸去氧肾上腺素、甲氧明等来终止心动过速，但老年人、急性心肌梗死等禁用。

（3）其他：食管心房调搏术常能有效中止发作。当病人出现严重心绞痛、低血压、充血性心力衰竭表现，应立即电复律。

2. 预防复发　洋地黄、长效钙通道阻滞剂或 β 受体阻滞剂、普罗帕酮可供选用。但对于长期频繁发作，且症状较重、用药效果不佳者，可行导管射频消融术根治。

（三）预激综合征

预激综合征又称 Wolf-Parkinson-White 综合征（WPW 综合征），是指心电图有预激，临床上有心动过速发作。心电图的预激是指心房冲动提前激动心室的一部分或全体。发生预激的解剖学基础是在房室特殊传导组织外还存在着一些由普通心肌组成的肌束。连接心房与心室之间称房室旁路或 Kent 束。此外，还有三种较少见的旁路，如房-希氏束、结室纤维和分支室纤维。

【病因】

预激综合征病人大多无其他心脏异常征象。先天性心血管病如三尖瓣下移畸形、二尖瓣脱垂、心肌病等可并发预激综合征。

【临床表现】

预激本身不引起症状，但心动过速的发生率为 1.8%，并随年龄的增长而增加。其中约 80% 心动过速发作为房室折返性心动过速，15%～30% 为心房颤动，5% 为心房扑动。频率过快的心动过速可恶化为心室颤动或导致充血性心力衰竭、低血压。

【心电图表现】

房室旁路的典型预激心电图表现为：窦性心律的 PR 间期短于 0.12 秒；某些导联的 QRS 波群大于超过 0.12 秒，QRS 波群起始部分粗钝（称 delta 波），终末部分正常；ST-T 波呈继发性改变，与 QRS 波群主波方向相反。见图 2-12。

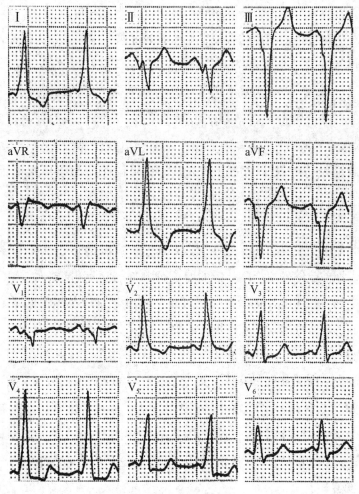

图 2-12　预激综合征

　　预激综合征发作房室折返性心动过速，最常见的类型是通过房室结前向传导，经旁路逆向传导，称正向房室折返性心动过速，此种类型 QRS 波群形态与时限正常。大约 5% 的病人，折返的路径正好相反，产生逆向房室折返性心动过速，QRS 波群增宽、畸形，需要与室性心动过速鉴别。

【治疗要点】

　　若病人从无心动过速发作或偶有发作，但症状轻微者，无须治疗。如心动过速发作频繁并伴有明显症状，应给予治疗。治疗方法包括药物和导管消融术。

　　预激综合征发作正向房室折返性心动过速，可先尝试刺激迷走神经，如果无效，首选的药物为腺苷或维拉帕米静脉注射。预激综合征病人发作心房扑动与颤动时伴有晕厥或低血压，应立即电复律。治疗药物可选用普鲁卡因胺或普罗帕酮。静注利多卡因与维拉帕米会加速预激综合征合并心房颤动病人的心室率，应禁用。洋地黄缩短旁路不应期使心室率加快，不应单独用于曾经发作心房颤动或扑动的病人。

经导管消融旁路可根治预激综合征室上性心动过速发作，应列为首选，可取代药物治疗或手术治疗。

四、室性心律失常

（一）室性期前收缩

室性期前收缩是一种最常见的心律失常。其异位冲动起源可发生于心室的任何部位。

【病因】

室性期前收缩常见于高血压、冠心病、心肌病、风湿性心脏瓣膜病与二尖瓣脱垂。正常人发生室性期前收缩的机会随年龄的增长而增加。心肌炎、缺血、缺氧、麻醉和手术均可使心肌受到机械、电、化学性刺激而发生室性期前收缩。电解质紊乱、精神不安、过量烟、酒、咖啡亦能诱发室性期前收缩。

【临床表现】

偶发期前收缩一般无症状，部分病人有心跳暂停感。当期前收缩频发（>5 次/分）或连续（二联律、三联律）出现，可有心悸、乏力、胸闷、憋气，严重者可引起心绞痛、低血压、晕厥等。听诊时，期前收缩的第一心音增强，第二心音减弱或消失，之后出现较长的停歇。桡动脉搏动减弱或消失。

【心电图表现】

心电图表现为：①提前出现宽大畸形的 QRS 波群，时限>0.12 秒，之前无相关 P 波；②ST 段与 T 波的方向与 QRS 主波方向相反；③期前收缩后可见一完全性代偿间歇。见图 2-13。

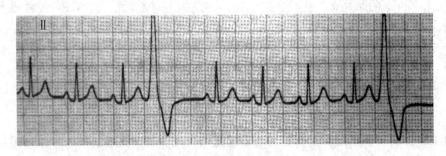

图 2-13　室性期前收缩

室性期前收缩的类型：室性期前收缩可孤立或规律出现。二联律是指每个窦性搏动后跟随一个室性期前收缩；三联律是每两个正常搏动后出现一个室性期前收缩；连续两个室性期前收缩称成对室性期前收缩。同一导联内，室性期前收缩形态相同者，为单形性室性期前收缩；形态不同者称多形性或多源性室性期前收缩。

【治疗要点】

治疗的主要目的是防止室性心动过速、心室颤动和猝死的发生。

1. 无器质性心脏病并且症状不明显者，无须药物治疗，应避免诱因，如需戒烟酒，消除病人的顾虑，必要时可给予镇静剂、β受体阻滞剂等。

2. 严重器质性心脏病如急性心肌梗死引起的室性期前收缩，首选再灌注治疗，不主张预防性应用抗心律失常药物。如果实施再灌注治疗前已出现频发室性期前收缩、多源性室性期前收缩，可应用β受体阻滞剂，并纠正诱因，尤其是电解质紊乱如低钾、低镁血症。避免使用 IA 类抗心律失常药物，尽管其能有效减少室性期前收缩，但由于药物本身具有致心律失常作用，可能使总死亡率和猝死的风险增加。

洋地黄中毒引起的室性期前收缩，应立即停用洋地黄，使用苯妥英钠并补钾。

（二）室性心动过速

室性心动过速简称室速。是指连续 3 个或 3 个以上室性期前收缩形成的异位心律。

【病因】

常见于各种器质性心脏病病人。最常见病因为冠心病，其次是心肌病、心力衰竭、二尖瓣脱垂、心瓣膜病等，其他病因包括代谢障碍、电解质紊乱、长 QT 综合征等。偶可发生在无器质性心脏病者。

【临床表现】

室速的临床症状轻重视发作时心室率、持续时间、基础心脏病变和心功能状况不同而异。非持续性室速（发作时间短于 30 秒，能自行终止）的病人通常无症状。持续性室速（发作时间超过 30 秒，需药物或电复律才能终止）常有低血压、少尿、晕厥、气促、心绞痛等症状。听诊心律轻度不规则，第一心音强度可不一致。

【心电图表现】

心电图表现为：①3 个或 3 个以上的室性期前收缩连续出现；②QRS 波群形态宽大畸形，时限超过 0.12 秒；T 波方向与 QRS 波群主波方向相反；③心室率通常为 100～250 次/分；心律可不规则；④如能发现 P 波，P 波与 QRS 波群无关，呈室房分离现象；⑥常可见心室夺获与室性融合波。心室夺获与室性融合波的存在是确诊室性心动过速的重要依据。见图 2-14。

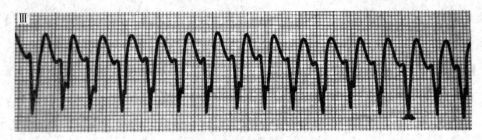

图 2-14　阵发性室性心动过速

【治疗要点】

有器质性心脏病或有明确诱因应首先给以针对性治疗；无器质性心脏病病人发生非持续性室速，如无症状或血流动力学影响，处理的原则与室性期前收缩相同；持续性室速发作，无论有无器质性心脏病，应给予治疗。

1. 终止室速发作

室速病人如无显著的血流动力学障碍，可选用胺碘酮、利多卡因或普鲁卡因胺静脉注射，同时持续静脉滴注。静脉注射普罗帕酮亦十分有效，但不宜用于心肌梗死或心力衰竭的病人。若伴有血流动力学障碍（低血压、休克等）或药物治疗无效时，应迅速施行电复律。

2. 预防复发

发作终止后，可选用能够控制发作的药物口服，防止复发。必要时行射频消融术或安装抗心动过速起搏器。

（三）心室扑动与心室颤动

心室扑动与颤动简称室扑和室颤。室颤是指心室有多个异位起搏点发出冲动，引起心室快而不协调的收缩，对血流动力学的影响等于心室停搏，心室丧失排血功能。室颤是最严重的致死性心律失常，也是猝死常见的表现之一。

【病因】

常见病因为器质性心脏病、药物中毒、意外事件及其他疾病临终前的状态，如急性心肌梗死、洋地黄中毒、电击等。

【临床表现】

室速或室颤发生后，病人迅速出现意识丧失、抽搐、呼吸停止、脉搏消失、心音消失、血压无法测到。

【心电图表现】

1. 心室扑动　无正常 QRS-T 波群，代之以波幅较大形状相似的正弦波图形，频率为 150～300 次/分（通常在 200 次/分以上），见图 2-15。

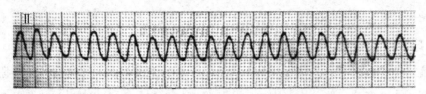

图 2-15　心室扑动

2. 心室颤动　QRS-T 波群完全消失，代之以形态、频率、振幅完全不规则的波形，频率为 250～500 次/分。见图 2-16。

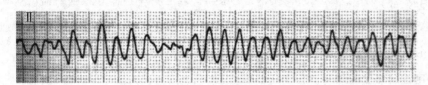

图 2-16　心室颤动

【治疗要点】

应争分夺秒抢救，尽快恢复心脏收缩。抢救措施包括胸外心脏按压、人工呼吸及利多卡因静脉注射或其他复苏药物，如阿托品、肾上腺素等，并尽快使用非同步直流电复律。

五、房室传导阻滞

冲动在心脏传导系统的任何部位传导时均可发生减慢或阻滞。若发生于窦房结与心房之间，称窦房传导阻滞；发生于心房内称房内传导阻滞；发生于心室内称室内传导阻滞；发生在心房与心室之间，称房室传导阻滞。

本任务重点叙述房室传导阻滞（atrioventricular block，AVB)，又称房室阻滞，是指房室交界区脱离了生理不应期后，心房冲动传导延迟或不能传导至心室。阻滞可发生在房室结、希氏束及束支等不同部位。按房室传导阻滞的严重程度，通常将其分为三度。一度传导阻滞的传导时间延长，全部冲动均能传导至心室。二度传导阻滞是指部分冲动不能传导至心室，分为两型，即莫氏Ⅰ型（文氏型）和Ⅱ型；Ⅰ型阻滞表现为传导时间进行性延长，直至 1 次冲动不能传导至心室（心搏脱漏）；Ⅱ型阻滞表现为间歇出现的心搏脱漏。三度又称完全性传导阻滞，此时全部冲动不能被传导至心室，常伴交界性或室性逸搏心律。

【病因】

正常人或运动员偶可出现第一度房室传导阻滞或文氏型房室传导阻滞，与迷走神经张力增高有关，常发生在夜间。更多见于病理情况下，如急性心肌梗死、冠状动脉痉挛、病毒性心肌炎、心肌病、急性风湿热、先天性心血管病、原发性高血压、心脏手术、电解质紊乱、药物中毒等。

【临床表现】

一度房室传导阻滞病人常无症状，听诊第一心音强度减弱；二度房室传导阻滞病人可有心悸与心搏脱漏，第二度Ⅰ型房室传导阻滞病人第一心音强度逐渐减弱并有心搏脱漏，Ⅱ型病人亦有间歇性心搏脱漏，但第一心音强度恒定；三度房室传导阻滞是一种严重的心律失常，临床症状取决于心室率的快慢与伴随病变。症状主要由心排血量减少所致，包括疲乏、头晕、晕厥、心绞痛、心衰等。若心室率过慢导致脑缺血，病人可出现暂时性意识丧失，甚至抽搐，即阿-斯综合征，严重者可猝死。听诊第一心音强度经常变化，间或听到响亮清晰的第一心音（大炮音）。

【心电图特征】

1. 第一度房室传导阻滞　PR 间期延长，超过 0.20 秒，每个 P 波后均有 QRS 波群。见图 2-17。

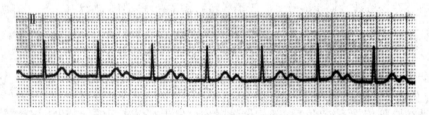

图 2-17　第一度房室传导阻滞

2. 第二度房室传导阻滞

1）第二度Ⅰ型房室传导阻滞：①PR 间期进行性延长，直至一个 P 波不能下传心室致 QRS 波群脱漏。相邻 RR 间期进行性缩短，直至一个 P 波不能下传心室。③包含受阻 P 波在内的 RR 间期小于正常窦性 PP 间期的两倍。最常见的房室传导比例为 3∶2 和 5∶4。见图 2-18A。

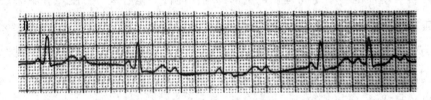

图 2-18A　第二度Ⅰ型房室传导阻滞

2）第二度Ⅱ型房室传导阻滞：PR 间期恒定不变，部分 P 波后无 QRS 波群。见图 2-18B。

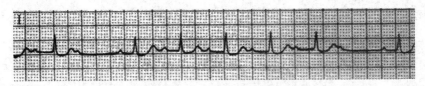

图 2-18B　第二度Ⅱ型房室传导阻滞

3. 第三度房室传导阻滞　指心房的冲动不能传导到心室，PP 与 RR 间期各有其固定的规律，但 P 波与 QRS 波群无固定关系；P 波频率大于 QRS 波群的频率；QRS 波群可正常或增宽。见图 2-19。

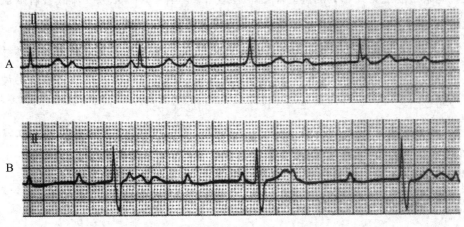

图 2-19　第三度房室传导阻滞

【治疗要点】

应针对不同病因进行治疗。一度或二度Ⅰ型房室阻滞心室率不太慢者无须特殊治疗。二度Ⅱ型或第三度房室阻滞如心室率慢伴有明显症状或血流动力学障碍，甚至阿-斯综合征发作者，应给予心脏起搏治疗。阿托品、异丙肾上腺素仅适用于无心脏起搏条件的应急情况。

六、心律失常病人的护理

【护理诊断】

1. 活动无耐力　与心律失常导致心排血量减少有关。

2. 有受伤的危险　与心律失常引起的头晕、晕厥有关。

3. 焦虑　与心律失常反复发作、疗效欠佳有关。

4. 潜在并发症：心力衰竭、栓塞、猝死。

【护理措施】

1. 一般护理

（1）休息与活动：评估病人心律失常的类型及临床表现，与病人及家属共同制定活动计划。对无器质性心脏病的良性心律失常病人，鼓励其正常工作和生活，建立健康的生活方式，保持心情舒畅，避免过度劳累。窦性停搏、二度Ⅱ型或三度房室传导阻滞、持续性室性心动过速等严重心律失常病人应卧床休息，以减少心肌耗氧量。胸闷、心悸、头晕等不适时采取高枕卧位、半卧位或其他舒适体位，尽量避免左侧卧位，因左侧卧位时病人常能感觉到心脏的搏动而使不适感加重。有头晕、晕厥发作或曾有跌倒病史者应卧床休息，加强生活护理，嘱病人避免单独外出，防止意外。

（2）饮食：戒烟酒，避免摄入刺激性食物如咖啡、浓茶等，避免饱餐。多食纤维素丰富的食物，保持大便通畅，心动过缓病人避免排便时过度屏气，以免兴奋迷走神经而加重心动过缓。

（3）做好心理护理，保持情绪稳定，必要时遵医嘱给予镇静剂，保证病人充分的休息与睡眠。

（4）给氧伴呼吸困难、发绀等缺氧表现时，给予2～4L/min氧气吸入。

2. 心电监护

对严重心律失常者，应持续心电监护，严密监测心率、心律、心电图、生命体征、血氧饱和度变化。发现潜在引起猝死危险的心律失常（频发、多源性、成对的或呈R on T现象的室性期前收缩、窦性停搏、房扑房颤、二度Ⅱ型房室传导阻滞）或随时有猝死危险的严重心律失常（阵发室速、室扑、室颤、三度房室传导阻滞等），立即报告医生。安放监护电极前注意清洁皮肤，用乙醇棉球去除油脂，电极放置部位应避开胸骨右缘及心前区，以免影响做心电图和紧急电复律；1～2天更换电极片1次或电极片松动时随时更换，观察有无皮肤发红、发痒等过敏反应。

3. 病情观察与对症护理

（1）重点观察脉搏、心律、心率、呼吸等。

（2）阿-斯综合征：①评估危险因素：向病人及知情者询问病人晕厥发作前有无诱因及先兆症状，了解晕厥发作时的体位、晕厥持续时间、伴随症状等。必要时心电监护，动态观察心律失常的类型。②休息与活动：有头晕、晕厥发作或曾有跌倒病史者应卧床休息，加强生活护理，嘱病人避免单独外出，防止意外。③避免诱因：嘱病人避免剧烈活动、情绪激动或紧张、快速改变体位等，一旦有头晕、黑矇等先兆时立即平卧，以免跌伤。④遵医嘱给予治疗：如心率显著缓慢的病人可予阿托品、异丙肾上腺素等药物或配合人工心脏起搏治疗；对其他心律失常病人可予遵医嘱给予抗心律失常药物。

（3）心脏骤停，一旦发生猝死的表现如意识突然丧失、抽搐、大动脉搏动消失、呼吸停止，立即进行抢救；抢救措施见外科相关章节。

（4）心源性休克，严重心律失常可导致心源性休克，发生后应立即进行抗休克处理。

4. 用药护理　严格遵医嘱按时按量给予抗心律失常药物，静脉注射时速度宜慢（腺苷除外），一般5～15分钟内注完，静脉滴注药物时尽量用输液泵调节速度。胺碘酮静脉用药易引起静脉炎，应选择大血管，配置药物浓度不要过高，严密观察穿刺局部情况，谨防药液外渗。观察病人意识和生命体征，必要时监测心电图，注意用药前、用药过程中及用药后的心率、心律、PR间期、QT间期等的变化，以判断疗效和有无不良反应。

【健康教育】

1. 疾病知识　指导向病人及家属讲解心律失常的常见病因、诱因及防治知识。说明按医嘱服抗心律失常药物的重要性，不可自行减量、停药或擅自改用其他药物；告诉病人药物可能出现的不良反应，有异常时及时就诊。

2. 避免诱因　嘱病人注意劳逸结合、生活规律，保证充足的休息与睡眠；保持乐观、稳定的情绪；戒烟酒，避免摄入刺激性食物如咖啡、浓茶等，避免饱餐。多食纤维素丰富的食物，保持大便通畅，心动过缓病人避免排便时过度屏气，以免兴奋迷走神经而加重心动过缓。避免劳累、感染，防止诱发心力衰竭。

3. 家庭护理　教给病人自测脉搏的方法以利于自我监测病情；对反复发生严重心律失常，危及生命者，教会家属心肺复苏术以备应急。

任务三　心律失常病人的护理

达标检测及答案

任务四　原发性高血压病人的护理

学习目标

思维导图2-4

1. 解释原发性高血压的概念。
2. 说出与高血压发病的相关因素。
3. 熟记高血压的临床表现。
4. 识别高血压分级及心血管风险分层。
5. 复述原发性高血压的治疗要点。
6. 能够对高血压病人正确实施护理措施。

案例导入

病人，男性，52岁，以"间断性头晕、头痛4年"入院。病人于6年前出现头晕头胀痛，有时伴耳鸣、心悸，自感记忆力减退、睡眠欠佳，劳累及紧张时加重，当时未进行特殊治疗。4年前受强烈精神刺激后出现头晕、头痛加重，在当地医院就诊，当时测得血压190/110mmHg。给予降压治疗后症状明显减轻。此后，间断服用降压药物控制血压，血压一直在146~168/96~100mmHg之间。患病以来无活动后心悸、气促、无少尿及下肢水肿，无心前区不适及疼痛。

既往健康，有吸烟史20年，每日10支，家族中母亲患高血压病，65岁时死于急性心肌梗死。

体格检查：体温36.8℃，脉搏98次/分，呼吸16次/分，血压162/108mmHg，精神尚可，发育正常，营养良好。无颈静脉怒张，颈部血管无杂音，甲状腺无肿大，双肺检查正常，心界不大，心率98次/分，主动脉瓣区第二心音亢进，心律齐，无杂音。腹部平软，无压痛、反跳痛，肝脾肋下未触及，肝肾区无叩击痛，移动性浊音阴性，未闻及血管杂音。双下肢无水肿，生理反射正常，病理反射未引出。眼底检查未见异常。

辅助检查：血常规示白细胞$9.0×10^9$/L，血红蛋白：136g/L。尿常规示蛋白（＋），BUN7.6mmol/L，Scr124μmol/L。眼底检查动脉变细，反光增强，左侧眼底可见出血。心电图示窦性心律，心电轴轻度左偏，$RV_5+SV_1=5.0$mV，$RV_5$3.5mV。

请思考：

1. 本病的临床诊断是什么，主要护理诊断及护理措施有哪些？

2. 高血压的诊断标准是什么，高血压主要影响哪些器官？

原发性高血压（primary hypertension）是以血压持续升高为主要临床表现的综合征。收缩压≥140mmHg 和（或）舒张压≥90mmHg 即诊断为高血压。高血压是多种心、脑血管疾病的重要病因和危险因素，影响重要脏器如心、脑、肾的结构与功能，最终可导致这些器官的功能衰竭。高血压分为原发性高血压（又称高血压病，约占95%）和继发性高血压（约占5%）。

伴随人口老龄化、城镇化进程，生活方式和饮食结构的改变，我国高血压人群城乡患病率差别在缩小，但整体呈增长态势，估计每年新增加高血压病人1千万例。截至2014年，我国高血压病人已超过2.7亿。高血压的患病率随年龄增长而上升，同时应注意，目前高血压逐渐趋于年轻化，儿童和中青年高血压的患病率呈持续上升趋势。我国高血压患病率和流行存在地区、城乡和民族差别，北方高于南方，东部高于西部，城市高于农村，高原少数民族地区患病率较高。女性更年期前患病率低于男性，更年期后高于男性。

【病因】

目前认为原发性高血压是在一定的遗传背景下由多种环境因素交互作用，使正常血压调节机制失代偿所致。

1. **遗传因素** 原发性高血压有群集于某些家族的倾向，提示其有遗传学基础或伴有遗传生化异常。双亲均有高血压的正常血压子女，以后发生高血压的比例增高。高血压的遗传可能存在主要基因显性遗传和多基因关联遗传两种方式。

2. **环境因素** 高血压可能是环境因素与遗传易感性相互作用的结果。

（1）饮食：流行病学资料显示食盐摄入量与高血压的发生和血压水平呈正相关。但改变钠盐摄入并不能影响所有病人的血压水平，摄盐过多导致血压升高主要见于对盐敏感的人群中。另外，有人认为饮食低钙、低钾、高蛋白质摄入、饮食中饱和脂肪酸或饱和脂肪酸与不饱和脂肪酸的比值较高也可能属于升压因素。饮酒也与血压水平线性相关。

（2）精神应激：脑力劳动者高血压患病率超过体力劳动者，从事精神紧张度高的职业、长期生活在噪声环境中听力敏感性减退者发生高血压的可能性大。

（3）吸烟：吸烟可使交感神经末梢释放去甲肾上腺素增加，使血压升高，同时可以通过氧化应激损害—氧化氮介导的血管舒张引起血压增高。

3. 其他 肥胖、药物（口服避孕药、麻黄素、肾上腺皮质激素、非甾体类抗炎药、甘草等）、睡眠呼吸暂停低通气综合征也可使血压增高。

【发病机制】

高血压的发病机制主要有以下几个环节。

1. 交感神经系统活动亢进 人在长期精神紧张、压力、焦虑或长期环境噪声、视觉刺激下也可引起高血压，各种病因因素使大脑皮层下中枢神经功能发生变化，各种神经递质浓度与活性异常，导致交感神经系统活动亢进，血浆儿茶酚胺浓度升高，外周血管阻力增高而导致血压上升。

2. 肾素-血管紧张素-醛固酮系统（RAAS） 激活体内存在两种 RAAS，即循环 RAAS 和局部 RAAS。肾小球入球小动脉的球旁细胞分泌的肾素，可作用于肝合成的血管紧张素原而生成血管紧张素 I，经血管紧张素转换酶（ACE）的作用转变为血管紧张素 II（A II）。A II 可使小动脉平滑肌收缩，外周血管阻力增加，并可刺激肾上腺皮质球状带分泌醛固酮，使水钠潴留，血容量增加。A II 还可通过交感神经末梢突触前膜的正反馈使去甲肾上腺素分泌增加。以上机制均可使血压升高，参与高血压发病并维持。此外，很多组织中 RAAS 在高血压形成中起了很大的作用。

3. 肾脏潴留过多钠盐 各种原因引起肾性水钠潴留，机体为避免心排血量增高使组织过度灌注，全身阻力小动脉收缩增强，导致外周血管阻力增高。也可能通过排钠激素分泌释放增加使外周血管阻力增高。

4. 胰岛素抵抗（insulin resistance，IR） 高血压病病人中约半数存在胰岛素抵抗。胰岛素抵抗是指胰岛素维持正常血糖的能力下降，即一定浓度的胰岛素没有达到预期的生理效应，或组织对胰岛素的反应下降。临床表现为高胰岛素血症。大多数高血压病人空腹胰岛素水平增高，而糖耐量有不同程度降低，提示有 IR 现象。胰岛素的以下作用可能与血压升高有关：①使肾小管对钠的重吸收增加。②增强交感神经活动。③使细胞内钠、钙浓度增加。④刺激血管壁增生肥厚。

5. 内皮细胞功能受损 血管内皮通过代谢、生成、激活和释放各种血管活性物质在血液循环、心血管功能的调节中起着重要作用。高血压时血管内皮细胞功能受损，具有舒张血管作用的物质生成减少，而内皮素等缩血管物质增加，血管平滑肌细胞对舒张因子的反应减弱而对收缩因子反应增强。

【临床表现】

1. 一般表现

（1）症状：原发性高血压通常起病缓慢，早期常无症状或不明显，仅在体格检查时发现血压升高，少数病人则在发生心、脑、肾等并发症后才被发现。高血压病人可有头痛、眩晕、颈项板紧、疲劳、心悸、耳鸣等症状，但并不一定与血压水平相关，也可出现视力模糊、鼻出血等较重症状。

（2）体征：一般较少，应重点检查周围血管搏动、血管杂音、心脏杂音等项目。听诊可闻及主动脉瓣区第二心音亢进、主动脉瓣区收缩期杂音或收缩早期喀喇音；长期持续高血压可有左心室肥厚出现抬举性心尖搏动，并可闻及第四心音。

2. 高血压急症和亚急症

（1）高血压急症：指原发性或继发性高血压病人，在某些诱因的作用下，血压突然和显著升高（一般超过 180/120mmHg），同时伴有进行性心、脑、肾等重要靶器官功能不全的表现。高血压急症包括高血压脑病、颅内出血（脑出血和蛛网膜下腔出血）、脑梗死、急性左心衰竭、急性冠状动脉综合征、主动脉夹层动脉瘤、子痫等。少数病人舒张压持续≥130mmHg，伴有头痛，视力模糊，眼底出血、渗出和视乳头水肿，肾脏损害突出，持续蛋白尿、血尿及管型尿，称为恶性高血压。

（2）高血压亚急症：指血压显著升高但不伴靶器官损害。病人可以有血压明显升高引起的症状，如头痛、胸闷、鼻出血和烦躁不安等。高血压亚急症与高血压急症的唯一区别标准是有无新近发生的、急性、进行性的严重靶器官损害。

3. 并发症　主要与高血压导致重要（靶）器官的损害有关，是导致高血压病人致残甚至致死的主要原因。

（1）脑血管的并发症：最常见，包括各种出血性或缺血性脑卒中、高血压脑病等，多属于高血压急症的范畴。

（2）心脏的并发症：①高血压性心脏病：与持续左心室后负荷增加有关，主要表现为活动后心悸气促；心尖搏动呈抬举样等，随着病情的进展，最终可导致心衰、心律失常等。②急性左心衰：多在持续高血压的基础上，因某些诱因而诱发，典型表现为急性肺水肿。③冠心病：高血压继发和（或）加重冠状动脉粥样硬化的结果，主要表现为心绞痛、心肌梗死。

（3）肾脏并发症：高血压肾病及慢性肾衰竭。早期主要表现为夜尿量增加、轻度蛋白尿、镜下血尿或管型尿等，控制不良者最终可发展成为慢性肾衰竭。

（4）其他：①眼底改变及视力及视野异常；②鼻出血；③主动脉夹层。

【辅助检查】

1. 血压监测 包括偶测血压、自测血压、动态血压监测，特别是24小时动态血压监测有助于判断高血压的严重程度，了解其血压变异性和血压昼夜节律，指导降压治疗和评价降压药物疗效。

2. 实验室检查 检查血常规、尿常规、肾功能、血糖、血脂分析、血尿酸等，可发现高血压对靶器官损害情况。

3. 心电图 可见左心室肥大、劳损。

4. X线 胸片检查可见主动脉弓迂曲延长，左室增大，出现心力衰竭时肺野可有相应的变化。

5. 超声心动图 了解心室壁厚度、心腔大小、心脏收缩和舒张功能、瓣膜情况等。

6. 眼底检查 有助于对高血压严重程度的了解，其分级标准如下：①Ⅰ级：视网膜动脉变细，反光增强。②Ⅱ级：视网膜动脉狭窄，动静脉交叉压迫。③Ⅲ级：眼底出血或棉絮状渗出。④Ⅳ级：视神经盘水肿。

【诊断要点】

1. 高血压定义及分级 高血压被定义为未使用降压药的情况下，非同日3次测量，收缩压≥140mmHg，和（或）舒张压≥90mmHg；既往有高血压史，现正在服降压药，虽血压＜140/90mmHg，仍可诊断为高血压。根据血压升高的水平，可进一步分为高血压1、2、3级（见表2-4）。

表2-4 血压水平的定义和分类（mmHg）

类别	收缩压	舒张压
正常血压	＜120 和	＜80
正常高值	120～139 和（或）	80～89
高血压	≥140 和（或）	≥90
1级高血压（轻度）	140～159 和（或）	90～99
2级高血压（中度）	160～179 和（或）	100～109
3级高血压（重度）	≥180 和（或）	≥110
单纯收缩期高血压	≥140 和	＜90

2. 心血管风险分层 高血压预后与血压升高水平、有无其他心血管危险因素存在及靶器官损害程度有关。现主张对高血压进行危险程度的分层，将高血压病人分为低危、中危、高危和极高危，治疗目标及预后判断也应以此为基础。具体分层标准根据血压升高水平、心血管疾病危险因素、靶器官损害以及并存临床情况（见表2-5）。

表 2-5　高血压病人的危险分层

危险因素和病史	血压水平（mmHg）		
	1 级高血压	2 级高血压	3 级高血压
无其他危险因素	低危	中危	高危
1～2 个危险因素	中危	中危	很高危
3 个及以上危险因素，或靶器官损害者	高危	高危	很高危
伴临床疾患	很高危	很高危	很高危

（1）用于分层的心血管疾病危险因素包括：①血压水平（1～3 级）。②吸烟。③血胆固醇＞5.7mmol/L。④糖耐量异常。⑤男性＞55 岁，女性＞65 岁。⑥早发心血管疾病家族史（一级亲属发病年龄女性＜65 岁，男性＜55 岁）。⑦腹型肥胖（腰围：男性≥90cm，女性≥85cm）或肥胖（BMI≥28kg/m²）。⑧血同型半胱氨酸≥10μmol/L。

（2）靶器官损害：①左心室肥厚（心电图或超声心动图）。②肾小球滤过率降低或血肌酐轻度升高（男性 115～133μmol/L，女性 107～124μmol/L）。③超声或 X 线证实有动脉粥样硬化斑块（颈动脉、髂动脉、股动脉或主动脉）或颈动脉内膜中层厚度≥0.9mm。④尿微量白蛋白：30～300mg/24 小时或白蛋白/肌酐≥30mg/L（3.5mg/mmol）。

（3）并存临床情况：①心脏疾病：心肌梗死、心绞痛、冠状动脉血运重建术后、心力衰竭。②脑血管疾病：脑出血、缺血性脑卒中、短暂性脑缺血发作。③肾脏疾病：糖尿病肾病、血肌酐升高（男性≥133μmol/L，女性≥124μmol/L）、蛋白尿≥300mg/24h。④血管疾病：主动脉夹层、外周血管病。⑤重度高血压性视网膜病变：出血或渗出、视乳头水肿。⑥糖尿病。

总之对已明确诊断的高血压病人，诊断性评估一般包括 3 个内容：①是否有影响预后的各种心血管危险因素。②是否存在靶器官损害和相关的临床状况。③有无引起高血压的其他疾病。

【治疗要点】

有效的治疗必须使血压降至正常范围，目前主张高血压病人血压应降到 140/90mmHg 以下。老年（≥65 岁）高血压病人，血压应降至＜150/90mmHg；一般糖尿病或者慢性肾脏病人的血压目标可以再适当降低。

1. 改善生活行为　适用于各级高血压病人。①减轻体重。②限制钠盐摄入。③补充钙和钾盐。④减少食物中饱和脂肪酸的含量和脂肪总量。⑤戒烟、限制饮酒。⑥适当运动。⑦减少精神压力，保持心理平衡。

2.降压药物治疗　凡高血压2级或以上病人；高血压合并糖尿病，或者已有心、脑、肾靶器官损害和并发症的病人；血压持续升高6个月以上，非药物治疗手段仍不能有效控制血压者，必须使用降压药物治疗。

（1）降压药物种类与作用特点：目前常用降压药物可归纳为5类，即利尿剂、β受体阻滞剂、钙通道阻滞剂、血管紧张素转换酶抑制剂及血管紧张素Ⅱ受体拮抗剂。各类代表药物名称、剂量、用法见表2-6。

表 2-6　常用降压药物名称、剂量、用法

药物分类	药物名称	剂量及用法	
利尿剂			
噻嗪类	氢氯噻嗪	12.5mg	1～2次/天
	氯噻酮	25～50mg	1次/天
袢利尿剂	呋塞米	20～40mg	1～2次/天
醛固酮受体拮抗剂	螺内酯	20～40mg	1～2次/天
保钾利尿药	氨苯蝶啶	50mg	1～2次/天
	阿米洛利	5～10mg	1次/天
β受体阻滞剂	普萘洛尔	10～20mg	2～3次/天
	美托洛尔	25～50mg	2次/天
	阿替洛尔	50～100mg	1次/天
	卡维地洛	12.5～25mg	1～2次/天
钙通道阻滞剂	硝苯地平控释剂	5～10mg	3次/天
	硝苯地平	30～60mg	1次/天
	氨氯地平	5～10mg	1次/天
	维拉帕米缓释剂	240mg	1次/天
	地尔硫卓缓释剂	90～180mg	1次/天
血管紧张素转换酶抑制剂	卡托普利	12.5～50mg	2～3次/天
	伊那普利	10～20mg	1次/天
	培哚普利	4～8mg	2次/天
血管紧张素Ⅱ受体拮抗剂	缬沙坦	80～160mg	1次/天
	氯沙坦	50～100mg	1次/天
	伊贝沙坦	150～300mg	1次/天
	替米沙坦	40～80mg	1次/天

（2）降压药物应用方案：联合用药治疗可以增强药物疗效，减少不良反应，目前比较合理的 2 种降压药物联合治疗方案是利尿剂与 β 受体阻滞剂；利尿剂与 ACEI 或 ARB；二氢吡啶类钙通道阻滞剂与 β 受体阻滞剂；钙通道阻滞剂与 ACEI 或 ARB。药物治疗应从小剂量开始，逐步递增剂量，达到满意血压水平所需药物的种类与剂量后进行长期降压治疗。推荐应用长效制剂可以减少血压的波动，降压药物和治疗方案选择应个体化。

（3）高血压急症的治疗：当怀疑高血压急症时，应进行详尽的病史收集、体检和实验室检查，评价靶器官功能受累情况，以尽快明确是否为高血压急症。

1）处理原则：持续监测血压；尽快应用适宜的降压药进行控制性降压，初始阶段（一般数分钟至 1 小时内）血压控制的目标为平均动脉压的降压幅度不超过治疗前水平的 25％；在其后 2～6 小时内将血压降至安全水平，一般为 160/100mmHg。如果临床情况稳定之后，在之后的 24～48 小时逐步降低血压至正常水平。同时，针对不同的靶器官损害进行相应处理。合理选择降压药：要求药物起效迅速，短时间内达到最大作用；作用持续时间短，停药后作用消失较快；不良反应较小。避免使用的药物：利血平；治疗开始时也不宜使用强力的利尿剂。

2）常用的降压药物：①硝普钠：为首选药物，能同时直接扩张动脉和静脉，降低心脏前、后负荷。②硝酸甘油：扩张静脉和选择性扩张冠状动脉与大动脉，降低动脉压作用不及硝普钠。③尼卡地平：二氢吡啶类钙通道阻滞剂，降压同时还能改善脑血流量

（4）高血压亚急症的治疗：可在 24～48 小时内将血压缓慢降至 160/100mmHg。大多数高血压亚急症病人可通过口服降压药控制，如 CCB、ACEI、ARB、β 受体阻滞剂和 α 受体阻滞剂，也可根据情况应用祥利尿剂。

【护理诊断】

1. 疼痛　头痛与血压升高有关。

2. 有受伤的危险　与头晕、视力模糊、意识改变或发生直立性低血压有关。

3. 潜在并发症：高血压急症。

【护理措施】

1. 一般护理　根据病人的性格特点，提出改变不良性格的方法，保持心绪平和、轻松、稳定。指导其按医嘱服用降压药物，同时指导其尽量避免过劳和寒冷刺激。病人头痛时嘱病人卧床休息，抬高床头，改变体位的动作要慢，为病人提供安静、温暖、舒适的环境，尽量减少探视。护理人员操作应相对集中，动作轻巧，防止过多干扰病人。避免劳累、情绪激动、精神紧张、环境嘈杂等不良因素。指导病人使用放松技术，如心理训练、缓慢呼吸等。

2. 饮食护理　①限制钠盐摄入，每天应低于 6g。②保证充足的钾、钙摄入，多食绿色蔬菜、水果、豆类食物、油菜、芹菜、蘑菇、木耳、虾皮、紫菜等食物含钙量较高。③减少脂肪摄入，补充适量蛋白质，如蛋类、鱼类等。④增加粗纤维食物摄入，预防便秘。⑤戒烟限酒。⑥控制体重。

3. 用药护理　遵医嘱应用降压药物治疗，用降压药物使血压降至理想水平后，应继续服用维持量，嘱病人不能擅自停药。测量血压的变化以判断疗效，定时测量病人血压并做好记录。观察药物不良反应。病人有头晕、眼花、耳鸣、视力模糊等症状时，应嘱病人卧床休息，上厕所或外出时有人陪伴。若头晕严重，应协助在床上大小便。伴恶心、呕吐的病人，应将痰盂放在病人伸手可及处，防止取物时跌倒。避免迅速改变体位，必要时病床加用床栏。出现直立性低血压的预防和处理：①首先要告诉病人直立性低血压的表现为乏力、头晕、心悸、出汗、恶心、呕吐等。②指导病人预防直立性低血压的方法：避免长时间站立，尤其在服药后最初几个小时内站立会使腿部血管扩张，血液淤积于下肢，脑部血流量减少；改变姿势，特别是从卧、坐位起立时动作宜缓慢；服药时间可选在平静休息时，服药后继续休息一段时间再下床活动。③应指导病人在直立性低血压发生时采取下肢抬高位平卧，以促进下肢血液回流。

4. 高血压急症的护理　定期监测血压，一旦发现血压急剧升高、剧烈头痛、视力模糊、面色及神志改变、肢体运动障碍等症状，立即通知医生。对于已发生高血压急症的病人，应绝对卧床休息，抬高床头，避免一切不良刺激和不必要的活动，协助生活护理。保持呼吸道通畅，吸氧。安定病人情绪，必要时用镇静剂。连接好心电、血压、呼吸监护。迅速建立静脉通路，遵医嘱尽早应用降压药物，用药过程注意监测血压变化。

【健康教育】

1. 疾病知识　指导让病人了解自己的病情，了解控制血压的重要性和终身治疗的必要性。教会病人和家属正确的测量血压方法，每次就诊携带记录，作为医生调整药量或选择用药的依据。指导病人调整心态，避免情绪激动，以免诱发血压增高。家属应对病人充分理解、宽容和安慰。

微视频2-4-1

高血压健康教育

2. 指导病人用药物

（1）强调长期药物治疗的重要性，用降压药物使血压降至理想水平后，应继续服用维持量。对无症状者更应强调。

（2）告知有关降压药物的名称、剂量、用法、作用及不良反应。嘱病人必须遵医嘱按时按量服药。

（3）不能擅自突然停药，经治疗血压得到满意控制后，可以逐渐减少剂量。

3. 安排合理运动 指导病人根据年龄和血压水平选择适宜的运动方式，对中老年人应包括有氧、伸展及增强肌力 3 类运动，具体项目可选择步行、慢跑、太极拳、气功等。运动强度因人而异，常用的运动强度指标为运动时最大心率达到 170 减去年龄（如 50 岁的人运动心率为 120 次/分），运动频率一般每周 3～5 次，每次持续 30～60 分钟。

4. 定期复诊 根据病人的总危险分层及血压水平决定复诊时间。危险分层属低危或中危者，可安排病人每 1～3 个月随诊 1 次；若为高危者，则应至少每 1 个月随诊 1 次。

知识链接

四大降压误区

误区一：不难受不服药。没有症状不吃药，血压正常就停药，这是很多高血压病人的用药误区。有些病人把降压药当成止疼药、止咳药这样的"对症药"，出现头晕、头痛才会吃药，这种做法很危险，也是极不科学的做法。由于血压出现较大幅度的起伏，将会引起心、脑、肾发生严重的并发症，如脑出血等。正确的方法是，服药后出现血压下降，可采用维持量继续服药，或者在医生的指导下将药物进行调整，可以增减药物品种或服药剂量，而不应断然停药。

误区二：凭感觉服药。头痛头晕就吃药，没感觉就不吃药，也不测血压，完全跟着感觉走。其实，高血压病人感觉的症状轻重与血压高低程度不一定一致，有些病人血压很高，却没有症状；相反，有些病人血压仅轻度升高，症状却很明显。因为每个人对血压升高的耐受性不一样。因此，凭自我感觉来估计血压的高低，往往是错误的，也容易延误治疗。正确的做法是定期测量血压，依据血压来调整降压药。

误区三：不愿意服药。一些病人认为是药三分毒，少吃为好，为了避免药物的副作用，宁少勿多，吃一点点就可以了，或者吃中药，因为中药没有副作用。

误区四：跟风吃药。很多老年高血压病人不求医，自行购药治疗，听说别人吃什么药降压效果好，便自作主张服用同样的药，或者听信广告的夸大宣传，用保健品、降压表、降压帽、降压带、降压仪等替代药物治疗。

（陈少蕾）

任务四 原发性高血压病人的护理

达标检测及答案

任务五　冠状动脉粥样硬化性心脏病病人的护理

学习目标

1. 解释心绞痛、心肌梗死的概念。
2. 归纳稳定型心绞痛和急性心肌梗死胸痛的异同点。
3. 熟记心肌梗死的症状。
4. 识别心绞痛和急性心肌梗死的心电图。
5. 复述心绞痛发作时和急性心肌梗死的治疗方法。
6. 能够对心绞痛和急性心肌梗死症病人正确实施护理措施。

思维导图2-5

案例导入

病人，女性，60岁、教师，因"阵发性胸痛1周、持续性胸痛3小时"入院。病人1周前骑自行车上班途中出现胸痛，部位在胸骨后，可波及心前区，范围约拳头大小，呈压榨性，伴紧缩感，下车休息3～5分钟后自然缓解。在医务室查心电图未见异常，医生怀疑冠心病，嘱其以后出现胸痛时，立即舌下含服硝酸甘油1片。以后上述症状又因劳累或情绪激动诱发，经舌下含服硝酸甘油1片，均可迅速缓解，未系统诊治。3小时前病人无诱因出现胸闷、胸痛，疼痛部位同前，呈持续性，有濒死感，伴恶心呕吐大汗，呕吐物为胃内容物，经休息及先后舌下含服硝酸甘油3片，均未见缓解，经120救护车送入医院。

既往有高血压病史6年，间断口服"北京降压0号"治疗，血压一般在130/88mmHg左右，高脂血症4年，未系统治疗，否认食物药物过敏史，否认传染性疾病史。有吸烟嗜好，每日10～20支，不饮酒。已婚，爱人和孩子健康。否认家族遗传性疾病史。

体格检查：体温36.8℃，脉搏88次/分，呼吸24次/分，血压125/80mmHg。面色苍白、多汗，表情痛苦，口唇无发绀，无颈静脉怒张，两肺呼吸音清，未闻及干湿啰音。心浊音界正常，心音弱，心率88次/分，律齐，未闻及病理性杂音，腹部平坦，无压痛、反跳痛及腹肌紧张，肝脾未触及，双下肢无水肿，活动正常。

辅助检查：心电图示窦性心律，胸前导联$V_{1\sim5}$ST段弓背向上型抬高，与T波融合形成单向曲线，床旁 X 线胸片正常，超声心动图示各腔室大小正常，左心室前壁活动度减低。

请思考：

1. 本病例近 3 小时的症状与此前的症状有什么不同，该病的临床诊断及治疗措施有哪些？

2. 该病的主要护理诊断及护理措施有哪些？

冠状动脉粥样硬化性心脏病（coronary atherosclerotic heart disease）指冠状动脉粥样硬化使血管腔狭窄或阻塞和（或）因冠脉痉挛，导致心肌缺血缺氧而引起的心脏病，简称冠心病，亦称缺血性心脏病（ischemic heart disease）。

冠状动脉粥样硬化性心脏病是动脉粥样硬化导致器官病变的最常见类型，是严重危害人民健康的常见病。据世界卫生组织 2011 年资料显示，我国冠心病死亡人数已列世界第二位。

【病因】

本病病因尚未完全明确，目前认为是多种因素作用于不同环节所致，这些因素亦称为危险因素或易患因素。主要的危险因素有如下几点。

1. 年龄　本病多见于 40 岁以上中、老年人。

2. 性别　男性多见，女性在绝经期后发病率增加，可能与雌激素对心血管的保护作用有关。

3. 血脂异常　脂质代谢异常是动脉粥样硬化最重要的危险因素。总胆固醇（TC）、甘油三酯（TG）、低密度脂蛋白（LDL）或极低密度脂蛋白（VLDL）增高；高密度脂蛋白尤其是它的亚组分Ⅱ（HDLⅡ）减低，载脂蛋白 A（ApoA）降低和载脂蛋白 B（ApoB）增高都被认为是危险因素。新近又认为脂蛋白（a）[Lp（a）]增高是独立的危险因素。

4. 高血压　血压增高与本病密切相关。60%～70% 的冠状动脉粥样硬化病人有高血压，高血压病人患本病较血压正常者高 3～4 倍，收缩压和舒张压增高都与本病关系密切。

5. 吸烟　吸烟可造成动脉壁氧含量不足，损伤血管内膜，促进动脉粥样硬化的形成。吸烟者与不吸烟者比较，本病的发病率和病死率增高 2～6 倍，且与每天吸烟的支数呈正比，被动吸烟也是冠心病的危险因素。

6. 糖尿病和糖耐量异常　糖尿病病人中本病发病率较非糖尿病者高 2 倍。糖耐量减低者常见本病病人。

次要的危险因素包括：①肥胖。②缺少体力活动。③进食过多的动物脂肪、胆固醇、糖和钠盐。④遗传因素。⑤A 型性格等。

近年来发现的危险因素还有：①胰岛素抵抗。②血中同型半胱氨酸增高。③血中一些凝血因子增高。④病毒、衣原体感染等。

【分型】

临床上冠心病分为以下 5 型。

1. 隐匿型（无症状型） 病人无自觉症状，但静息、动态或运动心电图有 ST 段压低、T 波低平或倒置等心肌缺血性改变。

2. 心绞痛型 有发作性胸骨后疼痛，为一过性心肌供血不足引起。

3. 心肌梗死型 由冠状动脉闭塞致心肌急性缺血性坏死所致。

4. 缺血性心肌病型 表现为心脏增大、心力衰竭和心律失常，为长期心肌缺血导致心肌纤维化引起。临床表现与扩张型心肌病类似。

5. 猝死型 因原发性心脏骤停而猝然死亡，多为心肌缺血引起严重的室性心律失常所致。

近年来提出急性冠状动脉综合征（acute coronary syndrome，ACS）的概念，包括不稳定型心绞痛、非 ST 段抬高性心肌梗死及 ST 段抬高性心肌梗死。这 3 种病症的共同病理基础均为冠脉内不稳定的粥样斑块破裂，继而出血和血栓形成，可有冠脉痉挛参与。病人往往出现胸痛，而胸痛发作之初并不能确定其最终的结果，故统称为急性冠状动脉综合征，以利于对这类病人的重视，及时地做出正确的临床判断并尽早采取积极的救治措施，降低死亡率。本任务重点介绍心绞痛及心肌梗死。

一、心绞痛

心绞痛（angina pectoris）是冠状动脉供血不足，引起心肌急剧、暂时的缺血、缺氧所致的临床综合征。典型特点为阵发性的前胸压榨性疼痛，主要位于胸骨后部，可放射至心前区和左上肢尺侧，常发生于劳力等心脏负荷增加时，持续数分钟，休息或用硝酸酯制剂后消失。

（一）稳定型心绞痛

稳定型心绞痛（stable angina pectoris）亦称稳定型劳力性心绞痛，是在冠状动脉粥样硬化狭窄的基础上，由于心肌负荷的突然增加而引起心肌急剧的、暂时的缺血与缺氧的临床综合征。本病重要特征是在数周至数月内疼痛发作的程度、性质、频率和诱因无明显变化。

【病因与发病机制】

本病最常见的病因是冠状动脉粥样硬化。正常情况下，冠状循环血流量具有很大的储备力量，其血流量可随身体的生理情况有显著的变化，在剧烈体力活动、情绪激动等对氧的需求增加时，冠状动脉适当扩张，血流量增加（可增加6～7倍），达到供求平衡。当冠状动脉粥样硬化致冠状动脉狭窄或部分分支闭塞时，其扩张性减弱，血流量减少，平静时心肌血供尚能应付需要，休息时无症状；一旦心脏负荷突然增加，如劳累、激动、心力衰竭等使心脏负荷增加，心肌耗氧量增加时，对血液的需求增加，而冠脉的供血已不能相应增加，即可引起心绞痛。

【临床表现】

1. 症状

以发作性胸痛为主要临床表现，稳定型心绞痛典型的疼痛特点如下。

（1）部位：主要在胸骨体中段或上段之后，可波及心前区，界限不很清楚，常放射至左肩、左臂内侧达无名指，或至颈、咽或下颌部、上腹部。

（2）性质：为压迫、发闷或紧缩性、烧灼感，但不尖锐，非针刺或刀割样痛，偶伴濒死感，发作时病人常不自觉地停止原来的活动。

（3）诱因：体力劳动、情绪激动、饱餐、寒冷、吸烟、心动过速、休克等。

（4）持续时间：疼痛出现后常逐渐加重，3～5分钟内逐渐消失。

（5）缓解方式：休息或含服硝酸甘油可缓解。可数天或数周发作1次，亦可1天内多次发作。

2. 体征

平时多无明显体征；心绞痛发作时病人可有面色苍白、出冷汗、心率增快、血压升高，心尖部听诊有时出现第四心音奔马律，或暂时性心尖部收缩期杂音。

【辅助检查】

1. 实验室检查　血糖、血脂检查可了解冠心病危险因素；胸痛明显者需查血清心肌损伤标志物包括心肌肌钙蛋白I或T、肌酸激酶及同工酶；查血常规注意有无贫血；必要时检查甲状腺功能。

2. 心电图　约半数病人静息心电图正常；心绞痛发作时可出现暂时性心肌缺血引起的ST段压低（≥0.1mV）（图2-20）。心电图负荷实验及24小时动态心电图可显著提高缺血性心脏病的检出率。

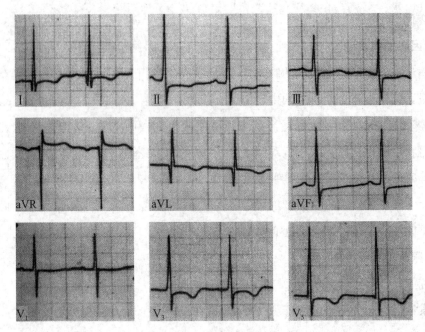

图 2-20　心绞痛发作时心电图

3. 放射性核素检查　利用放射性铊心肌显像所示灌注缺损提示心肌供血不足或血供消失，对心肌缺血诊断较有价值。

4. 冠状动脉造影　选择性冠状动脉造影可使左、右冠状动脉及其主要分支得到清楚的显影，具有确诊价值。

5. 多排探测器螺旋 X 线计算机断层显像　进行冠状动脉三维重建，有助于冠状动脉病变的诊断。

【诊断要点】

根据典型的发作性胸痛，含服硝酸甘油后缓解，结合年龄和存在的冠心病危险因素，除外其他原因所致的心绞痛，一般即可建立诊断。发作时心电图检查对诊断有帮助，诊断仍有困难者，可考虑作心电图负荷实验、冠状动脉造影等。

【治疗要点】

1. 发作时的治疗

（1）休息：发作时应立即休息，一般病人停止活动后症状即可消除。

（2）药物治疗：硝酸酯制剂是最有效，作用最快终止心绞痛发作的药物，除可扩张冠状动脉增加冠状动脉血流量外，还可扩张外周血管，减轻心脏负荷，从而缓解心绞痛。①硝酸甘油 0.3～0.6mg 舌下含化，1～2 分钟内显效，约 30 分钟后作用消失。②硝酸异山梨酯 5～10mg，舌下含化，2～5 分钟显效，作用维持 2～3 小时。

2. 缓解期的治疗

（1）硝酸酯制剂：硝酸异山梨酯 5～20mg 口服，每天 3 次，服后半小时起作用，持续 3～5 小时；缓释制剂可维持 12 小时，可 20mg，每天 2 次；单硝酸异山梨酯 20mg，每日 2 次；戊四硝酯制剂，口服半小时起作用，持续 8～12 小时，可每 8 小时服 1 次，每次 2.5mg；2％硝酸甘油油膏或橡皮膏贴片用于胸前、上臂皮肤而缓慢吸收，可用于预防夜间心绞痛发作。

（2）β受体阻滞剂：其抗心绞痛作用主要是通过降低血压、减慢心率，降低心肌收缩力，降低心肌氧耗量。常用药物有美托洛尔、普萘洛尔（心得安）、阿替洛尔（氨酰心安）等。该药能引起低血压，宜以小剂量开始，停用时应逐步减量，突然停用有诱发心肌梗死的可能；有支气管哮喘、低血压、心动过缓、Ⅱ度或以上房室传导阻滞的病人不宜应用。

（3）钙通道阻滞剂：抑制钙离子进入细胞内，抑制心肌收缩，减少氧耗；并通过扩张冠状动脉，扩张外周血管、减轻心脏负荷，从而缓解心绞痛，还可以降低血黏度，抗血小板聚集，改善心肌的微循环。常用药物有维拉帕米、硝苯地平缓释制剂。

（4）抗血小板药物：阿司匹林 100～300mg，每天 1 次。

（5）调整血脂药物：可选用他汀类、贝特类等药物。

（6）中医中药治疗：如活血化瘀药物、针刺或穴位按摩等。

3. 经皮穿刺腔内冠状动脉成形及支架植入术。

4. 外科治疗可行主动脉-冠状动脉旁路移植术。

5. 运动锻炼疗法：合理的运动锻炼有利于促进侧支循环的建立，提高活动耐受量而改善症状。

【护理诊断】

1. 疼痛：胸痛　与心肌缺血、缺氧有关。

2. 活动无耐力　与心肌氧的供需失调有关。

3. 潜在并发症：心肌梗死。

4. 焦虑　与心绞痛反复频繁发作有关。

5. 知识缺乏　缺乏控制诱发因素及预防心绞痛发作的知识。

【护理措施】

1. 发作时护理

（1）休息：心绞痛发作时应立即停止活动，休息。不稳定型心绞痛者，应卧床休息，密切观察。

（2）心理护理：安慰病人，解除紧张不安情绪，以减少心肌耗氧量。

（3）吸氧。

（4）病情观察：评估病人疼痛的部位、性质，程度、持续时间，给予心电监测，严密监测心率、心律、血压变化，观察病人有无面色苍白、大汗、恶心、呕吐等。

（5）用药护理：心绞痛发作时给予病人舌下含服硝酸甘油，用药后注意观察病人胸痛变化情况，如服药后 3～5 分钟仍不缓解可重复使用。对于心绞痛发作频繁者，可遵医嘱给予硝酸甘油静脉滴注，但应控制滴速，并告知病人及家属不可擅自调节滴速，以防低血压发生。部分病人用药后出现面部潮红、头部胀痛、头晕、心动过速、心悸等不适，应告知病人是由于药物所产生的血管扩张作用导致，以解除顾虑。

2. 缓解期的护理

（1）休息与活动：缓解期的病人一般不需要卧床休息，根据病人的活动能力制定合理的活动计划，鼓励病人参加适当的体力劳动和体育锻炼，最大活动量以不发生心绞痛症状为度，避免竞赛活动和屏气用力动作，避免精神过度紧张和长时间工作。适当运动有利于侧支循环的建立，提高病人的活动耐力。对于规律性发作的劳力性心绞痛，可进行预防用药，如外出、就餐、排便等活动前含服硝酸甘油。监测病人活动过程中有无胸痛、呼吸困难、脉搏增快等反应，出现异常情况应立即停止活动，并给予含服硝酸甘油、吸氧等处置。

（2）减少或避免诱因：疼痛缓解后，与病人一起分析引起心绞痛发作的诱因，如过劳、情绪激动、寒冷刺激等。调节饮食，禁烟酒。保持排便通畅，切忌用力排便，以免诱发心绞痛。保持心境平和，改变焦躁易怒、争强好胜的性格等。

【健康教育】

1. 避免诱发因素　告知病人及家属过劳、情绪激动、饱餐、寒冷刺激等都是心绞痛发作的诱因，应注意尽量避免。

2. 改变生活方式　生活方式的改变是冠心病治疗的基础，应指导病人：①合理膳食：宜摄入低热量、低脂、低胆固醇、低盐饮食，多食蔬菜、水果和粗纤维食物如芹菜、糙米等，避免暴饮暴食，注意少量多餐。②控制体重：在饮食治疗的基础上，结合运动和行为治疗等综合治疗。③适当运动：运动方式应以有氧运动为主，注意运动的强度和时间因病情和个体差异而不同，必要时需要在监测下进行。④戒烟。⑤减轻精神压力：逐渐改变急躁易怒的性格，保持平和的心态，可采取放松技术或与他人交流的方式缓解压力。

3. 病情自我监测指导　教会病人及家属心绞痛发作时的缓解方法，胸痛发作时应立即停止活动或舌下含服硝酸甘油。如服用硝酸甘油不缓解，或心绞痛发作比以往频繁、程度加重、疼痛时间延长，应立即到医院就诊，警惕心肌梗死的发生。不典型心绞痛发作时可能表现为牙痛、上腹痛等，为防止误诊，可先按心绞痛发作处理并及时就医。

4. 用药指导　指导病人出院后遵医嘱服药，不要擅自增减药量，自我监测药物的不良反应。外出时随身携带硝酸甘油以备急需。硝酸甘油见光易分解，应放在棕色瓶内存放于干燥处，以免潮解失效。药瓶开封后每 6 个月更换 1 次，以确保疗效。

5. 定期复查　告知病人应定期复查心电图、血糖、血脂等。

（二）不稳定型心绞痛

不稳定型心绞痛（unstable angina，UA）是除稳定型心绞痛以外的缺血性胸痛的总称。常表现为惊喜状态下发生心绞痛或原有稳定型心绞痛的恶化和加重。

【病因与发病机制】

与稳定型劳力性心绞痛的差别主要在于冠脉内不稳定的粥样斑块继发病理改变，使局部心肌血流量明显下降，如斑块内出血、斑块纤维帽出现裂隙、表面上有血小板聚集及（或）刺激冠状动脉痉挛，导致缺血加重。虽然也可因劳力负荷诱发但劳力负荷中止后胸痛并不能缓解。

【临床表现】

胸痛的部位、性质与稳定型心绞痛相似，但具有以下特点之一：

1. 原为稳定型心绞痛，在 1 个月内疼痛发作的频率增加，程度加重、时限延长、诱发因素变化，硝酸类药物缓解作用减弱。

2. 1 个月之内新发生的心绞痛，并因较轻的负荷所诱发。

3. 休息状态下发作心绞痛或较轻微活动即可诱发，发作时表现有 ST 段抬高的变异型心绞痛也属此列。

此外，由于贫血、感染、甲亢、心律失常等原因诱发的心绞痛称之为继发性不稳定型心绞痛。

【治疗要点】

不稳定型心绞痛容易发生急性心肌梗死、猝死等，应加强监护及治疗，疼痛发作频繁或持续不缓解者应立即住院治疗。抗血小板和抗凝治疗是不稳定型心绞痛至关重要的治疗措施，尽早应用阿司匹林、氯吡格雷、肝素或低分子肝素，可有效防止血栓形成，以免病情进展为心肌梗死。

1. 一般处理　卧床休息 1～3 天，24 小时心电监护。有呼吸困难、发绀者应给氧吸入，维持血氧饱和度达到 90％以上，烦躁不安、剧烈疼痛者可给以吗啡 5～10mg，皮下注射。如有必要应重复检测心肌坏死标记物。如病人未使用他汀类药物，无论血脂是否增高均应及早使用他汀类药物。

2. 缓解疼痛　单次含化或喷雾吸入硝酸酯类制剂往往不能缓解症状，一般建议每隔 5 分钟 1 次，共用 3 次，后再用硝酸甘油或硝酸异山梨酯持续静脉滴注或微泵输注，直至症状缓解或出现血压下降。治疗变异型心绞痛以钙通道阻滞剂的疗效最好。本类药也可与硝酸酯同服，其中硝苯地平尚可与 β 受体阻滞剂同服。停用这些药时宜逐渐减量然后停服，以免诱发冠状动脉痉挛。

3. 抗凝（抗栓）　阿司匹林、氯吡格雷和肝素（包括低分子量肝素）是 UA 中的重要治疗措施，其目的在于防止血栓形成，阻止病情向心肌梗死方向发展，溶栓药物有促发心肌梗死的危险，不推荐应用。

4. 其他　对于个别病情极严重者，保守治疗效果不佳，心绞痛发作时 ST 段压低＞1mm，持续时间＞20 分钟，或血肌钙蛋白升高者，在有条件的医院可行急诊冠脉造影，考虑 PCI 治疗。

UA 经治疗病情稳定，出院后应继续强调抗凝和调脂治疗，特别是他汀类药物的应用以促使斑块稳定。缓解期的进一步检查及长期治疗方案与稳定型劳力性心绞痛相同。

二、急性心肌梗死

急性心肌梗死（acute myocardial infarction，AMI）是心肌急性缺血性坏死，为在冠状动脉病变的基础上，发生冠状动脉血供急剧减少或中断，使相应的心肌严重而持久地急性缺血所致。临床表现为持久的胸骨后剧烈疼痛、发热、白细胞计数和血清心肌坏死标记物增高及心电图进行性改变。常可发生心律失常、心源性休克或急性心力衰竭，属冠心病的严重类型。目前，在全球每年 1700 万死于心血管疾病的病人中，有一半以上死于急性心肌梗死。

【病因与发病机制】

本病的基本病因是冠状动脉粥样硬化（偶为冠状动脉栓塞、炎症、先天性畸形、痉挛和冠状动脉口阻塞所致），造成一支或多支冠脉管腔狭窄和心肌供血不足，而侧支循环尚未充分建立。一旦血供急剧减少或中断，使心肌严重而持久地急性缺血达 20～30 分钟以上，即可发生心肌梗死。心肌梗死的原因多数是不稳定粥样斑块破溃，继而出血或管腔内血栓形成，使血管腔完全闭塞，少数为血管持续痉挛所致。

促使粥样斑块破溃出血及血栓形成的诱因有：休克、脱水、出血、重体力活动、外科手术或严重心律失常，使心排血量骤降，冠状动脉灌流量锐减；心肌梗死常常在饱餐特别是进食多量高脂饮食后，晨起 6 时至 12 时或用力大便时发生。

【临床表现】

与梗死的部位、大小、侧支循环情况密切相关。

微视频2-5-1

急性心肌梗死临床表现

1. 先兆　50％～81.2％的病人在发病前数天有乏力，胸部不适，活动时心悸、气急、烦躁、心绞痛等前驱症状，新发生心绞痛或原有心绞痛加重最为突出，心绞痛发作较以往频繁、性质较剧、持续时间长，硝酸甘油疗效差，诱发因素不明显。心电图示 ST 段一时性明显抬高或压低，T 波倒置或增高。及时处理先兆症状，可使部分病人避免发生心肌梗死。

2. 症状

（1）疼痛：为最早出现、最突出的症状。常发生于安静时，疼痛的性质和部位与心绞痛相似，但程度更剧烈，多伴有大汗、烦躁不安、恐惧及濒死感，持续时间可达数小时或数天，休息和服用硝酸甘油不缓解。部分病人疼痛可向上腹部放射而被误诊为急腹症，或因疼痛向下颌、颈部、背部放射而误诊为其他疾病。少数病人无疼痛，一开始即表现为休克或急性心力衰竭。

（2）全身症状：一般在疼痛发生后 24～48 小时出现，由坏死物质吸收所引起。表现为发热、心动过速、白细胞增高和血沉增快等；体温在 38℃ 左右，持续约 1 周。

（3）胃肠道症状：疼痛剧烈时常伴恶心、呕吐、上腹胀痛，与迷走神经受坏死心肌刺激和心排血量降低组织灌注不足等有关。重者可发生呃逆。

（4）心律失常：75％～90％病人有心律失常，是急性心肌梗死主要死因；多发生在起病 1～2 周内，24 小时内最多见。以室性心律失常最多，尤其是室性期前收缩，如频发（每分钟 5 次以上）、多源、成对出现、短阵室速或呈 R on T 现象的室性期前收缩常为心室颤动的先兆。室颤是急性心肌梗死早期，特别是入院前的主要死因。前壁心肌梗死易发生室性心律失常，下壁心肌梗死则易发生房室传导阻滞及窦性心动过缓。

（5）低血压和休克：疼痛发作时血压下降常见，但未必是休克；如疼痛缓解而收缩压仍低于 80mmHg，病人烦躁不安、面色苍白、皮肤湿冷、脉细而快、大汗淋漓、尿少、反应迟钝，甚至晕厥者则为休克表现；多发生于起病后数小时至 1 周内，主要是心源性休克，为心肌广泛坏死，心排血量急剧下降所致。

（6）心力衰竭：主要为急性左心衰竭，为心肌梗死后心脏舒缩力显著减弱或不协调所致。表现为呼吸困难、咳嗽、发绀、烦躁等症状，重者可发生急性肺水肿，随后可发生颈静脉怒张、肝大、水肿等右心衰表现。右心室心肌梗死者可一开始就出现右心衰竭表现，伴血压下降。

3. 体征　心脏浊音界可正常或轻至中度增大；心率多增快，也可减慢，心律不齐；心尖部第一心音减弱，可闻第三或第四心音奔马律；部分病人在起病第 2～3 天出现心包摩擦音，为反应性纤维性心包炎所致；亦有部分病人在心前区可闻及收缩期杂音或喀喇音，为二尖瓣乳头肌功能失调或断裂所致；除急性心肌梗死早期血压可增高外，几乎所有病人都有血压下降。

4. 并发症

（1）乳头肌功能失调或断裂：二尖瓣乳头肌因缺血、坏死等使收缩功能发生障碍，造成二尖瓣脱垂及关闭不全。重者可严重损害左心功能，致使发生急性肺水肿，在数天内死亡。

（2）心脏破裂：少见，常在起病 1 周内出现，多为心室游离壁破裂。

（3）栓塞：少见，可为左心室附壁血栓脱落或下肢静脉血栓脱落所致。

（4）心室壁瘤：主要见于左心室。较大的室壁瘤体检时可见左侧心界扩大，超声心动图可见心室局部有反常运动，心电图示 ST 段持续抬高。

（5）心肌梗死后综合征：发生率为 10%。心肌梗死后数周至数月内出现，可能为机体对坏死组织的过敏反应，表现为心包炎、胸膜炎或肺炎，有发热，胸痛等症状。

【辅助检查】

1. 心电图

（1）特征性改变：典型急性透壁心肌梗死表现为：①在面向透壁心肌坏死区的导联 ST 段明显抬高呈弓背向上型，宽而深的 Q 波（病理性 Q 波），T 波倒置。②在背向心肌坏死区的导联则出现相反的改变，即 R 波增高，ST 段压低和 T 波直立并增高（图2-21）。

（2）动态性改变：急性心肌梗死的心电图演变过程为：①在起病数小时内可无异常或出现异常高大两肢不对称的 T 波。②数小时后，ST 段明显抬高，弓背向上，与直立的 T 波连接，形成单相曲线；数小时至 2 天内出现病理性 Q 波，同时 R 波减低，为急性期改变。Q 波在 3～4 天内稳定不变，此后大多永久存在。③如果急性心肌梗死早期不进行治疗干预，抬高的 ST 段可在数天至 2 周内逐渐回到基线水平，T 波逐渐平坦或倒置，为亚急性期改变。④数周至数月后，T 波呈 V 形倒置，两支对称，为慢性期改变。

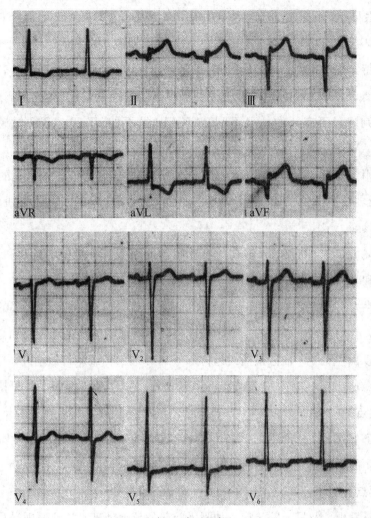

图 2-21　急性下壁心肌梗死心电图

（3）定位诊断：心肌梗死的定位和范围可根据出现特征性改变的导联来判断：V_1、V_2、V_3导联示前间壁心肌梗死，$V_3 \sim V_6$ 导联示局限前壁心肌梗死，$V_1 \sim V_5$ 导联示广泛前壁心肌梗死，Ⅱ、Ⅲ、aVF 导联示下壁心肌梗死，Ⅰ、aVL 导联示高侧壁心肌梗死，$V_7 \sim V_8$ 导联示正后壁心肌梗死，Ⅱ、Ⅲ、aVF 导联伴右胸导联（尤其是 V_4R）ST 段抬高，可作为下壁心肌梗死并发右室梗死的参考指标。

2. 血清心肌坏死标记物　①心肌肌钙蛋白Ⅰ（cTnI）或 T（cTnT）：在起病 3~4 小时后升高，cTnI 于 11~24 小时达高峰，7~10 天降至正常，cTnT 于 24~48 小时达高峰，10~14 天降至正常。②肌酸激酶的同工酶（CK-MB）在起病后 4 小时内增高，16~24 小时达高峰，3~4 天恢复正常。CK-MB 增高的程度能较准确地反映梗死的范围，其高峰出现时间是否提前有助于判断溶栓治疗是否成功。③肌红蛋白：在急性心肌梗死后出现最早，于起病后 2 小时内即升高，12 小时内达高峰；24～48 小时内恢复正常。

对心肌坏死标志物的测定应进行综合评价，如肌红蛋白在 AMI 后出现最早，也十分敏感，但特异性不很强；cTnT 和 cTnI 出现稍延迟，而特异性很高，若在症状出现后 6 小时内测定为阴性，则 6 小时后应再复查，其缺点是持续时间可长达 10～14 天，对在此期间判断是否有新的梗死不利。CK-MB 虽不如 cTnT、cTnI 敏感，但对早期（<4 小时）AMI 的诊断有较重要价值。

以往沿用多年的 AMI 心肌酶测定，包括肌酸激酶（CK）、天冬氨酸氨基转移酶（AST）以及乳酸脱氢酶（LDH），其特异性及敏感性均远不如上述心肌坏死标志物，已不再用于诊断 AMI。

3. 超声心动图　切面和 M 型超声心动图有助于了解心室壁的运动和左心室功能，诊断室壁瘤和乳头肌功能失调等。

4. 放射性核素检查　可显示心肌梗死的部位与范围，观察左心室壁的运动和左心室射血分数，有助于判定心室的功能、诊断梗死后造成的室壁运动失调和心室壁瘤。

5. 其他实验室检查　血液检查：起病 24～48 小时后白细胞计数增高，中性粒细胞增多，嗜酸性粒细胞减少或消失，红细胞沉降率增快，C 反应蛋白增高，均可持续 1～3 周。

【诊断要点】

临床具备下列 3 条标准中的 2 条即可诊断急性心肌梗死：①缺血性胸痛的临床病史。②心电图的动态演变。③心肌坏死的血清心肌标记物浓度的动态改变。

【治疗要点】

强调及早发现、及早入院治疗，加强入院前的就地处理。治疗原则是尽早使心肌血液再灌注（到达医院后 30 分钟内开始溶栓或 90 分钟内开始介入治疗）以挽救濒死的心肌，防止梗死面积扩大或缩小心肌缺血范围，保护和维持心脏功能，及时处理严重心律失常、心力衰竭和各种并发症，防止猝死。

1. 监护和一般治疗

（1）休息：急性期应卧床休息，保持环境安静，减少不良刺激。

微视频2-5-2

心电监护

（2）吸氧：间断或持续吸氧 2～3 天；鼻导管给氧，氧流量 2～5L/min，以增加心肌氧的供应，减轻缺血和疼痛。

（3）监测：急性期应住冠心病监护室，进行心电、血压、呼吸监测 5～7 天，必要时进行血流动力学监测。

（4）阿司匹林：无禁忌证者给予肠溶性阿司匹林，一般首次剂量 150～300mg，此后 50～150mg 每天 1 次长期服用。

2.解除疼痛

（1）哌替啶（杜冷丁）50～100mg 肌内注射或吗啡 5～10mg 皮下注射，必要时可重复使用。

（2）疼痛较轻者可用可待因或罂粟碱。

（3）用硝酸甘油或硝酸异山梨酯。

3.再灌注心肌　积极的治疗措施是起病 3～6h（最多 12 小时）内使闭塞的冠状动脉再通，心肌得到再灌注，濒临坏死的心肌可能得以存活或使坏死范围缩小，对梗死后心肌重塑有利，改善预后。

（1）经皮冠状动脉介入治疗（percutaneous coronary intervention，PCI）：有条件的医院对具备适应证的病人应尽快实施 PCI，可获得更好的治疗效果。

（2）溶栓疗法（thrombolytic therapy）：所有在症状发作后 12 小时内就诊的 ST 段抬高的心肌梗死病人，若无禁忌证均可考虑溶栓治疗。发病虽超过 12 小时但仍有进行性胸痛和心电图 ST 段抬高者，也可考虑溶栓治疗。

1）适应证：（a）2 个或 2 个以上相邻导联 ST 段抬高（胸导联≥0.2mV，肢导联≥0.1mV），或病史提示急性心肌梗死伴左束支传导阻滞，起病时间<12 小时，病人年龄<75 岁。（b）ST 段显著抬高的心肌梗死病人年龄>75 岁，经慎重权衡利弊仍可考虑。（c）ST 段抬高的心肌梗死发病时间已达 12～24 小时，但如有进行性缺血性胸痛，广泛 ST 段抬高者可考虑。

2）禁忌证：（a）既往发生过出血性脑卒中，1 年内发生过缺血性脑卒中或脑血管事件。（b）近期（2～4 周）活动性内脏出血（月经除外）、外科大手术、创伤史，包括头部外伤、创伤性心肺复苏或较长时间（>10 分钟）的心肺复苏，在不能压迫部位的大血管穿刺。（c）严重而未控制的高血压（≥180/110mmHg）或慢性严重高血压病史。（d）可疑主动脉夹层。（e）出血性疾病或有出血倾向者，严重肝肾功能损害及恶性肿瘤等。

3）溶栓药物的应用：溶栓药物是以纤维蛋白溶酶原激活剂激活血栓中纤维蛋白溶酶原，使转变为纤维蛋白溶酶而溶解冠状动脉内的血栓。常用的溶栓药物有：①第一代纤溶药物有尿激酶（UK）和链激酶（SK），不具有纤维蛋白选择性，对血浆中纤维蛋白原的溶解作用明显，可致全身纤溶状态。尿激酶 150 万～200 万 U，30 分钟内静脉滴注。链激酶 150 万 U 静脉滴注，60 分钟内滴完。②第二代纤溶药物主要以组织型纤溶酶原激活剂（t-PA）为代表，具有纤维蛋白选择特性，主要溶解已形成的纤维蛋白血栓，而对血浆中纤维蛋白原的降解作用较弱。③第三代纤溶药物是通过对 t-PA 进行蛋白质工程技术的改造获得，主要特点是半衰期长，血浆清除减慢，更适合静脉注射给药。目前临床上主要应用重组组织型纤溶酶原激活剂（rt-PA），一般以 100mg 在 90 分钟内静脉给予，先静脉注射 15mg，继而 30 分钟内静脉滴注 50mg，其后 60 分钟内再静脉滴注 35mg。

（3）紧急主动脉-冠状动脉旁路移植术：介入治疗失败或溶栓治疗无效，有手术指征，宜争取 6～8 小时内施行主动脉-冠状动脉旁路移植术。

4. 消除心律失常　心律失常必须及时消除，以免演变为严重心律失常甚至猝死。

（1）室性期前收缩或室性心动过速，若血流动力学稳定，予利多卡因 50～100mg 静脉注射，必要时可重复使用，至期前收缩消失或总量达 300mg，继以 1～3mg/min 的速度静脉滴注维持，如室性心律失常反复发作者可用胺碘酮。

（2）心室颤动时，尽快采用非同步直流电除颤；室性心动过速药物疗效不满意时，也应及早用同步直流电复律。

（3）缓慢性心律失常可用阿托品 0.5～1mg 肌内注射或静脉注射。

（4）二度或三度房室传导阻滞，伴有血流动力学障碍者，宜用临时心脏起搏器。

（5）室上性快速心律失常药物治疗不能控制时，可考虑同步直流电复律。

5. 控制休克　心肌梗死时有心源性休克，也有血容量不足、外周血管舒缩障碍等因素存在，因此，应在血流动力学监测下，予补充血容量、纠酸、血管活性药物等抗休克处理。无效时应选用在主动脉内气囊反搏术的支持下，立即行直接 PTCA 或支架植入，使冠状动脉及时再通，也可做急诊冠脉旁路移植术。

6. 治疗心衰　主要是治疗急性左心衰竭，以应用吗啡（或哌替啶）和利尿剂为主，也可选用血管扩张剂减轻左心室的前、后负荷。心肌梗死发生后 24 小时内不宜用洋地黄制剂，有右心室梗死的病人应慎用利尿剂。

7. 其他治疗

（1）抗凝疗法：溶栓治疗后或不宜溶栓者应用，对防止梗死面积扩大及再梗死有积极疗效。常用药物为肝素或低分子肝素，口服抗凝药物有阿司匹林或氯吡格雷。对有出血倾向、活动性溃疡病、新近手术创面未愈合、血压过高及严重肝肾功能不全者禁用抗凝治疗。

（2）β受体阻滞剂、钙通道阻滞剂和血管紧张素转换酶抑制剂：在起病的早期即应用普萘洛尔、美托洛尔或阿替洛尔等β受体阻滞剂，尤其是前壁心肌梗死伴有交感神经功能亢进者，可防止梗死范围的扩大，改善预后。血管紧张素转换酶抑制剂中的卡托普利有助于改善恢复期的心肌重构，降低心力衰竭发生率，降低死亡率。

（3）极化液疗法：氯化钾 1.5g、胰岛素 10U 加入 10％葡萄糖溶液 500ml 内静脉滴注，每天 1 次，7～14 天为一疗程，对恢复心肌细胞膜极化状态，改善心肌收缩功能，减少心律失常有益。

【护理诊断】

1. 疼痛：胸痛　与心肌缺血坏死有关。

2. 活动无耐力　与心肌氧的供需失调有关。

3. 潜在并发症：心律失常、心力衰竭、休克。

4. 有便秘的危险　与进食少、活动少、不习惯床上排便有关。

【护理措施】

1. 一般护理

（1）休息：发病 12 小时内应绝对卧床休息，保持环境安静，限制探视，并告知病人及家属休息可以降低心肌耗氧量和交感神经兴奋性，有利于缓解疼痛。如无并发症，24 小时内鼓励病人床上活动肢体；第 3 天室内走动；第 4～5 天逐渐增加活动量。

（2）饮食：起病后 4～12 小时内给予流质饮食，以减轻胃扩张。随后过渡到低脂、低胆固醇清淡饮食，提倡少量多餐。

（3）给氧：鼻导管给氧，氧流量 2～5L/min，以增加心肌氧的供应，减轻缺血和疼痛。

（4）保持大便通畅：及时增加富含纤维素的食物如水果、蔬菜的摄入，无糖尿病者每天清晨给予蜂蜜 20ml 加温开水同饮。适当腹部按摩（按顺时针方向）以促进肠蠕动。一般在病人无腹泻的情况下常规应用缓泻剂，以防止便秘时用力排便导致病情加重。床边使用坐便器比床上使用便盆较为舒适，可允许病人床边使用坐便器，排便时应提供隐蔽条件，如屏风遮挡。一旦出现排便困难，应立即告知医护人员，可使用开塞露或低压盐水灌肠。

2. 心电监护　及时发现心率及心律的变化，在心肌梗死溶栓治疗后 4 小时内易发生再灌注性心律失常，特别是在溶栓治疗即刻至溶栓后 2 小时内应设专人床旁心电监测。发现频发室性期前收缩、成对出现或呈短阵室速、多源性或 R on T 现象的室性期前收缩及严重的房室传导阻滞时，应立即通知医生，遵医嘱使用利多卡因等药物，警惕室颤或心脏停搏的发生。

3. 病情观察

（1）及时发现急性心肌梗死的先兆表现并报告医师，予以及时抢救处理。

（2）心律失常的观察：急性期严密心电监测，及时发现心率及心律的变化。监测电解质和酸碱平衡状况，因电解质紊乱或酸碱平衡失调时更容易并发心律失常。准备好急救药物和抢救设备如除颤器、起搏器等，随时准备抢救。

（3）心力衰竭的观察：急性心肌梗死病人在起病最初几天，甚至在梗死演变期可发生心力衰竭，特别是急性左心衰竭。应严密观察病人有无呼吸困难、咳嗽、咳痰、少尿、颈静脉怒张、低血压、心率加快等，听诊肺部有无湿啰音。避免情绪激动、饱餐、用力排便等可加重心脏负担的因素。一旦发生心力衰竭，则按心力衰竭进行护理。

4. 对症护理

（1）疼痛的护理：起病后就地停止活动，绝对卧床，注意保暖，禁忌刺激性饮料和食物；4～12 小时内给予流质饮食，减轻胃扩张；保持环境安静，限制探视，并告知病人和家属休息可以降低心肌耗氧量和交感神经兴奋性，有利于缓解疼痛，以取得合作；鼻导管给氧，氧流量 2～5L/min，增加心肌氧的供应，减轻缺血和疼痛；遵医嘱给予吗啡或哌替啶止痛，注意有无呼吸抑制等不良反应；给予硝酸酯类药物时应随时监测血压的变化。

（2）心源性休克的护理：将病人头部抬高 30°，高流量吸氧；密切观察生命体征、神志、尿量；保持静脉输液通畅，预防并发症。

5. 溶栓治疗的护理

（1）询问病人是否有脑血管病病史、活动性出血和出血倾向、严重而未控制的高血压、近期大手术或外伤史等溶栓禁忌证。

（2）溶栓前先检查血常规、出凝血时间和血型。

（3）迅速建立静脉通路，遵医嘱应用溶栓药物，注意观察有无不良反应：①过敏反应表现为寒战、发热、皮疹等。②低血压（收缩压低于 90mmHg）。③出血，包括皮肤黏膜出血、血尿、便血、咯血、颅内出血等，一旦出血，应紧急处置。

（4）溶栓疗效观察：可根据下列指标间接判断溶栓是否成功：①胸痛 2 小时内基本消失。②心电图 ST 段于 2 小时内回降＞50％。③2 小时内出现再灌注性心律失常。④血清 CK-MB 酶峰值提前出现（14 小时以内）。⑤冠状动脉造影可直接判断冠脉是否再通。

6. 心理护理　疼痛发作时应有专人陪伴，允许病人表达内心感受，给予心理支持，鼓励病人战胜疾病的信心。向病人讲明病情的变化都在医护人员的严密监护下并能得到及时的治疗，最终会转危为安，以缓解病人的恐惧心理。解释疾病过程与治疗配合，说明不良情绪会增加心肌耗氧量而不利于病情的控制。医护人员工作应紧张有序，避免忙乱而带给病人不信任感和不安全感。将监护仪的报警声尽量调低，以免影响病人休息，增加病人的心理负担。烦躁不安者可肌内注射地西泮使病人镇静。

【健康教育】

微视频2-5-3

急性心急梗死
术后健康指导

除参见"心绞痛"病人的健康指导外，还应注意如下几点。

1. 积极治疗高血压、高脂血症、糖尿病等相关疾病。

2. 饮食调节　急性心肌梗死恢复后的所有病人均应采用饮食调节，可减少再发，即低饱和脂肪和低胆固醇饮食，要求饱和脂肪占总热量的7%以下，胆固醇<200mg/天。

3. 指导病人及家属掌握简易急救方法，病人随身携带保健盒。

4. 戒烟　是心肌梗死后的二级预防的重要措施，研究表明急性心肌梗死后继续吸烟再梗死和死亡危险增高22%～47%，每次随诊都必须了解并登记吸烟情况，积极劝导病人戒烟，并实施戒烟计划。

5. 心理指导　心肌梗死后病人焦虑情绪多来自对今后工作能力和生活质量的担心，应予以充分理解并指导病人保持乐观、平和的心情，正确对待自己的病情。告诉家属要积极配合和支持病人，并创造一个良好的身心修养环境，生活中避免对其施加压力，当病人出现紧张、焦虑或烦躁等不良情绪时，应予以理解并设法进行疏导，必要时争取病人工作单位领导和同事的支持。

6. 康复锻炼指导　急性心肌梗死病情稳定、体力恢复、病程进入恢复期可进行康复锻炼。适当运动可以提高病人的心理健康水平和生活质量、延长存活时间。体力活动量须考虑病人的年龄、心肌梗死前活动水平及体力状态等。活动时的监测：开始进行康复训练时，必须在护理人员的监测下进行，以不引起任何不适为度，心率增加10～20次/分为正常反应。运动时心率增加小于10次/分可加大运动量，进入高一阶段的训练。若运动时心率增加超过20次/分，收缩压降低超过15mmHg，出现心律失常或心电图ST段缺血型下降≥0.1mV或上升≥0.2mV，则应退回到前一个运动水平。运动方式包括步行、慢跑、太极拳、骑行、游泳、健美操等，每周运动3～4天，开始时每次10～15分钟，逐步延长到每天30分钟以上，避免剧烈活动、竞技性活动、活动时间过长。个人卫生活动、家务劳动、娱乐活动等也对病人有益。性生活应适度。经2～4个月的体力活动锻炼后，酌情恢复部分工作或轻工作。

7. 用药指导　指导病人按医嘱服药，告知药物的作用和不良反应，并教会病人定时测脉搏，定期门诊随诊。若胸痛发作频繁、程度较重、时间较长，服用硝酸酯制剂疗效较差时，提示急性心血管事件，应及时就医。

知识链接

冠心病二级预防

以下预防措施亦适用于心绞痛病人。预防动脉粥样硬化和冠心病，属一级预防，已有冠心病和 MI 病史者还应预防再次梗死和其他心血管事件称之为二级预防。二级预防应全面综合考虑，为便于记忆可归纳为以 A、B、C、D、E 为符号的五个方面：

A. aspirin 抗血小板聚集（或氯吡格雷，噻氯匹定）；anti-anginal therapy 抗心绞痛治疗，硝酸酯类制剂

B. beta-blocker 预防心律失常，减轻心脏负荷等；blood pressure control 控制好血压

C. cholesterol lowing 控制血脂水平；cigarette quitting 戒烟

D. diet control 控制饮食；diabetes treatment 治疗糖尿病

E. education 病人及其家属教育，普及有关冠心病的知识；exercise 鼓励有计划的、适当的运动锻炼

任务五　冠状动脉粥样硬化性心脏病病人的护理

达标检测及答案

任务六　心脏瓣膜病病人的护理

▶ 学习目标

1. 解释心脏瓣膜病的概念。
2. 复述二尖瓣狭窄、二尖瓣关闭不全、主动脉瓣狭窄、主动脉瓣关闭不全的病理生理。
3. 熟记二尖瓣狭窄、二尖瓣关闭不全、主动脉瓣狭窄、主动脉瓣关闭不全的临床表现。
4. 能够对二尖瓣狭窄、二尖瓣关闭不全、主动脉瓣狭窄、主动脉瓣关闭不全病人正确实施护理措施。

思维导图2-6

案例导入

病人，男性，45岁，农民，因间断心悸、气短咳嗽3年，加重伴不能平卧1周，入院，病人3年前因重体力劳动后诱发心悸、气短，以后上述症状反复因感冒、劳动、情绪激动诱发出现，有时痰中带血，劳动能力逐渐下降。近半年在静息时也有咳嗽、咯血、呼吸困难，多在夜间睡眠时发作，当地医院诊断为风湿性心脏病，给予吸氧、抗感染、利尿治疗好转。一周前病人无明显诱因出现呼吸困难，不能平卧咳嗽，咳粉红色泡沫样痰，已在当地医院对症治疗，病情稍好转，为进一步明确诊断及治疗而入院。

既往有反复咽部及关节游走样疼痛史，未系统诊治，否认食物药物过敏史，否认传染性疾病史，已婚，爱人和孩子健康，否认家族遗传性疾病史。

体格检查：体温36.8℃，脉搏112次/分，呼吸28次/分，血压108/72mmHg。二尖瓣面容，无颈静脉怒张，两肺底可闻及湿啰音及哮鸣音，湿啰音以肺底明显，心尖区可触及舒张期震颤，心率112次/分，律齐，P_2亢进，二尖瓣听诊区可闻及双期杂音，舒张期杂音为舒张中晚期低调的隆隆样杂音，无传导，收缩期杂音为全收缩期Ⅴ级吹风样杂音，向左腋下及背部传导，腹部平坦，无压痛、反跳痛及腹肌紧张，肝脾未触及，双下肢无水肿，活动正常。

辅助检查：心电图示窦性心动过速，P波宽度0.14s，P波呈双峰，峰距＞0.04s。胸片示两肺淤血，肺动脉扩张，无结节病灶，心脏呈梨形。超声心动图示，二尖瓣瓣叶融合、增厚、钙化，活动度减低，左心房增大，二尖瓣口面积 $1.4cm^2$，收缩期可见大量反流。

请思考：

1. 该病的临床诊断是什么，如何治疗？

2. 该病的主要护理诊断及护理措施是什么？

心脏瓣膜病（valvular heart disease）是由于炎症、黏液样变性、缺血性坏死、退行性改变、先天性畸形、创伤等原因引起的单个或多个瓣膜结构的功能或结构异常，导致瓣口狭窄和（或）关闭不全。心室扩大和主、肺动脉根部严重扩张也可产生相应房室瓣和半月瓣的相对性关闭不全。二尖瓣最常受累，其次为主动脉瓣。

风湿性心脏瓣膜病（rheumatic valvular heart disease）简称风心病，是风湿性心脏炎症反复发作后所致的瓣膜损害。风心病与 A 组乙型溶血性链球菌反复感染引起免疫损害心脏瓣膜有关，主要累及 40 岁以下人群，约 2/3 为女性。

我国风心病的人群患病率已有所下降，但仍是常见的心脏病之一，而老年人的瓣膜钙化和瓣膜黏液瘤样变性在我国日益增多。本任务重点介绍风心病中较常见的二尖瓣病变和主动脉瓣病变。

知识链接

心脏瓣膜听诊区

心脏各瓣膜开放与关闭时所产生的声音传导至体表最易听清的部位称心脏瓣膜听诊区，与其解剖部位不完全一致。心脏瓣膜听诊区通常有 5 个：①二尖瓣区（M）：位于心尖搏动最强点，又称心尖区；②肺动脉瓣区（P）：在胸骨左缘第 2 肋间；③主动脉瓣区（A）：位于胸骨右缘第 2 肋间；④主动脉瓣第二听诊区（E）：在胸骨左缘第 3 肋间，又称 Erb 区；⑤三尖瓣区（T）：在胸骨下端左缘，即胸骨左缘第 4、5 肋间。

通常的听诊顺序可以从心尖区开始，逆时针方向依次听诊：先听心尖区再听肺动脉瓣区，然后为主动脉瓣区、主动脉瓣第二听诊区，最后是三尖瓣区。

一、二尖瓣狭窄

【病因】

二尖瓣狭窄（mitral stenosis）最常见的病因是风湿热。初次风湿病变至形成明显二尖瓣狭窄至少需 2 年时间。约半数病人无明显急性风湿热发作史，但多有反复 A 组 β

溶血性链球菌扁桃体炎或咽峡炎史。单纯二尖瓣狭窄约占风心病的 25％，二尖瓣狭窄伴关闭不全占 40％，常同时伴有主动脉瓣病变。

【病理解剖与病理生理】

（1）病理解剖：二尖瓣狭窄的病理解剖改变可表现为瓣膜交界处、瓣叶游离缘、腱索等处粘连融合。上述病变导致二尖瓣开放受限，瓣口面积减少，严重时狭窄的二尖瓣呈漏斗状，瓣口呈"鱼口"状。瓣叶钙化使瓣环显著增厚。并发心房颤动时左心耳及左心房内可形成附壁血栓。

（2）病理生理：正常成人二尖瓣口面积为 $4\sim6cm^2$。当瓣口面积减少至 $1.5\sim2cm^2$ 以下（轻度狭窄）时，左心房压力升高，左心房代偿性扩张及肥厚以增强收缩。此时病人多无症状。当瓣口面积减少至 $1cm^2$（重度狭窄）时，左房压力开始升高，使肺静脉和肺毛细血管压力相继增高，临床上出现劳力性呼吸困难，称左房失代偿期。由于左房压和肺静脉压升高，引起肺小动脉反应性收缩，最终导致肺小动脉硬化，肺动脉压力增高，增加右心室后负荷，右心室肥厚扩张，导致右心衰竭，称右心衰竭期。

【临床表现】

1. 症状

（1）呼吸困难：是最常见的早期症状，常因运动、精神紧张、感染、性交、妊娠或心房颤动等诱发出现。多先有劳力性呼吸困难，随狭窄加重，出现夜间阵发性呼吸困难和端坐呼吸。

（2）咯血：严重二尖瓣狭窄病人可突然咯大量鲜血，为支气管静脉破裂出血，可为首发症状；夜间阵发性呼吸困难时可伴血性痰或血丝痰；急性肺水肿时可伴大量粉红色泡沫痰。

（3）咳嗽：常见，尤其在冬季明显。表现在卧床时干咳，可能与支气管黏膜淤血水肿易引起慢性支气管炎等，或左心房增大压迫左主支气管有关。

（4）声音嘶哑：少见，由于扩大的左心房和肺动脉压迫左喉返神经所致。

2. 体征

（1）心尖区可有低调的隆隆样舒张中晚期杂音（最重要体征）；心尖区可触及舒张期震颤。

（2）重度二尖瓣狭窄者常有"二尖瓣面容"。

（3）心尖区可闻及第一心音亢进和开瓣音，提示瓣膜前叶柔顺、活动度好。

微视频2-6-1

二尖瓣狭窄杂音

（4）肺动脉高压时肺动脉瓣区第二心音亢进、分裂。

（5）右心室扩大伴相对性三尖瓣关闭不全时，在三尖瓣区可闻及全收缩期吹风样杂音。

3. 并发症

（1）右心衰竭：为风心病最常见并发症，也是就诊和致死的主要原因。右心衰竭发生后，呼吸困难等肺循环淤血症状可有所减轻。

（2）心房颤动：为风湿性心瓣膜病最常见的心律失常；常诱发和加重右心衰竭。

（3）急性肺水肿：为重度二尖瓣狭窄的严重并发症，如不及时救治，可能致死。

（4）血栓栓塞：多见于心房颤动者，栓子多来源于左心房附壁血栓脱落，以脑动脉栓塞最多见。另外心衰者长期卧床，下肢静脉形成血栓，脱落可导致肺栓塞。

（5）感染性心内膜炎：较少见。

（6）肺部感染：较常见，可诱发或加重心力衰竭。

【辅助检查】

1. X线检查　轻度二尖瓣狭窄时，X线表现可正常。左心房显著增大时，心影呈梨形（二尖瓣型心脏），是肺动脉总干、左心耳和右心室扩大所致。

2. 心电图　左心房扩大可出现"二尖瓣型P波"，P波宽度＞0.12s，伴切迹；可有电轴右偏和右心室肥厚表现。

3. 超声心动图　是明确诊断的可靠方法。M型超声示二尖瓣前叶活动曲线EF斜率降低，双峰消失，前后叶同向运动，呈"城墙样"改变。二维超声心动图可显示狭窄瓣膜的形态和活动度，测量瓣口面积。彩色多普勒血流显像可实时观察二尖瓣狭窄的射流。经食管超声心动图有利于左心房附壁血栓的检出。

【诊断要点】

典型临床表现者，心尖区有舒张期隆隆样杂音，X线或心电图示左心房增大，一般可诊断二尖瓣狭窄，超声心动图检查可确诊。

【治疗要点】

内科治疗以保持和改善心功能、积极预防和控制风湿活动及并发症发生为主。

1. 预防风湿热复发和感染性心内膜炎

有风湿活动的病人应长期甚至终身应用苄星青霉素120万U，每月肌内注射1次。感染性心内膜炎的防治见本项目任务七。

2. 并发症治疗

（1）急性肺水肿的处理：治疗原则参见本项目任务二，但应选用扩张静脉、减轻心脏前负荷为主的硝酸酯类药物，避免使用以扩张小动脉为主的药物；正性肌力药对单纯二尖瓣狭窄引起的肺水肿无益，慎用。

（2）心房颤动：①急性发作伴快心室率可静脉注射毛花苷C等减慢心室率。②慢性者可根据病情考虑电复律或药物复律。③无抗凝禁忌者服用肠溶性阿司匹林或华法林预防血栓栓塞。

（3）血栓栓塞：慢性心房颤动者如无禁忌证应长期服用肠溶性阿司匹林或华法林。

（4）右心衰竭：限制钠盐摄入，应用利尿药等。

3. 介入和外科治疗是治疗本病的根本方法。包括经皮球囊二尖瓣成形术、闭式分离术、直式分离术、人工瓣膜置换术等。

二、二尖瓣关闭不全

【病因】

慢性二尖瓣关闭不全最常见病因为风心病；急性可由腱索断裂引起。风湿性炎症引起瓣叶纤维化、增厚、僵硬、缩短，使心室收缩时两瓣叶不能紧密闭合。常伴二尖瓣狭窄或主动脉病变。

【病理解剖与病理生理】

由于二尖瓣关闭不全，心室收缩时部分血液反流入左心房，左心室排血减少；舒张期左心房有过多血液流入左心室，长此以往，导致左心房和左心室肥大，终致左心室功能衰竭，出现肺淤血，最终导致肺动脉高压和右心衰竭。

【临床表现】

1. 症状　症状轻者可终身无症状；严重反流者出现左心排血量减少，首先出现的最突出的症状是疲乏无力；肺淤血症状如呼吸困难出现较晚；后期可出现右心功能不全表现。

2. 体征　心尖区闻及全收缩期粗糙吹风样杂音，向左腋下和左肩胛下区传导，是最重要体征，可伴震颤；心尖搏动增强并向左下移位；第一心音减弱；肺动脉高压时肺动脉瓣区第二心音亢进。

微视频2-6-2

二尖瓣关闭不全杂音

3. 并发症　与二尖瓣狭窄相似。

【辅助检查】

1. X线检查　常见左心房、左心室增大，左心衰竭时可见肺淤血征和间质性肺水肿征。

2. 心电图 主要为左心房增大，部分有左心室肥厚。

3. 超声心动图 M 型和二维超声心动图不能确定二尖瓣关闭不全。脉冲多普勒超声和彩色多普勒血流显像可在二尖瓣左心房侧探及明显收缩期反流束，诊断二尖瓣关闭不全的敏感性几乎达 100%，且可半定量反流程度。

4. 其他 放射性核素心室造影等。

【诊断要点】

主要诊断依据为典型心尖区收缩期杂音伴 X 线或心电图示左心房、左心室增大；超声心动图检查有确诊价值。

【治疗要点】

内科治疗包括预防风湿活动和感染性心内膜炎，针对并发症治疗。外科治疗为恢复瓣膜关闭完整性的根本措施，包括瓣膜修补术和人工瓣膜置换术。

三、主动脉瓣狭窄

【病因】

风湿性炎症导致瓣叶交界处融合，瓣叶纤维化、钙化、僵硬和挛缩畸形，引起主动脉瓣狭窄，风湿性主动脉瓣狭窄常伴关闭不全和二尖瓣病变。

【病理解剖与病理生理】

正常成人主动脉瓣口面积 $\geqslant 3.0 \sim 4.0 \text{cm}^2$；当瓣口面积 $\leqslant 1.0 \text{cm}^2$ 时，左室收缩压明显升高，跨瓣压差显著。主动脉瓣狭窄使左室射血阻力增加，左室代偿性扩张肥厚，室壁顺应性降低，引起左室舒张末压升高，因而使左房后负荷增加，左房代偿性肥厚，最终导致左心衰竭。严重主动脉瓣狭窄、心排血量降低等原因，可出现心绞痛、晕厥甚至猝死。

【临床表现】

1. 症状 出现较晚。呼吸困难、心绞痛和晕厥为典型主动脉瓣狭窄的三联症。

(1) 呼吸困难：劳力性呼吸困难为常见首发症状，进而可发生夜间阵发性呼吸困难、端坐呼吸和急性肺水肿。

(2) 心绞痛：见于 60% 的有症状病人，是重度主动脉瓣狭窄病人最早出现也是最常见的症状。主要由心肌缺血引起。

(3) 晕厥：见于 1/3 的有症状病人，多发生于直立、运动中或运动后即刻，因脑缺血引起。严重者可致猝死。

2. 体征 最重要体征为主动脉瓣第一听诊区可闻及粗糙而响亮的吹风样收缩期杂音，可向颈部传导，常伴震颤。心尖搏动相对局限、持续有力。

3. 并发症　可有晕厥甚至猝死，猝死一般发生于先前有症状者。右心衰竭、感染性心内膜炎、体循环栓塞少见。

【辅助检查】

1. X 线检查　心影正常或左心室轻度增大，左心房可能轻度增大，升主动脉根部常见狭窄后扩张。

2. 心电图　重度者可有左心室肥厚伴继发性 ST-T 改变。

3. 超声心动图　为明确诊断和判定狭窄程度的重要方法。二维超声心动图对探测主动脉瓣异常十分敏感，有助于显示瓣膜结构。多普勒超声可测出主动脉瓣口面积及跨瓣压差。

4. 心导管检查　可同步测定左心室与主动脉内压力并计算压差。

【诊断要点】

根据临床表现及主动脉瓣区典型收缩期杂音伴震颤，较易诊断。确诊有赖于超声心动图。

【治疗要点】

1. 内科治疗　包括预防感染性心内膜炎和风湿热复发。如有频发房性期前收缩，应予抗心律失常药物预防心房颤动，一旦出现应及时转复为窦性心律。心绞痛者可试用硝酸酯类药物。心力衰竭者宜限制钠盐摄入，可小心应用洋地黄和利尿剂，但过度利尿可发生直立性低血压；不宜使用小动脉扩张剂，以防血压过低。

2. 介入和外科治疗　治疗成人主动脉瓣狭窄的主要方法为人工瓣膜置换术；有适应证者可行经皮球囊主动脉瓣成形术。

四、主动脉瓣关闭不全

主动脉瓣关闭不全（aortic incompetence）由主动脉瓣和（或）主动脉根部病变所致，多为风心病引起。

【病因】

由于风湿性炎性病变使瓣叶纤维化、增厚、缩短、变形，造成关闭不全。风心病单纯主动脉瓣关闭不全少见，常合并二尖瓣损害。

【病理解剖与病理生理】

主动脉瓣反流引起左心室舒张末容量增加，使每搏容量增加和主动脉收缩压增加；舒张期主动脉血液反流，主动脉舒张压降低，脉压差增大；左心室扩张，直至发生左心衰竭；另外左心室心肌肥厚使心肌氧耗增多，主动脉舒张压降低使冠状动脉血流减少，引起心肌缺血、缺氧，产生心绞痛。

【临床表现】

1. 症状　早期可无症状。最先的症状表现为与心搏量增多、脉压差增大有关，如心悸、心前区不适、头部动脉强烈搏动感等。晚期可出现左心室衰竭的表现。常有体位性头晕，晕厥罕见。

2. 体征　最重要体征为胸骨左缘第 3、4 肋间可闻及舒张期高调叹气样杂音，坐位前倾和深呼气时明显。心尖搏动呈抬举性，向左下移位。重度反流者，常在心尖区听到舒张中晚期隆隆样杂音（Austin-Flint 杂音），其产生机制目前认为系严重的主动脉反流使左心室舒张压快速升高，导致二尖瓣处于半关闭状态而引起。

收缩压升高，舒张压降低，脉压增大，周围血管征常见，包括毛细血管搏动征、水冲脉、点头征、股动脉枪击音、Duroziez 征等。

3. 并发症　感染性心内膜炎、室性心律失常、心力衰竭较常见，猝死少见。

【辅助检查】

1. X 线检查　可有左心房、左心室增大，升主动脉继发性扩张。

2. 心电图　左心室肥厚及继发性 ST-T 改变。

3. 超声心动图　M 型超声示二尖瓣前叶或室间隔纤细扑动；二维超声可显示瓣膜和主动脉根部的形态改变；脉冲多普勒和彩色多普勒血流显像在主动脉瓣的心室侧可探及全舒张期反流束，为最敏感的确定主动脉瓣反流的方法，并可通过计算反流血量与搏出血量的比例，判断其严重程度。

4. 放射性核素心室造影　可测定左心室收缩、舒张末容量和静息、运动时射血分数，判断左心室功能。

5. 主动脉造影　当无创技术不能确定反流程度，并考虑外科治疗时，可行选择性主动脉造影，半定量反流程度。

【诊断要点】

根据临床表现、胸骨左缘第 3、4 肋间典型舒张期杂音伴周围血管征可诊断为主动脉瓣关闭不全。超声心动图可助确诊。

【治疗要点】

内科治疗参照"主动脉瓣狭窄"，严重主动脉瓣关闭不全的主要治疗方法为人工瓣膜置换术。

五、心脏瓣膜病病人的护理

【护理诊断】

1. 体温过高　与风湿活动、并发感染有关。

2. 潜在并发症：心力衰竭、栓塞、心律失常、感染性心内膜炎、猝死等。

3. 家庭应对无效　与家属长期照顾病人导致体力、精神、经济上负担过重有关。

4. 焦虑　与担心疾病预后、工作、生活与前途有关。

【护理措施】

1. 减轻心脏负担，增强活动耐力　按心功能分级安排活动量。有风湿活动、并发症及心衰者，需多卧床休息。病情稳定者适当活动，增加心脏储备力，但应避免过劳。饮食宜易消化、低胆固醇、低钠、高蛋白、富含维生素。保持情绪稳定，心情舒畅。

2. 预防和护理心力衰竭　具体见本项目任务二"心力衰竭病人的护理"。

3. 预防和护理风湿热复发　风湿热活动时应注意休息，病变关节因制动、保暖，并用软垫固定，避免受压和碰撞；局部热敷、按摩，增加血液循环，减轻疼痛，遵医嘱使用止痛剂。

4. 防止栓塞发生

(1) 防止下肢静脉血栓形成，指导病人适当进行腿部活动，避免长时间盘腿或蹲坐，勤换体位，肢体保持功能位。

(2) 合并房颤者服用阿司匹林，防止附壁血栓形成。

(3) 避免剧烈运动和突然改变体位，以免附壁血栓脱落，栓塞血管。

(4) 观察栓塞发生的征兆：脑栓塞可引起突起头痛、呕吐、偏瘫等；肾动脉栓塞出现剧烈腰痛，肉眼血尿；四肢动脉栓塞引起相应肢体剧烈疼痛、局部皮肤温度下降、动脉搏动减弱或消失；肺动脉栓塞可出现突起一侧剧烈胸痛、呼吸困难、紫绀、有暗红色血痰。

5. 亚急性感染性心内膜炎的护理　见本项目任务七"感染性心内膜炎病人的护理"。

【健康教育】

1. 疾病知识指导　告诉病人及家属本病的病因和病程进展特点，鼓励病人树立信心，做好长期与疾病作斗争以控制病情进展的思想准备。告诉病人坚持按医嘱用药的重要性，并定期到门诊复查。有手术适应证者劝病人尽早择期手术，提高生活质量，以免失去最佳手术时机。

2. 预防感染　尽可能改善居住环境中潮湿、阴暗等不良条件，保持室内空气流通、温暖、干燥，阳光充足。日常生活中适当锻炼，加强营养，提高机体抵抗力。注意防寒保暖，避免感冒，避免与上呼吸道感染、咽炎病人接触，一旦发生感染应立即用药治疗。在拔牙、内镜检查、导尿术、分娩、人工流产等手术操作前应告诉医生自己有风湿性心脏病史，以便预防性使用抗生素，劝告反复发生扁桃体炎者在风湿活动控制后 2～4 个月手术摘除扁桃体。

3. 避免诱因　避免重体力劳动、剧烈运动或情绪激动。女病人注意不要因家务劳动过重而加重病情。育龄妇女要根据心功能情况在医师指导下选择好妊娠与分娩时机，病情较重不能妊娠与分娩者，做好病人及其配偶的思想工作。

（王美芝）

任务六　心脏瓣膜病病人的护理

达标检测及答案

任务七　感染性心内膜炎病人的护理

学习目标

1. 解释感染性心内膜炎的概念。
2. 熟记感染性心内膜炎的临床表现。
3. 复述感染性心内膜炎的治疗要点。
4. 能够对感染性心内膜炎病人正确实施护理措施。

思维导图2-7

案例导入

病人，男性，45 岁，农民，因发热 15 天，左上腹痛，血尿 3 天入院。病人 15 天前在诊所拔牙后出现发热，体温持续在 38.5℃左右，无寒战，伴心悸、气短、咳嗽，无明显咳痰。自服"去痛片"治疗 1 周无好转，3 天前无诱因出现左上腹痛、血尿，腹痛呈持续性，无恶性呕吐，无尿频、尿急、尿痛，在当地医院治疗 2 天，无明显好转。

既往有风湿性心脏病二尖瓣狭窄合并关闭不全病史 4 年。否认食物药物过敏史，否认传染性疾病史，无不良嗜好，已婚，爱人和孩子健康。否认家族遗传性疾病史。

体格检查：体温 38.8℃，脉搏 108 次/分，呼吸 24 次/分，血压 108/72mmHg。皮肤、眼结膜有出血点，二尖瓣面容，无颈静脉怒张，两肺呼吸音清，未闻及干湿啰音，心率 108 次/分，律齐，P_2 亢进，二尖瓣听诊区可闻及粗糙的双期杂音，全腹无压痛、反跳痛及腹肌紧张，肝脏未触及，脾肋下 3cm 可触及，质软无压痛，肠鸣音正常，双下肢无水肿，活动正常。

辅助检查：血常规示白细胞 $15.8×10^9$/L，中性粒细胞 83%，淋巴细胞 17%，红细胞 $3.56×10^{12}$/L，血红蛋白 82g/L。尿常规示红细胞满视野，蛋白（＋＋）。心电图示窦性心动过速，二尖瓣型 P 波。胸片示两肺轻度淤血，无结核病灶，心影增大。超声心动图示左心房增大，左心室增大，二尖瓣融合、增厚、钙化，活动度减低，收缩期可见大量反流，二尖瓣后叶有赘生物形成。

请思考：

1. 该病人有哪些重要症状及体征，诊断该病目前最重要的辅助检查是什么？
2. 该病人的临床诊断及主要治疗方法和护理措施有哪些？

感染性心内膜炎（infective endocarditis，IE）为微生物感染心脏内膜面，伴赘生物形成。赘生物为大小不等、形状不一的血小板和纤维素团块，内含大量微生物和少量炎症细胞，最常累及瓣膜。根据病程分为急性和亚急性。

急性感染性心内膜炎的特征为：①中毒症状明显。②病程进展迅速，数天至数周引起瓣膜破坏。③感染迁移多见。④病原体主要为金黄色葡萄球菌。

亚急性感染性心内膜炎的特征为：①中毒症状轻。②病程数周至数月。③感染迁移少见。④病原体以草绿色链球菌多见，其次为肠球菌。急性感染性心内膜炎相对少见。

亚急性自体瓣膜心内膜炎最常见的致病菌是草绿色链球菌，其次为 D 族链球菌（牛链球菌和肠球菌）和表皮葡萄球菌。真菌、立克次体和衣原体为少见致病微生物。

【病因】

本病主要发生于器质性心脏病的基础上，以心脏瓣膜病为主，其次为先天性心脏病。发病主要与以下因素有关：①瓣膜内皮受损：正常瓣膜内皮细胞可抵抗血液循环中的细菌黏附，防止感染形成。血液湍流、导管损伤、炎症及瓣膜退行性病变等可引起瓣膜内皮损伤，使内皮下基质蛋白暴露、组织因子释放，利于血小板及纤维蛋白等聚集在此处内膜上，形成血栓及赘生物。赘生物碎片脱落后至周围动脉和（或）任何器官可引起梗死，赘生物越大、活动性越强，造成梗死的危险性也就越高。②短暂菌血症：各种感染或细菌寄居的皮肤黏膜的创伤导致暂时性菌血症，循环中的细菌定居在无菌性赘生物上即可发生心内膜炎。

【临床表现】

1. 发热　是最常见的症状。多为弛张性低热，一般不超过 39℃，午后和晚上高热，常伴有头痛、背痛和肌肉关节痛。亚急性者起病隐匿，可有全身不适、乏力、食欲不振和体重减轻等非特异性症状。急性者呈暴发性败血症过程，可有高热寒战。

2. 心脏杂音　绝大多数病人有病理性杂音，可由基础心脏病和（或）心内膜炎导致瓣膜损害所致。

3. 周围体征　可能由微血管炎或微栓塞引起，包括：①瘀点：以锁骨以上皮肤、口腔黏膜和睑结膜多见。②指（趾）甲下线状出血。③Osler 结节：在指和趾垫出现的豌豆大的红或紫色痛性结节。④Roth 斑：视网膜的卵圆形出血斑，中心呈白色。⑤Janeway 损害：为手掌和足底处直径 1~4mm 的无痛性出血红斑。

4. 慢性感染的症状　如贫血、脾大等，部分病人可见杵状指（趾）。

5. 动脉栓塞　可为首发症状，可发生于机体的任何部位，常见于脑、心、脾、肺、肾、肠系膜和四肢。

6. 并发症

（1）心脏：心力衰竭为最常见并发症，其他可见心肌脓肿、急性心肌梗死、心肌炎和化脓性心包炎等。

（2）细菌性动脉瘤：受累动脉依次为近端主动脉、脑、内脏和四肢，一般见于病程晚期，多无症状。

（3）迁移性脓肿：多见于急性病人，常发生于肝、脾、骨髓和神经系统。

（4）神经系统：病人可有脑栓塞、脑细菌性动脉瘤、脑出血、中毒性脑病、脑脓肿、化脓性脑膜炎等不同神经系统受累表现。

（5）肾脏：大多数病人有肾损害，包括肾动脉栓塞和肾梗死、肾小球肾炎、肾脓肿等。

【辅助检查】

1. 血培养　是最重要的诊断方法，药物敏感试验可为治疗提供依据。近期未接受过抗生素治疗的病人阳性率可高达95%或以上，2周内用过抗生素或采血、培养技术不当，常降低血培养的阳性率。

2. 血液　血常规检查进行性贫血较常见，白细胞计数正常或轻度升高，分类计数中性粒细胞轻度左移。红细胞沉降率升高。

3. 尿液　可见镜下血尿和轻度蛋白尿，肉眼血尿提示肾梗死。红细胞管型和大量蛋白尿提示弥漫性肾小球性肾炎。

4. 免疫学检查　病人可有高丙种球蛋白血症、80%病人可出现循环中免疫复合物。病程超过6周以上的病人50%可检出类风湿因子阳性。

5. 超声心动图　经胸超声可诊断出50%～75%的赘生物，经食管超声可检出<5mm的赘生物，敏感性为90%～100%。未发现赘生物时需密切结合临床。

6. 其他　X线检查可了解心脏外形、肺部表现等。心电图可发现心律失常。聚合酶链反应能够确定是否有致病菌的存在，是目前鉴别血培养阴性的心内膜炎的唯一方法。

【诊断要点】

原有心瓣膜病变或其他心脏病基础上，病人发现周围体征（瘀点、甲下线状出血、Osler结节、Roth斑、杵状指）提示本病的存在，血培养阳性或超声心动图发现赘生物对明确诊断有重要价值。

【治疗要点】

1. 抗微生物药物治疗　为最重要治疗措施。应早期、大剂量、长疗程、联合应用杀菌性抗生素；疗程至少 6～8 周，以静脉给药方式为主。病原微生物不明时，选用针对大多数链球菌的抗生素；本病大多数致病菌对青霉素敏感，可作为首选药物；已培养出病原微生物时，根据药物敏感试验结果选择用药。

2. 外科治疗　对抗生素治疗无效、严重心内并发症者应考虑手术治疗。

【护理诊断】

1. 体温过高　与感染有关。

2. 营养失调：低于机体需要量　与食欲下降、长期发热导致机体消耗过多有关。

3. 焦虑　与发热、出现并发症、疗程长或病情反复有关。

4. 潜在并发症：心力衰竭。

5. 急性意识障碍　与脑血管栓塞有关。

【护理措施】

1. 饮食　给予清淡、高蛋白、高热量、高维生素、易消化的半流质或软食，以补充发热引起的机体消耗。鼓励病人多饮水，做好口腔护理。有心力衰竭征象的病人按心力衰竭病人饮食进行指导。

2. 加强病情观察　观察体温及皮肤黏膜变化：动态监测体温变化情况，每 4～6 小时测量体温 1 次并准确绘制体温曲线，判断病情进展及治疗效果。评估病人有无皮肤瘀点、指（趾）甲下线状出血、Osler 结节和 Janeway 损害等及消退情况。观察病人有无栓塞征象，重点观察瞳孔、神志、肢体活动及皮肤温度等。

3. 抗生素应用的护理　遵医嘱应用抗生素治疗，观察药物疗效、可能产生的不良反应，并及时报告医生。告知病人抗生素是治疗本病的关键，病原菌隐藏在赘生物内和内皮下，需坚持大剂量长疗程的抗生素治疗才能杀灭。严格按时间用药，以确保维持有效的血药浓度。注意保护静脉，可使用静脉留置针，避免多次穿刺增加病人痛苦。

4. 正确采集血标本　告知病人及家属为提高血培养结果的准确率，需多次采血，且采血量较多，在必要时甚至需暂停抗生素，以取得理解和配合。对于未经治疗的亚急性病人，应在第 1 天每间隔 1 小时采血 1 次，共 3 次。如次日未见细菌生长，重复采血 3 次后，开始抗生素治疗。已用过抗生素者，停药 2～7 天后采血。急性病人应在入院后立即安排采血，在 3 小时内每隔 1 小时采血 1 次，共取 3 次血标本后，按医嘱开始治疗。本病的菌血症为持续性，无须在体温升高时采血。每次采血 10～20ml，同时作需氧和厌氧培养，至少应培养 3 周

5. 并发症的观察和护理

（1）发热护理：高热病人卧床休息，注意病室的温度和湿度适宜。可予以冰袋物理

降温，并记录降温后的体温变化。出汗较多时可在衣服与皮肤之间垫以柔软毛巾，便于潮湿后及时更换，增加舒适感，并防止因频繁更衣而导致病人受凉。

（2）栓塞：心脏超声可见巨大赘生物的病人，应绝对卧床休息，防止赘生物脱落。观察病人有无栓塞征象，重点观察瞳孔、神志、肢体活动及皮肤温度等。当病人突然出现胸痛、气急、发绀和咯血等症状，要考虑肺栓塞的可能；出现腰痛、血尿等考虑肾栓塞的可能；当病人出现神志和精神改变、失语、吞咽困难、肢体功能障碍、瞳孔大小不对称，甚至抽搐或昏迷征象时，警惕脑血管栓塞的可能；当出现肢体突发剧烈疼痛，局部皮肤温度下降，动脉搏动减弱或消失要考虑外周动脉栓塞的可能。出现可疑征象，应及时报告医生并协助处理。

【健康教育】

1. 疾病知识指导　向病人和家属讲解本病的病因与发病机制、致病菌侵入途径、坚持足够剂量和足够疗程抗生素治疗的重要性。在施行口腔手术如拔牙、扁桃体摘除术、上呼吸道手术或操作、泌尿、生殖、消化道侵入性诊治或其他外科手术治疗前，应说明自己患有心瓣膜病、心内膜炎等病史，以预防性使用抗生素。

2. 生活指导　嘱病人平时注意防寒保暖，避免感冒，加强营养，增强机体抵抗力，合理安排休息。保持口腔和皮肤清洁，少去公共场所。勿挤压痤疮、疖、痈等感染病灶，减少病原体入侵的机会。

3. 病情自我监测指导　教会病人自我监测体温变化，有无栓塞表现，定期门诊随访。

任务七　感染性心内膜炎病人的护理

达标检测及答案

任务八　心肌疾病病人的护理

◇ 学习目标

1. 解释扩张型心肌病、肥厚型心肌病、病毒性心肌炎的概念。
2. 熟记扩张型心肌病、肥厚型心肌病、病毒性心肌炎的症状。
3. 复述扩张型心肌病、肥厚型心肌病、病毒性心肌炎的治疗要点。
4. 能够对心肌疾病病人正确实施护理措施。

思维导图2-8

案例导入

病人，男性18岁，学生，主因反复胸闷、胸痛伴晕厥4年入院。病人4年前剧烈运动后出现胸闷、胸痛，伴头晕，头晕严重时眼前发黑，摔倒在地，约1～3分钟后可自行缓解，以后上述症状反复因运动和劳累诱发，自服速效救心丸无效。晕厥均在剧烈活动时出现，共发生过十多次。

既往体健。否认食物药物过敏史，否认传染性疾病史。无不良嗜好，未婚。其父亲于三年前猝死，死因不详。否认其他遗传性疾病史。

体格检查：体温36.8℃，脉搏98次/分，呼吸18次/分，血压108/72mmHg。口唇无发绀，无颈静脉怒张，两肺呼吸音清，未闻及干湿啰音，心浊音界正常，心音低，心率98次/分，律齐，P_2大于A_2，胸骨左缘3、4肋间可闻及粗糙的4/6级收缩期喷射性杂音，腹部无压痛，反跳痛，腹肌紧张，肝脾未触及，肠鸣音正常，双下肢无水肿，活动正常。

辅助检查：心电图示左心室肥厚，$V_{3\sim6}$导联异常Q波，非特异性ST-T段改变。胸片检查正常，超声心动图检查示室间隔非对称性肥厚及运动减弱，舒张期室间隔厚度与左心室后壁厚度之比大于1.3，收缩期向左心室突出。

请思考：

1. 该病人的临床诊断是什么，主要治疗方法有哪些？
2. 该病人的主要护理诊断及措施有哪些？
3. 该病人心电图和超声心动图检查有哪些改变？

心肌病（cardiomyopathy）是由遗传、感染等不同原因引起的心肌结构及功能障碍为主的一组心肌疾病。目前心肌病的具体分类：①遗传性心肌病：肥厚型心肌病、右心室发育不良、左心室致密化不全、离子通道病（长 QT 综合征、Brugada 综合征、短 QT 综合征、儿茶酚胺敏感性室速等）。②混合型心肌病：扩张型心肌病、限制型心肌病。③获得性心肌病：感染性心肌病、心动过速性心肌病、心脏气球样变、围生期心肌病。

由其他心血管疾病继发的心肌病理性改变不属于心肌病的范畴，如心脏瓣膜病、高血压性心脏病、先天性心脏病、冠心病等所致的心肌病变。本任务重点阐述扩张型心肌病、肥厚型心肌病和病毒性心肌炎。

一、扩张型心肌病

扩张型心肌病（dilated cardiomyopathy，DCM）是一类以左心室或双心室扩大伴收缩功能障碍为特征的心肌病。临床表现为心脏扩大、心力衰竭、心律失常、血栓栓塞及猝死。我国发病率为 13/10 万～84/10 万，是临床心肌病最常见的一种类型。

【病因】

多数 DCM 病例的原因不清，部分病人有家族遗传性。可能的病因包括感染、非感染性炎症、中毒（包括酒精等）、内分泌和代谢紊乱、遗传、精神创伤。

【临床表现】

1. 症状　起病隐匿，早期可无症状。临床主要表现为活动时呼吸困难和运动耐量下降，随着病情加重可出现夜间阵发性呼吸困难和端坐呼吸等左心衰竭症状，并逐渐出现食欲下降、腹胀及下肢水肿等右心衰竭症状。合并心律失常时可表现为心悸、头晕、黑蒙甚至猝死。持续顽固低血压往往是 DCM 终末期的表现。发生栓塞时可表现为相应脏器受累的表现。

2. 体征　主要体征为心界扩大，听诊心音减弱，可闻及第三心音或第四心音，心率快时呈奔马律，心尖部闻及收缩期杂音。

【辅助检查】

1. X 线检查　心影明显增大，心胸比＞50％，肺淤血征。

2. 心电图　缺乏诊断特异性。可见多种心律失常如室性心律失常、心房颤动，少数病例可见病理性 Q 波，QRS 低电压，ST 段下移及 T 波倒置。

3. 超声心动图　是诊断和评估 DCM 最常用的检查手段。心脏各腔均增大，以左心室扩大早而显著，室壁运动减弱，提示心肌收缩力下降。彩色血流多普勒显示二尖瓣、三尖瓣反流。

4. 其他　心导管检查和心血管造影、放射性核素检查、免疫学检查、心内膜心肌活检等均有助于诊断。

【诊断要点】

病人有心脏增大、心力衰竭和心律失常的临床表现，若超声心动图证实有心腔扩大与心脏搏动减弱，即应考虑本病的可能，但须除外各种病因明确的器质性心脏病后方可确立诊断。

【治疗要点】

治疗旨在阻止基础病因介导的心肌损害，阻断造成心力衰竭加重的神经体液机制，控制心律失常，预防栓塞和猝死，提高生活质量和延长生存期。

1. 病因治疗　应积极寻找病因，给予相应治疗，如控制感染、严格限酒或戒酒、治疗相应的内分泌疾病或自身免疫病，改善营养失衡等。

2. 防治心力衰竭　在疾病早期虽已出现心脏扩大但尚未出现心衰症状的阶段即开始积极的药物干预治疗，包括 β 受体阻断药、ACEI 或 ARB，可减缓心室重构及心肌进一步损伤，延缓病变发展。随病程进展，病人出现心衰临床表现，应按慢性心衰治疗指南进行治疗。

3. 抗凝治疗　血栓栓塞是 DCM 常见的并发症，对于已有心房颤动、已有附壁血栓形成或有血栓栓塞病史的病人须长期口服华法林抗凝治疗。

4. 心律失常和心脏性猝死的防治　严重心律失常，药物不能控制者，可考虑植入心脏复律除颤器（ICD）预防心脏性猝死。

二、肥厚型心肌病

肥厚型心肌病（hypertrophic cardiomyopathy，HCM）是以心肌非对称性肥厚、心室腔变小为特征，左心室血液充盈受阻、舒张期顺应性下降。临床根据有无左心室流出道梗阻可分为梗阻性肥厚型心肌病及非梗阻性肥厚型心肌病。

【病因】

本病常为青年猝死的原因。本病常有明显的家族史，约占 50％，目前认为是常染色体显性遗传性疾病；约 50％ 的病人致病机制尚不明确。

【临床表现】

最常见的症状是劳力性呼吸困难和乏力，其中前者可达 90％ 以上，夜间阵发性呼吸困难较少见。1/3 的病人可有劳力性胸痛。最常见的持续性心律失常是房颤。部分病人有晕厥，常于运动时出现，与室性快速心律失常有关。

主要体征有心脏轻度增大，病人在胸骨左缘第 3、4 肋间可听到喷射性收缩期杂音，心尖部也常可闻及吹风样收缩期杂音。使心肌收缩力下降或使左心室容量增加的因素，如应用 β 受体阻滞剂、取下蹲位，杂音可减轻；而使心肌收缩力增强或使左心室容量减少的因素，如含服硝酸甘油片，杂音可增强。

【辅助检查】

1. 心电图　最常见左心室肥大，可有 ST-T 改变、深而不宽的病理性 Q 波。室内传导阻滞和室性心律失常亦常见。

2. X 线检查　心影增大多不明显，如有心力衰竭则心影明显增大，有肺淤血征。

3. 超声心动图　是临床主要诊断手段。可显示室间隔的非对称性肥厚，舒张期室间隔厚度≥15mm，且与左心室后壁厚度之比≥1.3，间隔运动低下。左室流出道狭窄，彩色多普勒血流显像可评价左室流出道压力阶差，二尖瓣返流。少数病例显示心肌均匀肥厚或心尖部肥厚。

4. 其他　心导管检查、心血管造影、动态心电图、磁共振心肌显像及心内膜心肌活检等。

【诊断要点】

对临床表现类似冠心病的病人，如较年轻，诊断冠心病依据不足而又不能用其他心脏病来解释，则应考虑本病的可能。结合心电图、超声心动图及心导管检查可作出诊断。如有阳性家族史（猝死、心脏增大等）更有助于诊断。

【治疗要点】

治疗目标：减轻左室流出道梗阻，缓解症状，尽可能逆转心肌肥厚，改善左心室舒张功能，预防猝死，提高肥厚性心肌病病人的长期生存率。以 β 受体阻滞剂及钙通道阻滞剂为最常用。常用药物有美托洛尔或维拉帕米、地尔硫。避免使用增强心肌收缩力的药物，如洋地黄等及减轻心脏负荷的药物，以免加重左室流出道梗阻。对重症梗阻性肥厚性心肌病者可作无水乙醇化学消融术或植入 DDD 型起搏器，或外科手术切除肥厚的室间隔心肌。有些肥厚型心肌病病人随着病程进展，伴发左心室扩张和心力衰竭，对此应用扩张型心肌病伴心力衰竭时的治疗措施进行治疗。

三、心肌炎

心肌炎（myocarditis）是心肌的炎症性疾病。最常见病因为病毒感染，细菌、真菌、螺旋体、立克次体、原虫、蠕虫等感染也可引起心肌炎。非感染性心肌炎的病因包括放射、药物、毒物、结缔组织病、血管炎、巨细胞心肌炎、结节病等。起病急缓不一，病程多呈自限性，但也可进展为扩张型心肌病，少数呈暴发性导致急性泵衰竭或猝死。本节重点阐述病毒性心肌炎。

【病因】

许多病毒可引起心肌炎，如柯萨奇病毒 A 或 B、埃可病毒、脊髓灰质炎病毒、流感和疱疹病毒等，其中以柯萨奇病毒 B 引起的心肌炎最常见。

在病变早期，病毒常直接侵犯心肌，造成心肌细胞溶解，间质水肿，同时也存在免疫反应的作用；在病变后期，免疫反应则成为造成心肌受损的主要因素。

【临床表现】

病毒性心肌炎临床表现取决于病变的广泛程度和严重性，轻者可无明显症状，重者可致猝死。

1. 病毒感染症状　约半数病人在发病前 1～3 周有病毒感染前驱症状，如发热、全身倦怠感等"感冒"样症状或恶心、呕吐、腹泻等消化道症状。

2. 心脏受累症状　病人常出现心悸、胸闷、呼吸困难、胸痛、乏力等表现。严重者甚至出现阿-斯综合征、心源性休克、猝死。临床诊断的病毒性心肌炎绝大部分以心律失常为主诉或首见症状就诊。

3. 主要体征　常有心律失常，以房性或室性期前收缩及房室传导阻滞最为多见。与体温不相称的心动过速，听诊可闻及第三、第四心音或奔马律。或有肺部啰音、颈静脉怒张、肝大、心脏扩大、下肢水肿等心力衰竭体征。重者可出现血压降低、四肢湿冷等心源性休克体征。

【辅助检查】

病人可出现白细胞增高，血沉加快，C 反应蛋白阳性，急性期或心肌炎活动期心肌肌酸激酶（CK-MB）、肌钙蛋白 T、肌钙蛋白 I 增高。心电图检查可见低电压、ST-T 改变，及各种类型心律失常，尤其是室性心律失常和房室传导阻滞等。X 线检查可见心影扩大或正常。血清柯萨奇病毒 IgM 抗体滴度明显增高、外周血肠道病毒核酸阳性或肝炎病毒血清学检查阳性，心内膜心肌活检有助于病原学诊断。

【诊断要点】

目前病毒性心肌炎的临床诊断主要依据病毒前驱感染史、心脏受累症状、体征、心肌损伤表现及病原学检查结果等综合分析，但病毒性心肌炎的确诊有赖于病毒抗原、病毒基因片段或病毒蛋白的检出。

若病人有阿-斯综合征发作、心力衰竭、心源性休克、持续性室性心动过速伴低血压等在内的 1 项或多项表现，可诊断为重症病毒性心肌炎。

【治疗要点】

1. 一般治疗　急性期应卧床休息，补充富含维生素和蛋白质的食物。

2. 改善心肌营养和代谢　应用大剂量维生素 C、三磷酸腺苷、辅酶 A、肌苷、细胞色素 C、辅酶 Q10 等药物。

3. 对症治疗　血流动力学不稳定者应尽快入住 ICU，对于伴有心源性休克或严重心室功能障碍的急性/暴发性心肌炎病例，可能需要心室辅助装置或体外膜肺氧合（ECMO）作为心脏移植或疾病恢复的过渡。血流动力学稳定的心衰病人应使用利尿药、血管紧张素转化酶抑制药或血管紧张素受体拮抗药、醛固酮受体拮抗药。出现快速性心律失常者，可选用抗心律失常药物；高度房室传导阻滞或窦房结功能损害时，可考虑使用临时心脏起搏治疗。

4. 抗病毒治疗　近年来采用黄芪、牛磺酸等中西医结合治疗，有抗病毒、调节免疫功能等作用。疱疹病毒感染者可使用阿昔洛韦、更昔洛韦等；干扰素治疗可清除左心室功能障碍者的肠道病毒和腺病毒染色体。

四、心肌疾病病人的护理

【护理诊断】

1. 潜在并发症：心力衰竭、心律失常、栓塞、猝死。

2. 疼痛：胸痛　与肥厚心肌耗氧量增加有关。

3. 有受伤的危险　与梗阻性肥厚型心肌病所致头晕及晕厥有关。

4. 焦虑　与疾病呈慢性过程、病情逐渐加重、生活方式被迫改变有关。

【护理措施】

1. 一般护理

（1）休息与活动：①DCM 病人一般按心功能分级进行活动。②HCM 病人应避免竞技性运动或剧烈的体力活动，避免情绪激动、持重或屏气用力等，减少晕厥和猝死的危险。有晕厥病史或猝死家族史者应避免独自外出活动，以免发作时无人在场而发生意外。③病毒性心肌炎向病人解释急性期卧床休息可减轻心脏负荷，减少心肌耗氧，有利于心功能的恢复，防止病情加重或转为慢性病程。无并发症者急性期应卧床休息 1 个月；重症病毒性心肌炎病人应卧床休息 3 个月以上，直至病人症状消失、血液学指标等恢复正常后方可逐渐增加活动量。协助病人满足生活需要。保持环境安静，保证病人充分的休息和睡眠时间。

（2）饮食护理：病毒性心肌炎病人应进食高蛋白、高维生素、清淡易消化饮食，尤其是补充富含维生素C的食物如新鲜蔬菜、水果，以促进心肌代谢与修复。戒烟酒及刺激性食物。心肌疾病病人一旦发生心力衰竭，应注意低盐饮食。

2. 胸痛护理　①避免诱因：嘱病人避免激烈运动、突然屏气或站立、持重、情绪激动、饱餐、寒冷刺激，戒烟酒，防止诱发心绞痛。②评估疼痛情况：评估疼痛的部位、性质、程度、持续时间、诱因及缓解方式，注意血压、心率、心律及心电图变化。③发作时护理：立即停止活动，卧床休息；安慰病人，解除紧张情绪；遵医嘱使用β受体阻滞剂或钙通道阻滞剂，注意有无心动过缓等不良反应；不宜用硝酸酯类药物。

【健康教育】

1. 疾病知识指导　症状轻者可参加轻体力工作，但要避免劳累。防寒保暖，预防感冒和上呼吸道感染。肥厚型心肌病者应避免情绪激动、持重、屏气及激烈运动如球类比赛等，减少晕厥和猝死的危险。有晕厥病史或猝死家族史者应避免独自外出活动，以免发作时无人在场而发生意外。

2. 饮食护理　给予高蛋白、高维生素、富含纤维素的清淡饮食，心力衰竭时低盐饮食。

3. 活动指导　急性病毒性心肌炎病人急性期应限制体力活动直至完全恢复，一般为起病后至少6个月。无并发症者可考虑恢复学习或轻体力工作，6个月至1年内避免剧烈运动或重体力劳动、妊娠等。

4. 用药指导　DCM病人应遵医嘱服用β受体阻断药、ACEI或ARB类药物，以减缓心室重构及心肌进一步损伤。HCM病人坚持服用β受体阻断药或钙通道阻滞药，以提高存活年限。说明药物的名称、剂量、用法，教会病人及家属观察药物疗效及不良反应。

5. 病情监测指导　教会病人自测脉率、节律，发现异常或有胸闷、心悸等不适及时就诊。定期门诊复查心电图、超声心动图等。病人有猝死风险者，应教会家属CPR技术。嘱病人定期门诊随访，症状加重时立即就诊，防止病情进展、恶化，以提高生存年限。

任务八　心肌疾病病人的护理

达标检测及答案

任务九　心包疾病病人的护理

▶ 学习目标

1. 解释心包炎的概念。
2. 熟记急性心包炎、慢性心包炎的临床表现。
3. 复述心包炎的治疗措施。
4. 能够对心包炎病人正确实施护理措施。

思维导图2-9

案例导入

病人，女性，36岁，教师，因发热、胸痛15天，呼吸困难、双下肢水肿2天入院，病人15天前无明显诱因出现发热胸痛，体温38.8℃左右，无寒战，无咳嗽、咳痰，胸痛位于心前区，可放射至左肩背部，呈尖锐性的刺痛，深呼吸、咳嗽时加重，坐位身体前倾时减轻。2天前病人呼吸困难、上腹部胀满，下肢无水肿。

既往体健，否认食物药物过敏史，否认传染性疾病史。无不良的嗜好，已婚，爱人和孩子健康。否认家族遗传疾病史。

体格检查：体温38.5℃，脉搏118次/分，呼吸24次/分，血压90/72mmHg。发育正常，营养良好，自动体位，口唇无发绀，颈静脉怒张。两肺呼吸音清，未闻及干湿啰音，心前区无隆起，心浊音界向两侧扩大，心音遥远，心率118次/分，律齐，P_2大于A_2，未闻及病理性杂音，全腹无压痛、反跳痛、腹肌紧张，肝肋下5cm可触及，肠鸣音正常，双下肢凹陷性水肿，活动正常。

辅助检查：血常规示白细胞$12.8×10^9$/L，中性粒细胞85%，淋巴细胞15%，红细胞$4.9×10^{12}$/L，血红蛋白135g/L，心电图示窦性心动过速，各导联QRS波群降低呈低电压。胸片示心界向两侧扩大，呈烧瓶心，心膈角变钝，超声心动图检查示心包积液。

请思考：

1. 该病人的诊断是什么，诊断该病最具价值的辅助检查是什么？
2. 该病人的主要治疗方法及护理措施有哪些？

心包疾病，除原发感染性心包炎症外，尚有肿瘤、代谢性疾病、自身免疫性疾病、尿毒症等所致非感染性心包炎。临床上按病程分为：①急性：病程＜6周，包括纤维素性、渗出性（浆液性或血性）；②亚急性：病程6周～6个月，包括渗出性-缩窄性、缩窄性；③慢性：病程＞6个月，包括缩窄性、渗出性、粘连性（非缩窄性）。按病因分为感染性、非感染性、过敏性或免疫性。

一、急性心包炎

急性心包炎为心包脏层和壁层的急性炎症，可由病毒、细菌、自身免疫、物理、化学等因素引起。有些病人无法明确病因，称为特发性急性心包炎或急性非特异性心包炎。心包炎常为某种疾病表现的一部分或为其并发症，因此常被原发疾病所掩盖，但也可单独存在。

【病因】

过去常见的病因为风湿热、结核及细菌性感染等。近年来，病毒感染、肿瘤、尿毒症及急性心肌梗死引起心包炎明显增多。

（1）感染性：由病毒、细菌、真菌、寄生虫、立克次体等感染引起。

（2）非感染性：常见的有急性非特异性心包炎、自身免疫性疾病（风湿热、系统性红斑狼疮、结节性多动脉炎、类风湿关节炎等）、肿瘤、代谢性疾病如尿毒症、痛风等、外伤或放射性等物理因素及心肌梗死等邻近器官疾病。

【发病机制】

心包腔是心包脏层与壁层之间的间隙，正常腔内约有30ml左右的浆液，以减少心脏搏动时的摩擦。急性炎症反应时，心包脏层和壁层出现纤维蛋白、白细胞渗出，此时尚无明显液体积聚，为纤维蛋白性心包炎。随着病程发展，心包腔渗出液增多，则转变为渗出性心包炎，常为浆液纤维蛋白性，液体量由100ml至2000～3000ml不等，可呈血性或脓性。当渗出液短时间内大量增多时，心包腔内压力迅速上升，导致心室舒张期充盈受限，并使外周静脉压升高，最终导致心排血量降低，血压下降，出现急性心脏压塞的临床表现。

【临床表现】

1. 纤维蛋白性心包炎

（1）症状：心前区疼痛为主要症状，常见于炎症变化的纤维蛋白渗出期。疼痛可位于心前区，性质尖锐，与呼吸运动有关，常因咳嗽、变换体位或吞咽动作而加重，疼痛可放射至颈部、左侧肩部及左上肢，亦可达上腹部。疼痛也可为压榨性，位于胸骨后，需注意与心肌梗死相鉴别。

（2）体征：心包摩擦音是纤维蛋白性心包炎的典型体征，因炎症而变得粗糙的壁层与脏层在心脏活动时相互摩擦而引起，呈抓刮样粗糙音，与心音的发生无相关性。多位于心前区，以胸骨左缘第3、4肋间最为明显，坐位时身体前倾、深吸气或将听诊器胸件加压更易听到。心包摩擦音可持续数小时或持续数天、数周，当积液增多将两层心包分开时，摩擦音即可消失。

2. 心包积液及心脏压塞　心包疾患或其他病因累及心包可以造成心包渗出心包积液（pericardial effusion），当积液迅速或积液量达到一定程度时，可造成心脏排血量和回心血量明显下降而产生临床症状，即心脏压塞。心脏压塞的临床特征为 Beck 三联征。即低血压、心音低弱、颈静脉怒张。

【临床表现】

1. 症状　呼吸困难是最突出的症状，与支气管、肺受压及肺淤血有关。严重时可有端坐呼吸，伴身体前倾、呼吸浅速、面色苍白、发绀等。也可因压迫气管、喉返神经、食管而产生干咳、声音嘶哑及吞咽困难。全身症状可表现为发冷、发热、乏力、烦躁、上腹胀痛等。

2. 体征　心尖搏动减弱或消失，心音低而遥远，心脏浊音界向两侧扩大，且为绝对浊音区，脉搏可减弱或出现奇脉。大量积液时可在左肩胛骨下出现浊音及左肺受压迫引起的支气管呼吸音，称心包积液征（Ewart 征）。大量心包积液可使收缩压下降，脉压缩小。大量心包积液影响静脉回流，可出现体循环淤血的表现，如颈静脉怒张、肝大、水肿及腹水等。

3. 心脏压塞　急性表现为窦性心动过速、血压下降、脉压变小和静脉压明显上升，如心排血量显著下降可引起急性循环衰竭、休克。亚急性或慢性心脏压塞表现为体循环静脉淤血、颈静脉怒张、静脉压升高、奇脉等。

【辅助检查】

1. 实验室检查　感染性常有外周血白细胞计数增加、红细胞沉降率加快。

2. X 线检查　渗出性可见心影向两侧扩大，胸透可见心尖搏动减弱或消失；肺部无明显充血现象而心影扩大是心包积液的有力证据。

3. 心电图　常规导联（除 aVR 外）普遍 ST 段抬高呈弓背向下型抬高；数天后，ST 段回到基线，T 波低平或倒置，持续数周或数月后 T 波逐渐恢复正常。心包积液时可有 QRS 波群低电压及电交替，无病理性 Q 波。

4. 超声心动图　对诊断心包积液迅速可靠。

5. 心包穿刺　心包穿刺的主要指征是心脏压塞和未能明确病因的渗出性心包炎。

抽取心包穿刺液进行常规涂片、细菌培养和寻找肿瘤细胞等。

6.心包镜及心包活检　有助于明确病因。

【诊断要点】

根据临床表现、X线检查、心电图、超声心动图可作出诊断，结合心包穿刺、心包活检等作出病因诊断。

【治疗要点】

1.病因治疗　针对病因，应用抗生素、抗结核药物、化疗药物等治疗。

2.对症治疗　呼吸困难者给予半卧位、吸氧；疼痛者应用镇痛剂。

3.心包穿刺　解除心脏压塞和减轻大量渗液引起的压迫症状，必要时可经穿刺在心包腔内注入抗菌药物或化疗药物等。

4.心包切开　引流及心包切除术等。

二、缩窄性心包炎

缩窄性心包炎（constrictive pericarditis）是指心脏被致密厚实的纤维化或钙化心包所包围，使心室舒张期充盈受限而产生的一系列循环障碍的病症。

【病因】

缩窄性心包炎继发于急性心包炎，在我国，以结核性心包炎最常见，其次为化脓性或创伤性心包炎后演变而来。急性心包炎后，随着渗出液逐渐吸收可有纤维组织增生、心包增厚、粘连、钙化，最终形成坚厚的瘢痕，心包失去伸缩性，致使心室舒张受阻、充盈减少，心搏量下降，腔静脉淤血。

【临床表现】

心包缩窄多于急性心包炎后1年内形成，少数可长达数年。常见症状为劳力性呼吸困难，主要与心搏量降低有关。可伴有疲乏、食欲不振、上腹胀满或疼痛等症状。体征有颈静脉怒张、肝大、腹水、下肢水肿、心率增快等；可见Kussmaul征，即吸气时颈静脉怒张更明显。心脏体检可见心浊音界正常或稍大，心尖搏动减弱或消失，心音减低，可出现奇脉和心包叩击音。

【辅助检查】

X线检查心影偏小、正常或轻度增大；部分可见心包钙化。心电图有QRS波群低电压、T波低平或倒置。超声心动图可见心包增厚、室壁活动减弱、室间隔矛盾运动等。

【诊断要点】

典型病人根据临床表现及实验室检查可明确诊断。

【治疗要点】

早期实施心包切除术。通常在心包感染被控制，结核活动已静止即应手术，并在术后继续用药1年。

三、心包疾病病人的护理

【护理诊断】

1. 气体交换障碍　与肺淤血、肺或支气管受压有关。

2. 体液过多　与渗出性、缩窄性心包炎有关。

3. 疼痛：胸痛　与心包炎症有关。

4. 活动无耐力　与心排血量减少有关。

【护理措施】

1. 病情监测　观察病人呼吸困难的程度；评估疼痛情况。

2. 一般护理

(1) 体位：协助病人取舒适卧位，如半坐卧位或坐位，使膈肌下降，利于呼吸。出现心脏压塞的病人往往被迫采取前倾坐位，应提供可以依靠的床上小桌，使病人取舒适体位。协助病人满足生活需要。

(2) 保持环境安静，限制探视，注意病室的温度和湿度，避免病人受凉，以免发生呼吸道感染而加重呼吸困难。病人衣着应宽松，以免妨碍胸廓运动。

(3) 遵医嘱用药，控制输液速度，防止加重心脏负荷。胸闷气急者给予氧气吸入。

3. 疼痛的护理

(1) 评估疼痛情况：如病人疼痛的部位、性质及其变化情况，是否可闻及心包摩擦音。

(2) 休息与卧位：指导病人卧床休息，勿用力咳嗽、深呼吸或突然改变体位，以免引起疼痛加重。

(3) 用药护理：遵医嘱给予解热镇痛剂，注意观察病人有无胃肠道反应、出血等不良反应。若疼痛加重，可应用吗啡类药物。据病因应用糖皮质激素、抗菌、抗结核、抗肿瘤等药物治疗。

4. 心包穿刺术的护理　配合医生行心包穿刺或切开引流术，以缓解压迫症状或向心包内注射药物达到治疗的目的。

(1) 术前护理：术前需行超声检查，以确定积液量和穿刺部位，并对最佳穿刺点做好标记；备齐物品，向病人说明手术的意义和必要性，解除思想顾虑，必要时应用少量镇静剂；询问病人是否有咳嗽，必要时给予可待因镇咳治疗；进行心电、血压监测；操作前开放静脉通路，准备抢救药品如阿托品等以备急需。

（2）术中配合：嘱病人勿剧烈咳嗽或深呼吸，穿刺过程中有任何不适应立即告知医护人员。严格无菌操作，抽液中随时注意夹闭胶管，防止空气进入心包腔；抽液要缓慢，第1次抽液量不宜超过200～300ml，以后每次抽液量不超过1000ml，以防急性右室扩张；若抽出新鲜血，立即停止抽吸，密切观察有无心脏压塞症状；记录抽液量、性质，按要求及时送检。密切观察病人的反应，如面色、呼吸、血压、脉搏、心电等变化，如有异常，及时协助医生处理。

（3）术后护理：术毕拔除穿刺针后，穿刺部位覆盖无菌纱布，用胶布固定；穿刺后2小时内继续心电、血压监测，嘱病人休息，并密切观察生命体征变化。心包引流者需做好引流管的护理，待心包引流液＜25ml/d时拔除导管。

【健康教育】

1. 疾病知识　指导嘱病人注意休息，加强营养，增强机体抵抗力。予高热量、高蛋白、高维生素、易消化食物，限制钠盐摄入。注意防寒保暖，防止呼吸道感染。

2. 用药与治疗指导　告诉病人坚持足够疗程药物治疗（如抗结核治疗）的重要性，不要擅自停药，防止复发；注意药物不良反应；定期随访检查肝肾功能。对缩窄性心包炎病人讲明行心包切除术的重要性，解除思想顾虑，尽早接受手术治疗。术后病人仍应坚持休息半年左右，加强营养，以利于心功能的恢复。

任务九　心包疾病病人的护理

达标检测及答案

任务十　循环系统常用诊疗技术的护理

▶ 学习目标

1. 说出各诊疗技术的适应证。
2. 熟记各诊疗技术的术前、术后护理。

一、心脏电复律

心脏电复律（cardioversion）是指在短时间内向心脏通以高压强电流，使全部或大部分心肌瞬间同时除极，消除异位性快速心律失常，使之转复为窦性心律的方法。最早用于消除心室颤动，故亦称为心脏电除颤（defibrillation）。

微视频2-10-1

心脏电复律

【适应证】

1. 心室颤动和扑动。是电复律的绝对指征。

2. 药物及其他方法治疗无效或有严重血流动力学障碍的阵发性室上性心动过速或室性心动过速。

3. 心房颤动和扑动伴血流动力学障碍者。

4. 预激综合征伴快速心律失常者。

【禁忌证】

1. 病史多年，心脏（尤其是左心房）明显增大及心房内有新鲜血栓形成或近 3 个月有栓塞史。

2. 伴高度或完全性房室传导阻滞的心房颤动或扑动。

3. 伴病态窦房结综合征的异位性快速心律失常。

4. 有洋地黄中毒、低钾血症时，暂不宜电复律。

【方法选择】

1. 直流电同步电复律　适用于除心室颤动与扑动以外的快速型心律失常。除颤器一般设有同步装置，使放电时电流正好与 R 波同步，即电流刺激落在心室肌的绝对不应期，从而避免在心室的易损期放电导致室速或室颤。

2. 直流电非同步电除颤　临床上用于心室颤动与扑动，此时已无心动周期，也无QRS波，病人神志多已丧失，应立即实施电除颤。间隔时间越短，除颤成功率越高。

【复律步骤】

1. 病人平卧于绝缘的硬板床上，开放静脉通路，松开衣领，有义齿者取下，给予氧气吸入。术前做全导联心电图。

2. 清洁电击处的皮肤，连接好心电导联线，贴放心电监测电极片时注意避开除颤部位。

3. 连接电源，打开除颤器开关，选择一个 R 波高耸的导联进行示波观察。选择"同步"或"非同步"按钮。

4. 遵医嘱用地西泮 0.3～0.5mg/kg 体重缓慢静脉注射，至病人睫毛反射开始消失的深度。麻醉过程中严密观察呼吸。

5. 充分暴露病人前胸，将两电极板上均匀涂满导电糊或包以生理盐水浸湿的纱布，分别置于胸骨右缘第 2～3 肋间和心尖部，两电极板之间距离不应小于 10cm，与皮肤紧密接触，并有一定压力。通常经胸壁体外电复律能量选择为：心房颤动和室上性心动过速在 100～150J 左右，室性心动过速为 100～200J 左右，心房扑动所需电能一般较小，在 50～100J 左右。心室颤动选择非同步电除颤，通常能量选择在 200～360J。按充电钮充电到所需功率，嘱任何人避免接触病人及病床，两电极板同时放电，此时病人身体和四肢会抽动一下，通过心电示波器观察病人的心律是否转为窦性。

6. 若不成功，可 3～5 分钟后重复，室颤可重复多次；室颤以外连续复律不超过3 次。

【护理措施】

1. 术前护理

（1）向择期复律的病人介绍电复律的目的和必要性、大致过程、可能出现的不适和并发症，取得其合作。

（2）遵医嘱做术前检查（血电解质等）。

（3）遵医嘱停用洋地黄类药物 1～2 天；改善心功能、纠正低血钾和酸中毒。伴心房颤动的病人复律前应进行抗凝治疗。

（4）复律前 1～2 天口服奎尼丁，预防转复后复发，服药前做心电图，观察 QRS 波时限及 QT 间期变化。

（5）复律术前当天晨禁食，排空膀胱。

（6）建立静脉通道。

（7）物品准备除颤器、生理盐水、导电糊、纱布垫、地西泮、心电和血压监护仪及心肺复苏抢救设备和药品。

2. 复律中配合

3. 复律后护理

（1）病人卧床休息 1 天，清醒后 2 小时内避免进食，以免恶心、呕吐。

（2）心电监护 24 小时，注意心律、心率变化。

（3）及时发现有无因电击而致的各种心律失常及栓塞、局部皮肤灼伤、肺水肿等并发。

（4）遵医嘱继续服用奎尼丁、洋地黄或其他抗心律失常药物以维持窦性心律。

（5）密切观察病情变化，如神志、瞳孔、呼吸、血压、皮肤及肢体活动情况，及时发现病人有无栓塞征象。

二、心脏起搏术

心脏起搏器简称起搏器（pacemaker），由脉冲发生器和起搏电极导线组成。它通过发放一定形式的电脉冲，刺激心脏，使之激动和收缩，即模拟正常心脏的冲动形成和传导，以治疗由于某些心律失常所致的心脏功能障碍。

【起搏器的种类】

1. 根据起搏器电极导线植入的部位分类

（1）单腔起搏器：只有一根电极导线置于一个心腔。常见的有 VVI 起搏器（电极导线植入右心室）和 AAI 起搏器（电极导线植入右心房）。

（2）双腔起搏器：两根电极导线分别置于心房和心室，进行房室顺序起搏。

（3）三腔起搏器：目前主要分为双房＋右室三腔起搏器治疗房室传导阻滞合并阵发性心房颤动和右房＋双室三腔起搏器治疗心力衰竭。

2. 根据心脏起搏器应用的方式分类

（1）临时心脏起搏采用体外携带式起搏器。

（2）植入式心脏起搏起搏器一般埋植在病人胸部（偶尔植入其他部位）的皮下组织内。

【适应证】

1. 植入式心脏起搏

（1）伴有临床症状的完全或高度房室传导阻滞。

（2）伴有症状的束支-分支水平阻滞，间歇性第二度Ⅱ型房室传导阻滞。

（3）病态窦房结综合征或房室传导阻滞，有明显临床症状或虽无症状，但逸搏心律<40次/分或心脏停搏时间>3秒。

（4）有窦房结功能障碍或房室传导阻滞的病人，必须采用具有减慢心率作用的药物治疗时，应该植入起搏器。

（5）反复发生的颈动脉窦性晕厥和血管迷走性晕厥，以心脏反应为主者。

（6）药物治疗效果不满意的顽固性心力衰竭（可行心脏再同步起搏治疗）。

近年来，随着起搏新技术的不断研发，起搏器治疗的适应证不断扩展，如预防和治疗心房颤动，预防和治疗长 Q-T 间期综合征的恶性室性心律失常，辅助治疗梗阻性肥厚型心肌病等。

2. 临时心脏起搏　适用于急需起搏、房室传导阻滞有可能恢复；超速抑制治疗异位快速心律失常或需"保护性"应用的病人。

【方法】

1. 临时心脏起搏　采用电极导线经外周静脉（常用股静脉或锁骨下静脉）送至右心室，电极接触到心内膜，起搏器置于体外。放置时间不能太久，一般不能超过 1 个月，以免发生感染。

2. 植入式心脏起搏　适用于所有需长期起搏的病人。单腔起搏：将电极导线从头静脉、锁骨下静脉或颈内静脉跨越三尖瓣送入右心室内嵌入肌小梁中，脉冲发生器多埋藏在胸壁胸大肌前皮下组织中。双腔起搏：一般将心房起搏电极导线顶端置于右心房，心室起搏电极置于右心室。三腔起搏时如行双房起搏则左房电极放置在冠状窦内，如行心脏再同步治疗（双心室）时，左室电极经过冠状窦放置在左室侧壁。

【护理措施】

1. 术前护理

（1）辅助检查：指导病人完成必要的实验室检查，如血尿常规、血型、出凝血时间、胸片、心电图、Holter 等。

（2）心理护理：根据病人的年龄、心理素质、文化程度，采用适当的形式向病人及家属介绍手术的必要性和安全性、手术过程、方法和注意事项，解除思想顾虑和精神紧张。必要时手术前应用地西泮，保证充足的睡眠。

（3）青霉素皮试。

（4）训练病人平卧床上大小便，以免术后由于卧床体位而出现排便困难。

（5）术前应用抗凝剂者需停用至凝血酶原时间恢复在正常范围内。

（6）皮肤准备：通常经股静脉临时起搏，备皮范围是会阴部及双侧腹股沟；植入式起搏备皮范围是左上胸部，包括颈部和腋下，备皮后注意局部皮肤清洁。

2. 术中配合

(1) 严密监测心率、心律、呼吸及血压的变化，发现异常立即通知医生。

(2) 关注病人的感受，了解病人术中疼痛情况及其他不适主诉，并做好安慰解释工作，帮助病人顺利配合手术。

3. 术后护理

(1) 伤口护理与观察：伤口局部以沙袋加压 6 小时，每间隔 2 小时解除压迫 5 分钟。定期更换敷料，临时起搏器应每天换药 1 次，术后 7 天拆线。观察起搏器囊袋有无出血或血肿，观察伤口有无渗血、红、肿，病人有无局部疼痛、皮肤变暗发紫、波动感等，及时发现出血、感染等并发症。监测体温变化，常规应用抗生素，预防感染。

(2) 休息与活动：术后平移至床上，嘱病人保持平卧位或略向左侧卧位 8～12 小时，如病人平卧极度不适，可抬高床头 30°～60°；术侧肢体不宜过度活动；安置临时起搏器病人需绝对卧床，术侧肢体避免屈曲或活动过度。勿用力咳嗽，以防电极脱位，如出现咳嗽症状，尽早应用镇咳药；卧床期间做好生活护理。

(3) 监测：术后描记 12 导联心电图，心电监护 24 小时，监测脉搏、心率、心律、心电变化及病人自觉症状；观察有无腹壁肌肉抽动、心脏穿孔等表现；监测起搏和感知功能，及时发现有无电极导线移位或起搏器起搏感知障碍，出现异常时立即报告医生并协助处理。出院前常规拍摄胸片。

【健康教育】

1. 起搏器知识指导　告知病人起搏器的设置频率及使用年限。告知病人应避免强磁场和高电压的场所（如核磁、激光、变电站等），但家庭生活用电一般不影响起搏器工作。嘱病人一旦接触某种环境或电器后出现胸闷、头晕等不适，应立即离开现场或不再使用该种电器。移动电话对起搏器的干扰作用很小，推荐平时将移动电话放置在远离起搏器至少 15cm 的口袋内，拨打或接听电话时采用对侧。指导其妥善保管好起搏器卡（有起搏器型号、有关参数、安装日期、品牌等），外出时随身携带，便于出现意外时为诊治提供信息。

2. 病情自我监测　指导教会病人每天自测脉搏 2 次，出现脉率低于起搏心率 5 次以上或再次出现安装起搏器前的症状应及时就医。不要随意抚弄起搏器植入部位。自行检查该部位有无红、肿、热、痛等炎症反应或出血现象，出现不适立即就医。

3. 活动指导　避免剧烈运动，装有起搏器的一侧上肢应避免做用力过度或幅度过大的动作（如打网球、举重物等），以免影响起搏器功能或使电极脱落。

4. 定期随访　一般要求植入后 1 个月、3 个月、6 个月各随访一次，以后每 3 个月至半年随访一次。接近起搏器使用年限时，应缩短随访间隔时间，改为每月 1 次或更短一些，在电池耗尽之前及时更换起搏器。

三、心导管检查术

心导管检查术包括右心导管检查与选择性右心造影、左心导管检查与选择性左心造影，用于明确心脏和大血管病变的部位与性质、病变是否引起了血流动力学改变及其程度，为进一步采用介入性治疗或外科手术提供依据。

【适应证】

1. 先天性心脏病，特别是有心内分流的先心病诊断。

2. 需作血流动力学检测者，从静脉置入漂浮导管至右心及肺静脉。

3. 心内电生理检查。

4. 室壁瘤需了解瘤体大小与位置，以决定手术指征。

5. 静脉及肺动脉造影。

6. 选择性冠状动脉造影术。

7. 心肌活检术。

【禁忌证】

1. 感染性疾病，如感染性心内膜炎、败血症、肺部感染等。

2. 严重心律失常及严重的高血压未加控制者。

3. 电解质紊乱，洋地黄中毒。

4. 有出血倾向者，现有出血疾病者或正在进行抗凝治疗者。

5. 外周静脉血栓性静脉炎者。

6. 严重肝肾损害者。

【方法】

一般采用 Seldinger 经皮穿刺法，局麻后自股静脉、上肢贵要静脉或锁骨下静脉（右心导管术）或股动脉（左心导管术）插入导管到达相应部位。连续测量并记录压力，必要时采血行血气分析。插入造影导管至相应部位，注入造影剂，进行造影。

【护理措施】

1. 术前准备

（1）向病人及家属介绍手术的必要性和安全性、手术的方法，解除思想顾虑和精神紧张，必要时手术前夜口服地西泮 5mg，保证充足的睡眠。

（2）指导病人完成必要的实验室检查（血尿常规、血型、出凝血时间、血电解质、肝肾功能）、胸片、超声心动图等。

（3）训练病人床上排尿。

（4）青霉素皮试及造影剂碘过敏试验。

（5）穿刺股动脉者应检查两侧足背动脉搏动情况并标记，以便于术中、术后对照观察。

（6）指导病人衣着舒适，术前排空膀胱。

（7）术前不需禁食，术前一餐饮食以六成饱为宜，可进食米饭、面条等，不宜喝牛奶、吃海鲜和油腻食物，以免术后卧床出现腹胀或腹泻。

（8）根据需要行双侧腹股沟及会阴部或上肢、锁骨下静脉穿刺术区备皮及清洁皮肤。

（9）备齐抢救药品、物品和器械，以供急需。

2. 术中配合

（1）严密监测生命体征、心律、心率变化，准确记录压力数据，出现异常及时通知医生并配合处理。

（2）维持静脉通路通畅，准确及时给药。

（3）尽量多陪伴在病人身边，多与病人交谈，分散其注意力，以缓解对陌生环境和仪器设备的紧张焦虑感等。同时告知病人出现任何不适应及时告诉医护人员。

（4）准确递送所需各种器械，完成术中记录。

3. 术后护理

（1）卧床休息，做好生活护理。

（2）静脉穿刺者肢体制动 4～6 小时；动脉穿刺者压迫止血 15～20 分钟后进行加压包扎，以 1kg 沙袋加压伤口 6～8 小时，肢体制动 24 小时；观察动、静脉穿刺点有无出血与血肿，如有异常立即通知医生。检查足背动脉搏动情况，比较两侧肢端的颜色、温度、感觉与运动功能情况。

微视频2-10-2

冠状介入手术术后护理

（3）监测病人的一般状态及生命体征。观察术后并发症，如心律失常、空气栓塞、出血、感染、热原反应、心脏压塞、心脏壁穿孔等。

（4）常规应用抗生素，预防感染。

四、心导管射频消融术

射频消融术（radio frequency catheter ablation，RFCA）是指通过心导管将射频电能引入心脏内，以销蚀特定部位的心肌细胞，消除病灶、治疗快速心律失常的方法。射频电能是一种低电压高频（300～750kHz）电能。射频消融仪通过导管头端的电极释放射频电能，在导管头端与局部的心肌内膜之间电能转化为热能，达到一定温度（46～90℃）后，使特定的局部心肌细胞脱水、变形、坏死，自律性和传导性能均发生改变，从而使心律失常得以根治。

【适应证】

1. 预激综合征合并阵发性心房颤动和快速心室率。

2. 房室折返性心动过速、房室结折返性心动过速、房速和无器质性心脏病证据的室性期前收缩和室性心动过速呈反复发作性，或合并有心动过速心肌病，或者血流动力学不稳定者。

3. 发作频繁和（或）症状重、药物治疗不能满意控制的心肌梗死后室速。

4. 不适当窦速合并心动过速心肌病。

5. 顽固性心房扑动。近年来特发性心房颤动也逐渐成为适应证。

【禁忌证】

同"心导管检查术"。

【方法】

首先行电生理检查以明确诊断并确定消融靶点。选用射频消融导管引入射频电流。消融左侧房室旁路时，消融导管经股动脉逆行或股静脉经房间隔置入；消融右侧房室旁路或改良房室结时，大头导管经股静脉置入。确定电极到位后，能量5～55W放电10～60秒。重复电生理检查，确认异常传导途径或异位兴奋灶消失。

【护理措施】

术前、术后护理基本同"心导管检查术"，另外，应注意以下几点。

（1）术前停用抗心律失常药物5个半衰期以上。

（2）术前禁食禁饮6小时。

（3）术后心电监护24小时，常规12导联心电图检查，严密监护病人血压、呼吸、心率、心律等。

（4）观察术后并发症，如房室传导阻滞、血栓与栓塞、气胸、心脏压塞等。

五、经皮穿刺球囊二尖瓣成形术

经皮球囊二尖瓣成形术（percutaneous balloon mitral valvuloplasty，PBMV）方法是经皮穿刺将球囊导管从股静脉送入右心房，通过房间隔穿刺送入左心房并到达二尖瓣口，稀释造影剂向球囊内快速加压充盈，膨胀的球囊将粘连狭窄的二尖瓣交界部分离。为缓解单纯二尖瓣狭窄的首选方法，可获得与外科二尖瓣闭式分离术相似的效果。

【适应证】

1. 中至重度二尖瓣狭窄，瓣叶较柔软，无明显钙化，心功能Ⅱ～Ⅲ级者。

2. 外科分离术后再狭窄。

【禁忌证】

1. 二尖瓣狭窄伴有中度至重度的二尖瓣反流及主动脉瓣病变。

2. 左心房血栓或近期（半年内）有体循环栓塞史。

3. 严重的瓣下结构病变，二尖瓣有明显钙化为相对禁忌证。

4. 风湿活动。

【护理措施】

1. 术前护理　同"心导管检查术"。术前应进行经食管超声探查有无左心房血栓，有血栓者或慢性心房颤动的病人应在术前充分应用华法林抗凝。

2. 术中配合　同"心导管检查术"，另应注意扩张前测量右房压力，扩张前后测量并记录左房压力。

3. 术后护理　基本同"心导管检查术"，应注意以下几点。

（1）术后第2天复查超声心动图评价扩张效果。

（2）观察术后并发症，如二尖瓣反流、心脏压塞、体循环动脉血栓与栓塞等。

六、冠状动脉造影术

冠状动脉造影术（coronary arterial angiography，CAG）是将冠状动脉造影导管经动脉送至左右冠状动脉开口部进行造影的方法；可提供冠状动脉病变的部位、性质、范围、侧支循环状况等的准确资料，有助于选择最佳治疗方案，是诊断冠心病最可靠的方法。

【方法】

用特形的心导管经股动脉、肱动脉或桡动脉送到主动脉根部，右冠状动脉口，注入造影剂使冠状动脉及其主要分支显影。

【适应证】

1. 对药物治疗中心绞痛仍较重者，明确动脉病变情况以及考虑介入性治疗或旁路移植手术。

2. 胸痛似心绞痛而不能确诊者。

3. 中老年病人心脏增大、心力衰竭、心律失常，疑有冠心病而无创性检查未能确诊者。

【护理措施】

与"心导管检查术"基本相同。

七、经皮冠状动脉介入治疗术

经皮冠状动脉介入治疗（percutaneous coronary intervention，PCI）是用心导管技术疏通狭窄甚至闭塞的冠状动脉管腔，从而改善心肌的血流灌注的方法。包括经皮冠状动脉腔内成形术（percutaneous transluminal coronary angioplasty，PTCA）、经皮冠状动脉内支架置入术（percutaneous intracoronary stent implantation）、冠状动脉内旋切术、旋磨术和激光成形术，统称为冠状动脉介入治疗。

【方法】

1. PTCA　是用以扩张冠状动脉内径，解除其狭窄，使相应心肌供血增加，缓解症状，改善心功能的一种非外科手术方法，是冠状动脉介入诊疗的最基本手段。

2. 冠状动脉内支架置入术　是将不锈钢或合金材料制成的支架置入病变的冠状动脉内，支撑其管壁，以保持管腔内血流畅通，防止和减少 PTCA 后急性冠状动脉闭塞和后期再狭窄，保证血流通畅。

【适应证】

1. 稳定型心绞痛，经药物治疗后仍有症状，狭窄的血管供应中到大面积处于危险中的存活心肌的病人。

2. 有轻度心绞痛症状或无症状但心肌缺血的客观证据明确，狭窄病变显著，病变血管供应中到大面积存活心肌的病人。

3. 介入治疗后心绞痛复发，管腔再狭窄的病人。

4. 急性心肌梗死

（1）直接 PTCA：发病 12 小时以内属下列情况者：①ST 段抬高和新出现的左束支传导阻滞（影响 ST 段的分析）的心肌梗死。②ST 段抬高的心肌梗死并发心源性休克。③适合再灌注治疗而有溶栓治疗禁忌证者。④无 ST 段抬高的心肌梗死，但梗死相关动脉严重狭窄，血流≤TIMI Ⅱ级。

（2）补救性 PCI 溶栓治疗后仍有明显胸痛，抬高的 ST 段无明显降低，冠状动脉造影显示 TIMI 0～Ⅱ级血流者。

（3）溶栓治疗再通者的 PCI 溶栓治疗成功的病人，如无缺血复发表现，7～10 天后根据冠脉造影结果，对适宜的残留狭窄病变行 PCI 治疗。

5. 主动脉-冠状动脉旁路移植术后复发心绞痛的病人。包括扩张旁路移植血管的狭窄，吻合口远端的病变或冠状动脉新发生的病变。

6. 不稳定型心绞痛经积极药物治疗，病情未能稳定；心绞痛发作时心电图 ST 段压低＞1mm，持续时间＞20 分钟，或血肌钙蛋白升高的病人。

【护理措施】

1. 术前护理同"心导管检查术"外，还应注意以下几点。

（1）术前口服抗血小板聚集药物：①择期 PTCA 者术前晚饭后开始口服肠溶阿司匹林和氯吡格雷。②直接 PTCA 者尽早顿服肠溶阿司匹林 300mg 和氯吡格雷 300mg。

（2）拟行桡动脉穿刺者，术前行 Allen 试验即同时按压桡、尺动脉，嘱病人连续伸屈五指至掌面苍白时松开尺侧，如 10 秒内掌面颜色恢复正常，提示尺动脉功能好，可行桡动脉介入治疗。留置静脉套管针，应避免在术侧上肢。

2. 术中配合同"心导管检查术"外，还应注意重点监测导管定位时、造影时、球囊扩张时极有可能出现再灌注心律失常时心电及血压的变化，发现异常，及时报告医生并采取有效措施。

3. 术后护理同"心导管检查术"，还应注意以下几点。

（1）心电、血压监护 24 小时：心电监护需严密观察有无心律失常、心肌缺血、心肌梗死等急性期并发症。对血压不稳定者应每 15～30 分钟测量 1 次，直至血压稳定后改为每 1 小时测量 1 次。

（2）即刻做 12 导联心电图，与术前对比，有症状时再复查。

（3）一般于术后停用肝素 4～6 小时后，测定 ACT＜150 秒，即可拔除动脉鞘管。拔除动脉鞘管后，按压穿刺部位 15～20 分钟以彻底止血，以弹力绷带加压包扎，沙袋压迫6～8小时，术侧肢体制动 24 小时，防止出血。经桡动脉穿刺者术后立即拔除鞘管，局部按压彻底止血后加压包扎。

（4）术后 24 小时后，嘱病人逐渐增加活动量，起床、下蹲时动作应缓慢，不要突然用力。经桡动脉穿刺除急诊外，如无特殊病情变化，不强调严格卧床时间，但仍需注意病情观察。

（5）术后鼓励病人多饮水，以加速造影剂的排泄；指导病人合理饮食，少食多餐，避免过饱；保持大便通畅；卧床期间加强生活护理，满足病人生活需要。

（6）抗凝治疗的护理：术后常规给予低分子肝素皮下注射，注意观察有无出血倾向，如伤口渗血、牙龈出血、鼻出血、血尿、血便、呕血等。

（7）常规使用抗生素 3～5 天，预防感染。

（8）遵医嘱口服抑制血小板聚集的药物，如氯吡格雷 75mg，1 次/天，连用 6～9 个月，阿司匹林 300mg，1 次/天，3 个月后改为 100mg，1 次/天。以预防血栓形成和栓塞而致血管闭塞和急性心肌梗死等并发症。定期监测血小板、出凝血时间的变化。

（9）指导病人出院后根据医嘱继续服用药物，以巩固冠脉介入治疗的疗效，预防再狭窄发生。PTCA 术后半年内约有 30％左右的病人可能发生再狭窄，支架置入后半年内再狭窄率约为 20％，故应定期门诊随访。

（10）术后负性效应的观察与护理

①造影剂反应：极少数病人注入造影剂后出现皮疹或有寒战感觉，经使用地塞米松后可缓解。肾损害及严重过敏反应罕见。术后可经静脉或口服补液，在术后 4～6 小时内（拔管前）使尿量达到 1000～2000ml，可起到清除造影剂保护肾功能和补充容量的双重作用。

②低血压：多为拔除鞘管时伤口局部加压后引发血管迷走反射所致。备好利多卡因，协助医生在拔除鞘管前局部麻醉，减轻病人疼痛感。备齐阿托品、多巴胺等抢救药品，连接心电、血压监护仪，除颤仪床旁备用，密切观察心率、心律、呼吸、血压变化，及早发现病情变化。迷走反射性低血压常表现为血压下降伴心率减慢、恶心、呕吐、出冷汗，严重时心跳停止。一旦发生应立即报告医生，并积极配合处理。此外，静脉滴注硝酸甘油时要严格掌握滴数，并监测血压。

③穿刺血管损伤的并发症：包括穿刺血管（包括动-静脉）损伤产生夹层、血栓形成和栓塞，以及穿刺动脉局部压迫止血不当产生的出血、血肿、假性动脉瘤和动-静脉瘘等并发症。（a）采取正确压迫止血方法（压迫动脉不压迫静脉）后，嘱病人术侧下肢保持伸直位，咳嗽及用力排便时压紧穿刺点，观察术区有无出血、渗血或血肿，无并发症者一般于 24 小时后方可活动，必要时予以重新包扎并适当延长肢体制动时间。经桡动脉穿刺者注意观察术区加压包扎是否有效，松紧度是否得当，监测桡动脉搏动情况。（b）腹膜后出血或血肿常表现为低血压、贫血貌，血细胞比容降低＞5％，腹股沟区疼痛、张力高和压痛等，一旦诊断应立即输血和压迫止血等处理，必要时行外科修补止血，否则可因失血性休克而死亡。（c）假性动脉瘤和动-静脉瘘多在鞘管拔除后 1～3 天

内形成，前者表现为穿刺局部出现搏动性肿块和收缩期杂音，后者表现为局部连续性杂音，一旦确诊应立即局部加压包扎，如不能愈合可行外科修补术。（d）穿刺动脉血栓形成或栓塞可引起动脉闭塞产生肢体缺血，术后应注意观察双下肢足背动脉搏动情况，皮肤颜色、温度、感觉有无改变，下床活动后肢体有无疼痛或跛行等，发现异常及时通知医生；穿刺静脉血栓形成或栓塞可引起致命性肺栓塞，术后应注意观察病人有无突然咳嗽、呼吸困难、咯血或胸痛，需积极配合给予抗凝或溶栓治疗。若术后动脉止血压迫和包扎过紧，可使动、静脉血流严重受阻而形成血栓。（e）对于局部血肿及淤血者，出血停止后可用 50% 硫酸镁湿热敷或理疗，以促进血肿和淤血的消散和吸收。

④心肌梗死：由于病变处血栓形成导致急性闭塞所致。故术后要注意观察病人有无胸闷、胸痛症状，并注意有无心肌缺血的心电图表现和心电图的动态变化情况。

目标检测题

1. 左心衰、右心衰的临床表现及护理措施。
2. 简述洋地黄中毒的反应及处理方法。
3. 急性肺水肿的表现及抢救措施。
4. 简述心功能的分级及护理指导。
5. 护士在夜间巡视病房时发现一病人突然坐起，张口呼吸、大汗、烦躁不安、咳嗽、喘息、咳大量浆液泡沫痰。心肺听诊有哮鸣音及湿啰音，心率 120 次/分，律齐，可触及交替脉。

请问：

（1）根据上述情况，你考虑病人病情发生什么变化？

（2）该病人如何配合抢救？

6. 男性，57 岁，有心绞痛病史 7 年。4 小时前无明显原因突然出现心前区疼痛，连续含服 3 片硝酸甘油疼痛仍不缓解，并伴有恶心、呕吐，因疼痛难以忍受且持续不缓解而入院。体检：BP90/60mmHg，HR110 次/分，有室早每分钟 2 次，心尖部第一心音减弱。心电图示 $V_{1\sim3}$ 导联 Q 波宽而深，ST 段弓背向上抬高。

请问：

（1）该病人的病情可能发生了何种变化？

（2）为支持诊断，病人需进行的一项重要检查是什么？

（3）写出病人的一个主要护理诊断及其护理措施。

7. 罗某某，女性，23 岁，已婚。心悸、气促 4 月余，加重伴浮肿半月。进食后上腹饱胀，头晕，疲乏。曾在当地医院以"风心病"、"心衰"诊治，经治疗（用药不详），浮肿逐渐消退，但仍感心悸、气促，伴夜间咳嗽而入院。体检：体温37℃，脉搏84次/分，呼吸24次/分，血压110/70mmHg。半坐卧位，二尖瓣面容，扁桃体轻度充血，Ⅰ度肿大。可见颈静脉怒张，胸廓对称，双肺底有少量细湿啰音。心尖搏动不明显，心尖区扪及舒张期震颤，心界向左下扩大，心率84次/分，律齐，心尖区闻及舒张期隆隆样杂音，心尖区第一心音有所增强，肺动脉瓣区第二心音亢进。腹平软，无压痛，肝于右肋下2.5cm，质软边齐无压痛，肝颈静脉回流征阳性。双下肢中度凹陷性水肿。

请问：

（1）请提出完整的医疗诊断。

（2）主要的护理诊断有哪些？

（3）此病人健康指导的内容有哪些？

8. 病人胡某，50岁，男性，有高血压病史，因剧烈头痛、眩晕、恶心、呕吐、视力模糊，由家属送入院，检查：神清合作，皮肤潮红，手足颤抖，血压200/110mmHg，心率105次/分，肺部未发现异常，未引出病理反射。

请问：

（1）高血压病出现上述表现，你认为可能发生了什么情况？

（2）你如何配合抢救？

（李香萍）

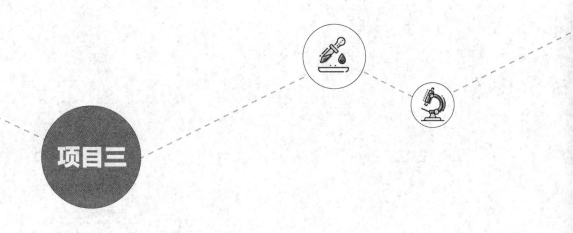

项目三

消化系统疾病病人的护理

任务一　消化系统疾病常见症状及体征的护理

学习目标

1. 复述恶心与呕吐、腹痛、腹泻、呕血和黑便护理诊断和护理措施。
2. 归纳消化体统各症状体征的辅助检查、诊断、治疗要点。
3. 能够列出对出现以上症状的病人提出正确的护理措施。

思维导图3-1

　　消化系统疾病主要包括食管、胃、肠、肝、胆、胰等的器质性和功能性疾病，是临床上常见病、多发病。病变可局限于消化系统也可累及其他系统，其他系统或全身疾病也可引起消化系统疾病或症状。

一、消化系统的结构和生理功能

　　消化系统包括消化道和消化腺（图 3-1）。

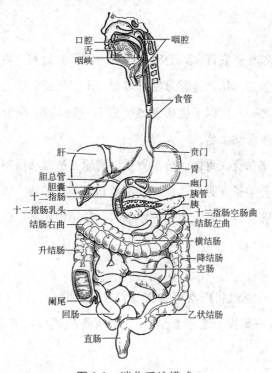

图 3-1　消化系统模式

（一）食管

食管是连接咽和胃的通道，全长 25～30cm，为一肌性管，管壁由黏膜层、黏膜下层和肌层组成，没有浆膜层。其功能是把来自口、咽的食物和唾液输送到胃，并具有防止胃内容物反流和作为胃内压力增高时的出口。

（二）胃

1. 胃的结构

胃分为贲门部、胃底、胃体、幽门四部分（图 3-2）。胃壁由黏膜层、黏膜下层、肌层和浆膜层组成，黏膜层内含丰富的腺体。

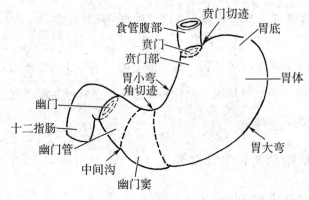

图 3-2　胃的形态和分布

2. 胃的腺体

（1）壁细胞：分布在胃底胃体，分泌盐酸和内因子。盐酸是胃液的重要成分，具有激活胃蛋白酶原和杀菌的作用。盐酸分泌过多对胃十二指肠黏膜有侵袭作用，是消化道溃疡发病的决定因素之一。内因子能协助维生素 B_{12} 被回肠末端吸收。慢性萎缩性胃炎时内因子缺乏，可发生巨幼细胞。

（2）主细胞：分布在胃底胃体，分泌胃蛋白酶原。被激活后参与蛋白质的消化。

（3）黏液细胞：分泌碱性黏液，可中和胃酸和保护胃黏膜。

（4）G细胞：分部在胃窦部，为内分泌细胞，分泌胃泌素（促胃液素），调节胃酸、胃蛋白酶原的分泌。

3. 胃的功能

暂时贮存食物，并通过胃蠕动将食物与胃液充分混合、液化，形成食糜，使之排入十二指肠。幽门括约肌控制着食糜进入十二指肠的速度，并阻止十二指肠液返流入胃。

（三）小肠

1. 小肠的结构

小肠分为十二指肠、空肠和回肠。十二指肠始于幽门，下端与空肠连接，长约25cm，呈"C"形弯曲并包绕胰头，又分为球部、降部、横部、升部。十二指肠升部和空肠相连，连接处被屈氏韧带固定，此处是上下消化道的分界线。空肠为小肠中段，长2.5m，下与回肠相连。回肠为小肠终端，长3.6m，与结肠相连。小肠壁分黏膜层、黏膜下层、肌层和浆膜层，内有肠腺分泌小肠液。

2. 小肠的功能

小肠是食物消化和吸收最重要的场所。小肠具有极大的吸收面积，食物在其中停留时间长（3～8小时），消化酶（胰液、胆汁、小肠液）含量多、种类齐，能对食物进行比较完全的消化吸收。

（四）大肠

包括盲肠及阑尾、结肠、直肠三部分，全长约1.5m。大肠的主要功能是吸收水分和盐类，并为食物残渣提供暂时的贮存场所。大肠内的细菌含有能分解食物残渣的酶，并能利用肠内物质合成维生素B复合物和维生素K。大肠腺的分泌液能保护肠黏膜和润滑粪便。

（五）肝胆

肝是人体最大的消化腺，并有多种功能。

1. 分泌胆汁　由胆道系统运输和排泄至十二指肠，促进脂肪在小肠内的消化吸收。

2. 参与物质代谢　糖、脂肪、蛋白质、维生素等多种营养物质的代谢都需要肝脏的参与。

3. 解毒作用　肝脏是人体主要的解毒器官。一些肠道吸收的或体内代谢产生的有毒物质，要经肝脏处理失毒或减毒后排出。如把有毒的氨转变成无毒的尿素经肾脏排出。

4. 合成多种凝血因子，参与止、凝血过程。

5. 灭活激素　雌激素、醛固酮、抗利尿激素在肝脏灭活。

6. 其他　合成清蛋白、参与造血等。

7. 胆囊的作用是浓缩贮存和调节排放胆汁。

（六）胰腺

胰腺是一个重要的消化腺，为腹膜后器官，分为头、颈、体、尾四部。胰腺分为外分泌腺和内分泌腺两部分。外分泌腺由腺泡和腺管组成，腺泡分泌胰液，腺管是胰液排出的通道。胰液中含有碳酸氢钠、胰蛋白酶原、脂肪酶、淀粉酶等。胰液通过胰腺管排入十二指肠，有消化蛋白质、脂肪和糖的作用；另外，胰液中碳酸氢盐的含量很高，可中和进入十二指肠的胃酸，保护肠黏膜。内分泌腺由大小不同的细胞团胰岛所组成，胰岛主要由 4 种细胞组成：A 细胞、B 细胞、D 细胞、PP 细胞。胰岛中央聚集着 B 细胞，周围覆盖着杂居的 A 细胞和 D 细胞。①A 细胞分泌胰高血糖素，约占胰岛细胞的 20%。②B 细胞分泌胰岛素，占胰岛细胞的 60%～70%。③D 细胞分泌生长激素释放抑制激素（生长抑素），占胰岛细胞的 10%。④PP 细胞分泌胰多肽，PP 细胞数量很少。

二、常见症状及体征的护理

（一）恶心与呕吐

恶心是延髓的呕吐中枢受刺激引起的上腹部不适的感觉，常是呕吐的先兆。呕吐是胃内容物经贲门、食管逆流出口腔的反射动作。

【护理评估】

1. 健康史

了解有无以下病因：

（1）中枢性呕吐：常见于颅内高压；尿毒症、代谢性酸中毒；洋地黄中毒；神经官能症，感受到不卫生的环境、气味等。

（2）周围性呕吐：常见于胃黏膜受刺激、幽门梗阻；腹腔脏器急性炎症、肠梗阻；晕动病、迷路炎、梅尼埃病等。

2. 身体状况

通过对呕吐过程和呕吐物的观察，询问病人呕吐时自我感受，可对引起呕吐的原因作出初步判断并作出护理评估。

（1）发作状态：注意呕吐前有无恶心，呕吐时间、方式、次数，与进食的关系。如颅内压增高所致的呕吐呈喷射状，多无恶心先兆；反射性呕吐常有较明显的恶心先兆；慢性胃炎、妊娠及尿毒症病人常在晨间发生呕吐；幽门梗阻病人常在餐后发生呕吐；闭目平卧后恶心呕吐可缓解，为前庭功能紊乱；进食后即刻呕吐，吐出量不多，多为功能性消化道疾病；进食后数小时发生，量较多，多为器质性消化道疾病。

（2）呕吐物的量、性状和特点：观察呕吐物的量、性质、气味、消化程度及是否混有血液、胆汁、粪便等。如幽门梗阻时呕吐物量大，呈酸腐味的宿食，呕吐后腹部症状减轻；小肠下段梗阻呕吐物为粪臭味；消化性溃疡、胃癌呕吐物多含有血液、咖啡样残渣；急性胃肠炎呕吐物内含未消化的食物。

（3）伴随症状：反复呕吐或呕吐量过大时要注意是否伴有：①脱水、低氯低钾血症和代谢性碱中毒。②营养不良。③吸入性肺炎或窒息。

3. 心理和社会支持状况

注意是否因恶心、呕吐引起病人痛苦、焦虑、恐惧或不安等情绪变化。评估家属对疾病知识的知晓程度和家庭支持情况。

【护理诊断】

1. 有体液不足的危险　与大量呕吐导致体液丢失有关。

2. 活动无耐力　与频繁呕吐导致失水、电解质丢失有关。

3. 焦虑　与频繁呕吐不能进食有关。

4. 有窒息的危险　与呕吐物吸入气道有关，特别是意识障碍病人。

【护理措施】

1. 消除病人不安情绪　保持环境清洁安静，语言和态度上表示对病人关心和安慰。

2. 减轻恶心呕吐引起的痛苦

（1）病人呕吐时应协助坐起或侧卧位，膝部弯曲，头偏一侧，取容器接呕吐物；对昏迷病人应尽可能吸尽口腔呕吐物，避免呕吐物吸入气道而引发窒息。

（2）呕吐停止后应及时给病人漱口，清理被污染的床铺、衣被等。

（3）出现恶心、呕吐时鼓励病人作深呼吸动作，对频繁呕吐病人可针刺内关、足三里等穴位，或按医嘱给甲氧氯普胺（胃复安）、多潘立酮（吗丁啉）等止呕药物。镇吐药大多有倦怠嗜睡等反应，应予解释。嘱病人避免开车或从事危险工作。同时应加强观察，以防掩盖其他病情。

（4）清洁口腔时，注意避免刺激舌、咽、上腭等，以防诱发恶心、呕吐。

（5）疑有肠梗阻时，应禁食、禁水并进行胃肠减压。对不能经口摄取营养和水、电解质的病人，应静脉输液补充。

（二）腹痛

腹痛可因腹腔内器官的器质性病变或功能性障碍所致，也可因腹壁或腹腔外器官病变引起。其病因复杂，诊断时应详细询问病史，全面检查，辅以其他检查，以求正确诊断。

【护理评估】

1. 健康史

（1）急性腹痛

①急性炎症：如胃炎、胆囊炎、阑尾炎、肠炎或胰腺炎等。

②急性穿孔：消化性溃疡、阑尾炎、伤寒病及其他肠胃疾病或胆囊炎等并发穿孔。

③空腔器官梗阻或扩张：如胆道系统结石、胆道蛔虫症、肠梗阻、泌尿系统结石及急性胃扩张等。

④腹部器官破裂或扭转：如肝、脾、肾、异位妊娠输卵管破裂，卵巢囊肿或肠系膜扭转等。

⑤血管病变：肠系膜动脉硬化并发血栓形成、栓塞、动脉瘤，脾或肾梗死等。

⑥中毒与代谢障碍：如铅中毒、糖尿病酮症酸中毒等。

⑦变态反应性疾病：如过敏性紫癜、荨麻疹等。

⑧胸腔疾病的牵涉痛：如心肌梗死、下叶肺炎、肺梗死等。

（2）慢性腹痛

①慢性炎症：胃炎、胆道感染、消化性溃疡、胰腺炎、结核性腹膜炎、盆腔炎、肝炎、阑尾炎及结肠炎等。

②腹膜及器官包膜的牵张：如手术后腹膜粘连、肝脾肿大等。

③肿瘤：胃癌、肝癌、胰腺癌、泌尿生殖器癌肿等。

④肠寄生虫：蛔虫病、钩虫病等。

⑤胃肠神经功能症、结肠激惹综合征等。

⑥其他：尿毒症、血卟啉病、痛经、腹主动脉瘤、食管炎及食管裂孔疝等。

2. 身体状况

（1）腹痛发病原因及诱因

①起病急骤，全身情况迅速恶化者，常见于腹腔内出血、空腔器官及管道梗阻或穿孔、胰腺炎、肠炎、肠系膜动脉栓塞、宫外孕破裂、卵巢囊肿蒂扭转。

②腹部器官破裂，常有摔伤或腹部外伤史；心绞痛、心肌梗死的腹痛多在劳累或激动后发作；继急性上呼吸道感染后发生腹痛者，应考虑下叶肺炎、胸膜炎、肠系膜淋巴结炎或原发生腹膜炎；原有心房纤颤病人的急性腹部剧痛，可由肠系膜血管栓塞等引起。

③有慢性腹痛病史者，出现急性腹痛，除慢性腹痛急性发作或出现了并发症外，还应想到新的急性腹痛疾病发生。

④病程长久，反复发作的腹痛，多为消化性溃疡、炎症或空腔器官结石。

⑤开始腹痛较轻，但进行性加重者，常为炎症性病变。

（2）腹痛性质和程度

①持续性：器官炎症、实质性器官肿大包膜张力增加、胃扩张及麻痹性肠梗阻。

②阵发性：空腔器官、器官管道梗阻（结石、肿瘤、寄生虫或其他机械性原因）或痉挛。

③持续性疼痛阵发性加剧：可能既有炎症又有梗阻或炎症刺激引起痉挛。

④腹痛程度：隐痛、钝痛提示深部器官病变，多为慢性疾患；绞痛多为空腔器官炎症或梗阻；持续性锐痛，多为壁腹膜受到炎症刺激所致；胃、胆穿孔后流出胃液、胆液、胰腺分泌的胰液等对腹膜的刺激性最大，腹痛剧烈，体征明显。腹型过敏性紫癜、腹型风湿热，亦可致剧烈腹痛，应结合病史及全面检查，予以鉴别。

（3）腹痛部位：躯体性腹痛的部位，多反映病变部位所在。因此，可以根据腹腔器官的解剖位置作出定位诊断。但应注意下列情况。

①转移性腹痛：阑尾炎初期，其疼痛可在上腹或脐周围，经一段时间以后移至右下腹；胆囊炎早期表现上腹痛，以后移至右上腹。

②牵涉性痛：腹腔器官炎症、出血可刺激左右膈肌，使疼痛向左右肩部放射；胆道疾病可牵涉右肩疼痛；急性胰腺炎常有左腰背部带状牵涉痛；尿路结石的腹痛牵涉下腹部及会阴部疼痛。

③原有病变范围扩大或发生了并发症，则原有腹痛范围亦扩大，但仍以原发部位最为显著，如胃穿孔后引起全腹部疼痛，但上腹疼痛最明显。

（4）伴随症状

①发热：多见于炎症，先寒战，后发热则以急性化脓性感染居多；先发热，后腹痛则以内科腹痛居多；先腹痛，后发热，一般为外科腹痛；发热、疼痛同时发生者，常见急性感染。

②呕吐：急性腹痛伴明显呕吐、腹泻者多见于急性胃肠炎；剧烈呕吐、腹胀、阵发性腹部绞痛、不排气、不排便为胃肠道梗阻的症状。呕吐物呈酸性胃液、带有胆汁则为高位梗阻；呕吐物有粪臭味，则为低位梗阻。若明显腹胀、肠鸣音消失，为麻痹性肠梗阻。

③腹泻：常见于急、慢性肠道炎症，慢性肝、胆、胰腺疾病。

④便血：急性者可见于肠套叠、绞窄性肠梗阻、急性出血坏死性肠炎。慢性者可见慢性痢疾、结肠炎、肠结核及肠肿瘤等。

⑤血尿：常见于尿路结石。

⑥黄疸：见于肝炎、肝癌、胆道疾患及胰头癌等。

⑦休克：肝、脾、宫外孕、肾破裂出血，消化道穿孔、胰腺炎、绞窄性肠梗阻等急腹症及心肌梗死等。

【护理诊断】

1. 疼痛：腹痛　与腹腔脏器炎症、平滑肌痉挛、缺血、溃疡及腹膜刺激有关。

2. 焦虑　与剧烈腹痛、反复或持续腹痛不易缓解有关。

【护理措施】

1. 询问腹痛发生的缓急、时间和既往史。

2. 心理护理　消化系统疾病产生疼痛多由器官的炎症及痉挛引起，因此疼痛的处理应根据不同疾病的疼痛机制采取不同的措施。疼痛往往与年龄、情绪、注意力、个性及个体对疼痛原因的理解以及对疼痛的态度有关。护理人员应进行心理疏导，消除病人紧张恐惧心理，使病人精神放松，情绪稳定，增强病人对疼痛的耐受性，从而减轻疼痛。

3. 密切观察疼痛发展动态　消化系统疾病如产生剧痛，往往是某些并发症的临床表现。如溃疡穿孔，对突发性剧痛经一般处理疼痛不仅不能减轻，反而加重，即应提高警惕，请医师进行必要的检查。严禁随意使用镇痛药物，以免掩盖症状，延误病情。

4. 健康教育　向病人及家属介绍病人选择对其有效的缓解疼痛的方法，教育病人及家属不能滥用止痛药，尤其突发性剧痛，告其有哪些并发症的可能。

（三）腹泻

腹泻是指排便次数多于平日习惯的频率，粪质稀薄。腹泻分为急性和慢性两类，病史少于4周者为急性腹泻，超过4周或长期反复发作者为慢性腹泻。

【护理评估】

1. 健康史

（1）急性腹泻：见于食物中毒、急性传染病，肠变态反应性疾病及化学药品等因素所致。

（2）慢性腹泻：见于慢性肠道感染、消化吸收功能障碍、肠道肿瘤、慢性萎缩性胃炎、胃空肠吻合术后、慢性肝炎、肝硬化、慢性胆囊炎和胰腺炎等。

2. 身体状况

（1）大便的次数、性状、颜色、量及气味：询问病人排便的次数，粪便中是否伴有黏液脓血，每次排便的量。粪便中含较多黏液、便色较深、量少次数多常为结肠性腹泻；粪便稀薄呈液状、色较浅常为小肠性腹泻；粪便呈油腻状、多泡沫、含食物残渣、有恶臭可能为小肠消化吸收不良所致；粪便脓血黏液较多则常见于痢疾、结肠癌等。

（2）腹泻持续的时间、诱因及规律：急性腹泻持续时间短，腹泻持续超过1个月为慢性腹泻。急性胃肠炎多有不洁饮食史，进食某些食物后24小时内发生腹泻。溃疡性肠结核、慢性结肠炎及结肠癌，可腹泻与便秘交替出现。神经官能症性腹泻发生在进食后 1 小时左右。

（3）伴随症状

1）腹泻是否伴有腹痛、里急后重感：直肠和乙状结肠病变病人如痢疾、结肠癌等可有下腹或左下腹持续性疼痛，多有里急后重感；小肠病变时腹痛多在脐周，呈间歇性阵发性绞痛，无里急后重感。

2）腹泻时可伴其他消化系统症状，如食欲不振、呕吐、肛门疼痛。

3）严重腹泻时可伴有脱水、电解质紊乱、周围循环衰竭等。

【护理诊断】

1. 腹泻　与肠道疾病及全身疾病有关。

2. 有液体不足的危险　与大量腹泻引起失水有关。

【护理措施】

1. 减轻不适感

（1）措施：腹泻者卧床休息，避免精神紧张，注意腹部保暖，排便次数较多、肛门刺激较明显者，给予便后温水坐浴或肛门热敷，可用凡士林油涂抹肛周。保持肛门清洁、干燥。并保持身体、用物、病床的清洁。

（2）减轻心理不安和恐惧：向病人解释情绪、运动与肠道活动的关系。指导病人做松弛训练，安排病人每天至少用 20~30 分钟进行做操、散步等活动。

2. 指导合理饮食

腹泻者宜摄取营养丰富、低脂肪、易消化及低纤维饮食，适当补充水分和食盐。根据病情采取禁食，逐渐过渡到流质、半流质、软食以至普通饮食。避免食用茄子、韭菜、芹菜、酸性食物和碳酸类饮料等多纤维易胀气的食物，也应避免刺激性强的调味品，以免刺激肠黏膜，引起肠蠕动亢进而加重腹泻。

3. 协助治疗

腹泻者按医嘱给予抗感染药物、止泻药以及输液治疗。对严重肠道感染应严格隔离消毒，填报传染病卡。如电解质丢失过多时，应根据血液检验指标于静脉输液中及时补充。对老人、小孩应注意防止输液过快引起血液循环负荷过重。

（四）呕血和黑便

当上消化道出血时，胃内或反流入胃内的血液，经口腔呕出称为呕血。血液流入肠道，血红蛋白的铁质在肠道经硫化物作用，形成黑色硫化铁，随大便排出即形成黑便。上消化道大量出血均有黑便但不一定有呕血。出血部位在幽门以上者常兼有呕血，但出血量小速度慢多无呕血；出血部位在幽门以下者多表现为黑便，若出血量大，速度快也可引起呕血。食入动物血、大量绿色蔬菜，服用铁剂、铋剂、某些中草药等也可使粪便呈黑色，应注意鉴别。

【护理评估】

1. 健康史

了解有无以下病因：

（1）食管疾病：如食管炎、食管癌。

（2）胃、十二指肠疾病：如消化性溃疡、急性胃炎、胃黏膜脱垂、胃癌等。

（3）肝脏疾病：如肝硬化所致的食管-胃底静脉曲张破裂。

（4）胆道和胰腺疾病：如胰腺炎、胆道肿瘤等。

（5）其他：如血液病、尿毒症、应激性溃疡等。

2. 身体状况

主要通过询问病人的自我感受，对呕吐物、粪便的直接观察，以及检查病人身心状况，结合纤维胃镜等检查资料进行评估。

（1）发作诱因：病人最近的饮食情况，有无服用可能诱发出血的药物史，有无工作及心理压力及严重的全身性疾病等。

（2）呕血和黑便的形状、颜色和量：呕血的颜色取决于出血的量和速度。少量而缓慢的出血，呕出的血液常呈暗褐色或咖啡色。大量快速出血，则呕鲜红色血液。出现呕血说明胃内积血量至少达250～300ml。一次出血达5～10ml粪便外观无异常，隐血试验可呈阳性，出血量达50ml以上时，可产生柏油样黑便。柏油样黑便，黏稠而发亮，是因血红蛋白中铁与肠内硫化物作用形成硫化铁所致。

（3）伴随症状

1）常有恐惧、焦虑等情绪反应。

2）胃部胀痛不适、肠鸣音活跃。

3）头晕、心悸、晕厥等。

4）血压下降、脉搏细速、面色苍白、尿量减少及四肢湿冷等。

5）原有疾病加重。

【护理诊断】

1. 体液不足　与上消化道大量出血有关。

2. 恐惧　与上消化道大量出血对生命及自身健康受到威胁有关。

3. 有窒息的危险　与呕出血液反流入气管有关。

【护理措施】

1. 促进止血

（1）卧床休息：呕血时采取半卧位或去枕平卧位，头偏向一侧。安慰病人，说明情绪安定有助于止血，而精神紧张可导致反射性血管扩张，加重出血。环境保持安静，避免噪音和强光刺激。注意保暖，保持衣被和床单整洁舒适。

（2）观察病情：密切观察呕血、黑便的量及性质、次数、伴随症状、体温、脉搏、呼吸、血压、尿量、意识状态及诱发因素等，及时做好记录。

（3）按医嘱迅速采取各种止血措施：如使用止血剂；胃溃疡出血用冰盐水洗胃；对食管、胃底静脉出血者应用双气囊三腔管压迫止血；急性胃出血者需协助进行纤维胃镜直视下止血。

（4）饮食：严重呕吐或呕血伴有剧烈呕吐者，应暂禁食 8～24 小时；消化性溃疡伴小量出血，一般不需禁食，可摄入少量温凉流质如牛奶，以中和胃酸，待病情稳定后过渡到软食。

（5）出血后注意事项：呕血停止后帮助漱口，清洁口腔；呕血时因混有胃液，所以呕出物看起来较实际出血量多，应尽量不让病人见到；玷污衣被要及时撤换，若病人已看到出血，应做必要的解释，以免加重其不安、忧虑。

2. 维持有效血容量，预防或纠正失血性休克

（1）补充液体：迅速建立静脉通路，保证输液通畅；失血量多时应以粗针头快速输液，先用生理盐水或林格氏液，然后输中分子右旋糖酐或其他血浆代用品，必要时输血。

（2）注意事项：应避免因输血、输液过多、过快而引起急性肺水肿，对老年人和有心血管疾病的人尤需注意。

（3）预防失血性休克：一次大量快速的呕血和便血可导致失血性休克，应指导病人如何早期发现呕血和便血的先兆，以便早期处理。

（五）黄疸

由于血清中胆红素浓度增高，使巩膜、皮肤、黏膜以及其他组织和体液发生黄染的现象，称为黄疸。正常血清中胆红素浓度小于 $17.1\mu mol/L$，其中结合胆红素（CB）小于 $3.42\mu mol/L$，非结合胆红素（UCB）为 $1.70～13.68\mu mol/L$。胆红素在 $17.1～34.2\mu mol/L$ 时，临床上不易觉察黄疸，称为隐性黄疸；胆红素值超过 $34.2\mu mol/L$ 时出现的黄疸，称为显性黄疸。

【护理评估】

1. 健康史

（1）肝细胞性黄疸：常见于病毒性肝炎、胆硬化、中毒性肝炎等。

（2）溶血性黄疸：常见于溶血性疾病、败血症、血型不合输血反应及毒蛇咬伤等。

（3）阻塞性黄疸：常见于胆石症、胆囊炎、胰头癌、胆汁性肝硬化及胆道蛔虫症等。

2. 身体状况

（1）黄疸发生的急缓、部位及色泽：急骤出现的黄疸见于急性肝炎、胆囊炎、胆石症和大量溶血。缓慢潜隐发生的黄疸常为癌性黄疸。黄疸在巩膜和软腭较早出现，颜面及前胸次之。溶血性黄疸常为淡黄色（浅柠檬色）；急性肝细胞性黄疸多为金黄色；胆汁淤积引起的黄疸为暗黄色，严重时为黄绿色。

（2）伴随症状

①急性病毒性肝炎：常伴食欲不振、恶心、呕吐、肝区轻度胀痛。

②癌症：体重减轻或恶病质。

③胆石症：常伴有发热、寒战、全身酸痛、右上腹阵发性绞痛。

④阻塞性黄疸：常伴有脂肪性腹泻、白陶土样便、皮肤瘙痒及出血倾向等。

⑤其他：肝细胞性黄疸、阻塞性黄疸时尿色加深，甚至呈浓茶样。病人常因巩膜、体表发黄而产生病情严重的预感而致心情抑郁。

【护理诊断】

1. 有皮肤完整性受损的危险　与胆汁淤积性黄疸致皮肤瘙痒有关。

2. 自我形象紊乱　与黄疸所致外形改变有关。

【护理措施】

1. 病情观察　注意病人的尿色、便色和皮肤、巩膜黄染的动态变化，伴随症状、诱因或病因有无消除，已采取哪些治疗措施，效果如何等。

2. 给予心理支持　安静卧床，注意姿势调整，避免负性语言刺激。向病人解释有关黄疸的知识及注意事项，鼓励病人树立信心，渡过黄疸期。

3. 饮食护理　饮食宜清淡、易消化、含丰富维生素；蛋白质供应视肝功能情况而定，禁忌烟酒。胆道阻塞病人脂溶性维生素吸收不足可由肌肉注射补充。

4. 皮肤护理　对皮肤瘙痒者应注意清洁，睡前温水浴，局部可擦炉甘石洗剂等止痒剂；严重瘙痒者，给予 2%～3% 碳酸氢钠溶液外涂，并按医嘱服用扑尔敏、非那根等。剪短指甲，以免搔破皮肤。

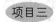

5. 保持大便通畅　对因严重肝脏疾病引起的黄疸，有肝性脑病潜在可能的病人应嘱其养成定时排便习惯，防止因便秘造成毒素的产生和吸收增加而使病情加重。

任务一　消化系统疾病常见症状及体征的护理

达标检测及答案

任务二　胃炎病人的护理

▶ 学习目标

1. 解释急、慢性胃炎的概念。
2. 熟记急、慢性胃炎的临床表现。
3. 复述急、慢性胃炎的治疗要点。
4. 能够对急、慢性胃炎的病人实施正确的护理措施。

思维导图3-2

案例导入

病人，男，42岁，近2年来反复上腹部胀痛，反酸嗳气，食欲不振等。平时嗜酒和咖啡。2天前上述症状加重，检查：生命体征无异常，消瘦，大便潜血试验（＋），胃镜见胃黏膜呈颗粒状，黏膜血管显露，色泽灰暗，皱襞细小，幽门螺杆菌检测为阳性。初步诊断慢性萎缩性胃炎。

结合上述病例请思考该病人：

1. 为什么该病人诊断为慢性萎缩性胃炎？
2. 慢性胃炎与急性胃炎有什么不同？

胃炎是由多种病因引起的胃黏膜炎症，常伴有上皮损伤和细胞再生，是最常见的消化道疾病之一。按临床发病急缓及病程长短分为急性胃炎和慢性胃炎两大类。

一、急性胃炎

急性胃炎（acute gastritis）是指各种病因引起的急性胃黏膜炎症。临床上急性发病，主要表现为上腹部症状，主要病理改变为胃黏膜充血、水肿、糜烂和出血，病变可局限于胃窦、胃体或弥漫分布于全胃。可分为急性单纯性胃炎、急性糜烂性胃炎、急性腐蚀性胃炎等。

1. 药物　最常引起胃黏膜炎症的药物是非甾体抗炎药（NSAID），如阿司匹林、吲哚美辛等，可能是这些药物通过抑制前列腺素的合成，削弱了前列腺素对胃黏膜的保护作用。此外，抗肿瘤药、铁剂和氯化钾等，破坏黏膜屏障，可引起胃黏膜糜烂。

2. 应激　包括各种严重的脏器疾病、严重创伤、大面积烧伤、大手术、颅脑病变、休克以及精神心理因素等。如烧伤所致者，称 Curling 溃疡。应激的生理性代偿功能不足以维持胃黏膜微循环的正常运行，造成黏膜缺血、缺氧、黏膜分泌减少和局部前列腺素合成不足，导致胃黏膜屏障破坏和 H^+ 弥散进入黏膜，引起胃黏膜糜烂和出血。

3. 其他　长期大量饮酒、急性感染、胃内异物、胆汁和胰液反流，以及肿瘤放化疗后的物理性损伤，均可导致胃炎。某些细菌、病毒或其毒素、胰液和胆汁中的胆盐等，造成胃黏膜损伤；由于乙醇的亲脂和溶脂性能，破坏胃黏膜屏障，引起上皮细胞损害、黏膜出血和糜烂。

【临床表现】

1. 症状　轻者无明显症状；有症状者，表现为上腹痛、饱胀不适、恶心、呕吐、食欲不振等。急性糜烂出血性胃炎者，表现为突发为呕血和（或）黑便，是上消化道出血常见病因之一。持续少量出血可导致贫血，大出血引起晕厥或休克。

2. 体征　上腹部可有不同程度的压痛。

【辅助检查】

1. 粪便检查　粪便隐血试验呈阳性。

2. 胃镜检查　是诊断的主要依据，一般在出血后 24～48 小时内进行，称为急诊胃镜检查。镜下可见胃黏膜多发性糜烂、出血性和浅表溃疡，表面附有黏液和炎性渗出物。

【诊断要点】

近期服用 NSAID 等药物、严重疾病状态或大量饮酒者，如出现呕血和（或）黑便应考虑本病，但确诊则有赖于胃镜检查。

【治疗要点】

针对病因和原发疾病采取防治措施。

1. 药物引起者　立即停药，遵医嘱服用 H_2 受体拮抗剂、质子泵抑制剂等，抑制胃酸分泌；服用硫糖铝和米索前列醇等，可保护胃黏膜。

2. 应急溃疡者　在积极治疗原发病的同时，给予抑制胃酸分泌的药物；上消化道大出血时，采取综合性抢救治疗性措施。

二、慢性胃炎

慢性胃炎（chronic gastritis）是由多种原因引起的胃黏膜慢性炎症。病变局限于黏膜层，分布不均匀，以淋巴细胞和浆细胞浸润为主，间有少量中性粒细胞和嗜酸性粒细胞。

慢性胃炎是一种常见病，其发病率在各种胃病中居首位。男性稍多于女性。任何年龄均可发病，但随年龄增长发病率逐渐增高。其中以慢性浅表性胃炎（CSG）为主，萎缩性胃炎（CAG）占15％～20％。慢性胃炎的分类方法很多。

1. 以病变的解剖部位来分

（1）慢性胃窦炎（B型胃炎）：最常见。90％病例由Hp感染引起，少数与胆汁反流、非甾体抗炎药、吸烟及嗜酒等因素有关。

（2）慢性胃体炎（A型胃炎）：少见。病变主要累及胃体和胃底，主要由自身免疫反应引起。

2. 以胃腺体是否受累来分

（1）慢性浅表性胃炎：炎性细胞浸润仅局限于黏膜的表层，胃腺体则完整无损。

（2）慢性萎缩性胃炎：病变发展累及腺体，腺体萎缩、消失，胃黏膜变薄。

【病因与发病机制】

慢性胃炎的病因尚未完全阐明，主要病因有以下几方面：

1. 幽门螺杆菌（Hp）感染 目前认为Hp感染是慢性胃炎最主要的病因。

（1）Hp感染作为慢性胃炎病因的依据：①绝大多数慢性活动性胃炎病人胃黏膜中可检出Hp。②Hp在胃内的分布与胃内炎症的分布一致。③根除Hp可以使胃黏膜炎症消退。④从健康志愿者和动物模型中可以复制Hp感染引起的慢性胃炎。

（2）Hp的作用机制：①幽门螺杆菌具有鞭毛结构、直接侵袭胃黏膜。②幽门螺杆菌所分泌的尿素酶，能分解尿素产生NH_3中和胃酸。③幽门螺杆菌能产生细胞毒素，使上皮细胞空泡变性。造成黏膜损害和炎症。④幽门螺杆菌的菌体胞壁还可作为抗原诱导自身免疫反应，后者损伤胃上皮细胞。

知识链接

幽门螺杆菌

幽门螺杆菌是从胃黏膜中分离出来的一种弯曲样杆菌。现已确认与慢性胃炎、消化性溃疡病和胃癌密切相关。感染幽门螺杆菌的原因和方式主要有①刺激性食物：由于刺激性食物容易刺激胃黏膜，致使胃的体抗力低下，从而容易导致幽门螺旋杆菌的入侵。所以刺激性食物对于幽门螺旋杆菌抗体的感染，虽然不是立竿见影的，但却不可忽视。②生吃：幽门螺旋杆菌是胃病的高发因素，而感染幽门螺旋杆菌的频繁途径之一就是生吃膳食。西餐中牛排七分熟甚至三分熟的习惯，或者吃火锅时肉没烫熟，这些都有可能存在感染幽门螺旋杆菌的安全隐患。③共餐：这是得了幽门螺旋杆菌的重要途径之一。就像感冒一样，"一人生病全家吃药"的现象十分普遍，所以建议居家中最好搞好卫生，食用公筷等。另外，经常在外就餐的人被感染的概率也会大大增加，频繁出差的人须多加注意。④在牙齿繁殖传播：幽门螺旋杆菌可在牙菌斑和龋齿上生长繁殖。所以要严格刷牙，做好对幽门螺旋杆菌繁殖的隔离工作。⑤接吻：研究表明，唾液中有幽门螺杆菌，如果情侣深度接吻，幽门螺旋杆菌的传播将自然畅通无阻，所以接吻是感染幽门螺旋杆菌最直接的途径。

2. 自身免疫　壁细胞损伤后能作为自身抗原刺激机体的免疫系统而产生相应的壁细胞抗体和内因子抗体。

3. 物理及化学因素　长期饮浓茶、酒、咖啡，食用过热、过冷、过于粗糙的食物，服用非甾体类抗炎药，各种原因引起的十二指肠液反流等均可损伤胃黏膜。

4. 其他因素　有人认为慢性萎缩性胃炎可能与胃黏膜退行性变有关。此外，某些疾病如心力衰竭、肝硬化门静脉高压、尿毒症以及营养不良等也使胃黏膜易于受损。

在慢性胃炎的发展过程中，胃腺细胞可发生肠腺化生，或假性幽门腺化生和增生，增生的上皮和肠化的上皮可发生发育异常，形成不典型增生，中度以上的不典型增生被认为是癌前病变。

【临床表现】

慢性胃炎病程迁延，进展缓慢，缺乏特异性症状。70%～80%的病人无任何症状，部分有上腹痛或不适、食欲不振、饱胀、嗳气、反酸、恶心和呕吐等消化不良的表现，症状常与进食和食物种类有关。少数可有少量上消化道出血。自身免疫性胃炎病人可出现明显畏食、贫血和体重减轻。体征多不明显，有时可有上腹轻压痛。

【辅助检查】

1. 胃镜及胃黏膜活组织检查　是最可靠的诊断方法。通过胃镜在直视下观察黏膜病损，可取活组织检查进一步证实为何种类型胃炎。

2. 胃液分析　A 型胃炎均有胃酸缺乏。B 型胃炎胃酸正常，有时增多，大量 G 细胞破坏时，胃酸可降低。

3. 血清学检查　A 型胃炎血清促胃液素水平明显增高，抗壁细胞抗体和抗内因子抗体均可阳性。B 型胃炎时，根据 G 细胞破坏程度，血清促胃液素水平有不同程度的下降，抗壁细胞抗体或可测得，但滴度低。

4. Hp 检测　可通过培养、涂片、尿素酶测定等方法检测出 Hp。

【诊断要点】

1. 慢性胃炎的诊断　临床上有反复上腹胀痛及消化不良表现，病程迁延。确诊有赖于胃镜及胃黏膜活组织检查。

2. 慢性胃炎的分型

（1）浅表性胃炎：黏膜充血、水肿、渗出多，黏膜光滑，红白相间，以红为主，有少量出血点，轻度糜烂。

（2）萎缩性胃炎：黏膜苍白或灰白，红白相间，以白为主，弥漫性或灶性分布；黏膜变细而平坦，黏膜下血管透见；也可粗糙，呈颗粒状小结节；易发生糜烂和出血。

（3）胃窦炎（B型胃炎）与胃体炎（A型胃炎）表 3-1。

表 3-1　两型胃炎鉴别

	慢性胃体炎（A型）	慢性胃窦炎（B型）
发生部位	胃窦部	胃体部和胃底部
主要病因	Hp 感染	自身免疫反应
表现特点	消化道症状明显	消化道症状不多
胃泌素	低下或正常	升高
胃酸	正常、低下、或高	胃酸缺乏、维生素 B_{12} 低下
恶性贫血	无	有

【治疗要点】

1. Hp 相关性胃炎　单独应用表 3-2 所列药物，均不能有效根除 Hp。这些抗生素在酸性环境下不能正常发挥其抗菌作用，需要联合 PPI 抑制胃酸后，才能使其发挥作用。应用一种质子泵抑制剂或一种胶体铋剂加上两种抗菌药物，组成三联疗法。如奥美拉唑（40mg/d）或枸橼酸铋钾（480mg/d）加上克拉霉素（500～1000mg）和阿莫西林（2000mg/d）或甲硝唑（800mg/d）。上述剂量每天分 2 次服，疗程 10～14 天，可有效根除 Hp 感染。目前倡导的联合方案为含有铋剂的四联方案，即 1 种 PPI＋2 种抗生素和 1 种铋剂，疗程 10～14 天。由于各地抗生素耐药情况不同，抗生素及疗程的选择应视当地耐药情况而定。

表 3-2　具有杀灭和抑制 Hp 作用的药物

抗生素	克拉霉素、阿莫西林、甲硝唑、替硝唑、喹诺酮类抗生素、呋喃唑酮、四环素
PPI	奥美拉唑、兰索拉唑、泮托拉唑、雷贝拉唑、埃索美拉唑
铋剂	三钾二枸橼酸铋、果胶铋、次碳酸铋

2. 根据病因给予相应处理　若因非甾体类抗炎药引起，应停服药并给予制酸剂或

硫糖铝；若因胆汁反流，可用氢氧化铝凝胶来吸附，或予以硫糖铝。

3. 对症处理 有胃动力学改变者，可服用多潘立酮、西沙必利等；A 型胃炎无特殊治疗，有恶性贫血者可肌内注射维生素 B_{12}；对于胃黏膜肠化和不典型增生者，给予 β 胡萝卜素、维生素 C、维生素 E 和叶酸等抗氧化维生素，以及锌、硒等微量元素或有助于其逆转。

【护理诊断】

1. 疼痛：腹痛 与胃黏膜炎性病变有关。

2. 营养失调：低于机体需要量 与畏食、消化吸收不良等有关。

3. 焦虑 与病情反复，病程迁延有关。

4. 活动无耐力 与 A 型胃炎致恶性贫血有关。

5. 知识缺乏 缺乏对慢性胃炎病因和预防知识的了解。

【护理措施】

1. 一般护理 嘱病人卧床休息，身心放松，提供舒适的进食环境，保持环境清洁，空气新鲜，温度适宜，避免环境中的不良刺激，如噪声，不良气味等，有利于病人食欲的增加。

2. 制定饮食计划 向病人说明摄取足够营养的重要性，指导病人及家属改进烹饪技巧，变换食物的色、香、味，刺激病人食欲。胃酸低者食物应完全煮熟后食用，以利于消化吸收，并给刺激胃酸分泌的食物，如肉汤、鸡汤等；高胃酸者应避免进酸性、多脂肪食物。鼓励病人少量多餐，饮食宜少渣，温热，高热量、高蛋白、高维生素，易消化的饮食，避免过咸、过甜、过辣的刺激性食物。少量出血者可给米汤等流食中的胃酸。急性大出血者禁食。

3. 保持口腔清洁 鼓励病人晨起，睡前，进食前后刷牙或漱口，保持口腔清洁舒适，促进食欲。

4. 营养状况评估 观察并记录病人每日进餐次数、量、品种，以了解其摄入营养能否满足机体需要。定期测量体重，监测有关营养指标的变化，如血红蛋白浓度、血清蛋白等，并及时将营养状况的改善转告病人，以增强病人的信心。

5. 对症护理 观察疼痛的部位、程度，疼痛时遵医嘱给予物理或药物止痛，如针灸和热敷；也可用热水袋热敷胃部，以减轻腹痛。若有出血，按上消化道出血护理。严重呕吐者记录出入量，并及时纠正水、电解质紊乱。

6. 用药护理 遵医嘱给病人以根除 Hp 感染治疗时，注意观察药物的疗效及副作用。

（1）胶体铋剂：枸橼酸铋钾（CBS）为常用制剂，因其在酸性环境中方起作用，故宜在餐前半小时服用。服 CBS 过程中可使齿、舌变黑，可用吸管直接吸入。部分病人服药后出现便秘和大便呈黑色，停药后自行消失。少数病人有恶心、一过性的血清转氨酶升高等，极少出现急性肾衰竭。

（2）抗菌药物：阿莫西林服用前应询问病人有无青霉素过敏史，应用过程中注意有无迟发性过敏反应，如皮疹。甲硝唑可引起恶心、呕吐等胃肠道反应，可遵医嘱用甲氧氯普胺、维生素 B_{12} 等拮抗。

（3）指导病人正确服用药物，解释用药方法和注意事项。

7. 心理护理　急性应激导致出血者，注意消除紧张恐惧心理。

【健康教育】

1. 向病人及家属讲解有关病因，并指导病人避免诱发因素。如生活要有规律，劳逸结合；加强饮食卫生和营养，养成有规律的饮食习惯；避免使用对胃黏膜有刺激的药物；戒除烟酒等。

2. 指导病人按时服用抗菌药物及胃黏膜保护剂等，并向病人介绍药物的不良反应，如有异常及时复诊，定期门诊复查。

任务二　胃炎病人的护理

达标检测及答案

任务三 消化性溃疡病人的护理

学习目标

1. 解释胃溃疡和十二指肠溃疡的概念。
2. 熟记胃溃疡和十二指肠溃疡的临床表现、护理诊断、护理措施。
3. 复述胃溃疡和十二指肠溃疡的病因、治疗要点、健康教育。

思维导图3-3

案例导入

病人，男，35岁，反复中上腹疼痛3年余，疼痛呈烧灼感，常有午夜痛，进食后疼痛能缓解。近日来症状加重。检查：生命体征无异常。上腹部有压痛。纤维胃镜见十二指肠球部黏膜潮红水肿，球腔变形变小，前壁近大弯处有一椭圆形溃疡，边缘光滑，表面覆盖厚白苔，周围黏膜明显水肿。初步诊断为十二指肠溃疡。

结合上述病例请思考该病人：

1. 为什么诊断该病人是十二指肠溃疡？
2. 如何配合治疗？
3. 如何对该病人进行护理，饮食应注意什么？

消化性溃疡（PU）主要指发生于胃和十二指肠黏膜的慢性溃疡，即胃溃疡（GU）和十二指肠溃疡（DU）。溃疡的形成与多种因素有关，其中胃酸/胃蛋白酶的自身消化作用是溃疡形成的基本因素。PU是一种全球性常见病，男性多于女性，可发于任何年龄，约有10%的人一生中患过此病，秋冬和冬春之交是本病的好发季节。临床上DU较GU多见，两者之比约为3∶1。DU好发于青壮年，GU的发病年龄一般较DU约迟10年。

【病因】

近年来的实验和临床研究表明，幽门螺杆菌感染，胃酸分泌过多和胃黏膜保护作用减弱等因素是引起消化性溃疡的主要环节。其发生是由于对胃十二指肠黏膜有损害作用的侵袭因素与黏膜自身防御-修复因素之间失去平衡的结果。DU的发生主要与侵袭因素增强有关，而GU的形成则主要由于黏膜自身防御-修复因素减弱所致。

1. 对黏膜有损伤的侵袭因素

(1) 幽门螺杆菌感染：十多年来，大量研究表明，幽门螺杆菌（Hp）感染是消化性溃疡的主要病因。主要证据：①消化性溃疡病人 Hp 感染率高。②根除 Hp 治疗可促进溃疡愈合和显著降低溃疡复发率。③Hp 感染可直接或间接损害黏膜屏障，可引起高促胃液素血症，使胃酸分泌增加，从而增强了侵袭因素。两方面的协同作用使胃十二指肠黏膜损害和溃疡形成。

(2) 胃酸和胃蛋白酶：胃酸和胃蛋白酶是胃液的主要成分，是对胃和十二指肠黏膜有侵袭作用的主要因素，而胃酸又在其中其主要作用。这是因为不但胃蛋白酶原需要盐酸激活才能转变为胃蛋白酶，从而降解蛋白质分子，损伤黏膜，而且胃蛋白酶的活性取决于胃液 pH，当胃液 pH 上升到 4 以上时，胃蛋白酶就失去活性。因此胃酸的存在是溃疡发生的决定因素。

胃酸分泌过多在 DU 的发病机制中起主要作用。研究发现 DU 病人的平均基础胃酸排泌量（BAO）和最大胃酸排泌量（MAO）常大于正常人，而 GU 病人的基础和最大胃酸排泌量则多属正常甚至低于正常。

知识链接

胃蛋白酶

胃蛋白酶是一种消化性蛋白酶，由胃部中的胃黏膜主细胞所分泌，功能是将食物中的蛋白质分解为小的肽片段。主细胞分泌的是胃蛋白酶原，胃蛋白酶原在 pH1.5~5.0 条件下，被活化成胃蛋白酶，将蛋白质分解为肽，而且一部分被分解为酪氨酸、苯丙氨酸等氨基酸。

(3) 药物因素：某些非甾体类抗炎药（NSAID）、抗癌药等对胃十二指肠黏膜具有损伤作用，其中以 NSAID 最为明显。长期服用 NSAID 可诱发消化性溃疡，阻碍溃疡的愈合，增加溃疡的复发率和出血，穿孔等并发症的发生。NSAID 除直接作用于胃十二指肠黏膜导致其损伤外，主要通过抑制前列腺素合成，削弱后者对胃十二指肠黏膜的保护作用。

(4) 胃排空延缓和胆汁反流：DU 胃排空比正常人快→十二指肠酸的负荷加大→黏膜损伤。GU 胃排空延缓→胃窦张力增大→G 细胞分泌促胃液素增多→胃酸分泌增多。幽门括约肌功能障碍时，多伴有十二指肠-胃反流，反流液中的胆汁、胰液和卵磷脂损伤胃黏膜。

(5) 精神及遗传因素：临床观察表明长期精神紧张，焦虑或情绪容易波动的人易患消化性溃疡。遗传素质也与消化性溃疡有关，有资料表明，GU病人的家族中，GU的发病率较正常人高3倍。O型血者DU的发病率较其他血型高1.4倍。但随着对Hp在消化性溃疡发病中重要作用的认识，遗传因素的重要性受到了挑战，有研究表明，消化性溃疡的家庭聚集现象和O型血易得DU均与Hp感染有关。但单卵双胎同胞发生溃疡的一致性都高于双卵双胎，说明遗传因素仍不能否定。

（6）其他因素：吸烟者消化性溃疡的发生率比不吸烟者高，其机制尚不明确，可能与吸烟增加胃酸和胃蛋白酶分泌，降低幽门括约肌张力和影响胃黏膜前列腺素合成等因素有关。高盐饮食因高浓度盐损伤胃黏膜而增加GU发生的危险性。

2. 黏膜自身防御-修复因素　黏膜自身防御-修复因素有：①黏液屏障；②黏膜屏障；③黏膜丰富的血流量；④黏膜细胞强大的更新能力；⑤其他前列腺素、表皮生长因子。

消化性溃疡大多是单发，呈圆形或椭圆形，边缘整齐，规则，底部平整，干净或有灰白色渗出物。多数直径<2.0cm，深度<1.0cm，溃疡浅者累及黏膜肌层，深者则可贯穿肌层，甚至浆膜层，穿破浆膜层时可致穿孔，血管破溃可引起出血。直径>2cm称为巨大溃疡。DU多发生在球部前壁；GU多在胃角和胃窦小弯。

【临床表现】

临床表现不一，少数病人可无症状，或以出血、穿孔等并发症作为首发症状。多数消化性溃疡有慢性、周期性和节律性疼痛的特点。其发作常与不良精神刺激，情绪波动，饮食失调等有关。

1. 症状

（1）腹痛：慢性、周期性、节律性上腹部疼痛是本病的主要症状。

1）疼痛原因：①溃疡与周围组织的炎性病变，提高了局部内感受器的敏感性，使其对胃酸的痛阈降低。②局部肌张力的增高或痉挛。③胃酸刺激溃疡面的神经末梢。

微视频3-3-1

胃溃疡病人的症状问诊

2）疼痛部位：疼痛多位于上腹中部，偏右或偏左，GU多位于剑突下正中或偏左，DU多位于上腹正中或偏右。

3）疼痛性质：可为饥饿样不适感、钝痛、胀痛、灼痛或剧痛等。

4）疼痛的节律性：多数病人疼痛有典型的节律，与进食有关。DU的疼痛常在餐后3～4小时开始出现，如不服药则持续至下次进餐后才缓解，即疼痛-进餐-缓解，故又称饥饿痛，约半数病人于午夜出现疼痛，称夜间痛。GU的疼痛多在餐后0.5～1小时出现，至下次餐前自行消失，即进餐-疼痛-缓解。DU和GU腹痛的鉴别见表3-3。部分病人无上述典型疼痛，而仅表现为无规律性的上腹隐痛不适，也可因并发症的出现而发生疼痛性质及节律的改变。

5）疼痛的周期性：发作与缓解交替，并与季节、诱因有关。

表 3-3　DU 和 GU 腹痛的鉴别

	GU	DU
疼痛特点	饱餐痛	饥饿痛，夜间痛
疼痛部位	剑突下正中或偏左	上腹正中或稍偏右
疼痛发作时间	进食后 30～60 分钟，疼痛较少发生于夜晚	进食后 3～4 小时，午夜常被痛醒
疼痛持续时间	1～2 小时	饭后 2～4 小时，到下次进餐后为止
节律	进食-疼痛-缓解	疼痛-进食-缓解

（2）其他症状：消化性溃疡除上腹疼痛外，尚可有反酸，嗳气，恶心，呕吐，食欲减退等消化不良症状，也可有失眠、多汗、脉缓等自主神经功能失调表现。

2. 体征　溃疡活动期可有剑突下固定而局限的压痛点，缓解期则无明显体征。

3. 特殊类型的消化性溃疡

1）无症状性溃疡：约 15％～35％消化性溃疡病人无任何症状，尤以老年人多见，多因其他疾病作胃镜或 X 线钡餐检查时偶然发现；或当发生出血、穿孔等并发症时，甚至于尸体解剖时始被发现。

2）老年人消化性溃疡：胃巨大溃疡多见，临床表现多不典型，常无任何症状或症状不明显，疼痛多无规律，食欲不振，恶心与呕吐，消瘦，贫血等症状较突出，需与胃癌鉴别。

3）复合性溃疡：指胃与十二指肠同时存在溃疡，多数 DU 发生先于 GU。其临床症状并无特异性，但幽门梗阻的发生率较单独 GU 或 DU 高。

4）幽门管溃疡：较为少见，常伴胃酸分泌过高。其主要表现为餐后立即出现较为剧烈而无节律性的中上腹疼痛，对抗酸药反应差，易出现幽门梗阻、穿孔、出血等并发症。

5）球后溃疡：指发生于十二指肠球部以下的溃疡，多位于十二指肠乳头的近端。其夜间痛和背部放射性疼痛更为多见，并发大量出血者亦多见，药物治疗效果差。

6）多发性溃疡：同一部位有 2 个以上的溃疡称为多发性溃疡。

4. 并发症

（1）出血：是消化性溃疡最常见的并发症，大约 50％的上消化道大出血是由于消化性溃疡所致。出血引起的临床表现取决于出血的速度和量。轻者表现为黑便，呕血，重者出现周围循环衰竭，甚至低血容量性休克，应积极抢救。PU病人的慢性腹痛在出血后常减轻。

（2）穿孔：溃疡穿孔在临床上可分为以下三种类型：①急性穿孔：即游离穿孔，溃疡穿透浆膜层达腹腔致弥漫性腹膜炎。是消化性溃疡最严重并发症。②慢性穿孔：即穿透性溃疡，溃疡穿透并与邻近实质性器官相连。③形成瘘管：溃疡穿孔入空腔器官。游离穿孔引起突发的剧烈腹痛，多自上腹开始迅速蔓延至全腹，腹肌呈板样僵直，有明显压痛和反跳痛，肝浊音区消失，肠鸣音减弱或消失，部分病人出现休克。穿透性溃疡往往表现为腹痛规律发生改变而持久。

（3）幽门梗阻：主要由DU或幽门管溃疡引起。急性梗阻多因炎症水肿和幽门部痉挛所致，梗阻为暂时性，随炎症好转而缓解；慢性梗阻主要由于溃疡愈合后瘢痕收缩而呈持久性。病人可感上腹饱胀不适，疼痛于餐后加重，且有反复大量呕吐，呕吐物呈酸腐味的宿食，大量呕吐后疼痛可暂缓解。严重频繁呕吐可致失水和低氯低钾性碱中毒，常继发营养不良。上腹部空腹振水音、胃蠕动波以及空腹抽出胃液量＞200ml是幽门梗阻的特征性表现。

（4）癌变：少数GU可发生癌变，DU则极少见。对长期GU病史，年龄在45岁以上，经严格内科治疗4～6周症状无好转，粪便隐血试验持续阳性者，应怀疑癌变，需进一步检查和定期随访。

【辅助检查】

1. 胃镜检查和黏膜活检 是确诊消化性溃疡的首选检查方法。可直接观察溃疡部位、病变大小、性质，并可在直视下取活组织做病理检查和Hp检测。

2. X线钡餐检查 溃疡的X线直接征象是龛影，对溃疡诊断有确诊价值。但部分溃疡看不到龛影。

3. 幽门螺杆菌检测 Hp感染的检测方法主要包括快速尿素酶试验，组织学检查，^{13}C-或^{14}C-尿素呼气试验和血清学实验等。其中^{13}C-或^{14}C-尿素呼气试验检测Hp感染的敏感性和特异性均较高，常作为根除治疗后复查的首选方法。

知识链接

^{13}C-或^{14}C-尿素呼气试验

由于其准确率达95%以上，以及无痛、无创、快速简便、无交叉感染的优点，被国内外专家一致推荐为诊断Hp的金标准，在临床上已被广泛推广应用。

^{13}C-或^{14}C-尿素呼气试验机理：因为 Hp 细菌内有尿素酶，当它在胃内遇到吞下的^{13}C-或^{14}C-尿素，就会把它分解成$^{13}CO_2$或$^{14}CO_2$，$^{13}CO_2$或$^{14}CO_2$经胃肠道吸收经血液循环到达肺后随呼气排出。我们只要收集呼出的气体，测定其中的$^{13}CO_2$或$^{14}CO_2$，就可准确地证明有没有 Hp 感染。

检查前禁忌：检测须在空腹状态或者餐后两小时后进行，病人近一月内未服用抗生素、铋制剂、质子泵抑制剂等 Hp 敏感药物，否则会造成检测结果假阴性。

检查方法：检测时先收集第一呼气样本，然后口服一粒^{13}C-或^{14}C-尿素胶囊及一杯约 250ml 水后立即计时。静坐等候 30 分钟，在此时间内不能喝或吃任何东西，最后再全力把气体呼到另一收集试管内，将收集到气体的两个试管在特定的仪器上分析，即可得到有无 Hp 存在的结果。

4. 粪便隐血试验　试验阳性提示溃疡有活动，如 GU 病人持续阳性，应怀疑癌变的可能。

5. 胃液分析　GU 病人的胃酸分泌正常或低于正常，DU 病人则胃酸增多，故胃液分析对消化性溃疡的诊断仅作参考。

【诊断要点】

根据本病具有慢性病程，周期性发作和节律性中上腹疼痛等特点，可作出初步诊断。但确诊需要依靠 X 线钡餐检查和胃镜检查。

【治疗要点】

治疗的目的在于消除病因，控制症状，愈合溃疡，防止复发和避免并发症。

1. 根除 Hp 治疗　对于 Hp 阳性的消化性溃疡病人，应首先给予根除 Hp 治疗。目前多采用将抑制胃酸分泌药，抗菌药或起协同作用的胶体铋剂联合应用的治疗方案。具体方案参见本项目任务二"胃炎病人的护理"。

2. 降低胃酸的药物治疗　包括抗酸药和抑制胃酸分泌药两类。前者如碱性抗酸药氢氧化铝、氢氧化镁及其复方制剂等。但长期大量应用时，副作用较大，很少单一应用抗酸药来治疗溃疡。目前临床上常用的抑制胃酸分泌药有 H_2 受体拮抗剂（H_2RA）和质子泵抑制剂（PPI）两大类。

（1）H_2RA：主要通过选择性竞争结合 H_2 受体，使壁细胞分泌胃酸减少。常用药物有西咪替丁（800mg/d），雷尼替丁（300mg/d），法莫替丁（40mg/d），三者一日量可分 2 次口服或睡前顿服，服药后基础胃酸分泌特别是夜间胃酸分泌明显减少。

（2）PPI：使壁细胞分泌胃酸的关键酶即 H^+-K^+-ATP 酶失去活性，其抑制胃酸

分泌作用较 H_2RA 更强，作用更持久。常用奥美拉唑（20mg），兰索拉唑（30mg）和泮托拉唑（40mg），每天 1 次口服。对 Hp 阴性的溃疡，服用任何一种 H_2RA 或 PPI，DU 疗程一般为 4～6 周，GU 为 6～8 周，并根据溃疡复发率，病人年龄，溃疡并发症和合并其他严重疾病等危险因素，考虑是否进行维持治疗。

3. 保护胃黏膜治疗　常用的胃黏膜保护剂包括硫糖铝和枸橼酸铋钾（CBS）。硫糖铝和 CBS 能黏附覆盖在溃疡面上形成一层保护膜，从而阻止胃酸和胃蛋白酶侵袭溃疡面。此外，还可促进内源性前列腺素合成和刺激表皮生长因子分泌，使上皮重建和增加黏液/碳酸氢盐分泌。硫糖铝常用剂量是 1.0g，一日 3 次；枸橼酸铋钾（CBS）480mg/d，疗程为 4 周。前列腺素类药物如米索前列醇亦具有增加胃黏膜防御能力的作用。

4. 外科手术治疗　对于大量出血经内科紧急处理无效，急性穿孔，瘢痕性幽门梗阻，内科治疗无效的顽固性溃疡以及胃溃疡疑有癌变者可行手术治疗。

【护理诊断】

1. 疼痛：腹痛　与胃酸刺激溃疡面，引起化学性炎症反应有关。

2. 营养失调：低于机体需要量　与疼痛致摄入量减少及消化吸收障碍有关。

3. 潜在并发症：穿孔、幽门梗阻、癌变、上消化道出血。

4. 焦虑　与疾病反复发作，病程迁延有关。

5. 知识缺乏　缺乏有关消化性溃疡病因及预防知识。

【护理措施】

1. 腹痛

（1）帮助病人认识和去除病因：向病人解释疼痛的原因，指导和帮助病人减少或去除加重和诱发疼痛的因素：①对服用非甾体类抗炎药者，应停药。②避免暴饮暴食和食用刺激性饮食，以免加重对胃肠黏膜的损伤。③对嗜烟酒者，劝其戒除。但应注意突然戒断烟酒可引起焦虑，烦躁，也会刺激胃酸分泌，故应与病人共同制定切实可行的戒烟酒计划，并督促其执行。

（2）疼痛护理：注意观察及详细了解病人疼痛的规律和特点，并按其特点指导缓解疼痛的方法。如 DU 表现为空腹痛或夜间痛，病人可准备制酸性食物（苏打饼干等）在疼痛前进食，或服用制酸剂以防疼痛。也可采用局部热敷或针灸止痛等。在症状较重时，嘱病人卧床休息，可使疼痛等症状缓解。病情许可的病人则可鼓励适当活动，以分散注意力。

2. 饮食调理指导　病人建立合理的饮食习惯和结构。可有效避免疼痛的发作。

（1）进餐方式：病人应定时进食，以维持正常消化活动的节律。在溃疡活动期，宜少食多餐，避免餐间零食和睡前进食，使胃酸分泌有规律。饮食不宜过饱，以免胃窦部过度扩张而增加促胃液素的分泌。一旦症状得到控制，应尽快恢复正常的饮食规律。进餐时注意细嚼慢咽，咀嚼可增加唾液分泌，后者具有稀释和中和胃酸的作用。

(2) 食物选择：食物选择营养丰富，易于消化的食物。症状较重的病人可以面食为主，因面食较柔软，易消化，且含碱，能有效中和胃酸，不习惯于面食则以软米饭或米粥代替。由于蛋白质类食物具有中和胃酸作用，可摄取适量脱脂牛奶，宜安排在两餐间饮用，但牛奶中的钙质反过来刺激胃酸分泌，故不宜多饮。脂肪到达十二指肠时虽能刺激小肠黏膜分泌抑胃液素，抑制胃酸分泌，但同时又可引起胃排空减慢，胃窦扩张，致胃酸分泌增多，故脂肪摄取也应适量。避免食用机械性刺激强的食物（指生、冷、硬、粗纤维多的蔬菜、水果，如葱头、韭菜、芹菜等）和化学性刺激强的食物（如浓肉汤，咖啡，浓茶和辣椒，酸醋等调味品）。

3. 用药护理　遵医嘱给病人进行药物治疗，并注意观察药效及不良反应。

(1) 抗酸药：如氢氧化铝凝胶，应在饭后 1 小时和睡前服用。服用片剂时应嚼服，乳剂给药前应充分摇匀。抗酸药应避免与奶制品同时服用，因两者相互作用可形成络合物。酸性食物及饮料不宜与抗酸药同服。氢氧化铝凝胶能阻碍磷的吸收，引起磷缺乏症，表现为食欲不振，软弱无力等症状，甚至可导致骨质疏松，长期大量服用还可引起严重便秘，代谢性碱中毒与钠潴留，甚至造成肾损害。服用镁制剂则易引起腹泻。

(2) H_2受体拮抗剂：这类药物应在餐中或餐后立刻服用，也可把一日剂量在睡前服用。如需同时服用抗酸药，则两药应间隔 1 小时以上。如静脉给药时应注意控制速度，速度过快可引起低血压和心律失常。西咪替丁对雄激素受体有亲和力，可产生男性乳腺发育，阳痿以及性功能紊乱，肾脏是其主要排泄器官，应用期间应注意病人肾功能。此外，少数病人还可出现一过性肝功能损害和粒细胞缺乏，可出现头痛、头晕、疲倦、腹泻及皮疹等反应，如出现上述反应应及时协助医生进行处理。药物可从母乳排除，哺乳期应停止用药。

(3) 其他药物：奥美拉唑可引起头晕，应嘱病人用药期间避免开车或做其他必须高度集中注意力的工作。硫糖铝片宜在进餐前 1 小时服用，可有便秘、口干、皮疹、眩晕、嗜睡等不良反应。因其含糖量较高，糖尿病病人应慎用。不能与多酶片同服，以免降低两者的效价。枸橼酸铋钾和某些抗菌药物的用药护理参见项目三任务二"胃炎病人的护理"。

4. 上消化道大量出血护理　见项目三任务十一"上消化道大出血病人的护理"。

【健康教育】

1. 向病人及家属讲解引起和加重溃疡病的相关因素。

2. 指导病人保持乐观情绪，规律的生活，避免过度紧张与劳累。

3. 指导病人建立合理的饮食习惯和结构，戒除烟酒，避免摄入刺激性食物。

4. 嘱病人慎用或勿用致溃疡药物，如阿司匹林、咖啡因、泼尼松等。

5. 指导病人按医嘱正确服药，学会观察药效及不良反应，不随便停药，以减少复发。

6. 嘱病人定期复诊，若上腹疼痛节律发生变化并加剧，或者出现呕血，黑便时，应立即就医。

任务三　消化性溃疡病人的护理

达标检测及答案

任务四　胃癌病人的护理

⟩ 学习目标

1. 解释胃癌的概念。
2. 复述胃癌的病因、健康教育。
3. 归纳胃癌的临床表现、治疗要点、护理措施。

思维导图3-4

案例导入

病人，男，49岁。上腹饱胀，餐后加重3年，继之有隐痛不适，近1月疼痛逐渐加重且不能缓解，并且食欲不振，体重减轻。检查生命体征无异常。胃镜检查见菜花状肿块突入胃腔，表面呈结节，有浅表糜烂、充血、溃疡。有黑便。初步诊断为：胃癌。

结合上述病例请思考该病人：

1. 该病人的护理评估？
2. 如何配合治疗？
3. 如何对该病人进行护理？

胃癌（gastric cancer）是起源于胃上皮的恶性肿瘤，是我国最常见的恶性肿瘤之一，居消化道肿瘤死亡原因的首位，在癌症病死率中居第二位。其发病率在不同年龄间，各国家地区和种族间有较大差异。一般而言，有色人种比白种人易患本病。日本、智利、俄罗斯和冰岛为高发区，而北美、西欧、澳大利亚和新西兰发病率较低。我国的发病率亦较高，尤以西北地区发病率最高，中南和西南地区则较低。高发年龄为55～70岁。

【病因】

胃癌的病因迄今尚未完全阐明，一般认为其产生与以下因素有关。

1. **饮食与环境因素**　不同国家和地区发病率的明显差异，说明本病与环境因素有关。流行病学研究结果表明，长期食用霉变粮食、霉制食品、咸菜、烟熏和腌制鱼肉以及高盐食品，可增加胃癌发生的危险性。烟熏和腌制食品中含高浓度的硝酸盐，后者可在胃内受细菌硝酸盐还原酶的作用形成亚硝酸盐，再与胺结合形成致癌的亚硝胺。高盐饮食致胃癌危险性增加的机制尚不清楚，可能与高浓度盐造成胃黏膜损伤使黏膜易感性增加而协同致癌作用有关。

2.幽门螺杆菌感染　大量流行病学资料提示 Hp 是胃癌发病的危险因素，已在实验室中成功地用 Hp 直接诱发蒙古沙鼠发生胃癌。其主要原因是 Hp 分泌的毒素使胃黏膜病变，自活动性浅表性炎症发展为萎缩，肠化与不典型增生，在此基础上易发生癌变。此外，Hp 还是一种硝酸盐还原剂，具有催化亚硝化作用而起致癌作用。

3.遗传因素　从胃癌发病具有家族聚集倾向和可发生于同卵同胞的现象，认为其发生与遗传密切相关。许多学者认为遗传素质使致癌物质对易感者更易致癌。

4.癌前病变　易恶变的全身性或局部疾病或状态称为癌前病变。胃癌的癌前病变有：①慢性萎缩性胃炎。②腺瘤型胃息肉，息肉＞2cm 者。③残胃炎，特别是行 Billroth Ⅱ式胃切除术后者。④恶性贫血胃体黏膜有显著萎缩者。⑤少数胃溃疡病人。

【临床表现】

1.症状

（1）早期胃癌：早期多无症状，部分病人可出现非特异性消化不良症状。

（2）进展期胃癌：上腹痛为最早出现的症状，可急可缓，开始仅有上腹饱胀不适，餐后加重。继之有隐痛不适，偶呈节律性溃疡样疼痛，最后逐渐加重不能缓解。病人同时有胃纳差，体重进行性下降。胃壁受累时可有易饱感；贲门癌累及食管下端时可出现吞咽困难；胃窦癌引起幽门梗阻时出现严重恶心，呕吐；黑便或呕血常见于溃疡型胃癌。转移至身体其他脏器可出现相应的症状，如转移至骨骼时，可有全身骨骼剧痛；胰腺转移则会出现持续性上腹痛并放射至背部等。

2.体征　早期胃癌多无明显体征。进展期胃癌主要体征为腹部肿块，多位于上腹部偏右，呈坚实可移动结节状，有压痛。肝脏转移可出现肝大，并扣及坚硬结节，常伴黄疸。腹膜转移时可发生腹水，出现移动性浊音。远处淋巴结转移时可在左锁骨上内侧触到质硬而固定的淋巴结，称为 Virchow 淋巴结。直肠指诊时在直肠膀胱间凹陷可触及一架板样肿块。此外，某些胃癌病人可出现伴癌综合征，包括反复发作性血栓性静脉炎，黑棘皮病（皮肤皱褶处有色素沉着，尤其在两腋）和皮肌炎等，可有相应的体征，有时可在胃癌被察觉前出现。

3.并发症　可并发胃出血、贲门或幽门梗阻、穿孔等。

【辅助检查】

1.血常规检查　多数病人有缺铁性贫血。

2.大便隐血实验　呈持续阳性，是胃癌普查时的筛选实验。

3.胃镜检查　内镜直视下可观察病变部位，性质，并取黏膜做活组织检查，是目前最可靠的诊断手段。

4. X线钡餐检查　主要表现为充盈缺损、边缘欠规则或腔内龛影、胃壁僵直失去蠕动。

【诊断要点】

确诊主要依赖 X 线钡餐检查及胃镜和活组织检查。早期确诊是根治胃癌的重要条件，有下列现象者应及早或定期进行胃镜检查：①40 岁以上病人，尤其是男性，近期出现消化不良，或突然出现呕血或黑粪者。②拟诊为良性溃疡，但五肽促胃液素刺激实验仍缺乏胃酸者。③慢性萎缩性胃炎伴肠化及不典型增生者。④胃溃疡经内科治疗 2 个月，X 线检查显示溃疡反而增大者。⑤X 线检查胃息肉＞2cm 者。⑥胃切除术后 10 年以上者。

【治疗要点】

1. 手术治疗　是目前唯一有可能根治胃癌的方法。治疗效果取决于胃癌的病期、癌肿侵袭深度和扩散范围。对早期胃癌，一般首选胃部分切除术，如已有局部淋巴结转移，则应同时予以清扫。对进展期病人，如无远处转移，应尽可能手术切除。

2. 化学治疗　应用抗肿瘤药物辅助手术治疗，在术前、术中及术后使用，以抑制癌细胞的扩散和杀伤残存的癌细胞，从而提高手术效果。联合化疗亦可用于晚期胃癌不能施行手术者。常用药物有氟尿嘧啶（5-FU）、丝裂霉素（MMC）、替加氟（FT-207）、阿霉素（ADM）等。

3. 内镜下治疗　对早期胃癌可在电镜下用电灼、激光或微波作局部灼除，中、晚期胃癌不能手术者，亦可在内镜下局部注射抗肿瘤药、无水乙醇或免疫增强剂等治疗。

【护理诊断】

1. 疼痛　与癌细胞浸润有关。

2. 营养失调：低于机体需要量　与胃癌造成吞咽困难，消化吸收障碍等有关；与使用化疗药物有关。

3. 有感染的危险　与化疗致白细胞减少，免疫功能降低有关。

4. 预感性悲哀　与病人预感疾病的预后有关。

5. 活动无耐力　与疼痛及病人机体消耗有关。

6. 自我形象紊乱　与化疗致脱发有关。

7. 有液体不足的危险　与幽门梗阻致严重恶心，呕吐有关。

8. 知识缺乏　缺乏有关胃癌的防治知识。

【护理措施】

1. 观察疼痛特点　注意评估疼痛的性质，部位，是否伴有严重的恶心和呕吐，吞咽困难，呕血及黑粪等症状。如出现剧烈腹痛和腹膜刺激征，应考虑发生穿孔的可能性，及时协助医师进行有关检查或手术治疗。

2.疼痛的护理

（1）药物止痛：遵医嘱给予相应的止痛药，目前治疗癌性疼痛的主要药物：①非麻醉性镇痛药（阿司匹林、吲哚美辛、对乙酰氨基酚等）。②弱麻醉性镇痛药（可待因、布桂嗪等）。③强麻醉性镇痛药（吗啡、哌替啶等）。④辅助性镇痛药（地西泮、异丙嗪、氯丙嗪等）。给药时应遵循 WHO 推荐的三阶梯疗法，即选用镇痛药必须从弱到强，先以非麻醉药为主，当不能控制疼痛时依次添加弱麻醉性和强麻醉性镇痛药，并配以辅助性镇痛药。

（2）病人自控镇痛（PCA）：该方法是用计算机化的注射泵，经由静脉，皮下或椎管内注射药物，以输注止痛药，病人可自行间歇性给药。

3.饮食护理　让病人了解充足的营养支持对机体恢复有重要作用，对能进食者鼓励其尽可能进食易消化，营养丰富的流质或半流质饮食。提供清洁的进食环境，并注意变换食物的色、香、味，增进病人的食欲。

4.静脉营养支持　对贲门癌有吞咽困难者和中、晚期病人应按医嘱静脉输注高营养物质，以维持机体代谢需要。幽门梗阻时，可行胃肠减压，同时遵医嘱静脉补充液体。

5.营养监测　定期测量体重，监测血清清蛋白和血红蛋白等营养指标。

6.使用化疗药的护理　遵医嘱进行化学治疗，以抑制和杀伤癌细胞。并向病人说明毒副作用，使其有一定的思想准备。严密观察血象变化。保护静脉减少局部刺激。

7.给予心理支持，消除悲观情绪。

【健康教育】

1.开展卫生宣教，提倡多食富含维生素 C 的新鲜水果、蔬菜、多食肉类、鱼类、豆制品和乳制品。避免高盐饮食，少进咸菜、烟熏和腌制食品。粮食储存要科学，不食霉变食物。

2.有癌前病变者，应定期检查，以便早期诊断及治疗。

3.指导病人保持乐观态度，情绪稳定，以积极的心态面对疾病，运用适当的心理防卫机制。

4.坚持体育锻炼，增强机体抵抗力。注意个人卫生，特别是体质衰弱者，应做好口腔、皮肤黏膜的护理，防止继发性感染。

5.定期复诊，以监测病情变化和及时调整治疗方案。

任务四　胃癌病人的护理

达标检测及答案

任务五　肝硬化病人的护理

学习目标

1. 解释肝硬化的概念。

2. 熟记肝硬化的临床表现、护理诊断、护理措施。

3. 复述肝硬化的病因、治疗要点、健康教育。

思维导图3-5

案例导入

病人，女，47岁。有慢性乙型肝炎病史20年，肝功能检查：反复有异常。乏力、纳差2个月，腹胀、少尿半月。体检：生命体征无异常。消瘦，神志清楚，肝病面容，巩膜轻度黄染，肝掌（＋），左侧面部和颈部可见蜘蛛痣，腹部明显膨隆，未见腹壁静脉曲张，移动性浊音（＋），双下肢轻度水肿。初步诊断为：肝硬化（肝功能失代偿期）

结合上述病例请思考该病人：

1. 为什么诊断该病人是肝硬化？

2. 常见并发症有哪些？

3. 如何护理？

肝硬化（hepatic cirrhosis）是一种由多种病因引起的慢性进行性弥漫性肝病，病理特点为肝脏慢性炎症、弥漫性纤维化、假小叶、再生结节。早期症状不明显，后期主要表现为肝功能损害和门静脉高压，晚期可出现上消化道出血、肝性脑病、继发感染等严重并发症。

在我国，肝硬化是常见疾病和主要死因之一。病人以青壮年男性多见，35～50岁为发病高峰年龄。

【病因】

引起肝硬化的病因很多，我国最为常见的是病毒性肝炎，国外则以酒精中毒居多。

1. 病毒性肝炎　主要为乙型病毒性肝炎，其次为丙型肝炎，或乙型加丁型重叠感染，甲型和戊型一般不发展为肝硬化。

2. 血吸虫病　我国长江流域血吸虫病流行区多见。

3. 酒精中毒　长期大量饮酒者，乙醇及其中间代谢产物（乙醛）直接引起酒精性肝炎，并发展为肝硬化，酗酒所致的长期营养失调也对肝脏起一定损害作用。

4. 药物或化学毒物　长期服用双醋酚丁、甲基多巴等药物、或长期反复接触磷、砷、四氯化碳等化学毒物，可引起中毒性肝炎，最终演变为肝硬化。

5. 胆汁淤积　持续存在肝外胆管阻塞或肝内胆汁淤积时，高浓度的胆汁酸和胆红素损害肝细胞，导致肝硬化。

6. 循环障碍　慢性充血性心力衰竭、缩窄性心包炎、肝静脉或下腔静脉阻塞等使肝脏长期淤血，肝细胞缺氧，坏死和结缔组织增生，最后发展为肝硬化。

7. 遗传和代谢疾病　如肝豆状核变性，血色病，半乳糖血症和 α_1-抗胰蛋白酶缺乏症。

8. 营养失调　食物中长期缺乏蛋白质、维生素、胆碱等，以及慢性炎症性肠病，可成为肝硬化的直接或间接病因。

9. 其他　部分病例发病原因难以确定，称为隐源性肝硬化；部分病例与无黄疸型病毒性肝炎，尤其是丙型肝炎有关；自生免疫性肝炎可发展为肝硬化。

【病理】

各种病因引起的肝硬化，其病理变化和发展演变过程是基本一致的。特征为广泛肝细胞变性坏死，残存肝细胞形成再生结节，弥漫性纤维组织增生，假小叶形成。上述病理变化造成肝内血管扭曲，受压，闭塞而致血管床缩小，肝内门静脉、肝静脉和肝动脉小分支之间发生异常吻合而形成短路，导致肝血循环紊乱。这些严重的肝内血循环障碍，是形成门静脉高压的病理基础，且使肝细胞营养障碍加重，促使肝硬化病变进一步发展。

【临床表现】

肝硬化的临床表现多样，起病常隐匿，病情进展缓慢，可潜伏 3～5 年或更长时间。临床上根据是否出现腹水（ascites）、上消化道出血或肝性脑病等并发症，分为肝功能代偿期和失代偿期，现分述如下。

1. 代偿期　早期症状轻，以乏力、食欲不振为主要表现，可伴有恶心、厌油腻、腹胀、上腹隐痛及腹泻等。症状常因劳累或伴发病而出现，经休息或治疗可缓解。病人营养状况一般或消瘦，肝轻度大，质地偏硬，可有轻度压痛，脾轻至中度大。肝功能多在正常范围内或轻度异常。

2. 失代偿期　主要为肝功能减退和门静脉高压所致的全身多系统症状和体征。

（1）肝功能减退的临床表现

1）全身症状和体征：一般状况与营养状况均较差，乏力，消

微视频3-5-1

肝硬化病人身体评估

285

瘦，不规则低热，面色灰暗黝黑（肝病面容），皮肤干枯粗糙，浮肿，舌炎，口角炎等。

2）消化道症状：食欲减退甚至畏食，进食后上腹饱胀不适，恶心，呕吐，稍进油腻肉食易引起腹泻，因腹水和胃肠积气而腹胀不适。肝细胞有进行性或广泛性坏死时可出现黄疸。

3）出血倾向和贫血：常有鼻出血，牙龈出血，皮肤紫癜和胃肠出血等倾向。出血原因系肝合成凝血因子减少，脾功能亢进和毛细血管脆性增加所致。贫血可因缺铁，缺乏叶酸和维生素 B_{12}，脾功能亢进等因素引起。

4）内分泌失调：①雌激素增多、雄激素和糖皮质激素减少：肝对雌激素的灭活功能减退，故体内雌激素增多。雌激素增多时，通过负反馈抑制腺垂体分泌促性腺激素及促肾上腺皮质激素的功能，致雄激素和肾上腺皮质激素减少。雌激素与雄激素比例失调，男性病人常有性欲减退、睾丸萎缩、毛发脱落及乳房发育；女性病人可有月经失调、闭经、不孕等。部分病人出现蜘蛛痣，主要分布在面颈部、上胸、肩背和上肢等上腔静脉引流区域；手掌大小鱼际和指端腹侧部位皮肤发红称为肝掌。肾上腺皮质功能减退，表现为面部和其他暴露部位皮肤色素沉着。②醛固酮和抗利尿剂素增多：肝功能减退时对醛固酮和抗利尿激素的灭活作用减弱，致体内醛固酮及抗利尿激素增多，水钠潴留导致尿少，浮肿，并促进腹水形成。

（2）门静脉高压的临床表现：门静脉高压症的三大临床表现是脾大、侧支循环的建立和开放、腹水。

1）脾大：门静脉高压致脾静脉压力增高，脾淤血而肿大，一般为轻，中度大，有时可为巨脾。上消化道大量出血时，脾脏可暂时缩小，待出血停止并补足血容量后，脾脏再度增大。晚期脾大常伴有对血细胞破坏增加，使周围血中白细胞，红细胞和血小板减少，称为脾功能亢进。

2）门-腔侧支循环开放：正常情况下，门静脉系与腔静脉系之间的交通支很细小，血流量很少。门静脉高压形成后，来自消化器官和脾脏的回心血液流经肝脏受阻，使门静脉交通支充盈扩张，血流量增加，建立起侧支循环（图 3-3）。临床上重要的侧支循环有：①食管下段和胃底静脉曲张：主要是门静脉系的胃冠状静脉和腔静脉系的食管静脉，奇静脉等沟通开放，常在恶心，呕吐，咳嗽，负重等使腹内压突然升高，或因粗糙食物机械损伤，胃酸反流腐蚀损伤时，导致曲张静脉破裂出血，出现呕血，黑便及休克等表现。②腹壁静脉曲张：由于脐静脉重新开放，与附脐静脉，腹壁静脉等连接，在脐周和腹壁可见迂曲静脉以脐为中心向上及下腹壁延伸。③痔静脉曲张：为门静脉系的直肠上静脉与下腔静脉系的直肠中，下静脉吻合扩张形成，破裂时引起便血。

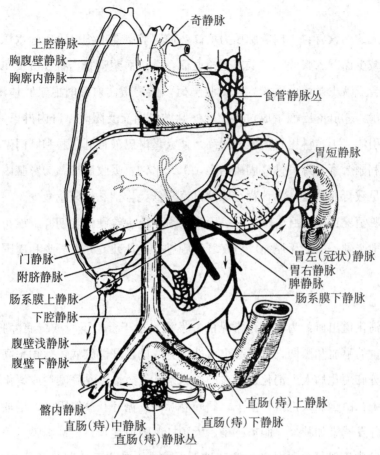

图 3-3　门静脉回流受阻时，侧支循环血流方向示意图

知识链接

肝脏血液循环

　　肝脏血液供应非常丰富，肝脏的血容量相当于人体总量的 14％。成人肝每分钟血流量有 1500～2000ml。肝的血管分入肝血管和出肝血管两组。入肝血管包括肝固有动脉和门静脉。属双重血管供应，出肝血管是肝静脉系。肝动脉是肝的营养血管，肝血供的 1/4 来自肝动脉进入肝脏后分为各级分支到小叶间动脉，将直接来自心脏的动脉血输入肝脏，主要供给氧气。门静脉是肝的功能血管肝血供的 3/4 来自门静脉，门静脉进入肝脏后分为各级分支到小叶间静脉，把来自消化道含有营养的血液送至肝脏"加工"，然后汇入中央静脉，再注入小叶下静脉，最后汇合成肝静脉出肝，输入下腔静脉。

　　3）腹水：是肝硬化肝功能失代偿期最为显著的临床表现。是肝功能减退和门静脉高压共同结果。腹水出现前，常有腹胀，以饭后明显。大量腹水时腹部隆起，腹壁绷紧发亮，病人行动困难，可发生脐疝，膈抬高，出现呼吸困难，心悸。部分病人伴有胸腔积液。

腹水形成的因素有：①门静脉压力增高：使腹腔脏器毛细血管床静水压增高，组织间液回吸收减少而漏入腹腔。②低清蛋白血症：系指血浆清蛋白低于 30g/L，肝功能减退使清蛋白合成减少及蛋白质摄入和吸收障碍，低清蛋白血症时血浆胶体渗透压降低，血管内液外渗。③肝淋巴液生成过多：肝静脉淋巴回流受阻时，肝内淋巴液生成增多，超过胸导管引流能力，淋巴管内压力增高，使大量淋巴液自肝包膜和肝门淋巴管渗出至腹腔。④抗利尿激素及继发性醛固酮增多，引起水钠重吸收增加。⑤肾脏因素：有效循环血容量不足致肾血流量减少，肾小球滤过率降低，排钠和排尿量减少。

（3）肝脏情况：早期肝脏增大，表面尚平滑，质中等硬；晚期肝脏缩小，表面可呈结节状，质地坚硬；一般无压痛，但在肝细胞进行性坏死或并发肝炎和周围炎时可有压痛与叩击痛。

3. 并发症

（1）上消化道出血：为本病最常见的并发症。由于食管下段或胃底静脉曲张破裂，引起突然大量的呕血和黑便，常引起出血性休克或诱发肝性脑病，死亡率高。应注意鉴别的是，部分肝硬化病人上消化道出血的原因系并发急性胃黏膜糜烂或消化性溃疡。

（2）感染：由于病人抵抗力低下，门腔静脉侧支循环开放等因素，增加细菌入侵繁殖机会，易并发感染如肺炎、胆道感染、大肠杆菌败血症、自发性腹膜炎等。自发性腹膜炎系指腹腔内无脏器穿孔的急性腹膜细菌性感染。其主要原因是肝硬化时单核-吞噬细胞的噬菌作用减弱，肠道内细菌异常繁殖并经由肠壁进入腹膜腔，以及带菌的淋巴液漏入腹腔引起感染；致病菌多为革兰阴性杆菌。病人可出现发热、腹痛、腹胀、腹膜刺激征、腹水迅速增长或持续不减，少数病例发生中毒性休克。

（3）肝性脑病：是晚期肝硬化的最严重并发症。详见项目三任务七"肝性脑病病人的护理"。

（4）原发性肝癌：肝硬化病人短期内出现肝脏迅速增大、持续性肝区疼痛、腹水增多且为血性、不明原因的发热等，应考虑并发原发性肝癌，需作进一步检查。

（5）功能性肾衰竭：又称肝肾综合征。表现为少尿或无尿、氮质血症、稀释性低钠血症和低尿钠，但肾无明显器质性损害。主要由于肾血管收缩和肾内血液重新分布，导致肾皮质血流量和肾小球滤过率下降等因素引起。

（6）电解质和酸碱平衡紊乱：出现腹水和其他并发症后病人电解质紊乱趋于明显，常见的如下：①低钠血症：长期低钠饮食致原发性低钠，长期利尿和大量放腹水等致钠丢失，抗利尿激素增多使水潴留超过钠潴留而致稀释性低钠。②低钾低氯血症与代谢性碱中毒：进食少、呕吐、腹泻、长期应用利尿剂及高渗葡萄糖液、继发性醛固酮增多等可引起低钾低氯，而低钾低氯血症可致代谢性碱中毒，诱发肝性脑病。

（7）肝肺综合征：指严重肝病、肺血管扩张和低氧血症组成的三联征。由于肝硬化时血管活性物质增加，肺内毛细血管扩张，肺动静脉分流，致通气/血流比例失调所致。临床表现为呼吸困难和低氧血症，内科治疗多无效。

【辅助检查】

1. 实验室检查　红细胞或全血细胞减少，清/球蛋白比例降低或倒置，丙氨酸氨基转移酶（ALT）、门冬氨酸氨基转移酶（AST）异常，水、电解质、酸碱平衡紊乱，血氨升高等，腹水检查为漏出液。

2. 肝活组织检查　B超引导下行活检，若有假小叶形成者即可确诊为肝硬化，是代偿期肝硬化诊断的金标准。

3. 影像学检查　X线食管钡餐检查有食管胃底静脉曲张现象，食管静脉曲张显示虫蚀样或蚯蚓状充盈缺损，胃底静脉曲张显示菊花杨充盈缺损；B超检查显示肝脾大、门静脉高压、腹水等；CT、MRI检查显示肝、脾、肝内门静脉、肝静脉、腹水等。

4. 内镜检查　上消化道内镜检查可直视食管和胃底静脉曲张的程度和范围，上消化道出血时，可判断出血部位和原因，并可通过内镜进行止血治疗；腹腔镜检查可直接显示肝脾情况。

【诊断要点】

肝硬化失代偿期的诊断主要依据有病毒性肝炎、血吸虫病、长期酗酒或营养失调等病史，肝功能减退与门静脉高压症的临床表现，肝质地坚硬，以及肝功能试验异常等。代偿期的诊断常不容易，故对原因不明的肝脾大、迁延不愈的肝炎病人应定期复查，以利早期诊断。

【治疗要点】

目前尚无特效治疗，应重视早期诊断，加强病因治疗，对于HBV肝硬化失代偿期，无论ALT如何，只要HBVDNA阳性，均应抗病毒治疗。积极进行一般治疗，以缓解病情，延长代偿期和保持劳动力。肝硬化代偿期病人可服用抗纤维化的药物（如秋水仙碱）及中药，不宜滥用护肝药物，避免应用对肝有损害的药物。

失代偿期主要是对症治疗、改善肝功能和处理并发症，有手术适应证者慎重选择时机进行手术治疗。

1. 腹水治疗

（1）限制水、钠的摄入：部分病人通过限制水、钠的摄入，可产生自发性利尿。

（2）利尿剂：常用潴钾利尿剂，螺内酯和氨苯蝶啶，排钾利尿剂有呋塞米和氢氯噻嗪。单独应用排钾利尿剂需注意补钾。螺内酯和呋塞米联合应用有协同作用，并可减少电解质紊乱。常用螺内酯（100mg/d），数日后加用呋塞米（40mg/d），效果不明显时可按比例逐渐加大药量，但螺内酯不能超过400mg/d和呋塞米160mg/d，腹水消退时逐渐减量。

（3）腹腔穿刺放液：当大量腹水引起高度腹胀、影响心肺功能时，可穿刺放腹水以减轻症状。同时静脉输注清蛋白可达到较好效果。

（4）提高血浆胶体渗透压：定期输注血浆、新鲜血或清蛋白，不仅有助于促进腹水消退，也利于改善机体一般状况和肝功能。

（5）腹水浓缩回输：是难治性腹水的有效治疗方法。放出腹水5000ml，经超滤或透析浓缩成500ml后，回输至病人静脉内，从而减轻水、钠潴留，并可提高血浆清蛋白浓度，增加有效血容量，改善肾血液循环，以减轻腹水。有感染的腹水不可回输。

（6）减少腹水生成和增加其去路：例如腹腔-颈静脉引流是通过装有单向阀门的硅管，利用腹-胸腔压力差，将腹水引入上腔静脉；胸导管-颈内静脉吻合术可使肝淋巴液顺利进入颈内静脉，减少肝淋巴液漏入腹腔，从而减少腹水来源。

2.**手术治疗**　各种分流、断流术和脾切除术等，包括近年来开展的以介入放射学方法进行的颈静脉肝内门体分流术，目的是降低门脉系统压力和消除脾功能亢进。肝移植手术是治疗晚期肝硬化的新方法。

【护理诊断】

1.营养失调：低于机体需要量　与肝功能减退、门静脉高压引起食欲减退、消化和吸收障碍有关。

2.体液过多　与肝功能减退、门静脉高压引起水钠潴留有关。

3.活动无耐力　与肝功能减退、大量腹水有关。

4.有皮肤完整性受损的危险　与营养不良、水肿、皮肤干燥、瘙痒、长期卧床有关。

5.有感染的危险　与机体抵抗力低下有关。

6.潜在并发症：上消化道出血、肝性脑病、肝肾综合征、继发感染等。

7.焦虑　与担心疾病预后、经济负担等有关。

【护理措施】

1.一般护理

（1）休息：肝硬化病人的精神、体力状况随病情进展而减退，疲倦乏力、精神不振逐渐加重。应根据病情适当安排休息和活动。合并腹水时多卧床休息，尽量取平卧位，以增加肝、肾血流量，改善肝细胞的营养，提高肾小球滤过率。并抬高下肢，以减轻水肿。阴囊水肿者可用托带托起阴囊，以利水肿消退。大量腹水者卧床时可取半卧位，使膈下降，减轻呼吸困难和心悸。

（2）避免腹内压骤增：大量腹水时，应避免剧烈咳嗽、打喷嚏、用力排便等。

（3）肝硬化病人因常有皮肤干燥、浮肿、瘙痒、长期卧床等因素，易发生皮肤破损和继发感染。除常规的皮肤护理，预防压疮外，应注意沐浴时避免水温过高和使用有刺激性的皂类、沐浴液，沐浴后使用性质柔和的润肤品，以减轻皮肤干燥和瘙痒；皮肤瘙痒者给予止痒处理，嘱病人勿用手抓搔，以免皮肤破损。

2. 饮食护理　既保证饮食营养又遵守必要的饮食限制是改善肝功能、延缓病情进展的基本措施。应向病人及家属说明导致营养状况下降的有关因素、饮食治疗的意义及原则，与病人共同制定符合治疗需要而又为其接受的饮食计划。饮食治疗原则：高热量、高蛋白、高维生素、易消化饮食，戒酒，适量脂肪。

（1）蛋白质：是肝细胞修复和维持血浆清蛋白正常水平的重要物质基础，应保证其摄入量。蛋白质来源以鸡蛋、牛奶、鱼、鸡肉、瘦猪肉、豆制品为主。血氨升高时应限制或禁食蛋白质，待病情好转后再逐渐增加摄入量，并应选择植物蛋白，例如豆制品，因其含蛋氨酸、芳香氨基酸和产氨氨基酸较少。

（2）维生素：新鲜蔬菜和水果含有丰富的维生素，例如西红柿、柑橘等富含维生素C，日常食用可保证维生素的摄取。

（3）限制水钠：有腹水者应低盐或无盐饮食，氯化钠限制在每日 $1.2\sim2.0g$，进水量限制在每日 1000ml 左右，也可用前一日尿量加 500ml 估计。若有低钠血症应限制在 500ml 以内。应向病人介绍高钠食物有咸肉、酱菜、酱油、罐头食品、含钠味精等，应尽量少食用；含钠较少的食物有粮谷类、瓜茄类、水果等；限钠饮食常使病人感到食物淡而无味，可适量添加柠檬汁、食醋等，改善食品的调味，以增进食欲。

（4）避免损伤曲张静脉：食管胃底静脉曲张者应食菜泥、肉末、软食，进食时细嚼慢咽，咽下的食团宜小且外表光滑，切勿混入糠皮、硬屑、鱼刺、甲壳等，药物应磨成粉末，以防损伤曲张的静脉导致出血。

3. 营养支持　必要时遵医嘱给予静脉补充足够的营养，如高渗葡萄糖液、复方氨基酸、清蛋白或新鲜血。进行营养状况监测，经常评估病人的饮食和营养状况，包括每日的食品和进食量，体重和实验室检查有关指标的变化。

4. 用药护理　使用利尿剂时应特别注意维持水电解质和酸碱平衡。利尿速度不宜过快，以每日体重减轻不超过 0.5kg 为宜。

5. 病情监测　观察腹水和下肢水肿的消长，准确记录出入量，测量腹围、体重，并教会病人正确的测量和记录方法。进食量不足、呕吐、腹泻者，或遵医嘱应用利尿剂、放腹水后更应密切观察。监测血清电解质和酸碱度的变化，以及时发现并纠正水电解质、酸碱平衡紊乱，防止肝性脑病、功能性肾衰竭的发生。

6. 腹腔穿刺放腹水的处理　术前说明注意事项，测量体重、腹围、生命体征、排空膀胱以免误伤；术中及术后监测生命体征，观察有无不适反应；术毕用无菌敷料覆盖穿刺部位，如有溢液可用明胶海绵处置；术毕缚紧腹带，以免腹内压骤然下降；记录抽出腹水的量、性质和颜色，标本及时送检。

【健康教育】

1. 护士应帮助病人和家属掌握本病的有关知识和自我护理方法，分析和消除不利于个人和家庭应对的各种因素，树立治病信心，保持愉快心情，把治疗计划落实到日常生活中。

2. 休息与活动指导　保证身心两方面的休息，应有足够的休息和睡眠，生活起居有规律。活动量以不加重疲劳感和其他症状为度。应十分注意情绪的调节和稳定。在安排好治疗、身体调理的同时，勿过多考虑病情，遇事豁达开朗。

3. 注意保暖和个人卫生，预防感染。

4. 切实遵循饮食治疗原则和计划，安排好营养食谱。

5. 用药指导　按医师处方用药，加用药物需征得医师同意，以免服药不当而加重肝脏负担和肝功能损害。应向病人详细介绍所用药物的名称、剂量、给药时间和方法，教会其观察药物疗效和不良反应。例如服用利尿剂者，如出现软弱无力、心悸等症状时，提示低钠、低钾血症，应及时就医。

6. 病情自我监测　家属应理解和关心病人，给予精神支持和生活照顾。细心观察、及早识别病情变化，例如当病人出现性格、行为改变等可能为肝性脑病的前驱症状时，或消化道出血等其他并发症时，应及时就诊。定期门诊随访。

（朱琳）

任务五　肝硬化病人的护理

达标检测及答案

任务六　原发性肝癌病人的护理

▶ 学习目标

1. 解释原发性肝癌的概念。

2. 复述原发性肝癌的病因、分型、健康教育。

3. 归纳原发性肝癌的临床表现、治疗要点、护理措施。

思维导图3-6

案例导入

病人，男，47岁，发现 HB_sAg 阳性5年，无特殊表现，未治疗。近一周肝区疼痛难忍就诊，检查肝肿大右肋下4cm，表面有结节，疑为肝癌。

结合上述病例请思考该病人：

1. 如何早期发现原发性肝癌？

2. 特色护理是什么？

原发性肝癌（primary carcinoma of the liver）指原发于肝细胞或肝内胆管细胞的癌肿，为我国常见恶性肿瘤之一，其死亡率在消化系统恶性肿瘤中列第三位，仅次于胃癌和食管癌。肝癌在世界各地的发病率不同，亚洲及非洲撒哈拉以南发病率最高，美国及西欧发病率最低，但均有上升趋势。我国东南沿海地区为原发性肝癌的高发区，其中江苏启东、广西扶绥、浙江嵊泗、福建同安的发病率最高。本病可发生于任何年龄，以40～49岁为最多，男女之比为（2～5）：1。

【病因】

原发性肝癌病因与发病机制尚未完全肯定，可能与多种因素的综合作用有关。

1. **病毒性肝炎**　流行病学调查发现约1/3的原发性肝癌病人有慢性肝炎史，肝癌高发区人群的 HBsAg 阳性率高于低发区，肝癌病人血清 HBsAg 及其他乙型肝炎标志的阳性率可达90％，显著高于健康人群，提示乙型肝炎病毒与肝癌发病有关。近年研究发现肝细胞癌中5％～8％病人抗 HCV 阳性，提示丙型病毒性肝炎与肝癌的发病关系密切。因此，乙型和丙型肝炎病毒均为肝癌的促发因素。

2. **肝硬化**　原发性肝癌合并肝硬化者占50％～90％，多数为乙型或丙型病毒性肝炎发展成肝硬化。肝细胞恶变可能在肝细胞受损害后引起再生或不典型增生的过程中发生。在欧美国家，肝癌常发生在酒精性肝硬化的基础上。一般认为，胆汁性和淤血性肝硬化、血吸虫病性肝纤维化与原发性肝癌的发生无关。

3. 黄曲霉毒素　黄曲霉素的代谢产物黄曲霉素 B_1 有强烈的致癌作用。流行病学调查发现在粮油食品受黄曲霉毒素 B_1 污染严重的地区，肝癌的发病率也较高，提示黄曲霉毒素 B_1 与肝癌的发生有关。

知识链接

黄曲霉毒素与肝癌

早在 1960 年英国发生了火鸡事件，从发霉的花生饼中分离出了黄曲霉菌及其产生的黄曲霉毒素。1961 年有研究发现用污染黄曲霉毒素的饲料喂养的大鼠 30 周后发生了原发性肝癌，从此之后黄曲霉毒素引起了全球的重视。在中国尤其是肝癌高发区，对其进行了大量的研究，虽然黄曲霉毒素致癌的确切机制有待于进一步探讨，但黄曲霉毒素的普遍污染是肝癌的危险因素已得到了广泛承认。另有研究提示，长期低水平接触黄曲霉毒素，特别是黄曲霉毒素 B_1，患肝癌的危险性增加、使机体免疫功能降低及营养不良。

4. 饮用水污染　我国饮用水污染是部分地区诱发肝癌的重要危险因素之一，池塘中生长的淡水藻所产生的毒素有明显的促肝癌的作用。

5. 其他因素　遗传、酒精中毒、有机氯类农药、亚硝胺类化合物、寄生虫等，可能与肝癌发生有关。

原发性肝癌可经血行转移、淋巴转移、种植转移造成癌细胞扩散。肝内血行转移发生最早、最常见，很容易侵犯门静脉分支形成肝内多发性转移灶，并在肝外转移至肺、肾上腺、骨等形成肝外转移灶。

【临床表现】

起病常隐匿，早期缺乏典型症状。经甲胎蛋白（AFP）普查检出的早期病例无任何症状和体征，称为亚临床肝癌。一旦出现症状而就诊者病程大多已进入中晚期，其主要特征如下。

1. 症状

（1）肝区疼痛：半数以上病人有肝区疼痛，多呈持续性钝痛或胀痛，由癌肿迅速生长肝包膜绷紧所致。若肿瘤侵犯膈，疼痛可放射至右肩；如肿瘤生长缓慢，则无或仅有轻微钝痛。当肝表面癌结节包膜下出血或向腹腔破溃，腹痛突然加剧，可有急腹症的表现，如出血量大，则引起昏厥和休克。

（2）消化道症状：常有食欲减退、腹胀，也可有恶心、呕吐、腹泻等。

（3）全身症状：有乏力、进行性消瘦、发热、营养不良，晚期病人可呈恶病质等。发热为低热或中度热，与肿瘤坏死产物或代谢产物的吸收或合并感染有关。

（4）转移灶症状：肿瘤转移之处有相应症状。如转移至肺可引起胸痛和血性胸腔积液；胸腔转移以右侧多见，可有胸腔积液征；骨骼和脊柱转移，可引起局部压痛或神经受压症状；颅内转移可有相应的神经定位症状和体征。

2. 伴癌综合征　是由于癌肿本身代谢异常、癌组织对机体影响而引起内分泌或代谢异常的一组综合征，以自发性低血糖症、红细胞增多症较常见。其他还有高钙血症、高脂血症、类癌综合征、异常纤维蛋白原血症等。

3. 体征

（1）肝大：肝呈进行性肿大，质地坚硬，表面及边缘不规则，有大小不等的结节或巨块，常有不同程度的压痛。如癌肿突出于右肋弓下或剑突下，上腹可呈现局部隆起或饱满；如癌肿位于膈面，则主要表现为膈抬高而肝下缘可不大；如压迫血管，致动脉内径变窄，可在腹壁下听到吹风样血管杂音。

（2）黄疸：一般在晚期出现，由于肝细胞损害，或癌肿压迫、侵犯肝门附近的胆管，或癌组织和血块脱落引起胆道梗阻所致。

（3）肝硬化征象：肝癌伴肝硬化门脉高压者可有脾大、静脉侧支循环形成及腹水等表现。腹水一般为漏出液，也有血性腹水出现。

4. 并发症

（1）肝性脑病：常为肝癌终末期的并发症，约 1/3 的病人因此死亡。

（2）上消化道出血：约占肝癌死亡原因的 15%。肝癌常因合并肝硬化或门静脉、肝静脉癌栓致门静脉高压，引起食管胃底静脉曲张破裂出血。也可因胃肠道黏膜糜烂、凝血功能障碍等而出血。

（3）肝癌结节破裂出血：约 10% 的肝癌病人因癌结节破裂出血致死。肝癌组织坏死、液化可致自发破裂，或因外力作用而破裂。如限于包膜下，可形成压痛性包块，破入腹腔可引起急性腹痛和腹膜刺激征。

（4）继发感染：本病病人在长期消耗或因放射、化学治疗而致白细胞减少的情况下，抵抗力减弱，加之长期卧床等因素，容易并发各种感染，如肺炎、败血症、肠道感染等。

5. 临床分期　根据 2001 年全国肝癌会议制订的肝癌分期标准，可作为估计肝癌预后和选择治疗方法的重要参考依据。

Ia：单个肿瘤最大直径≤3cm，无癌栓、腹腔淋巴结及远处转移；肝功能分级 Child-Pugh A。

Ib：单个或 2 个肿瘤最大直径之和≤5cm，在半肝，无癌栓、腹腔淋巴结及远处转移，肝功能分级 Child-Pugh A。

IIa：单个或 2 个肿瘤最大直径之和≤10cm，在半肝或多个肿瘤最大直径之和≤5cm，在左、右两半肝，无癌栓、腹腔淋巴结及远处转移；肝功能分级 Child-Pugh A。

IIb：单个或 2 个肿瘤最大直径之和＞10cm，在半肝或多个肿瘤最大直径之和＞5cm，在左、右两半肝，无癌栓、腹腔淋巴结及远处转移；肝功能分级 Child-Pugh A，或不论肿瘤情况，有门静脉分支、肝静脉或胆管癌栓和（或）肝功能分级 Child-Pugh B。

IIIa：不论肿瘤情况，有门脉主干或下腔静脉癌栓、腹腔淋巴结或远处转移；肝功能分级 Child-Pugh A 或 Child-Pugh B。

IIIb：不论肿瘤、癌栓、转移情况，肝功能分级 Child-Pugh C。

【辅助检查】

1. 癌肿标记物的检测

（1）甲胎蛋白（AFP）：是诊断肝细胞癌最特异性的标志物，现已广泛用于肝癌的普查、诊断、判断治疗效果和预测复发。普查中阳性发现可早于症状出现 8～11 个月，肝癌 AFP 阳性率为 70%～90%。AFP 浓度通常与肝癌大小呈正相关。在排除妊娠和生殖腺胚胎瘤的基础上，AFP 检查诊断肝细胞的标准为：①AFP 大于 $500\mu g/L$，持续 4 周。②AFP 由低浓度逐渐升高不降。③AFP 在 $200\mu g/L$ 以上的中等水平持续 8 周。

（2）其他标志物：γ-谷氨酰转移同工酶II（γ-GT2）、异常凝血酶原（AP）、α-L-岩藻糖苷酶（AFU）等。

2. 超声显像　B超检查是最常用、最有效的首选检查方法，可显示直径为 2cm 以上的肿瘤，对早期定位诊断有较大价值，结合 AFP 检测，已广泛用于普查肝癌，有利于早期诊断。近年发展的彩色多普勒血流成像可分析测量进出肿瘤的血液，根据病灶供血情况，鉴别病变良性抑或恶性。

3. 电子计算机 X 线体层显像（CT）　CT 可显示 2cm 以上的肿瘤，阳性率在 90% 以上。如结合肝动脉造影，或注射碘油的肝动脉造影，对 1cm 以下肿瘤的检出率可达 80% 以上，是目前诊断小肝癌和微小肝癌的最佳方法。

4. X 线肝血管造影　选择性腹腔动脉和肝动脉造影能显示直径 1cm 以上的癌结节，阳性率可达 87% 以上，结合 AFP 检测的阳性结果，常用于小肝癌的诊断。

5. 放射性核素肝显像用 90m 锝-植酸钠等制剂进行肝 γ 照相能显示直径在 3～5cm

以上的肿瘤。用90m锝-红细胞作肝血池显像，有助于肝癌与肝脓肿、囊肿、血管瘤等良性占位性病变鉴别。

6. 磁共振显像（MRI）能清楚显示肝细胞癌内部结构特征，对显示子瘤和瘤栓有价值。

7. 肝穿刺活检　近年来在超声或CT引导下用细针穿刺癌结节，吸取癌组织检查，癌细胞阳性者即可诊断。

8. 剖腹探查　疑有肝癌的病例，经上述检查仍不能证实，如病人情况许可，应进行剖腹探查以争取早期诊断和手术治疗。

【诊断要点】

凡有肝病史的中年人，特别是男性病人，如有不明原因的肝区疼痛、消瘦、进行性肝大，应作AFP测定，并选作上述其他检查，争取早期诊断。对年龄35岁以上、有肝炎病史5年以上、乙型或丙型肝炎标记物阳性者，进行每年1~2次的AFP检测和超声显像检测，是早期发现肝癌的有效措施。AFP持续低浓度增高但转氨酶正常，往往是亚临床肝癌的主要表现。

【治疗要点】

早期肝癌应尽量采取手术切除，对不能切除的大肝癌可运用多种治疗措施。

1. 手术治疗　手术切除仍是目前根治原发性肝癌最好的方法，对诊断明确并有手术指征者应及早手术。如剖腹探查发现肿瘤已不适于手术，术中可选择作肝动脉插管进行局部化学药物灌注治疗，或作肝血流阻断术，也可将两者结合，有时可使癌肿缩小，延长病人生命。还可采用液氮冷冻或激光治疗。

2. 化学抗肿瘤药物治疗　可用氟尿嘧啶（5-FU）、丝裂霉素（MMC）、阿霉素（ADM）、顺铂（DDP）、替加氟（FT-207）等，经静脉给药，但疗效逊于肝动脉栓塞化疗。

3. 介入治疗　采用肝动脉给药和（或）栓塞，配合放射治疗，效果较明显。对较小的肝癌用经皮穿刺乙醇注射疗法（PEI）、微波或射频热固化治疗，可能有根治效果。

4. 放射治疗　在CT或超声定位后用直线加速器或60Co作局部外照射，如结合化学治疗、中药治疗和其他支持治疗，可获得显著疗效。国内外正试用肝动脉内注射Y-90微球、[131]I-碘化油或放射性核素标记的单克隆抗体或其他导向物质作导向内放射治疗，疗效必将继续提高。

5. 生物和免疫治疗　在上述治疗的基础上，应用生物和免疫治疗可起巩固和增强疗效的作用，如用干扰素、肿瘤坏死因子（TNF）、白细胞介素2（IL-2）进行治疗。

6. 中医治疗　配合手术、化疗和放疗使用，以改善症状，调动机体免疫功能，减少不良反应，从而提高疗效。

7. 并发症的治疗　肝癌结节破裂时，可行肝动脉结扎、大网膜包裹填塞、喷洒止血药等治疗。并发上消化道出血、肝性脑病、感染等，治疗参阅有关内容。

【护理诊断】

1. 疼痛：肝区痛　与肿瘤增长迅速，肝包膜被牵拉或肝动脉栓塞术后产生栓塞后综合征有关。

2. 营养失调：低于机体需要量　与恶性肿瘤对机体的慢性消耗、化疗所致胃肠道反应有关。

3. 有感染的危险　与长期消耗及化疗、放疗而致白细胞减少、抵抗力下降有关。

4. 潜在并发症：上消化道出血、肝性脑病、癌结节破裂出血、继发感染等。

5. 预感性悲哀　与担心疾病预后不良有关。

【护理措施】

1. 观察疼痛特点　注意经常评估病人疼痛的程度、性质、部位及伴随症状，及时发现和处理异常情况。

2. 指导并协助病人减轻疼痛　具体措施参见项目三任务一"消化系统疾病常见症状及体征的护理"。可采用病人自控镇痛（PCA）法进行止痛，参见项目三任务四"胃癌病人的护理"。

3. 化疗药物护理　根据医嘱给病人应用抗肿瘤的化学药物治疗，注意药物疗效及不良反应。鼓励病人保持积极心态，坚持完成化疗。

4. 肝动脉栓塞化疗的护理　对实施肝动脉栓塞化疗的病人，术前应给病人及家属解释有关治疗的必要性、方法和结果，使其配合治疗。术后可出现腹痛、发热、恶心、呕吐、血清清蛋白降低、肝动脉异常等改变，应做好相应护理：①术后禁食2～3天，逐渐过渡到流质饮食，少量多餐。②穿刺部位压迫止血15分钟再加压包扎，沙袋压迫6小时，密切观察穿刺部位有无血肿及渗血。③多数病人于术后4～8小时体温升高，持续1周左右，是机体对坏死组织吸收的反应。高热者应采取降温措施。一旦发现肝性脑病前驱症状，及时配合医生进行处理。④鼓励病人有效排痰，必要时吸氧，利于肝细胞的代谢。⑤栓塞术1周后，应根据医嘱静脉输注清蛋白，适量补充葡萄糖液。

5. 饮食护理　向病人解释进食的意义，鼓励病人进食　安排良好的进食环境，保持病人口腔清洁，以增加病人的食欲。饮食以高蛋白、适当热量、高维生素为宜，避免摄入高脂、高热量和刺激性食物。有恶心、呕吐时，服用止吐剂后进少量食物，增加餐次。如有肝性脑病倾向，应减少蛋白质摄入。对晚期肝癌病人，可根据医嘱静脉补充营养，维持机体代谢需要。

6. 观察病人感染征象 密切观察病人体温、脉搏、呼吸及血象改变，询问病人有无咽痛、咳嗽、尿痛等不适，及时发现感染迹象并协助医生进行处理。

7. 减少感染的机会 病房应减少探视，定期空气、衣物消毒，保持室内空气新鲜。严格遵循无菌原则进行各项操作，防止交叉感染。指导并协助病人做好皮肤、口腔护理，注意会阴部及肛门的清洁，减少感染的机会。

【健康教育】

1. 指导病人保持乐观情绪，建立积极的生活方式，有条件者可参加社会性抗癌组织活动，增加精神支持，以提高机体抗癌功能。

2. 保持生活规律，注意劳逸结合，避免情绪剧烈波动和劳累，以减少肝糖原分解，减少乳酸和血氨的产生。

3. 指导病人合理进食，增强机体抵抗力。戒烟、酒，减轻对肝的损害。注意饮食和饮水卫生。

4. 指导病人和家属熟悉肝癌的有关知识和并发症的预防和识别，以便随时发现病情变化，及时就诊，调整治疗方案。

5. 按医嘱服药，忌服损肝药物。

任务六 原发性肝癌病人的护理

达标检测及答案

任务七　肝性脑病病人的护理

学习目标

1. 解释肝性脑病的概念。
2. 熟记肝性脑病的临床表现、护理诊断、护理措施。
3. 复述肝性脑病的病因、治疗要点、健康教育。

思维导图3-7

案例导入

病人，女，56 岁，有乙肝病史，腹胀、水肿、皮肤黏膜出血 2 年。一周前出现昼夜颠倒。昨天食鸡蛋后出现答非所问情况。体检：体温 36℃，脉搏 80 次/分，呼吸 18 次/分，血压 100/70mmHg，嗜睡，对答不切题，定向力差。消瘦，慢性肝病面容，扑翼样震颤（＋），腹壁静脉曲张，脾肋下 2cm，腹部移动性浊音（＋），双下肢可见瘀斑。初步诊断为：肝硬化、肝性脑病。

结合上述病例请思考该病人：

1. 为什么诊断该病人是肝性脑病？
2. 肝性脑病与肝硬化有什么关系？
3. 肝性脑病与肺性脑病的异同点？
4. 如何配合治疗、如何护理？

肝性脑病（hepatic encephalopathy，HE）过去称肝性昏迷（hepatic coma），是严重肝病或门-体分流引起的，以代谢紊乱为基础的中枢神经系统功能失调的综合征，轻者临床表现仅为轻微智力损害，重者表现为意识障碍、行为失常和昏迷。

若肝性脑病的发生是由于门静脉高压、广泛门-腔静脉侧支循环形成所致，则称为门体分流性脑病（porto-systemic encephalopathy，PSE）。

肝性脑病若无明显临床表现和生化异常，仅能用精细的智力实验和（或）电生理检测才能作出诊断，称为亚临床或隐性肝性脑病（subclinical or latent HE）。

【病因】

1. 病因　各型肝硬化，特别是肝炎后肝硬化是引起肝性脑病最常见的原因，重症肝炎、暴发性肝衰竭、原发性肝癌、妊娠期急性脂肪肝、严重胆道感染亦可导致肝性脑病。

2. 诱因 肝性脑病特别是门体分流性脑病常有明显的诱因,常见的有上消化道出血、高蛋白饮食、大量排钾利尿剂和放腹水、催眠镇静药和麻醉药、便秘、感染、尿毒症、低血糖、外科手术等。

3. 发病机制 肝性脑病的发病机制迄今尚未完全明确。一般认为本病产生的病理生理基础是由于肝细胞功能衰竭和门-腔静脉分流手术造成或自然形成的侧支循环,使来自肠道的许多毒性代谢产物,未被肝解毒和清除,便经侧支进入体循环,透过血-脑脊液屏障而至脑部,引起大脑功能紊乱。关于肝性脑病发病机制的学说主要有:

(1) 氨中毒学说:此学说研究最多,最确实有据。氨代谢紊乱引起氨中毒是肝性脑病,特别是门体分流性脑病的重要发病机制。

①氨的形成和代谢:血氨主要来自肠道、肾和骨骼肌生成的氨,其中胃肠道是氨进入身体的主要门户。正常人胃肠道每日产氨约 4g,并主要以非离子型氨(NH_3)在结肠部位弥散进入肠黏膜。游离的 NH_3 有毒性,能透过血-脑脊液屏障;NH_4^+ 则相对无毒,不能透过血-脑脊液屏障,两者受 pH 梯度改变的影响而相互转化。当结肠内 pH>6 时,NH_3 大量弥散入血;pH<6 时,则以 NH_4^+ 形式从血液转至肠腔,随粪便排出。肾产氨是通过谷氨酰胺酶分解谷氨酰胺成为氨,亦受肾小管液 pH 的影响。此外,骨骼肌和心肌在运动时也可产生少量氨。机体清除氨的主要途径为:①肾是排泄的主要场所。肾在排酸的同时,也以 NH_4^+ 形式排除大量氨。此外,大部分来自肠道的氨在肝内合成尿素并通过肾排泄。②在肝、脑、肾等组织消耗氨合成谷氨酸和谷氨酰胺。③血氨过高时,可从肺部呼出少量。

②血氨增高的原因:血氨增高主要是由于氨的生成过多和(或)代谢清除减少所致。血氨生成过多可以是外源性的,如摄入过多含氮食物(高蛋白饮食)或药物,在肠道转化为氨;也可以是内源性的,如上消化道出血后,停留在肠内的血液分解为氨。肾前性与肾性氮质血症时,血中的大量尿素弥散至肠腔转变为氨,再进入血液。在肝衰竭时,其合成尿素的能力减退;门体分流存在时,肠道的氨未经肝解毒而直接进入体循环,使血氨升高。

③氨对中枢神经系统的毒性作用:一般认为氨对大脑的毒性作用是干扰脑的能量代谢,引起高能磷酸化合物浓度降低,使脑细胞的能量供应不足,不能维持正常功能。此外,氨在大脑的去毒过程中,需消耗大量的辅酶、三磷酸腺苷(ATP)、谷氨酸等,并产生大量的谷氨酰胺。谷氨酰胺是一种有机渗透质,可导致脑水肿。谷氨酸是大脑的重要兴奋性神经递质,缺少则使大脑抑制增加。同时,氨是一种具有神经毒性的化合物,

可致中枢神经系统直接损害。

(2) 胺、硫醇和短链脂肪酸的协同毒性作用：蛋氨酸在胃肠道内被细菌代谢形成甲基硫醇及其衍变物二甲基亚砜，二者均可在实验动物引起意识模糊、定向力丧失、昏睡和昏迷。肝臭可能是甲基硫醇和二甲基二硫化物挥发的气味。在严重肝病病人中，甲基硫醇的血浓度增高，伴脑病者增高更明显。短链脂肪酸（主要是戊酸、己酸和辛酸）能诱发实验性肝性脑病，在肝性脑病病人的血浆和脑脊液中明显增高。在肝衰竭的实验动物中，较少量地单独使用胺、硫醇或短链脂肪酸，都不足以诱发肝性脑病，但联合使用，即使剂量不变也可引起脑部症状。因此，胺、硫醇和短链脂肪酸对中枢神经系统的协同毒性作用，可能是导致肝性脑病发生的重要机制。

(3) 假神经递质学说：神经冲动的传导是通过递质来完成。神经递质分兴奋和抑制两类，兴奋性递质有儿茶酚胺中的多巴胺和去甲肾上腺素、乙酰胆碱、谷氨酸和门冬氨酸等；抑制性递质如 5-羟色胺、γ-氨基丁酸等。正常时，兴奋性递质与抑制性递质保持生理平衡。食物中的芳香族氨基酸，如酪氨酸、苯丙氨酸等，经肠菌脱羧酶的作用分别转变为酪胺和苯乙胺。正常时这两种胺在肝内被单胺氧化酶分解清除，肝衰竭时，清除发生障碍，此两种胺进入脑组织并在 β 羟化酶的作用下分别形成 β-羟酪胺和苯乙醇胺，后二者的化学结构与正常神经递质去甲肾上腺素相似，但传导神经冲动的能力仅有正常神经递质的 1%，故称为假性神经递质。当假性神经递质被脑细胞摄取而取代正常递质时，神经传导发生障碍，兴奋冲动不能正常地传至大脑皮层而产生异常抑制，出现意识障碍或昏迷。

(4) γ-氨基丁酸/苯二氮（GABA/BZ）复合体学说：GABA 是哺乳动物大脑的主要抑制性神经递质，在门体分流和肝衰竭时，可绕过肝进入体循环。近年在肝性脑病的动物模型中发现 GABA 浓度增高，血-脑脊液屏障的通透性也增高，大脑突触后神经元的 GABA 受体增多。这种受体不仅与 GABA 结合，还可与巴比妥类和苯二氮类药物结合，故称为 GABA/BZ 复合体。上述三者的任何一种与受体结合后，均可导致神经传导抑制。

(5) 氨基酸代谢不平衡学说：肝硬化使代偿期病人血浆芳香族氨基酸（如苯丙氨酸、酪氨酸、色氨酸）增多而支链氨基酸（如缬氨酸、亮氨酸、异亮氨酸）减少。正常人的芳香族氨基酸在肝中代谢分解，支链氨基酸主要在骨骼肌分解，胰岛素可促使支链氨基酸进入肌肉组织。肝衰竭时，芳香族氨基酸分解减少而使血中浓度增高；支链氨基酸则由于胰岛素在肝内灭活作用降低，血中浓度增高，因而促使大量支链氨基酸进入肌肉组织，使其在血中浓度降低。上述两组氨基酸在相互竞争和排斥中通过血-脑脊液屏障进入大脑，进入脑中的芳香族氨基酸增多，可进一步形成假性神经递质。并且脑中增多的色氨酸可衍生为 5-羟色胺，后者是中枢神经系统某些神经元的抑制性递质，有拮抗去甲肾上腺素的作用，可能与昏迷有关。

【临床表现】

肝性脑病的临床表现常因原有肝病的性质、肝细胞损害的轻重缓急以及诱因的不同而很不一致。一般根据意识障碍的程度、神经系统表现和脑电图改变，将肝性脑病由轻到重分为 5 期：

0 期（潜伏期）：又称轻微肝性脑病，无行为、性格的异常，无神经系统病理征，脑电图正常，只在心理测试或智力测试时有轻微异常。

1 期（前驱期）：以轻度性格改变和精神异常为主，如焦虑、欣快激动或淡漠少言、睡眠倒错、健忘等。可有扑翼样震颤，即嘱病人两臂平伸，肘关节固定，手掌向背侧伸展，手指分开时，可见到手向外侧偏斜，掌指关节、腕关节、甚至肘与肩关节急促而不规则地扑击样抖动。脑电图多正常。此期历时数日或数周，有时症状不明显，易被忽视。

2 期（昏迷前期）：嗜睡、行为异常（如衣冠不整或随地便溺等）、言语不清、书写障碍、定向力障碍。病人有明显神经体征，如腱反射亢进、肌张力增高、踝阵挛及巴宾斯基征阳性等。此期扑翼样震颤存在，脑电图有特征性异常。病人可出现不随意运动及运动失调。

3 期（昏睡期）：昏睡，但可以唤醒，醒时尚能应答，常有神志不清或幻觉。各种神经体征持续或加重，肌张力增高，四肢被动运动常有抵抗力，锥体束征阳性。扑翼样震颤仍可引出，脑电图异常。

4 期（昏迷期）：神志完全丧失，不能唤醒。浅昏迷时，对疼痛等强刺激尚有反应，腱反射和肌张力仍亢进，扑翼样震颤无法引出；深昏迷时，各种反射消失，肌张力降低，瞳孔常散大，可出现阵发性惊厥、踝阵挛。脑电图明显异常。

以上各期的分界常不清楚，前后期临床表现可有重叠，其程度可因病情发展或治疗好转而变化。少数肝性脑病病人还可因中枢神经系统不同部位有器质性损害而出现暂时性或永久性智能减退、共济失调、锥体束征阳性或截瘫。

亚临床或隐性肝性脑病病人，由于没有临床表现而被视为健康人，但在驾驶各种交通工具时，有发生交通事故的危险。肝功能损害严重的肝性脑病病人有明显黄疸、出血倾向和肝臭，易并发各种感染、肝肾综和征和脑水肿等。

【辅助检查】

1. 血氨 正常值为 20～60μmol/L。慢性肝性脑病，特别是门体分流性脑病病人多有血氨增高；急性肝性脑病者，血氨多正常。

2. 脑电图检查　正常人脑电图呈α波，8～13次/秒。肝性脑病病人脑电图的典型改变为节律变慢，主要出现普遍性每秒4～7次δ波或三相波，昏迷时为高波幅的δ波，大于4次/秒。

3. 简易智能测验　对诊断早期肝性脑病或轻微肝性脑病简易有效。临床常用木块图试验、数字连接试验和符号数字试验联合应用，结果容易计量，便于随访，但缺点是受年龄、教育程度的影响。

知识链接

数字连接试验和符号数字试验

数字连接试验：让病人将印在纸上的25个阿拉伯数按照从小到大的顺序尽快地连接起来，医生记录连接数字所需的时间，包括连错后纠正错误的时间。正常人所需的时间一般在30秒之内，而肝性脑病或轻微肝性脑病病人所需时间常在45秒以上。

数字符号试验：将1～9个阿拉伯数与不同的符号相对应，要求给数字（1～9）配上相应的符号，共90项，让病人在90秒钟之内尽快写出与数字相应的符号。

【诊断要点】

肝性脑病的主要诊断依据为：①严重肝病和（或）广泛门-体静脉侧支循环。②精神错乱、昏睡或昏迷。③肝性脑病的诱因。④明显肝功能损害或血氨增高。⑤扑翼样震颤和典型的脑电图改变。

知识链接

脑电波

α波：频率在8～13Hz之间。人的精神状态：放松状态。出现时大多数人平静，闭目养神时；大脑清醒放松，容易集中注意力，学习、工作不易受外界干扰。

β波：频率大约在14～30Hz之间。人的精神状态：紧张状态。出现时态：大多数人清醒时，对外部环境敏感；情绪激动，焦虑不安；警觉、全神贯注；注意力高度集中，从事高度智力活动。

θ波：频率在4～8Hz之间。人的精神状态：深度放松状态；浅睡眠状态，也称沉思、冥想状态，潜意识状态。

δ波：频率在0.5～3Hz之间。人的精神状态：深睡眠状态。最低的脑波活动，人在深度的无梦睡眠时才会出现。

【治疗要点】

本病尚无特效疗法，常采用综合治疗措施。

1. 消除诱因，避免诱发和加重肝性脑病

2. 减少肠内毒物的生成和吸收　①饮食：急性起病数日内禁食蛋白质（1～2 期肝性脑病可限制在 20g/d 以内），神志清楚后，从蛋白质 20g/d 开始逐渐增加至 1g/(kg·d)，植物和奶制品蛋白优于动物蛋白。门体分流对蛋白不能耐受者应避免大量蛋白质饮食，但仍应保持小量蛋白的持续补充不宜用维生素 B_6，因此可使多巴在外周神经处转为多巴胺，影响多巴进入脑组织，减少中枢神经系统的正常传导递质。

②灌肠或导泻：清除肠内积食、积血或其他含氮物，可用生理盐水或弱酸性溶液灌肠，或口服或鼻饲 25% 硫酸镁 30～60ml 导泻。也可口服乳果糖或乳梨醇，乳果糖的剂量为 30～60g/d，分 3 次口服，从小剂量开始，以调节到每日排便 2～3 次。乳果糖被肠道细菌分解为乳酸、乙酸而降低肠道的 pH 值。乳梨醇疗效与乳果糖相同，剂量为 30～45g/d，分 3 次口服。对急性门体分流性脑病昏迷病人用乳果糖 500ml 加水 500ml 灌肠作为首选治疗。③抑制肠道细菌生长：口服新霉素 2～8g/d，分 4 次口服；甲硝唑每天口服 0.8g。也可选巴龙霉素、去甲万古霉素、利福昔明。

3. 促进有毒物质的代谢清除，纠正氨基酸代谢紊乱　①降氨药物：谷氨酸钾（每支 6.3g/20ml）和谷氨酸钠（每支 5.75g/20ml），每次用 4 支，加入葡萄糖液中静脉滴注，每日 1～2 次；精氨酸 10～20g 加入葡萄糖液中静脉滴注，每日 1 次，可促进尿素合成而降低血氨；苯甲酸钠口服每次 5g，每日 2 次，用于治疗急性门体分流性脑病的效果与乳果糖相当；苯乙酸、鸟氨酸、门冬氨酸亦有显著降氨作用。②纠正氨基酸代谢紊乱药物：口服或静脉输注以支链氨基酸为主的氨基酸混合液，理论上可纠正氨基酸代谢不平衡，有利于恢复病人的正氮平衡。③GABA/BZ 复合受体拮抗药：氟马西尼是 BZ 受体拮抗剂，通过抑制 GABA/BZ 受体发挥作用，剂量为 1～2mg，静脉注射。④人工肝：用活性炭、树脂等进行血液灌流可清除血氨，对于肝性脑病有一定疗效。

4. 对症治疗　①纠正水、电解质和酸碱失衡：肝硬化腹水病人一般以尿量加 500ml 为标准控制入液量，以免血液稀释，血钠过低而加重昏迷。注意纠正低钾和碱中毒，及时补充氯化钾或静脉滴注精氨酸溶液。②保护脑细胞功能：可用冰帽降低颅内温度。③保持呼吸道通畅：深昏迷者，应作气管切开排痰，给氧。④防止脑水肿：静脉滴注高渗葡萄糖、甘露醇等脱水剂。

5. 肝移植　是治疗各种终末期肝病的有效方法，严重肝性脑病在肝移植术后能得到显著的改善。

【护理诊断】

1. 意识障碍　与血氨增高，干扰脑细胞能量代谢和神经传导有关。

2. 营养失调：低于机体需要量　与肝功能减退、消化吸收障碍以及控制蛋白摄入有关。

3. 活动无耐力　与肝功能减退、营养摄入不足有关。

4. 有感染的危险　与长期卧床、营养失调、抵抗力低下有关。

5. 照顾者角色困难　与病人意识障碍、照顾者缺乏有关照顾知识及经济负担过重有关。

6. 知识缺乏　缺乏预防肝性脑病的有关知识。

【护理措施】

1. 一般护理　及时去除或避免诱发因素，应协助医生迅速去除本次发病的诱发因素，并注意避免其他诱发因素。①避免应用催眠镇静药、麻醉药等。②避免快速利尿和大量放腹水，及时处理严重的呕吐和腹泻，加重肝脏损害。③防止感染，应遵医嘱及时、准确地应用抗生素，有效控制感染。④禁止大量输液，过多液体可引起低血钾、稀释性低血钠、脑水肿等，从而加重肝性脑病。⑤保持大便通畅，防止便秘。可采用灌肠和导泻的方法清除肠内毒物。灌肠应使用生理盐水或弱酸性溶液（生理盐水 1~2L 加用食醋 100ml）；忌用肥皂水，因其为碱性，可增加氨的吸收。⑥积极预防和控制上消化道出血，上消化道出血可使肠道产氨增多，使血氨增高而诱发本病，出血停止后应灌肠和导泻，以清除肠道内积血，减少氨的吸收。

2. 严密观察病情变化　密切注意肝性脑病的早期征象，如病人有无冷漠或欣快，理解力和近期记忆力减退，行为异常（哭泣、叫喊、当众便溺），以及扑翼样震颤，观察病人思维及认知的改变，采用给病人刺激，定期唤醒等方法判断其意识障碍的程度。监测并记录病人生命体征及瞳孔变化。定期复查血氨、肝肾功能、电解质。

3. 提供情感支持　尽量安排专人护理，训练病人的定向力，利用电视、收音机、报纸、探视者等提供环境刺激。对烦躁病人应注意保护，可加床栏，必要时使用约束带，防止发生坠床及撞伤等意外。在病人清醒时向其讲解意识模糊的原因，安慰病人，尊重病人的人格，切忌嘲笑病人的异常行为。

4. 合理饮食　因食物中的蛋白质可被肠菌的氨基酸氧化酶分解产生氨，故急性肝性脑病起病数日内禁食蛋白质（1~2 期肝性脑病可限制在 20g/d 以内），病人神志清楚后，可逐步增加蛋白质饮食，每天 20g，每 3~5 天增加 10g，逐步增加到 1g/(kg·d)，慢性肝性脑病无禁食必要。蛋白质以植物蛋白为好，因植物蛋白含支链氨基酸较多，而含蛋氨酸、芳香族氨基酸较少，且能增加粪氮排泄。此外，植物蛋白含非吸收性纤维，被肠菌酵解产酸有利于氨的排除，并有利于通便。每日供给足够的热量和维生素，以碳水化合物为主要食物，可口服蜂蜜、葡萄糖、果汁、面条、稀饭等。昏迷病人以鼻饲25％葡萄糖液供给热量，以减少体内蛋白质分解。糖类可促使氨转变为谷氨酰胺，有利于降低血氨。注意胃排空不良时应停止鼻饲，改用深静脉插管滴注25％葡萄糖溶液维持营养。脂肪可延缓胃的排空，应尽量少用。不宜用维生素 B_6，因其可使多巴在周围神经处转为多巴胺，影响多巴进入脑组织，减少中枢神经系统的正常传导递质。

5. 用药护理　①应用谷氨酸钾和谷氨酸钠时，两者比例应根据血清钾、钠浓度和病情而定。病人尿少时少用钾剂，明显腹水和水肿时慎用钠剂。②应用精氨酸时，滴注速度不宜过快，否则可出现流涎、呕吐、面色潮红等反应。因精氨酸呈酸性，含氯离子，不宜与碱性溶液配伍使用。③乳果糖因在肠内产气较多，可引起腹胀、腹绞痛、恶心、呕吐及电解质紊乱等，应用时应从小剂量开始。④长期服用新霉素的病人中少数可出现听力或肾功能损害，故服用新霉素不宜超过一个月，用药期间应做好听力和肾功能的监测。⑤大量输注葡萄糖的过程中，必须警惕低钾血症、心力衰竭和脑水肿。

6. 昏迷病人的护理　①病人取仰卧位，头略偏向一侧以防舌后坠阻塞呼吸道。②保持呼吸道通畅，深昏迷病人应作气管切开以排痰，保证氧气的供给。③做好口腔、眼部的护理。保持床褥干燥、平整，定时协助病人翻身，按摩受压部位，防止压疮。④尿潴留病人给予留置尿管，并详细记录尿量、颜色、气味。⑤给病人做肢体的被动运动，防止静脉血栓形成及肌肉萎缩。

7. 照顾者角色困难　①评估照顾者存在的困难和应对能力，与照顾者建立良好的关系，了解他们的基本情况。②给照顾者提供各种社会支持对照顾者表示关心和信任，给予情感上的支持。对其照顾病人所起的重要作用给予积极肯定，使其确定自我价值。③协助照顾者制定照顾计划与照顾者一起讨论护理问题，让其了解本病的特点，做好充分的心理准备。帮助照顾者合理安排时间，制定一个切实可行的照顾计划，将各种需要照顾的内容和方法进行讲解和示范，帮助照顾者进入角色。

【健康教育】

1. 向病人和家属介绍肝脏疾病和肝性脑病的有关知识，防止和减少肝性脑病的发生。

2. 指导病人和家属认识肝性脑病的各种诱发因素，要求病人自觉避免诱发因素，如限制蛋白质的摄入，不滥用对肝有损害的药物，保持大便通畅，避免各种感染，戒烟酒等。

3.告诉病人及家属肝性脑病发生时的早期征象，以便病人发病时能及时得到诊治。

4.使病人及家属认识疾病的严重性，嘱病人要加强自我保健意识，树立战胜疾病的信心。家属要给予病人精神支持和生活照顾。

5.指导病人按医嘱规定的剂量、用法服药，了解药物的主要副作用，定期随访复诊。

任务七　肝性脑病病人的护理

达标检测及答案

任务八 急性胰腺炎病人的护理

▶ 学习目标

1. 解释急性胰腺炎的概念。
2. 熟记急性胰腺炎的临床表现、护理诊断、护理措施。
3. 复述急性胰腺炎的病因、治疗要点、健康教育。

思维导图3-8

案例导入

病人，男，36岁，大量饮酒后左中上腹部持续性钝痛向左腰部放射6小时，伴恶心、呕吐，吐出食物和胆汁，呕吐后腹痛不减轻，无腹泻。检查：体温36℃，脉搏80次/分，呼吸18次/分，血压100/70mmHg，左中上腹压痛。血清淀粉酶900U/L。

结合上述病例请思考：

1. 为什么诊断该病人是急性胰腺炎？
2. 诱因是什么？
3. 急性胰腺炎病人血清淀粉酶是否都升高？
4. 如何对该病人进行治疗护理，尤其饮食应注意什么？

急性胰腺炎（acute pancreatitis）是指各种病因导致胰腺分泌的胰酶被激活后引起胰腺及其周围组织自身消化的化学性炎症，是消化系统常见急症之一。临床主要表现为急性上腹痛、发热、恶心、呕吐、血和尿淀粉酶增高，重症伴腹膜炎、休克等并发症。本病可见于任何年龄，但以青壮年居多。

【病因】

引起急性胰腺炎的病因较多，我国以胆道疾病为常见病因，西方国家则以大量饮酒引起的多见。

1. **胆道疾病** 胆石症和胆道感染是急性胰腺炎主要病因。国内报道约50%以上的急性胰腺炎并发于胆石症、胆道感染等胆道系统疾病。引起胆源性胰腺炎的机制可能为：①胆石、感染、蛔虫等因素致Oddi括约肌水肿、痉挛，使十二指肠壶腹部出口梗阻，胆道内压力高于胰管内压力，胆汁逆流入胰管，造成胰管黏膜完整性受损，使消化酶易于进入胰实质，引起急性胰腺炎（图3-4）。②胆石在移行过程中损伤胆总管、壶腹部或胆道感染引起 Oddi 括约肌松弛，使十二指肠液反流入胰管引起急性胰腺炎。③胆道感染时细菌毒素、游离胆酸、非结合胆红素等，可通过胆胰间淋巴管交通支扩散到胰腺，激活胰酶，引起急性胰腺炎。

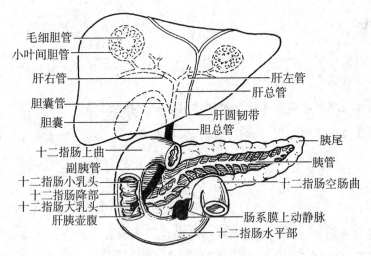

图 3-4　胆道、十二指肠和胰

2. 胰管阻塞　常见病因是胰管结石。胰管结石、狭窄、肿瘤或蛔虫钻入胰管等均可引起胰管阻塞，胰管内压过高，使胰管小分支和胰腺腺泡破裂，胰液外溢到间质引起急性胰腺炎。

3. 酗酒和暴饮暴食　大量饮酒和暴饮暴食均可致胰液分泌增加，并刺激 Oddi 括约肌痉挛，十二指肠乳头水肿，使胰管内压增高，胰液排出受阻，引起急性胰腺炎。慢性嗜酒者常有胰液蛋白沉淀，形成蛋白栓堵塞胰管，致胰液排泄障碍。

4. 其他　腹腔手术，特别是胰、胆或胃手术，腹部钝挫伤等；某些急性传染病如流行性腮腺炎、传染性单核细胞增多症等；某些药物如噻嗪类利尿剂、糖皮质激素等；都可能损伤胰腺组织引起急性胰腺炎。尽管急性胰腺炎病因繁多，多数可找到致病因素，但仍有 5%～25% 的病人病因不明，称为特发性胰腺炎。

虽然急性胰腺炎可由多种病因引起，但都具有相同的病理生理过程，即一系列胰腺消化酶被激活导致胰腺的自身消化。正常胰腺分泌的消化酶有两种形式：一种是有生物活性的酶如淀粉酶、脂肪酶等；另一种是以酶原形式存在的无活性的酶，如胰蛋白酶原、糜蛋白酶原等。正常情况下，胰腺合成的胰酶是无活性的酶原，在各种病因作用下，胰腺自身防御机制中某些环节被破坏，酶原被激活为有活性的酶，使胰腺发生自身消化。近年的研究提示胰腺组织损伤过程中，一系列炎性介质，如氧自由基、血小板活化因子、前列腺素等，可引起胰腺血液循环障碍，导致急性胰腺炎的发生和发展。

急性胰腺炎的病理变化一般分为水肿型和出血坏死型。水肿型可见胰腺肿大、分叶模糊、间质水肿、充血和炎性细胞浸润等改变；出血坏死型可见明显出血，分叶结构消失，胰实质有较大范围的脂肪坏死，坏死灶周围有炎性细胞浸润，病程稍长者可并发脓肿、假性囊肿或瘘管形成。

【临床表现】

急性胰腺炎的临床表现和病程，取决于其病因、病理类型，以及治疗是否及时。水肿型胰腺炎症状相对较轻，有自限性；出血坏死型胰腺炎起病急骤，症状严重，可于数小时内猝死。

1. 症状

（1）腹痛：为本病的主要表现和首发症状，常在暴饮暴食或酗酒后突然发生。疼痛剧烈而持续，呈钝痛、钻痛、绞痛或刀割样痛，可有阵发性加剧。腹痛常位于中左上腹，向腰背部呈带状放射，取弯腰抱膝位可减轻疼痛，一般胃肠解痉药无效。水肿型腹痛一般 3～5 天后缓解。出血坏死型腹部剧痛，持续较长，由于渗液扩散可引起全腹痛。极少数病人腹痛较轻微或无腹痛。

（2）恶心、呕吐及腹胀：起病后多出现恶心、呕吐，大多频繁而持久，吐出食物和胆汁，呕吐后腹痛并不减轻。常同时伴有腹胀，甚至出现麻痹性肠梗阻。

（3）发热：多数病人有中度以上发热，一般持续 3～5 天。若持续发热一周以上并伴有白细胞升高，应考虑有胰腺脓肿或胆道炎症等继发感染。

（4）水电解质及酸碱平衡紊乱：多有轻重不等的脱水，呕吐频繁者可有代谢性碱中毒。出血坏死型者可有显著脱水和代谢性酸中毒，伴血钾、血镁、血钙降低。

（5）低血压和休克：见于出血坏死型胰腺炎，极少数病人可突然出现休克，甚至发生猝死。亦可逐渐出现，或在有并发症时出现。其主要原因为有效循环血容量不足、胰腺坏死释放心肌抑制因子致心肌收缩不良、并发感染和消化道出血等。

2. 体征

（1）急性水肿型胰腺炎：腹部体征较轻，多数有上腹压痛，但无腹肌紧张和反跳痛，可有肠鸣音减弱。

（2）急性出血坏死型胰腺炎：病人常呈急性重病面容，痛苦表情，脉搏增快，呼吸急促，血压下降。出现急性腹膜炎体征，腹肌紧张，全腹显著压痛和反跳痛，伴麻痹性肠梗阻时有明显腹胀，肠鸣音减弱或消失。可出现移动性浊音，腹水多呈血性。少数病人由于胰酶或坏死组织液沿腹膜后间隙渗到腹壁下，致一侧或两侧腰部皮肤呈暗灰蓝色，称 Grey-Turner 征，或出现脐周围皮肤青紫，称 Cullen 征。如有胰腺脓肿或假性囊肿形成，上腹部可扪及肿块。胰头炎性水肿压迫胆总管时，可出现黄疸。低血钙时有手足抽搐，提示预后不良。

知识链接

Cullen（卡伦）征和 Grey-Turner（格雷特纳）征

有关急性胰腺炎腹壁受累表现，最早的报道见于 1918 年 Cullen 等人对一例异位妊娠破裂出血病人脐周皮肤颜色改变的描述，后来这一体征被命名为 Cullen 征，认为 Cullen 征更多见于急性胰腺炎时，偶可见于其他一些疾病，如：腹主动脉瘤破裂出血、十二指肠破裂穿孔、腹腔肿瘤破裂及经皮肝穿刺术后等。在 Cullen 发现上述征象的次年，即 1919 年，Grey-Turner 报道一例急性胰腺炎病人出现了脐周及双侧腰胁部皮肤的改变。Cullen（卡伦）征和 Grey-Turner（格雷特纳）征的特征性颜色改变，最初为青紫色，渐变为青色，再浅至黄褐色。它多出现于急性胰腺炎症状出现后的 3 天到一周内，但在死亡病例则出现较早。这些征象出现常伴有腹壁肿胀或压痛，有时可出现全身凹陷性水肿。

3. 并发症　主要见于出血坏死型胰腺炎。局部并发症有胰腺脓肿和假性囊肿。全身并发症常在病后数天出现，如并发急性肾衰竭、急性呼吸窘迫综合征、心力衰竭、消化道出血、肝性脑病、弥散性血管内凝血、肺炎、败血症、糖尿病等，病死率极高。

【辅助检查】

1. 白细胞计数　多有白细胞增多及中性粒细胞核左移。

2. 淀粉酶测定　血清淀粉酶一般在起病后 2～12 小时开始升高，48 小时后开始下降，持续 3～5 天。血清淀粉酶超过正常值 3 倍即可诊断本病，但淀粉酶的高低不一定反映病情轻重，出血坏死型胰腺炎血清淀粉酶值可正常或低于正常。尿淀粉酶升高较晚，常在发病后 12～14 小时开始升高，持续 1～2 周，但尿淀粉酶受病人尿量的影响。

3. 淀粉酶、内生肌酐清除率比值（Cam/Ccr%）　正常为 1%～4%，急性胰腺炎时可增加 3 倍。

4. 血清脂肪酶测定　血清脂肪酶常在发病后 24～72 小时开始升高，持续 7～10天，超过时正常值 3 倍才能诊断。

5. 其他生化检查　可有血钙降低，可低于 2mmol/L。因钙离子内流入胰腺细胞，胰腺坏死。血糖升高较常见，持久空腹血糖高于 10mmol/L 反映胰腺坏死。此外，可有血清 AST、LDH 增加，血清清蛋白降低。

6. 影像学检查　腹部 X 线平片可见肠麻痹或麻痹性肠梗阻征象；腹部 B 超与 CT

显像可见胰腺弥漫增大，其轮廓与周围边界模糊不清，坏死区呈低回声或低密度图像，对并发胰腺脓肿或假性囊肿的诊断有帮助。

【诊断要点】

有胆道疾病、酗酒、暴饮暴食等病史；突发剧烈而持续的上腹部疼痛，伴恶心、呕吐、发热及上腹部压痛；血、尿淀粉酶显著升高及 Cam/Ccr％ 比值增高即可诊断。

【治疗要点】

治疗原则为减少胰液分泌、减轻腹痛、防止并发症。

1. 减少胰腺分泌　可采用：①禁食及胃肠减压。②抑制胃酸：胃液也可促进胰液分泌，适当抑制胃酸可减少胰液量，缓解胰管内高压。③生长抑素及其类似物：可给予外源性生长抑素 $250\sim500\mu g/h$，或生长抑素类似物奥曲肽 $25\sim50\mu g/h$ 持续静脉滴注。

2. 镇痛　多数病人在静脉滴注生长抑素或奥曲肽后，腹痛可得到明显缓解。疼痛剧烈者可加用哌替啶 $50\sim100mg$ 肌内注射。由于吗啡可增加 Oddi 括约肌压力，胆碱能受体拮抗剂如阿托品可诱发或加重肠麻痹，故均不宜食用。

3. 抗感染　因多数急性胰腺炎与胆道疾病有关，故多应用抗生素，常有氧氟沙星、环丙沙星、克林霉素及头孢菌素类等。

4. 抗休克及纠正水、电解质平衡紊乱　积极补充液体和电解质，维持有效循环血容量。重症病人应给予清蛋白、全血及血浆代用品，休克者在扩容的基础上用血管活性药，注意纠正酸碱失衡。

5. 并发症的处理　对出血坏死型胰腺炎伴腹腔内大量渗液者，或伴急性肾衰竭者，可采用腹膜透析治疗；急性呼吸窘迫综合征除药物治疗外，可作气管切开和应用呼吸机治疗；并发糖尿病者可使用胰岛素。

6. 中医治疗　对急性胰腺炎效果良好。主要有：柴胡、黄连、黄芩、枳实、厚朴、木香、白芍、芒硝、大黄（后下）等，根据症状加减用量。

7. 手术治疗　对于急性出血坏死型胰腺炎经内科治疗无效，或胰腺并发脓肿、假性囊肿、弥漫性腹膜炎、肠穿孔、肠梗阻及肠麻痹坏死时，需实施外科手术治疗。

【护理诊断】

1. 疼痛：腹痛　与胰腺及其周围组织炎症、水肿或出血坏死有关。

2. 有体液不足的危险　与呕吐、禁食、胃肠减压、出血有关。

3. 体温过高　与胰腺炎症、坏死和继发感染有关。

4. 潜在并发症：休克、急性腹膜炎、急性呼吸窘迫综合征、急性肾衰竭等。

5. 恐惧　与腹痛剧烈及病情进展急骤有关。

6. 知识缺乏　缺乏有关本病的病因和预防知识。

【护理措施】

1. 一般护理　病人应绝对卧床休息，以降低机体代谢率，增加脏器血流量，促进组织修复和体力恢复。协助病人取弯腰、屈膝侧卧位，以减轻疼痛。因剧痛辗转不安者应防止坠床，周围不要有危险物，以保证安全。多数病人需禁食 3～5 天，明显腹胀者需行胃肠减压，其目的在于减少胃酸分泌，进而减少胰液分泌，以减轻腹痛和腹胀。应向病人及家属解释禁食的意义，病人口渴时可含漱或湿润口唇，并做好口腔护理。

2. 病情观察　注意观察呕吐物的量及性质，行胃肠减压者，观察和记录引流量及性质。观察病人皮肤黏膜色泽、弹性有无变化，判断失水程度。准确记录 24 小时出入量，作为补液的依据。定时留取标本，监测血、尿淀粉酶、血糖、血清电解质的变化，做好动脉血气分析的测定。出血坏死型胰腺炎病人应注意有无多器官功能衰竭的表现。随时观察病人体温的变化，注意热型及体温升高的程度。监测血象中白细胞计数和分类的变化。

3. 对症护理

（1）缓解疼痛：禁食 3～5 天，明显腹胀者需行胃肠减压。协助病人取弯腰、屈膝侧卧位，以减轻疼痛。遵医嘱给予生长抑素或奥曲肽，疼痛剧烈遵医嘱配合使用哌替啶，禁用吗啡，以防引起 Oddi 括约肌痉挛，加重病情。指导并协助病人采用非药物止痛方法，如松弛疗法、皮肤刺激疗法等。注意观察用药后疼痛有无减轻，疼痛的性质和特点有无改变。若疼痛持续存在伴高热，则应考虑是否并发胰腺脓肿；如疼痛剧烈，腹肌紧张、压痛和反跳痛明显，提示并发腹膜炎，应报告医师及时处理。

（2）维持水、电解质平衡：禁食病人每天的液体入量常需达 3000ml 以上。根据病人脱水程度、年龄和心肺功能调节输液速度，及时补充因呕吐、发热和禁食所丢失的液体和电解质，纠正酸碱平衡失调。

（3）防止低血容量性休克：定时测量病人的体温、血压、脉搏、呼吸，特别注意病人血压、神志及尿量的变化，如出现神志改变、血压下降、尿量减少、皮肤黏膜苍白、冷汗等低血容量性休克的表现，应积极配合医生进行抢救：①迅速准备好抢救用物如静脉切开包、人工呼吸器、气管切开包等。②病人取平卧位，注意保暖，给予氧气吸入。③保持通畅的静脉通路，必要时静脉切开，按医嘱输注液体、血浆或全血，补充血容量。根据血压调整给药速度，必要时测定中心静脉压，以决定输液量和速度。④如循环衰竭持续存在，按医嘱给予升压药。

（4）高热的护理：高热时可采用头部冰敷、酒精擦浴等物理降温的方法，并观察降温效果。注意定期进行病房的空气消毒，减少探视人员，协助病人做好皮肤、口腔的清洁护理。并遵医嘱使用抗生素，严格执行无菌操作。

【健康教育】

1. 向病人及家属介绍本病的主要诱发因素和疾病的过程。

2. 教育病人积极治疗胆道疾病，注意防治胆道蛔虫症。

3. 指导病人及家属掌握饮食卫生知识，平时养成规律进食习惯，避免暴饮暴食。腹痛缓解后，应从少量低脂、低糖饮食开始逐渐恢复正常饮食，避免刺激强、产气多，高脂肪和高蛋白食物，戒除烟酒，防止复发。

任务八　急性胰腺炎病人的护理

达标检测及答案

任务九　溃疡性结肠炎病人的护理

▶ **学习目标**

1. 解释溃疡性结肠炎的概念。
2. 熟记溃疡性结肠炎的临床表现。
3. 复述溃疡性结肠炎的治疗要点。
4. 能够对溃疡性结肠炎的病人实施正确的护理措施。

思维导图3-9

案例导入

病人，女，36岁，离异。反复左下腹疼痛、腹泻3年，大便为糊状，一天4～6次，自服止泻止痛药，病情时好时发，多次大便检查未发现异常。本次再发入院，结肠镜检查可见病变黏膜充血和水肿，粗糙呈颗粒状，质脆易出血。黏膜上有多发性浅溃疡，散在分布。初步诊断溃疡性结肠炎。

结合上述病例请思考：

1. 溃疡性结肠炎最常累及何部位，主要症状是什么，最有助于诊断的检查是什么？
2. 轻中型治疗首选何种药物，重型活动期及急性暴发型病人首选何种药物？
3. 护理重点是什么？

溃疡性结肠炎（ulcerative colitis）亦称非特异性溃疡性结肠炎，是一种病因不明的慢性直肠和结肠炎性疾病。病变主要位于结肠的黏膜及黏膜下层。主要症状有腹泻，黏液脓血便和腹痛，病程漫长，病情轻重不一，常反复发作。本病多见于20～40岁，男女发病率无明显差别。

【病因】

病因与发病机制至今尚未明确，目前认为可能与下列因素有关。

1. **感染因素**　有人认为，本病可能与痢疾杆菌或溶组织阿米巴感染有关，然而迄今未检出某一特异病原微生物与本病有特定关系。但认为病原微生物乃至食物抗原可能是本病的非特异性促发因素。

2. **免疫因素**　为近年来最受关注的因素，一般认为本病为促发因素作用于易感者，激发肠黏膜亢进的免疫炎症反应。而对本病免疫炎症反应的促发及持续的原因，有不同解释。有研究指出，本病病人结肠黏膜可能存在与遗传有关的异常上皮细胞，能够分泌异常黏液糖蛋白，改变了正常结肠黏膜的通透性，使一般不易通过正常肠黏膜，对正常人无害的肠道共生菌群及食物等抗原，可以进入肠黏膜而激发一系列抗原特异性免疫反应。也有认为本病是自身免疫性疾病，因发现某些侵犯肠壁的病原体与结肠上皮细胞抗原簇之间存在共同抗原性，病人经病原体重复感染后，使机体对自身结肠上皮细胞产生免疫反应。此外，研究还发现正常结肠上皮有一种抗原，在溃疡性结肠炎病人中可检出该抗原的特异性抗体。

3. **遗传因素**　在不同种族，本病的发病率差异悬殊，欧美文献统计病人直系亲属中有 10%～20% 的发病；单卵双胎可同患本病，均说明本病有一定遗传性。

4. **精神因素**　生活中的应激事件和遭受重大精神创伤可诱发本病，病人常有精神抑郁和焦虑表现。

病变主要位于直肠和乙状结肠，也可位于降结肠，甚至整个结肠。病灶呈连续性分布，一般仅限于黏膜和黏膜下层。

【临床表现】

起病多数缓慢，少数急性起病。病程长，呈慢性经过，常有发作期与缓解期交替。

1. 症状

（1）消化系统表现

①腹泻：为最主要的症状，典型者呈黏液或黏液脓血便，为炎症渗出和黏膜糜烂及溃疡所致。大便次数和便血程度反映病情严重程度，轻者每日排便 2～4 次，粪便呈糊状，可混有黏液，脓血；重者腹泻每日可达 10 次以上，大量脓血，甚至呈血水样粪便。大多伴有里急后重，为直肠炎症刺激所致。病变限于直肠和乙状结肠的病人，偶有腹泻与便秘交替的现象，与病变直肠排空功能障碍有关。

②腹痛：轻者或缓解期病人多无腹痛或仅有腹部不适，活动期有轻或中度腹痛，为左下腹或下腹的阵痛，亦可涉及全腹。有疼痛-便意-便后缓解的规律。若并发中毒性结肠扩张或腹膜炎，则腹痛剧烈而持续。

③其他症状：可有腹胀，食欲不振，恶心，呕吐等。

（2）全身表现：中、重型病人活动期有低热或中等度发热，高热多提示有并发症或见于急性暴发型。重症病人可出现衰弱、低蛋白血症、水和电解质平衡紊乱等表现。

（3）肠外表现：本病可伴有一系列肠外表现，包括口腔黏膜溃疡，结节性红斑，关节炎，虹膜睫状体炎等。

2. **体征**　病人呈慢性病容，精神状态差，重者呈消瘦贫血貌。轻者仅有左下腹轻压痛，有时可触及痉挛的降结肠和乙状结肠。重症者常有明显腹部压痛和鼓肠。若有反跳痛，腹肌紧张，肠鸣音减弱等应注意中毒性结肠扩张和肠穿孔等并发症。

3. 并发症　可并发中毒性结肠扩张，直肠结肠癌变，大出血，急性肠穿孔，肠梗阻等。

4. 临床分型　临床上根据本病的病程，严重程度，病变范围和病期进行综合分型。

（1）根据病程经过分型：①初发型：无既往史的首次发作。②慢性复发型：最多见，发作期与缓解期交替。③慢性持续型：病变范围广，症状持续半年以上。④急性暴发型：少见，病情严重，全身毒血症状明显，易发生大出血和其他并发症。上述后三型可相互转化。

（2）根据病情严重程度分型：①轻型：多见，腹泻每日 4 次以下，便血轻或无，无发热，贫血轻或无，血沉正常。②中型：介于轻型和重型之间。③重型：腹泻每日 6 次以上，有明显黏液血便，体温＞37.5℃，脉搏＞90 次/分，血红蛋白＜100g/L，血沉＞30mm/h。

（3）根据病变范围分型：可分为直肠炎、直肠乙状结肠炎、左半结肠炎、全结肠炎以及区域性结肠炎。

（4）根据病期分型：可分为活动期和缓解期。

【辅助检查】

1. 血液检查　可有红细胞和血红蛋白减少。白细胞计数增高、血沉增快和 C 反应蛋白增高是活动期的标志。重症病人可有血清清蛋白下降、电解质平衡紊乱。

2. 粪便检查　粪便肉眼检查常见脓血和黏液，显微镜见多量红、白细胞或脓细胞，急性发作期可见巨噬细胞。

3. 结肠镜检查　是本病诊断的重要手段之一，可直接观察病变肠黏膜并取活检。内镜下可见病变黏膜充血和水肿，粗糙呈颗粒状，质脆易出血。黏膜上有多发性浅溃疡，散在分布，亦可融合，表面附有脓性分泌物。也可见假性息肉形成，结肠袋变钝或消失。

4. X 线钡剂灌肠检查　可见黏膜粗乱或有细颗粒改变，也可呈多发性小龛影或小的充盈缺损，有时病变肠管缩短，结肠袋消失，肠壁变硬，可呈铅管状。重型或暴发型一般不宜作此检查，以免加重病情或诱发中毒性结肠扩张。

【诊断要点】

临床上有持续或反复发作的腹泻和黏液血便、腹痛、不同程度的全身症状，在排除细菌性痢疾、阿米巴痢疾、Crohn 病、肠结核等基础上，结合结肠镜检查所见特点和黏膜活检所呈的炎性反应，以及 X 线钡剂灌肠检查所示征象，可以诊断本病。溃疡性结肠炎与结肠 Crohn 病的鉴别见表 3-4。

表 3-4　溃疡性结肠炎与结肠 Crohn 病的鉴别

项目	溃疡性结肠炎	结肠 Crohn 病
症状	脓血便多见	有腹泻但脓血便少
病变分布	病变连续	呈节段性
直肠受累	绝大多数受累	少见
末段回肠受累	少见	多见
肠腔狭窄	少见、中心性	多见、偏心性
瘘管形成	罕见	多见
内镜表现	溃疡浅，黏膜弥漫性充血、水肿，呈颗粒状、脆性增加	纵形溃疡伴周围黏膜正常，即呈鹅卵石样改变
病理改变	隐窝脓肿、浅溃疡、杯状细胞减少	裂隙状溃疡

【治疗要点】

治疗目的是控制急性发作，缓解病情，减少复发，防治并发症。

1. 氨基水杨酸制剂　柳氮磺吡啶（简称 SASP）是治疗本病的常用药物，适用于轻型、中型或重型经糖皮质激素治疗已有缓解者。用药方法：活动期 4g/d，分 4 次口服，用药 3～4 周病情缓解后可减量使用 3～4 周，然后改为维持量 2g/d 维持 1～2 年。也可用其他氨基水杨酸制剂，如奥沙拉嗪、巴柳氮等。

2. 糖皮质激素　适用于对氨基水杨酸制剂疗效不佳的轻、中型病人，特别是重型活动期及暴发型病人。其作用机制为非特异性抗炎和抑制免疫反应。一般给予泼尼松 40mg/d，口服。重症病人常先予氢化可的松 200～300mg/d 或地塞米松 10mg/d，静脉滴注 7～14 天后，改为口服泼尼松 60mg/d，病情好转后逐渐减量至停药。

3. 免疫抑制剂　硫唑嘌呤或巯嘌呤可试用于对糖皮质激素治疗效果不佳或对糖皮质激素依赖的慢性活动性病例。

4. 手术治疗　并发大出血、肠穿孔、中毒性结肠扩张、结肠癌或经积极内科治疗无效者可选择手术治疗。

【护理诊断】

1. 腹泻　与炎症导致结肠黏膜对水钠吸收障碍及结肠运动功能失常有关。

2. 疼痛　与肠道炎症，溃疡有关。

3. 营养失调：低于机体需要量　与长期腹泻及吸收障碍有关。

4. 体温过高　与肠道炎症有关。

5. 有体液不足的危险　与肠道炎症致长期频繁腹泻有关。

6. 潜在并发症：中毒性结肠扩张、直肠结肠癌变、大出血。

7. 焦虑　与病情反复迁延有关。

8. 知识缺乏　缺乏本病的预防与治疗知识。

【护理措施】

1. 病情观察　严密观察腹痛的性质，部位以及生命体征的变化，以了解病情的进展情况。如腹痛性质突然改变，应注意是否发生大出血、肠梗阻、中毒性结肠扩张，肠穿孔等并发症。

2. 用药护理　遵医嘱给予柳氮磺吡啶（SASP）和（或）糖皮质激素，以减轻炎症，使腹痛缓解。注意药物的疗效及不良反应，如应用 SASP 时，病人可出现恶心、呕吐、皮疹、粒细胞减少及再生障碍性贫血等，应嘱病人餐后服药，服药期间定期复查血象；应用糖皮质激素者，要注意激素的副作用，不可随意停药，防止反跳现象。

3. 饮食指导　指导病人食用质软，易消化，少纤维素又富含营养，有足够热量的食物，以利于吸收，减轻对肠黏膜的刺激，供给足够的热量，维持机体代谢的需要。避免食用冷饮、水果、多纤维的蔬菜及其他刺激性食物，忌食牛乳和乳制品。急性发作期病人，应进流质或半流质饮食，病情严重者应禁食，按医嘱给予静脉高营养，以改善全身状况。应注意给病人提供良好的进餐环境，避免不良刺激，以增进病人食欲。观察病人进食情况，定期测量体重，监测血红蛋白和清蛋白，了解营养状况的变化。

【健康教育】

1. 指导病人合理休息与活动。在急性发作期或病情严重时均应卧床休息，缓解期也应适当休息，注意劳逸结合。

2. 指导病人合理饮食，摄入足够的营养，忌食冷、硬及刺激性食物。

3. 教育病人及家属正确对待疾病，让病人保持情绪稳定，树立战胜疾病的信心。

4. 嘱病人坚持治疗，教会病人识别药物的不良反应，不要随意更换药物或停药。如用药期间出现疲乏、头痛、发热、手脚发麻、排尿不畅等症状，应及时就诊，以免耽误病情。

（孔丽丽）

任务九　溃疡性结肠炎病人的护理

达标检测及答案

任务十　肠结核及结核性腹膜炎病人的护理

▶ **学习目标**

1. 解释肠结核、结核性腹膜炎的概念。
2. 熟记肠结核、结核性腹膜炎的临床表现。
3. 复述肠结核、结核性腹膜炎的治疗要点。
4. 能够对肠结核、结核性腹膜炎的病人实施正确的护理措施。

思维导图3-10

案例导入

病人，女，26岁，10年前曾患肺结核，经治疗后出院。近半年消瘦、乏力、腹痛、腹泻，怀疑肠结核。

结合上述病例请思考：

1. 肠结核好发于何部位？
2. 确诊依据、治疗关键分别是什么？
3. 护理要点是什么？

一、肠结核

肠结核（intestinal tuberculosis）是由结核杆菌侵犯肠道引起的慢性特异性炎症。肠结核在发展中国家发病率较高，而西方发达国家少见。本病多见于青壮年，女性略多于男性。

【病因】

肠结核主要由人型结核杆菌引起，少数人可感染牛型结核杆菌致病。

其感染途径有：①胃肠道感染：是结核杆菌侵犯肠道的主要途径。病人多有开放性肺结核或喉结核，因经常吞咽含结核杆菌的痰液而致病；或经常与开放性肺结核病人共餐，餐具未经消毒隔离；或饮用未经消毒的带菌牛奶和乳制品等。肠结核易发生在回盲部，可能与如下因素有关：结核杆菌进入肠道后，含有结核杆菌的肠内容物在回盲部停留时间较长，且回盲部淋巴组织丰富，结核杆菌又容易侵犯淋巴组织。但其他肠断亦可受累。②血行播散：肠外结核病灶经血行播散侵犯肠道，多见于粟粒性肺结核。③直接

321

蔓延：由腹腔内结核病灶如女性生殖器结核直接蔓延而侵犯肠壁。

肠结核的发病是人体和结核杆菌相互作用的结果，一旦入侵的结核杆菌数量多，毒力大，并且人体免疫功能低下，肠功能紊乱引起局部抵抗力削弱时，就可发病。

肠结核主要位于回盲部，其他部位依次为升结肠，空场，横结肠，降结肠，阑尾，十二指肠和乙状结肠，少数见于直肠。本病的病理变化随人体对结核杆菌的免疫力与过敏反应的情况而定。若人体过敏反应强，病变以渗出性为主，感染菌量多，毒力大，可有干酪样坏死形成溃疡，称为溃疡型肠结核；如果机体免疫状况好，感染较轻，则表现为肉芽组织增生、纤维化，称为增生型肠结核；兼有两种病变者称为混合型肠结核。

【临床表现】

肠结核大多起病缓慢，病程较长。早期症状不明显，容易被忽略。

1. 症状

（1）腹痛：多位于右下腹，也可因回盲部病变引起上腹或脐周牵涉痛。疼痛性质一般为隐痛或钝痛，进食易诱发或加重，出现腹痛与排便。排便后疼痛可有不同程度的缓解。增生型肠结核或并发肠梗阻时，有腹部绞痛，伴腹胀。

（2）腹泻和便秘：腹泻是溃疡型肠结核的主要表现之一。每日排便2～4次，粪便呈糊状或稀水状，不含黏液或脓血，如直肠未受累，无里急后重感。若病变严重而广泛时，腹泻次数可达每日十余次，粪便可有少量黏液，脓液。也可有便秘、腹泻交替出现。增生型肠结核多以便秘为主要表现。

（3）全身症状和肠外结核表现：溃疡型肠结核常有结核毒血症及肠外结核特别是活动性肺结核的临床表现；增生型肠结核全身情况一般较好。

2. 体征　病人呈慢性病容，消瘦，苍白。腹部肿块为增生型肠结核的主要体征。当溃疡型肠结核同时有肠系膜淋巴结结核时，也可出现腹部肿块。

3. 并发症　见于晚期病人，常有肠梗阻，瘘管形成，肠出血少见，也可并发结核性腹膜炎，偶有急性肠穿孔。

【辅助检查】

1. 血液检查　血常规检查可有不同程度的贫血，无并发症的病人白细胞计数一般正常。红细胞沉降率多明显增快，可作为评估结核病活动程度的指标之一。

2. 粪便检查　粪便多为糊状，一般不混有黏液脓血，显微镜下可见少量脓细胞和红细胞。粪便浓缩有时可查到结核杆菌，对痰菌阴性者有意义。

3. X线检查　X线钡餐造影或钡剂灌肠检查对肠结核的诊断具有重要意义。其X

线表现主要是肠黏膜皱襞粗乱、增厚，溃疡形成。在溃疡型肠结核，钡剂在病变肠段排空很快，显示充盈不佳，呈激惹状态，而在病变的上、下肠段则钡剂充盈良好，称为 X 线钡影跳跃征象。此外。尚可见肠腔狭窄，肠段缩短变形，回肠盲肠正常角度丧失。

4. 结肠镜检查　可直接观察全结肠和回肠末段，内镜下病变肠黏膜充血、水肿、溃疡形成，可伴有大小及形态各异的炎性息肉、肠腔狭窄等。如果活检找到干酪样坏死性肉芽肿或结核杆菌，则可以确诊。

5. 其他　结核菌素实验强阳性及聚合酶链反应（PCR）阳性也有辅助诊断的作用。

【诊断要点】

如有下列各点应考虑本病：①青壮年病人有肠外结核，特别是肺结核。②临床表现有腹痛，腹泻，右下腹压痛，腹部肿块，原因不明的肠梗阻，伴有发热，盗汗等结核毒血症状。③X 线钡餐检查，结肠镜检查及活检有肠结核征象。④结核菌素试验强阳性。

【治疗要点】

肠结核的治疗目的是消除症状，改善全身情况，促使病灶愈合及防治并发症。

1. 抗结核化学药物治疗　目前多主张采用短程疗法，疗程 6～9 个月。治疗方案参阅项目一任务九"肺结核病人的护理"。

2. 对症治疗　腹痛可用阿托品或其他抗胆碱药物；严重腹泻或摄入不足者，应注意纠正水，电解质与酸碱平衡紊乱；对不完全性肠梗阻病人，需进行胃肠减压，以缓解梗阻近端肠曲的膨胀与潴留。

3. 手术治疗　当肠结核并发完全性肠梗阻，急性穿孔，慢性穿孔肠瘘形成，肠道大量出血经积极抢救不能止血者，需要手术治疗。

二、结核性腹膜炎

结核性腹膜炎（tuberculous peritonitis）是由结核杆菌引起的慢性、弥漫性腹膜炎症。本病见于任何年龄，但以青壮年多见，男女发病率之比约为 1：2。近年来，本病患病率虽有降低趋势，但在发展中国家和地区仍不少见。

【病因】

由于结核杆菌感染腹膜引起，常继发于肺结核或体内其他部位结核病。依据侵入腹腔的结核菌数量与毒力及机体免疫力，常表现为三种基本的病理类型：渗出型、粘连型、干酪型，以前两型多见。也可有两种或三种类型的病变并存，称为混合型。

【临床表现】

本病由于其病理类型不同，病变活动性及机体反应性不一，临床表现各异。多数起病缓慢，少数起病急骤，以急性腹痛、高热为主要表现。

1. 症状

（1）全身症状：有结核病的毒血症状，主要为发热和盗汗。以低热和中等热为最多，高热主要见于渗出型、干酪型，或伴有粟粒型肺结核、干酪型肺炎等严重结核病的病人。部分病人可有食欲不振、体重减轻、贫血等表现。

（2）腹部症状

1）腹痛、腹胀：可出现腹部持续性隐痛或钝痛。如腹痛呈阵发性加剧，应考虑并发不完全性肠梗阻。偶可表现为急腹症，系肠系膜淋巴结结核、腹腔内其他结核的干酪样坏死病灶破溃或肠结核急性穿孔所致。多数病人可出现不同程度腹胀。

2）腹泻、便秘：腹泻常见，一般每天 2～4 次，重者每天达 10 余次。粪便呈糊样，一般不含脓血，不伴有里急后重。少数病人腹泻与便秘交替出现。

2. 体征

（1）病人呈慢性病容：后期有明显的营养不良，表现为消瘦、浮肿、苍白、舌炎、口角炎等。

（2）腹部压痛与反跳痛：多数病人有腹部压痛，一般轻微，少数压痛明显，且有反跳痛，常见于干酪型结核性腹膜炎。

（3）腹壁柔韧感：是结核性腹膜炎的临床特征，是由于腹膜慢性炎症、增厚、粘连所致。

（4）腹部包块：见于粘连型或干酪型，常由于增厚的大网膜、肿大的肠系膜淋巴结、粘连成团的肠曲或干酪样坏死脓性物积聚而成。常位于脐周，大小不一，边缘不清，不易推动。

（5）腹水：多为少量至中等量腹水。

3. 并发症　肠梗阻多见，主要发生在粘连型结核性腹膜炎。也可发生急性肠穿孔、肠瘘及腹腔脓肿。

【辅助检查】

1. 血象、血沉及结核菌素试验　部分病人有轻度至重度贫血，白细胞计数大多正常或稍偏高，少数偏低。干酪型病人或腹腔结核病灶急性扩散时，白细胞计数增高。多数病人血沉增快，可作为活动性病变的简易指标。结核菌素试验呈强阳性对诊断本病有意义。

2. 腹水检查　腹水多为草黄色渗出液，少数为淡血色，偶见乳糜性，比重一般超过 1.016，蛋白质含量在 30g/L 以上，白细胞计数超过 500×10^6/L，以淋巴细胞为主。但有时因低清蛋白血症，或合并肝硬化，腹水性质可接近漏出液。如果腹水葡萄糖

＜3.4mmol/L、pH＜7.35，提示细菌感染；若腹水腺苷脱氨酶活性增高，可能是结核性腹膜炎。腹水浓缩找结核杆菌或结核杆菌培养阳性率均低，腹水动物接种阳性率则在50％以上，但费时较长。

3. X线检查　腹部 X 线平片检查有时可见钙化影，提示钙化的肠系膜淋巴结结核。胃肠 X 线钡餐检查可发现肠粘连、肠结核、肠瘘、肠腔外肿块等征象，对本病有辅助诊断的价值。必要时可行腹部 CT 检查。

4. 腹腔镜检查　可见腹膜、网膜、内脏表面有散在或聚集的灰白色结节，浆膜混浊粗糙，活组织检查有确诊价值。此项检查一般适用于有游离腹水的病人，禁用于腹膜有广泛粘连者。

【诊断要点】

本病的主要诊断依据是：①青壮年病人，有结核病史，伴有其他器官结核病证据。②不明原因发热达 2 周以上，伴有腹痛、腹胀、腹水、腹壁柔韧感或腹部包块。③腹腔穿刺有渗出性腹水，一般细菌培养结果阴性。④结核菌素试验呈强阳性。⑤X 线胃肠钡餐检查发现肠粘连等征象。

【治疗要点】

本病的治疗关键是及早给予规则、全程抗结核化学药物治疗，以达到早日康复、避免复发和防止并发症的目的。

1. 抗结核化学药物治疗　抗结核化学药物的选择、用法、疗程详见项目一任务九"肺结核病人的护理"。

2. 腹腔穿刺放液治疗　对大量腹水者，可适当放腹水以减轻症状。

3. 手术治疗　对经内科治疗未见好转的肠梗阻、肠穿孔及肠瘘均可行手术治疗。

【护理诊断】

1. 疼痛：腹痛　与结核杆菌侵犯肠壁，结肠痉挛、肠蠕动增加，或腹膜炎症及伴有活动性肠结核、肠梗阻或盆腔结核有关。

2. 腹泻　与结核杆菌感染致肠功能紊乱有关。

3. 营养失调：低于机体需要量　与结核杆菌毒素所致毒血症、消化吸收功能障碍有关。

4. 潜在并发症：肠梗阻、肠穿孔、肠瘘等。

【护理措施】

1. 一般护理

（1）休息与活动：嘱病人卧床休息，减少活动，以降低代谢，减少毒素的吸收。

（2）加强营养供给：结核病是一种慢性消耗性疾病，只有保证营养的供给，提高机体抵抗力，才能促进疾病的痊愈。

①饮食的营养供给：应给与高热量、高蛋白、高维生素而又易于消化的食物，如新鲜蔬菜、水果、鲜奶、肉类及蛋类等。与病人及家属共同制定饮食计划，提供舒适的进食环境，促进病人食欲，保证营养摄入。腹泻明显的病人应少食乳制品、富含脂肪的食物和粗纤维食物，以免加快肠蠕动。肠梗阻的病人应禁食，并给予静脉营养。

②静脉营养：严重营养不良者应协助医师进行静脉营养治疗，以满足机体代谢需要。定期对病人进行营养状况监测，以了解营养改善状况，确实保证营养的供给。

2. 病情观察

（1）疼痛的观察与护理：严密观察腹痛的性质、特点，正确评估病程进展状况。如病人疼痛突然加重，压痛明显，或出现便血等应及时报告医师并积极配合采取抢救措施。当病人出现腹痛症状时，护理人员可与病人多交流，分散其注意力，教会病人相应心理防卫机制，以提高疼痛阈值，使疼痛减轻；或采用热敷、按摩、针灸方法，缓解疼痛；根据医嘱给病人解痉，止痛药物；对肠梗阻所致疼痛加重者，应行胃肠减压。

（2）腹泻的观察与护理：监测病人的排便情况、伴随症状及全身情况及粪便的化验检查结果，以便及时发现病情变化。对腹泻的病人指导其选择恰当的饮食，注意腹部保暖，加强肛周皮肤的护理。

3. 用药护理

（1）遵医嘱给予抗结核化学药物：嘱病人按时、按剂量服用药物，可帮助病人制定一个切实可行的用药计划，以免漏服。

（2）遵医嘱给予解痉、止痛药物：向病人解释药物的作用和可能出现的不良反应，如阿托品可松弛肠道平滑肌缓解疼痛，但由于同时抑制唾液腺的分泌，可出现口干现象，应嘱病人多饮水，以解除不适。

4. 心理护理　由于结核毒血症状，以及腹痛、腹泻等不适，加之病程长，需长期服药，病人易产生焦虑情绪。护理人员应多与病人交谈，介绍有关肠结核和结核性腹膜炎的相关知识，说明只要早期、合理、足量应用抗结核药物，症状可以逐渐缓解和治愈。指导病人掌握放松的技巧，改变生活方式，保持轻松愉快的心情，以缓解紧张、焦虑。

【健康教育】

1. 病因与疾病预防指导　向病人及家属解释有关病因，配合医师对原发结核病积极治疗。指导病人有关消毒、隔离等知识，防止结核菌的传播，如注意个人卫生，提倡用公筷进餐及分餐制，牛奶应消毒后饮用，对结核病人的粪便要消毒处理等。

2. 生活指导 加强身体锻炼、合理营养、生活规律、劳逸结合，保持良好心态，以增强抵抗力。

3. 用药指导 指导病人坚持按医嘱服药，不要自行停药，同时注意药物的不良反应，如恶心、呕吐等胃肠道反应以及肝肾功能损害等。定期复查，及时了解病情变化，以利于治疗方案的调整。

任务十 肠结核及结核性腹膜炎病人的护理

达标检测及答案

任务十一　上消化道大出血病人的护理

▶ 学习目标

> 1. 解释上消化道大出血的概念。
> 2. 熟记上消化道大出血的临床表现、护理诊断、护理措施。
> 3. 复述上消化道大出血的病因、治疗要点、健康教育。

思维导图3-11

案例导入

病人，男，36 岁，上腹节律性疼痛反复发作 6 年，每于空腹时腹痛，进食后缓解，有夜间痛。今晨食山芋后连续呕血 3 次，总量约 1200ml，呕吐物初为咖啡色，后为鲜红色，有稀黑便、头晕、心慌。查体：体温 36℃，脉搏 110 次/分，呼吸 22 次/分，血压 80/50mmHg。初步诊断为：十二指肠溃疡并发上消化道大出血伴休克。

结合病例请思考如下问题：

1. 为什么诊断该病人是上消化道大出血？

2. 病因和诱因各是什么？

3. 上消化道大出血指失血量超过多少？

4. 如何抢救护理？

上消化道出血（upper gastrointestinal hemorrhage）是指曲氏韧带以上的消化道，包括食管、胃、十二指肠、胰腺、胆道或胃空肠吻合术后的空肠等病变引起的出血。大量出血是指在数小时内失血量超过 1000ml 或占循环血容量的 20%，临床表现以呕血和（或）黑便为主，常伴有急性周围循环衰竭，严重者导致失血性休克而危及生命。

【病因】

最常见于消化性溃疡、食管胃底静脉曲张破裂、急性胃黏膜病变和胃癌等。

1. **上消化道疾病**　①胃、十二指肠疾病：消化性溃疡最为常见，其次为胃癌、急慢性胃炎、十二指肠炎等。②食管、空肠疾病：食管癌、食管消化性溃疡、食管物理性或化学性损伤、空肠 Crohn 病、胃肠吻合术空肠溃疡等。

2. **门静脉高压引起食管胃底静脉曲张破裂**　①肝硬化。②门静脉炎、门静脉血栓形成或受邻近肿块压迫而致门静脉阻塞等。

3. 上消化道邻近器官或组织的疾病　①胆道出血：胆管或胆囊结石或癌症、胆道蛔虫病等。②胰腺疾病累及十二指肠，如胰腺癌等。

4. 全身性疾病　①血液病。②应激性溃疡。③其他。尿毒症、流行性出血热等。

【临床表现】

临床表现取决于出血病变性质、部位、出血量与速度。

1. 症状与体征

（1）呕血与黑便：是上消化道出血的特征性表现。呕血是指上消化道出血时，胃内或反流入胃的血液经口呕出；黑便是上消化道出血后，血红蛋白中的铁在肠道经硫化物作用形成黑色的硫化铁随大便排出所致。上消化道大出血后均有黑便，出血部位在幽门以上者常有呕血，若出血量少，速度较慢，也可无呕血仅见黑便；出血在幽门以下者可仅有黑便，如出血量大、速度快，可因血液反流入胃，引起呕血。

（2）失血性周围循环衰竭：急性周围循环衰竭的程度与出血量及出血速度有关。若出血量较大且速度快者，循环血容量可迅速减少，导致心排血量降低，可出现一系列表现，如头晕、心悸、出汗、脉细数、血压下降、皮肤湿冷、烦躁不安或意识不清，收缩压低于80mmHg，脉压小于25～30mmHg，心率加快至120次/分以上等休克状态。

（3）氮质血症：血尿素氮常增高，称为肠源性氮质血症，其原因主要是大量血液进入肠道，血液中蛋白质被消化吸收引起。

（4）发热：上消化道大量出血被控制后，多数病人出现低热，一般不超过38.5℃，持续3～4天。可能与血容量减少，急性循环衰竭，导致体温调节中枢功能障碍有关。

（5）血象变化：出血24小时内网织红细胞增高，出血停止后逐渐恢复正常；白细胞计数可暂时增高，血止后2～3小时即恢复正常；肝硬化合并脾功能亢进者白细胞计数可不高。

2. 并发症　出血量大者可并发失血性休克，急性肾功能衰竭等。

【辅助检查】

1. 血液检查　测红细胞、白细胞和血小板计数、血红蛋白浓度、红细胞比容、网红细胞计数、肝功能、肾功能等。

2. 胃镜检查　出血24～48小时内行急诊胃镜检查，可以直观察出血部位，明确出血病因诊断，并可进行镜下止血治疗，是上消化道出血病因诊断的首选检查。

3. 影像学检查　①X线钡餐对明确病因有价值。②选择性动脉造影如腹腔动脉、肠系膜上动脉造影帮助确定出血部位。③吞线试验可估计活动性出血的部位。

4. 其他　大便隐血试验等。

【诊断要点】

1. 有引起上消化道出血疾病的病史。

2. 有呕血、黑便、周围循环衰竭的表现。

3. 大便隐血试验阳性，红细胞、血红蛋白低于正常；上消化道胃镜检查有阳性发现。

【治疗要点】

治疗原则是迅速补充血容量，控制休克，积极采取有效止血措施及对症处理。

1. 补充血容量　立即开放静脉、取血配血，迅速补充血容量，输液开始宜快，可先输入平衡液、右旋糖酐、羟乙基淀粉等，必要时尽早输入全血，及时恢复有效血容量，使血红蛋白维持在 90～100g/L；肝硬化病人需输新鲜血，库存血含氨多易诱发肝性脑病。

2. 止血措施

(1) 食管胃底静脉曲张破裂出血的止血措施如下。

①药物止血：(a) 垂体后叶素：可降低门静脉压力，适用于食管胃底静脉曲张破裂出血，但冠状动脉粥样硬化性心脏病、高血压及孕妇禁用。(b) 生长抑素：可减少内脏血流量 30%～40%，对上消化道出血止血效果较好，多用于食管胃底静脉曲张破裂出血；常用药物有善宁、施他宁等。

②三腔气囊管压迫止血：适用于食管胃底静脉曲张裂出血，止血效果肯定、经济，但病人痛苦、并发症多、早期再出血率高，常用于药物止血效果不好时应用。经鼻腔插入三腔管，进入胃内后使胃囊充气，然后向外牵拉，以压迫胃底曲张静脉；必要时再充食管气囊，以压迫食管曲张静脉。

③内镜治疗：治疗食管胃底静脉曲张，预防再出血，目前采用注射硬化剂至曲张静脉，或用套圈结扎曲张的静脉，达到有效止血的目的，也可两种方法联合应用；此种治疗的并发症主要有局部溃疡、出血、穿孔、瘢痕狭窄等。

④外科治疗：食管胃底静脉曲张破裂出血内科治疗无效，应考虑外科手术。

⑤介入治疗：经颈静脉肝内门体静脉分流术。

(2) 其他病因所致上消化道大量出血的止血措施如下。

①药物治疗：①口服药物止血：去甲肾上腺素 8mg 加入 100ml 生理盐水中分次口服，也可经胃管注入，亦可服凝血酶等，适用于胃、十二指肠出血。②H_2受体拮抗药或质子泵抑制剂：抑制胃酸分泌提高胃内 pH 值，促进止血，适用于消化性溃疡、食管胃底静脉曲张破裂出血、急性胃黏膜损害等引起的出血。常用药物有西咪替丁、雷尼替丁、法莫替丁、奥美拉唑等，急性出血期均应静脉给药。

②内镜治疗：激光、热探头、高频电凝、微波、注射疗法、上止血夹等，适用于有活动性出血或暴露血管的溃疡。

③手术治疗。

④介入治疗：血管栓塞治疗。

【护理诊断】

1. 体液不足　与上消化大量出血有关。

2. 活动无耐力　与上消化道大出血引起失血性周围循环衰竭有关。

3. 有窒息的危险　与呕出血注反流入气管有关，与三腔气囊管过度压迫气管有关。

4. 恐惧　与上消化道大量出血对生命及全身健康受到威胁有关。

5. 潜在并发症：休克。

【护理措施】

1. 休息与体位　绝对卧床休息，取平卧位并将下肢略抬高，以保证脑部供血；呕血时头偏向一侧，防止窒息或误吸；必要时用负压吸引器清除气道内分泌物、血液或呕吐物、保持呼吸道通畅。

2. 饮食护理　食管胃底静脉曲张破裂出血、急性大出血伴恶心，呕吐者应禁食，少量出血无呕吐者，可进温凉、清淡流质食物；消化性溃疡病人进食可减少胃收缩运动，并可中和胃酸，促进溃疡愈合。出血停止后改为营养丰富、易消化、无刺激性半流食饮食，宜少量多餐，逐步过渡到正常饮食。食管胃底静脉曲张破裂出血的病人，止血后1～2天可进高热量、高维生素流食，无再出血可渐改为半流质饮食，限制蛋白质摄入，避免粗糙、坚硬、刺激性食物，应细嚼慢咽，防止损伤曲张静脉而再次出血。

3. 用药护理　立即建立静脉通道，配合医师迅速、准确地实施输血、输液、各种止血治疗及用药等抢救措施，并观察治疗效果及不良反应。积极补充血容量，必要时可先用右旋糖酐或其他血浆代用品，输液开始宜快，以尽快恢复和维持有效循环血量，必要时测定中心静脉压作为调整输液量和速度的依据；治疗中避免因输液、输血过多、过快而引起急性肺水肿，对老年人和心肺功能不全者尤应注意。垂体后叶素可引起腹痛、血压升高、心律失常、心肌缺血等，故滴注速度宜缓慢，并严密观察有无胸部不适、腹痛、腹泻等不良反应；肝病病人禁用吗啡、巴比妥类药物。

4. 病情观察

（1）观察内容：严密观察病人的意识状态，监测心率、血压、呼吸变化，必要时进行心电监护；密切注意上消化道出血的早期征象，如病人有无头晕、心悸、大汗、腹痛、肠鸣音活跃等；如病人出现烦躁不安、面色苍白、皮肤湿冷、四肢冰凉则提示微循环血液灌注不足；而皮肤逐渐变暖、出汗停止则提示血液灌注好转。观察呕吐物和粪便的性质、颜色及量，正确估计出血量；准确记录出入量，必要时留置导尿管；每 4 小时测量 1 次尿量，应保持尿量＞30ml/h。定期复查红细胞计数、血细胞比容、血红蛋白、网织红细胞计数、血尿素氮，以了解贫血程度，出血是否停止。急性大出血时，经由呕吐物、鼻胃管抽吸和腹泻，可丢失大量水分和电解质，故应密切监测血清电解质的变化。

（2）出血量的观察：详细询问呕血和（或）黑便的发生时间、次数、量及性状，以便准确估计出血量。①大便隐血阳性提示每日出血量＞5～10ml。②出现黑便表明出血量在50～100ml 以上。③胃内积血量达 250～300ml 时引起呕血。④一次出血量在 400ml 以下，一般不引起全身症状；如出血量超过 400～500ml 时，可引起头晕、心悸、乏力等症状。⑤短期内出血量超过 1000ml 或循环血量的 20％时，即出现急性周围循环衰竭的表现，严重者引起失血性休克，如心率超过 120 次/分，收缩压低于 80mmHg 或低于基础压的25％，出现表情淡漠、烦躁不安、面色苍白、四肢湿冷、尿量减少等表现。

（3）出血是否停止或再出血的观察：病人出血后黑便持续时间受排便次数的影响，如每天排便 1 次，约 3 天大便颜色恢复正常；因此需根据病人的一般情况、排便状况、血压、心率等情况综合判断出血是否停止。下列情况提示继续出血或有再出血的可能：①反复呕血，甚至呕血由咖啡色转为鲜红色。②黑便持续存在，或次数增多，粪质稀薄，甚至变成暗红色，伴肠鸣音亢进。③周围循环衰竭的表现经补液、输血而未改善，或好转后又恶化，血压波动，中心静脉压不稳定。④红细胞计数、血细胞比容、血红蛋白测定不断下降，网织红细胞计数持续增高。⑤在补液足量、尿量正常的情况下，血尿素氮持续或再次升高。⑥原有脾大门静脉高压的病人，在出血后常暂时缩小，如不见脾恢复肿大亦提示出血未止。

根据以下资料可对出血量和出血是否停止作出评估（表 3-5、3-6）。

表 3-5　消化道出血程度的估计

程度	成人失血量	血压	脉搏	血红蛋白	临床表现
轻度	＜500ml	基本正常	正常	正常	一般不引起全身症状或仅有头晕、乏力
中度	500ml～1000ml	收缩压下降	＞100 次/分	70～100g/L	一时性眩晕，口渴、心悸、烦躁、尿少、肤色苍白
重度	＞1500ml	收缩压＜80mmHg	＞120 次/分	＜70g/L	神志恍惚、四肢厥冷、少尿或无尿

表 3-6　上消化道出血是否停止的判断

临床表现	活动性出血	出血停止
呕血	反复出现	无
柏油样便	次数增加、变稀、转为暗红	无
意识	模糊	清醒
情绪	淡漠或烦躁	安静
口渴	有	无
冷汗	有	无
晕厥	有	无
血压	下降	稳定
脉压差	变小	由小变大
脉搏	细速	正常有力
尿量	<25ml/h	>30ml/h
皮肤色泽	苍白	转红
肠鸣音	亢进	正常

5. 对症护理　持续吸氧，加强生活护理，如口腔、皮肤清洁等，卧床者特别是老年人和重症病人注意预防压疮，排便次数多者加强肛周皮肤清洁和护理，同时注意防止继发感染。

6. 心理护理　关心、安慰病人，并向其解释安静休息有利于止血，以减轻病人的紧张情绪；大出血时，不断巡视并陪伴病人，使其有安全感；呕血或黑便后及时清除血迹、污物，以减少对病人的不良刺激；留置三腔气囊管给病人以不适感，有过插管经历的病人尤其易出现恐惧感，故应向病人耐心解释本治疗方法的目的、过程、重要性及注意事项，并加以安慰和鼓励，取得病人的配合；解释各项检查、治疗措施的意义，听取并解答病人家属的提问，以减轻疑虑。

7. 三腔二囊管压迫止血的护理

(1) 插管前护理：仔细检查气囊，分别向胃囊和食管囊内注气，确认无漏气后，抽尽囊内气体，做好标记，用液状石蜡润滑管及囊外部。

微视频3-11-1

三腔二囊管止血法

(2) 插管护理：①协助医生插管时操作应轻柔、熟练，当胃管插入约 15cm 时，嘱病人做吞咽动作，减少咽喉部的摩擦和黏膜损伤，保证胃管顺利进入食管。②插管至 50～65cm 时，抽取胃液，明确管腔在胃内，并抽出胃内积液。③胃囊先充气 150～200ml，压力达 50mmHg（6.7kPa），封闭管腔口，缓慢向外牵拉，使用胃囊压迫胃底扩张的静脉；而后向食管囊内注气约 100ml，压力约 40mmHg（5.3kPa），封闭管口，压迫食管扩张的静脉。④气囊管的外端用绷带连接 0.5kg 的重物，放于病人床尾端的牵引架上做持续牵引。牵引绷带和水平面呈 30°角，防止压迫鼻腔，牵引重物距地面 5～10cm，若滑脱，气囊向上移位时，重物即至地上而减轻了牵拉压力。⑤有人主张单独胃囊充气后，观察 4～6 小时，如止血，则食管囊内不必充气。⑥操作时防止气囊压迫使分泌物聚积于食管并反流至气管而窒息。注意严密观察。

（3）气囊压迫护理：①初次压迫可持续 6～12 小时，以后每 4～6 小时放气半小时后再注气，避免被压黏膜发生缺血和坏死。②定期抽吸胃腔内的引流液，详细观察和记录颜色、量和性状，评估出血是否停止；经胃管可用冰水或冰盐水洗胃，消除积血，减少有毒物质在肠道的吸收，防止诱发肝性脑病。③气囊压迫一般 3～4 天，继续出血者可适当延长。④密切观察牵引装置，防止因胃囊充气不足或破裂致食管囊向上移位，造成窒息等并发症。一旦发生，即放松牵引物并抽出食管囊内气体立即拔管。⑤定时做好鼻腔、口腔清洁护理，垫纱布于鼻腔的气囊压迫处，防止压疮发生。⑥床边放置抢救物品，以备拔管、换管和抢救用。

（4）拔管护理：①出血停止 24 小时后，在气囊放气情况下，继续置管 24 小时，如未再出血，即可拔管。②拔管前嘱病人口服液状石蜡 20～30ml，润滑黏膜和气囊管外壁，轻柔、缓慢地拔管。③拔管后 24 小时内仍需严密观察，如发现出血征象，仍可用三腔二囊管止血。

【健康教育】

帮助病人和家属掌握有关疾病的病因和诱因、预防、治疗和自我护理知识，以减少再度出血的危险；指导病人合理饮食，戒除烟酒，避免暴饮暴食；进食营养丰富、易消化的食物，避免粗糙、刺激性食物饮料等；生活起居要规律，劳逸结合，保持乐观情绪，避免长期精神紧张，保证身心休息。遵医嘱正确用药，定期复查；帮助病人及家属学会早期识别出血征象及应急措施，出现头晕、心悸等不适，或呕血、黑便时，立即卧床休息，保持安静，减少身体活动；呕吐时取侧卧位以免误吸，立即送医院治疗。

任务十一　上消化道大出血病人的护理

达标检测及答案

任务十二 消化系统疾病常用诊疗技术的护理

▶ **学习目标**

1. 归纳常用诊疗技术的适应证、禁忌证。
2. 对常用诊疗技术正确实施护理措施。

一、腹腔穿刺术

微视频3-12-1

腹腔穿刺术

【适应证】

1. 检验腹水性质、查明病因。

2. 放腹水减压治疗。

3. 腹腔内注射药物。

【禁忌证】

1. 严重肠胀气。

2. 妊娠。

3. 腹腔内广泛粘连。

4. 不能合作者。

【方法】

病人取坐位、侧卧位或半卧位。

1. 常用穿刺点 ①脐与髂前上棘连线的中外 1/3 交界处。②侧卧位可取脐水平线与腋前线相交点。③坐位可取脐与耻骨连线中点稍偏左或稍偏右 1～1.5cm 处。

2. 穿刺部位 常规消毒后，术者带手套，铺洞巾，皮试阴性后用 1% 普鲁卡因 3～5ml，做穿刺点局麻。术者左手拇指和食指固定穿刺部位皮肤，右手持腹穿针，刺入腹壁，用力均匀徐徐进针，待感到阻力消失时，示针头已穿过腹膜壁层，即可抽到腹水。

3. 术毕拔针，穿刺部位盖上无菌纱布，用胶布固定。

【护理及注意事项】

1. 术前

（1）让病人取坐位、侧卧位或半卧位。

（2）测量腹围、体重和生命体征。

（3）向病人说明注意事项，如嘱病人排尿，以免刺破膀胱。

2. 术中

（1）协助医生抽取腹水，可边抽边用腹带加压，防止腹内压急剧降低。首次放腹水量一般不超过 3000ml。

（2）密切观察病人反应。如出现面色苍白、出汗、脉速或主诉头晕、心悸、恶心等，应停止抽液并做相应处理。

3. 术后

（1）注意穿刺部位是否渗漏。如有渗漏可用消毒棉垫或腹带加压压迫。

（2）记录腹水量、颜色和性质，及时送检。

（3）放液后测量腹围，检查腹部体征，做好记录，观察病情。

二、上消化道内镜检查术

【适应证】

1. 诊断不明的食管、胃、十二指肠疾病均可做此项检查。

2. 不明原因的上消化道出血。

【禁忌证】

1. 重症心肺疾病患者。

2. 消化道大量出血生命体征不平稳者。

3. 精神异常者。

4. 急性咽炎者。

5. 有明显主动脉瘤者。

6. 处于腐蚀性食管炎急性期者。

7. 疑有胃肠穿孔者。

【护理及注意事项】

1. 检查前

（1）向病人解释检查的意义、过程、注意事项，消除焦虑不安和恐惧心理。

（2）病人检查前 12 小时禁食，半小时肌内注射山莨菪碱（654-2）或阿托品，减少胃液唾液分泌和减轻胃肠蠕动。

（3）喷雾或口含麻醉药进行咽喉部麻醉，减少咽喉部疼痛和呕吐反射，观察病人反应。

（4）检查已消毒好的器械。

2. 检查中

（1）协助病人取左侧卧位，头稍向后仰，放松领口和腰带，取出假牙，咬紧牙垫。

（2）密切观察病人反应，保持头部位置不动，当胃、十二指肠镜到达咽喉部时，嘱其做吞咽动作，使胃镜能顺利通过食管。

（3）观察病人的面色、呼吸、脉搏。如有异常立即报告操作人员，做相应处理或停止操作。

（4）观察检查过程及结果，配合做好照相、活检工作。

3. 检查后

（1）嘱病人检查后 2 小时无不适可进水、进食。

（2）部分病人可出现咽痛、吞咽不适、声音嘶哑等咽部水肿症状，一般 1～2 小时后可自行缓解，如出现黑便、头晕、心悸等消化道出血症状或腹部疼痛，伴压痛、反跳痛等急性腹膜炎症状和体征，应立即就诊或通知医护人员，及时诊断和治疗。

（3）对内镜等器械进行消毒保养，以备再用。

三、结肠镜检查术

【适应证】

1. 不明原因的下消化道出血。

2. 不明原因的慢性腹泻。

3. 不明原因的低位肠梗阻。

4. 肠息肉、肿瘤、出血等病变需要做肠镜下治疗。

5. 大肠癌普查。

【禁忌证】

属相对禁忌证。

1. 妊娠。

2. 急性腹膜炎。

3. 大肠炎症急性活动期。

4. 急性憩室炎。

5. 近期发作过心肌梗死或心力衰竭。

6. 肠道大出血血压不稳定者。

7. 高热、身体极度衰竭。

【操作前护理及注意事项】

1. 术前用品准备电子结肠镜一套、2%利多卡因棉球、活检钳 1 个、阿托品 0.5mg、地西泮 10mg、血压计，其他如无菌手套 2 副、纱布、润滑油、甲醛固定液标本瓶及抢救药品等。

2. 术前病人准备

（1）向病人讲解检查的目的、方法、注意事项，解除其顾虑。

（2）嘱病人检查前 2～3 天进少渣饮食，检查前 1 天进流质，当日空腹。

（3）做好肠道准备：①常用蓖麻油 30～50ml 于检查前 8～10 小时口服，同时饮水 2000ml，再于术前 1 小时用 800～1000ml 温开水高位清洁灌肠，直到无粪排出为止。②可于检查前 2～3 小时口服 20%甘露醇溶液 250ml，同时服凉开水 1500～2000ml，因甘露醇在肠道内被细菌分解，产生易燃气体，故对行高频电凝手术者禁用，避免发生意外。肠道准备中注意病人排便情况，如排泄物为水样则可进行结肠镜检。

（4）根据医嘱给病人在检查前半小时肌内注射阿托品 0.5～1.0mg 或地西泮 10mg，有青光眼或明显前列腺肥大者忌用阿托品。

【操作中护理及注意事项】

嘱病人取左侧卧位，双腿屈曲，腹部放松，保持身体不要摆动。用 2%利多卡因棉球做肛麻醉。密切注意病人反应，如病人有腹胀不适，嘱其缓慢深呼吸；如有面色、呼吸、脉搏等异常应随时停止插镜，同时建立静脉通道以备抢救及术中用药。根据观察情况，进行活检、黏膜染色、刷取细胞等。

【操作后护理及注意事项】

1. 检查后询问病人腹胀、腹痛及排便情况，如腹胀明显者，再行内镜下排气；腹痛未缓解或排血便者，应留院观察。

2. 卧床休息，做好肛门清洁护理。

3. 进少渣饮食 3 天，注意粪便颜色，必要时连续做 3 次大便隐血试验，以了解有无活动性出血。

4. 密切观察生命体征，如发现有剧烈腹痛、腹胀、面色苍白、心率与脉率增快、血压下降、大便次数增多呈黑色，提示并发肠出血、肠穿孔，应及时报告医师，协助处理。

5. 做好内镜的消毒工作，避免交叉感染，并妥善保存。

目标检测题

1. 导致慢性胃炎发生的原因有哪些？病人可以出现哪些护理问题？应怎样做好护理？

2. 胃溃疡和十二指肠溃疡疼痛特点有何不同？溃疡常见的并发症有哪些？

3. 肝硬化失代偿期可出现哪些临床表现？肝硬化病人可以出现哪些并发症？

4. 导致原发性肝癌发生的原因有哪些？常见并发症是什么？用于肝癌普查的最有效的检查项目是什么？

5. 诱发性脑病发生的诱因有哪些？肝性脑病四期是怎样划分的？应怎样减少肠内毒物的生成和吸收？

6. 急性胰腺炎可以出现哪些症状？应做哪些辅助检查？

7. 上消化道出血病人病因诊断的首选检查方法是什么？病人出现哪些表现提示有活动性出血或再次出血的可能？怎样做好三腔二囊管压迫止血的护理？

8. 张亭，男，21岁，是某大学的大三学生，在学校的学生会担任要职。最近饭后半小时经常出现胃痛、呕吐、胃胀、泛酸、嗳气等表现。刚开始时张亭还没怎么在意，以为自己年轻，身体肯定没有什么大问题，可能是一时吃饭不规律导致的。后来，胃部疼痛越来越厉害，严重影响到了学习和生活，就不得不到医院进行检查。胃镜检查显示胃窦小弯处黏膜上有一个3×2cm的溃疡，诊断胃溃疡。

请思考以下问题：

(1) 该病人的胃溃疡是怎样发生的？

(2) 该病人可以出现哪些护理问题？应该怎样进行正确护理？

(3) 应该怎样对病人进行健康教育？

9. 李先生，56岁，有乙肝病史多年，腹水、腹胀、皮肤黏膜出血2年。一周前开始服用利尿剂，用药后尿量明显增多，腹胀有所减轻，近2天家属发现病人夜间失眠，白天昏睡，说话言语含糊，答非所问，家人感到恐慌送入医院进行治疗。体检：T36℃，P80次/分，R18次/分，BP 100/70mmHg，嗜睡，构音困难，对答不切题，注意力及计算力减退，定向力差。消瘦，慢性肝病面容，巩膜黄染，扑翼样震颤（＋），腹壁可见静脉曲张，脾肋下2cm，腹部移动性浊音（＋），双下肢可见瘀斑。请思考以下问题：

(1) 该病人为什么会出现上述症状？

(2) 病人目前出现哪些护理问题？护士应配合医生采取哪些护理措施？

(3) 病情稳定后，如何对该病人进行健康教育？

10. 王先生，38 岁，既往有胃溃疡病史。4 小时前与朋友聚会，喝了 3 瓶啤酒，突然出现上腹痛，恶心、头晕、排柏油样大便 3 次，约 600g，呕吐咖啡样胃内容物 4 次，约 1100ml。之后出现面色苍白、出冷汗、心悸、头晕，被紧急送入急诊科。

请思考如下问题？

(1) 该病人目前发生了什么情况？

(2) 针对病人目前情况，护士应采取哪些护理措施？

(3) 如何为该病人做健康指导？

（徐琳琳）

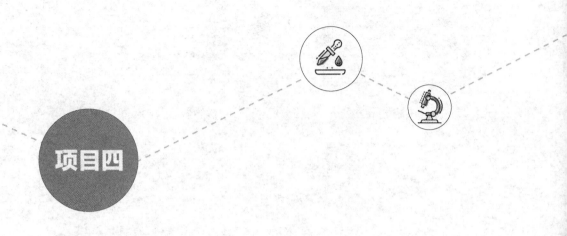

项目四

泌尿系统疾病病人的护理

任务一　泌尿系统疾病常见症状及体征的护理

> ### 学习目标

1. 解释泌尿系统常见症状的概念。
2. 识别泌尿系统常见症状的分类、临床特点。
3. 熟记尿异常的分类。
4. 说出泌尿系统常见症状体征的发病机制。
5. 归纳泌尿系统常见症状的身体评估。
6. 能够对泌尿系统病人正确实施护理措施。

思维导图4-1

一、泌尿系统的解剖结构和生理功能

泌尿系统由肾、输尿管、膀胱、尿道及其有关的血管神经组成（图4-1），主司生成和排出尿液。肾也是重要的内分泌器官，对维持机体内环境的稳定起重要的作用。本系统疾病与其他系统疾病联系密切。

引起泌尿系统疾病的原因很多，如变态反应、感染、肾血管病变、代谢异常、先天性疾病、药物、毒素、创伤、结石、肿瘤及肾血流减少等因素。疾病多呈久治不愈的慢性病程，持续发展，可导致严重的肾功能不全，使全身各系统均受到损害，严重威胁病人的生命。

（一）解剖结构

正常人有 2 个肾，肾长 10~12cm，宽 5~6cm，厚 3~4cm。肾实质分为皮质和髓质。皮

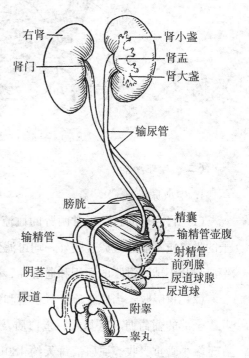

图 4-1　男性泌尿生殖系统

质由肾小体、肾小管曲部和近端集合管组成；髓质由肾锥体构成，锥体由髓袢、远端集合管和直血管平行排列而组成，锥体尖端称肾乳头，为集合管的开口。

肾小盏包绕肾乳头，并汇成大盏，再合成肾盂，移行于输尿管。肾单位由肾小体和肾小管组成，是肾结构和功能的基本单位，每个肾约有 100 万个。①肾小体：由肾小球和肾小囊组成。肾小球由入球小动脉、毛细血管网丛、出球小动脉和球内系膜组织构成。球内系膜细胞具有吞噬能力，能清除滤过膜上的沉积物并参与基膜的形成。肾小体是血液滤过器，滤过膜由毛细血管内皮细胞、基膜及肾小囊脏层上皮细胞组成（图4-2），此三层都有大小不同的筛孔，基膜有带负电荷的涎蛋白，起阻止带负电荷蛋白滤过的作用。②肾小管：可分为近端小管、髓袢、远端小管。集合管与远曲小管相连接，具有浓缩尿液和调节酸碱平衡的作用。肾小管之间有少量结缔组织和间质细胞称为肾间质。动脉出入肾小球处称为血管极，位于血管极旁有球旁细胞、致密斑和球外血管系膜细胞组成的肾小球旁器，它是肾素-血管紧张素系统的主要结构成分。肾的血液供应来自腹主动脉发出的肾动脉。出球小动脉离开肾小球后发出分支形成肾小管周围毛细血管网，或成直小血管与髓袢平行呈 U 形走向，且协同作用形成髓质高渗状态。

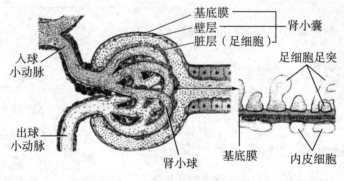

图 4-2　肾小球滤过膜示意图

（二）生理功能

1. 生成尿液

（1）肾小球滤过：正常两肾的血流量每分钟约 1200ml。血液中除了血细胞和大分子的蛋白质不能通过滤过膜外，均可滤到肾小囊腔内成原尿，每分钟约 120ml。原尿的生成与肾小球滤过膜的面积和通透性、有效滤过压以及肾血流量等因素有关。

（2）重吸收：当原尿流经肾小管和集合管时，其内容物被选择性地重吸收。原尿中几乎全部的葡萄糖、氨基酸、蛋白质及大部分的钠、氯、钾、钙、无机磷和 40％尿素在近端小管重吸收。原尿液每天约 180L，其中多数在近端小管随钠等物质一起呈等渗重吸收，其余水分在髓袢、远端小管和集合管，受逆流倍增的作用及抗利尿激素的调节再部分重吸收，最后形成约 1.5L 的终尿。正常时近端小管的重吸收量与肾小球滤过量维持在一定的比例（约 60％～70％），此现象称球-管平衡。

（3）肾小管和集合管的排泌：远端小管和集合管的细胞能排泌 H^+，并与尿中 Na^+ 进行交换，使尿液酸化。肾小管的细胞能产生和排泌氨（NH_3），与尿中 H^+ 结合为铵（NH_4），以铵盐排出。尿中排出的 K^+ 主要由远端小管和集合管的细胞排泌。无 K^+ 的摄入或机体缺钾显著时肾仍排泌 K^+。当醛固酮增多、尿 Na^+ 重吸收增多或尿中负离子增多时可促进排 K^+，碱中毒时 K^+ 排泌增多，酸中毒时则相反。肾通过生成尿液借以排泄代谢终末产物（如尿素、肌酐等含氮物质）、过剩的盐类及有毒物质等，同时回吸收有用物质。经肾的滤过、分泌、重吸收、排泄等功能维持了体内水、电解质和酸碱平衡。

2. 内分泌功能

（1）肾素：当肾内血压下降、肾小管液量和钠减少或交感神经兴奋时均能使肾小球旁器分泌肾素，从而使血管紧张素生成增加，使小动脉收缩及醛固酮分泌，致血压升高。当血压升高时引起肾分泌激肽释放酶，致激肽增多，激肽能扩张小动脉、促进钠和水的排泄，使血压下降。激肽、儿茶酚胺、血管紧张素均可使肾间质细胞生成和分泌前列腺素 A_2、E_2 增加，前列腺素 A_2、E_2 有扩张血管、增加钠和水排泄作用，因而使血压下降。综合上述，肾在调节血压并保持其稳定方面起重要作用。

（2）促红细胞生成素（EPO）：90％以上的促红细胞生成素由肾分泌。EPO 具有促进骨髓造血细胞和原红细胞分化成熟、促进网织红细胞释放入血、加速血红蛋白合成的作用。

（3）1,25 - 二羟维生素 D_3：维生素 D_3 在肝内羟化成 25（OH）D_3，肾脏近端小管细胞分泌 1-α 羟化酶，促使活性最强的 1,25（OH）$_2D_3$ 在肾内生成，它能促进小肠和肾小管对钙、磷的吸收及成骨细胞成熟与钙化，维持钙、磷代谢平衡。

（4）前列腺素（PG）：肾脏的 PG 大部分有肾髓质的间质细胞分泌，主要有 PGE_2、PGA_2 和少许的 $PGF_{2\alpha}$，前两者能扩张肾血管，使血压降低，$PGF_{2\alpha}$ 能收缩血管。

（5）激肽释放酶：肾皮质产生激肽释放酶，可使激肽原生成激肽，激肽具有扩张小动脉，增加肾脏血流量，并刺激前列腺素的分泌。

二、常见症状和体征的护理

泌尿系统疾病的常见症状和体征主要有肾性水肿、尿路刺激征、尿量异常、肾性高血压。

（一）肾性水肿

水、钠潴留于组织间隙，即为水肿，是肾小球疾病最常见的体征，隐性水肿仅体重增加，早期常仅于晨起时发现眼睑或颜面水肿，后延及全身，甚至出现胸腔、腹腔积液。依发病机制可分为如下两类。

1. **肾炎性水肿**　因肾小球毛细血管炎症使滤过面积和血流量减少致滤过率下降，肾小管因尿液减少而重吸收增多，引起尿少、水和钠潴留于血管及组织间隙。水肿为全身性，多呈轻、中度，以眼睑等组织疏松部位为显著；常伴血压升高、循环淤血，重者发生心力衰竭。

2. **肾病性水肿**　病人大量蛋白尿，致使血浆白蛋白减少，胶体渗透压下降，血管内水分移入组织间隙，因血容量减少又引起醛固酮和抗利尿激素分泌增加，使肾小管回吸收钠、水增多，从而导致水肿，常见于肾病综合征。这类水肿受重力影响，体位低处水肿显著，水肿部位指压有凹陷。

【护理评估】

1. **健康史**　询问水肿发生的部位、时间、原因及诱因；水肿的特点、程度、进展情况，是否出现全身性水肿；有无尿量减少、头晕乏力、呼吸困难、心跳加快、腹胀等伴随症状；水肿的治疗经过，尤其用药情况，应详细了解所用药物的种类、剂量、用法、疗程及其效果等；对曾用过激素和免疫制剂的病人，应评估其治疗的依从性和治疗效果如何；评估病人每日水、钠盐摄入量、输液量、尿量及透析量。

2. **身体状况**　评估病人的生命体征、尿量及体重的改变，检查皮肤水肿的范围、程度、特点及皮肤完整性；有无眼睑和面部水肿、下肢水肿、外阴水肿等；心肺检查有无啰音、胸腔积液；有无腹部膨隆和移动性浊音；有无精神紧张、焦虑、抑郁等不良情绪。

【辅助检查】

尿常规、尿蛋白定性和定量，血清电解质、肾功能检查（包括 Ccr、BUN、Scr）和影像学检查等有助于诊断。

【护理诊断】

1. **体液过多**　与肾小球的滤过功能降低、大量蛋白尿导致的血浆胶体渗透压降低等因素有关。

2. **有皮肤完整性受损的危险**　与皮肤水肿、营养失调、机体抵抗力降低有关。

【护理措施】

1. **一般护理**

（1）休息与活动：保持清洁的病区环境，定期做好病室空气的消毒，病室注意保持合适的温度和湿度，定时开放门窗进行通风换气，必要时每日用消毒水清洗地板、湿擦桌椅。嘱病人卧床休息，因平卧可增加肾血流量，提高肾小球滤过率，减少水、钠潴留。轻度水肿病人可休息与活动交替进行，但应注意限制活动量。严重水肿病人以卧床休息为主。

（2）水盐摄入：限制钠盐摄入，予以少盐饮食，每天以 2～3g 为宜。液体入量视水肿程度及尿量而定。若尿量＞1000ml/d，一般不需严格限水，但不可过多饮水。若尿量少于 500ml/d 或有严重水肿者需限制水的摄入，重者应量出为入，每天液体入量不应超过前一天 24 小时尿量加上不显性失水量（约 500ml），给予无盐饮食（钠含量＜700mg），并用糖、醋、葱等调料增加食欲。

（3）蛋白质摄入：低蛋白血症所致水肿者，若无氮质潴留，可给予优质蛋白饮食 0.8～1.0g/(kg·d)，如鸡蛋、鱼、肉、鲜牛奶等，不宜给予高蛋白饮食，因为高蛋白饮食可致尿蛋白增多而加重病情；有氮质血症的水肿病人，由于血中含氮物质浓度升高，应限制食物中蛋白质的摄入，一般予以 0.6～0.8g/(kg·d) 优质蛋白。对于慢性肾衰竭的病人，可根据 GFR 来调节蛋白质的摄入量，GFR＜50ml/min 时应限制蛋白摄入量。低蛋白饮食的病人需注意提供足够的热量，每日摄入的热量不应低于 126kJ/(kg·d)，以免引起负氮平衡，同时注意补充各种维生素。

2. 病情观察　观察病人进食情况及身体有何不适。观察皮肤水肿消长的情况，及有无破损、化脓等情况的发生，同时注意病人体温有无异常。如有腹水者应定期测量腹围、体重及尿量，同时注意观察其动态变化。必要时记录 24 小时出入液量，以便监测尿量的动态变化。如经治疗尿量没有恢复正常，反而进一步减少，甚至出现无尿，提示可能出现严重的肾实质损害，应及时通知医生给予处理。

如果病人出现尿量急剧减少，水肿程度加重，要注意观察有无严重呼吸困难、发绀、咳嗽并咳出大量粉红色泡沫痰等急性心衰的症状时，通知医生紧急处理。

3. 用药护理　长期使用利尿剂者应监测血清电解质和酸碱平衡的情况，注意有无低钾血症和低氯性碱中毒的表现。低钾血症表现为肌无力，腹胀、恶心、呕吐及心律失常。低钠血症可出现无力、恶心，肌痛性痉挛，嗜睡和意识淡漠。低氯性碱中毒表现为呼吸浅慢，手足抽搐、肌痉挛，烦躁和谵妄。利尿过快过猛还可导致有效血容量不足，出现恶心、直立性眩晕、口干、心悸等症状。对于使用糖皮质激素的病人，应注意治疗效果及副作用的观察，如水钠潴留、高血压、骨质疏松、继发感染。类肾上腺皮质功能亢进症如满月脸、水牛背、多毛、向心性肥胖。使用环磷酰胺等免疫抑制剂的病人，容易引起骨髓抑制、肝损害、脱发等。因此对使用激素和免疫抑制时，应特别注意交代病人及家属不可擅自加减药量和停药。如果在用药过程中病人出现以上不良反应及时通知医生予以处理。

4. 皮肤护理　指导和协助病人做好皮肤黏膜的清洁，同时注意保护水肿部位的皮肤。如清洗时勿过分用力，避免使用刺激性强的肥皂，同时避免损伤皮肤。水肿严重的病人，应避免紧身的衣服。卧床休息时抬高下肢，增加静脉回流，以减轻水肿的症状。对于卧床的病人应经常变换体位，对年老体弱者，可协助翻身，并给予适当按摩，避免皮肤长期受压破损。严重的病人应尽量避免肌内注射，可采用静脉途径保证药物准确及时地输入。不能避免者拔针后，在穿刺点用无菌干棉签按压穿刺部位，以防止液体渗漏。各项操作应严格无菌技术，必要时遵医嘱使用抗生素，以防止感染的发生。

（二）尿路刺激征

尿路刺激征是指膀胱颈和膀胱三角区受炎症和机械的刺激所引起的尿频、尿急、尿痛，可有排尿不尽感及下腹坠痛。

尿频是指单位时间内排尿次数增多。正常成人白天4～6次，夜间0～2次。引起尿频的常见原因有：①多尿性尿频：是指排尿次数增多而每次尿量不少，全天总尿量增多。见于糖尿病、尿崩症和急性肾损伤的多尿期。②炎症性尿频：排尿次数增多而每次尿量少，多伴有尿急和尿痛，见于膀胱炎、尿道炎、前列腺炎等。③神经性尿频：排尿次数增多，不伴有尿急和尿痛。见于癔症和神经源性膀胱。④其他原因导致膀胱容量减小，如膀胱占位性病变。

尿急是指病人一有尿意即迫不及待需要排尿，难以控制。见于泌尿道炎症，尤其是膀胱三角区和后尿道黏膜炎症，尿急症状特别明显；此外，膀胱和尿道结石或异物刺激黏膜等也可产生尿频。

尿痛是指病人排尿时感觉耻骨上区、会阴部和尿道内疼痛或烧灼感。是由于炎症刺激，使膀胱收缩、痉挛或尿液流经发炎的尿道而引起。

【护理评估】

1. 健康史　询问病人尿频程度，单位时间排尿频率，包括每日排尿次数、尿量，每次排尿间隔时间及排尿时是否伴有疼痛。对于伴有尿痛的病人应询问尿痛的部位和时间；询问病人病前有无明显诱因，是否有发热、腰痛等伴随症状；有无导尿、尿路器械检查等明显诱因；有无泌尿系统畸形、前列腺增生、妇科炎症、结核病等相关病史；有无尿路感染的反复发作史；询问患病以来的治疗经过，曾使用过哪些药物，药物的剂量、用法、疗程及疗效如何，有无出现不反应。

2. 身体状况　评估病人的精神、营养状况、体温有无升高，肾区有无疼痛、叩击痛，尿道口无红肿；由于膀胱刺激征易反复出现，部分病人可能会发展为慢性肾盂肾炎，病人常有紧张、焦虑等不良心理反应，应评估病人的心理状态。同时注意评估病人的家庭及社会支持系统。

【辅助检查】

尿常规、尿蛋白定性和定量，肾功能检查（包括 Ccr、BUN、Scr）和影像学检查了解肾脏大小、形态有无异常，尿路有无梗阻或畸形。

【护理诊断】

1. 排尿障碍：尿频、尿急、尿痛　与炎症或理化因素刺激膀胱有关。

2. 焦虑　与病情反复发作、病人舒适的改变有关。

3. 体温过高　与尿路感染有关。

【护理措施】

1. 一般护理

（1）休息与活动：急性发作期应注意卧床休息，宜取屈曲位，尽量勿站立或坐直。保持心情愉快，减轻病人心理负担，因过分紧张可加重尿频。同时可以通过听舒缓的音乐、看电视或聊天等，分散病人注意力，减轻病人的紧张、焦虑的情绪，从而缓解尿路刺激征的症状。根据病人排尿习惯选择合适的便器和排尿方式。

（2）水分摄入：在无禁忌的情况下，指导病人多饮水、勤排尿，达到不断冲洗尿路，减少细菌在尿路停留的目的。尿路感染者每日饮水量不低于 2000ml，保证每日尿量在 1500ml 以上。

（3）保持皮肤黏膜清洁：指导病人注意个人卫生，保持外阴部的清洁干燥，避免擦便纸污染尿道口，养成每次排便后清洁外阴的习惯。教会病人正确清洗会阴的方法，以减少尿路感染的机会。需留取尿标本者，应指导病人正确留取尿标本的方法。女病人月经期尤其注意会阴部的清洁。

2. 病情观察　观察排尿情况，体温和伴随症状的变化，对疼痛的病人指导病人进行膀胱区热敷或按摩，以缓解局部肌肉的痉挛，减轻疼痛；对高热、头痛及腰痛者给予退热镇痛剂。

3. 用药护理　遵医嘱给予抗生素，注意观察药物的疗效及有无副作用。药物要遵医嘱使用，勿随意停药和加、减药量，以免影响治疗效果。必要时按医嘱加用碱性药物，减轻或消除尿路刺激症状并注意药物的不良反应。尿路刺激症状明显者给予阿托品、普鲁苯辛等抗胆碱药物缓解症状。

（三）肾性高血压

肾脏疾病常伴有高血压，按其病因可分为肾血管性和肾实质性两类。前者少见，由肾动脉狭窄导致肾缺血引起，在整个肾性高血压中所占比例尚不及一半。由其他单侧或双侧肾实质疾病所引起的高血压，统称为肾实质性高血压。几乎每一种肾实质疾病都可以引起高血压。肾脏疾病引起的高血压与其病变的性质、疾病对肾小球功能的影响、肾实质缺血的程度及病变的范围等密切相关。常见疾病有急性或慢性肾小球肾炎、慢性肾衰竭等肾实质性疾病。

肾性高血压按其发生机制分为：容量依赖型高血压和肾素依赖型高血压。

1. 容量依赖型高血压 肾实质损害后，肾脏处理钠、水的能力减退，导致机体内水钠潴留。如果水钠潴留在血管内，使血容量扩张，即可发生高血压。同时水钠潴留可使血管平滑肌细胞内水钠含量增加，血管壁增厚，弹性降低，血管的阻力以及对儿茶酚胺的反应性增强，并使血管紧张素Ⅱ对血管受体亲和力提高，从而导致高血压的发生。

2. 肾素依赖型高血压 其发病机制为肾动脉狭窄，肾内灌注压降低和肾实质疾病，以及分泌肾素的细胞肿瘤，均能使球旁细胞释放大量肾素。从而引起血管紧张素Ⅱ活性增高，全身小动脉管壁收缩导致血压升高。肾素及血管紧张素Ⅱ又能促使醛固酮分泌增多，导致水钠潴留，使血容量增加而产生血压升高。肾实质损害后激肽释放酶及前列腺素的释放减少，这些舒张血管物质的减少也是高血压形成的重要因素。

【护理评估】

1. 健康史 询问病人开始出现高血压的时间，有无诱因或神经紧张以及血压波动情况；是否用过降压药物进行治疗，疗效如何，有无头晕、头痛、呕吐、恶心等伴随症状；有无高血压家族史。评估症状是否影响病人的学习、工作和日常生活；询问病人家庭环境及人际关系情况；了解病人心理状态及家庭和社会的支持等。

2. 身体状况 病人生命体征，特别是血压的情况，必要时进行 24 小时动态血压监测；评估病人四肢活动、视力情况。

【辅助检查】

动态监测 24 小时血压变化，有助于血压的诊断和预后的判断；评估病人心电图有无异常；肾功能有无提示肾实质的损害。

【护理诊断】

1. 疼痛 头痛与血压升高有关。

2. 有受伤的危险 与头晕、意识模糊有关。

【护理措施】

1. 一般护理 保持病室安静，光线柔和，尽量减少探视，保证充足的睡眠。血压较高时，指导病人改变体位时要慢，以免引起不适。避免劳累、精神紧张、情绪波动、吸烟、酗酒等不良生活方式。嘱病人合理安排休息与工作。

2. 病情观察　严密观察病人生命体征的变化，特别是血压的监测，要注意定期测量血压，同时要观察病人有无剧烈头痛、呕吐、抽搐、意识障碍、惊厥等高血压脑病的症状。

3. 用药护理　遵医嘱给予降压药物，并密切观察血压的变化、疗效和药物的不良反应；嘱病人按医嘱规律服药，不得随意停药和加减药量；使用噻嗪类和袢利尿剂时，注意补钾、防止低钾血症。用 β 受体阻滞剂应注意有无心动过缓、房室传导阻滞、低血糖等不良反应。

（四）尿异常

1. 尿量异常　正常人每日平均尿量约为 1500ml，尿量的多少取决于肾小球滤过率和肾小管的重吸收功能。尿量的异常包括少尿、多尿、无尿和夜尿增多。

（1）少尿和无尿：24 小时尿量少于 400ml，或每小时尿量少于 17ml 称为少尿；如 24 小时尿量少于 100ml，12 小时完全无尿称为无尿或尿闭。导致少尿和无尿的因素有：①肾前性因素：如心力衰竭、休克、脱水、重度肝炎及低蛋白血症。②肾脏因素：如急性肾炎、慢性肾炎、急性肾小管坏死及恶性肾硬化等。③肾后因素：如肾结石、肾肿瘤、尿路梗阻、肾囊肿及特发性腹膜后纤维增生症。这些因素均可导致双侧肾盂积水，严重时可引起无尿、少尿。若无尿的现象持续时间较长则提示预后较差。

（2）多尿：每日尿量超过 2500ml 称为多尿，分为肾源性和非肾源性两类。前者见于各种原因所致的肾小管功能不全、慢性肾小球肾炎和急性肾小球肾炎等；后者见于糖尿病、垂体性尿崩症、神经性烦渴或癔症性多尿。

（3）夜尿增多：指夜间尿量超过白天尿量或夜间尿量超过 750ml。如持续的夜尿增多，且尿比重低而固定，提示肾小管浓缩功能减退。

2. 蛋白尿　健康人的尿液中含有极微量蛋白质和红细胞，尿常规检查尿蛋白及红细胞呈阴性。如每日尿蛋白定量持续超过 150mg 或尿蛋白定性阳性称为蛋白尿。若每日尿蛋白含量持续超过 $3.5g/1.73m^2$（体表面积）或者 50mg/kg 体重，称为大量蛋白尿，尿蛋白定性试验表现为＋＋＋～＋＋＋＋。

产生蛋白尿的原因很多，一般可分为以下 4 类。

（1）生理性蛋白尿：①功能性蛋白尿，是一轻度、暂时性蛋白尿，多见于发热、剧烈运动或充血性心力衰竭。②体位性蛋白尿，常见于青春发育期的青少年，于直立和脊柱前凸姿势时出现蛋白尿，卧位时尿蛋白消失，一般＜1g/d。

（2）肾小球性蛋白尿：主要是由于肾小球毛细血管屏障的损伤，足细胞的细胞骨架结构和它们的裂隙膜或 GBM 的损伤，使血浆中大量蛋白质超过肾小管的重吸收能力，而出现蛋白尿。病变轻时，仅有白蛋白滤过，称为选择性蛋白尿；当病变加重，更高分子的蛋白无选择性滤过，称为非选择性蛋白尿。

（3）肾小管性蛋白尿：当肾小管受损或功能紊乱时，抑制近端肾小管对正常滤过的蛋白质重吸收，导致小分子蛋白质从尿中排出，包括 β 微球蛋白、溶菌酶等。尿蛋白总量一般不超过 2g/d。见于肾小管病变以及其他原因引起肾间质损害的病变。

（4）溢出性蛋白尿：是由于血中低分子量的异常蛋白（血红蛋白、肌红蛋白等）增多，经肾小球时未被肾小管全部重吸收所致。多见于急性溶血性疾病、多发性骨髓瘤、巨球蛋白血症等。

3. 血尿　血尿按其轻重程度可分为肉眼血尿和镜下血尿，前者 1L 尿含 1ml 血，尿液外观呈血红色或洗肉水样，甚至伴有血块。后者尿液外观正常，新鲜尿沉渣镜检每高倍视野红细胞超过 3 个，或 1 小时尿红细胞计数超过 10 万，称为镜下血尿。导致血尿的主要原因是肾小球基底膜破裂，红细胞通过该裂缝时受到挤压受损，受损的红细胞在通过肾小管各段受到渗透压和 pH 作用，呈现变形红细胞血尿。临床上可通过新鲜尿沉渣相差显微镜检查或尿红细胞容积分布曲线两种检查方法，将血尿分为肾小球源性血尿和非肾小球源性血尿。血尿可由各种泌尿系统疾病及某些全身性疾病引起，如肾小球疾病特别是肾小球肾炎，其血尿常为无痛性、全程血尿，可呈镜下或肉眼血尿，持续性或间断性发作。此外，肾脏对药物的过敏或毒性反应也可出现血尿。有时血尿出现在剧烈运动后称为功能性血尿。

4. 管型尿　健康人尿中可偶见透明管型，若 12 小时尿沉渣计数管型超过 5000 个，或镜检时发现大量或其他类型管型，称为管型尿。管型尿的出现表示蛋白质在肾小管内凝固，其形成与尿蛋白的性质、浓度、尿酸碱度以及尿量密切相关。管型尿可因肾小球和肾小管疾病所致，也可因炎症、药物刺激使黏蛋白分泌增多而形成。红细胞管型见于肾小球肾炎，白细胞管型对于肾盂肾炎或间质性肾炎有重要诊断意义，是区分上、下尿路感染的重要依据。颗粒管型见于各种肾小球疾病和肾小管损伤。肾病综合征病人尿中可出现脂肪颗粒。

5. 白细胞尿、脓尿、菌尿　新鲜离心尿液每高倍镜视野白细胞超过 5 个或 1 小时新鲜尿液白细胞数超过 40 万或 12 小时尿中超过 100 万者称为白细胞尿。因蜕变的白细胞称脓细胞，故也称脓尿。白细胞尿增多见于尿路感染、急性肾小球肾炎和肾结核等。如在清洁外阴后无菌技术下采集的中段尿标本，经涂片镜检每个高倍视野均可见细菌，或培养菌落计数超过 $10^5/ml$，称为细菌尿，是尿路感染的重要诊断指标。

（五）肾区痛

肾区痛系肾盂、输尿管内张力增高或包膜受牵拉所致，表现为肾区胀痛或隐痛、肾区压痛和叩击痛阳性。多见于肾脏或附近组织炎症、肾肿瘤等。

肾绞痛时一种特殊的肾区痛，主要由输尿管内结石、血块等移行所致。其特点为疼痛常突然发作，可向下腹外阴及大腿内侧部位放射。

任务一　泌尿系统疾病常见症状及体征的护理

达标检测及答案

任务二　肾小球肾炎病人的护理

学习目标

1. 解释慢性肾小球肾炎的定义。
2. 说出肾小球疾病的发病机制。
3. 熟记慢性肾炎的临床表现和并发症。
4. 归纳慢性肾小球肾炎的主要辅助检查。
5. 概括慢性肾炎病人治疗要点。
6. 能够对慢性肾炎病人正确实施护理措施及健康教育。

思维导图4-2

案例导入

病案王某，男性，32岁，因血尿、蛋白尿5年，血压增高8个月入院。病人5年前于上呼吸道感染后发现尿中泡沫增多，尿色深，呈浓茶样，在当地医院化验尿蛋白（＋＋～＋＋＋），尿红细胞8～10个/HP，24小时尿蛋白定量波动于2～4g，尿红细胞位相提示为变形红细胞尿。间断予以中药治疗，尿检较前无明显改善。1年前起出现夜尿增多，8个月前无诱因出现头痛，测血压为180/120mmHg，降压治疗血压不稳定，不伴视物不清。1个月前出现双下肢水肿。

体格检查：血压160/90mmHg，脉搏75次/分。神清，轻度贫血貌，双眼睑无水肿。双肺呼吸音清，心律齐，腹软，肝脾肋下未及，双肾区无叩击痛，双下肢轻度凹陷性水肿。

辅助检查：血常规示白细胞7.6×10^9/L，血红蛋白95g/L，血小板220×10^9/L，血沉16mm/h。尿常规示尿蛋白（＋＋），红细胞20～25个/HP。

请思考：

1. 列出该病人主要的护理诊断。
2. 为该病人制定详细的护理措施。

一、肾小球疾病概述

肾小球疾病是指一组有相似的临床表现（如血尿、蛋白尿、水肿、高血压）的肾脏疾病，但病因、发病机制、病理改变、病程和预后不尽相同，病变主要累及双肾肾小球。根据病因可分为原发性、继发性和遗传性三大类。原发性是指仅局限肾脏本身发生的疾病，原因尚未确定；继发性肾小球病是指继发于全身性疾病（如系统性红斑狼疮、糖尿病等）的肾小球损害；遗传性肾小球病为遗传变异基因所致的肾小球病（如 Alport 综合征等）。

本任务着重介绍原发性肾小球疾病，它占肾小球疾病的大多数，是我国引起慢性肾衰竭最主要的疾病。

【发病机制】

目前认为多数肾小球疾病是免疫介导性炎症疾病，但在慢性进展过程中也有非免疫非炎症因素参与。

（一）免疫反应

包括体液免疫和细胞免疫。

1. 体液免疫　通过下列两种途径致病。

（1）循环免疫复合物沉积：某些外源性或内源性抗原能刺激机体产生相应抗体，并在血循环中形成免疫复合物（CIC），沉积于肾小球而致病。

（2）原位免疫复合物形成：是指血液循环中游离抗体或抗原与肾小球中的某些固有抗原（如肾小球基底膜抗原）或种植于肾小球的外源性抗原或抗体相结合，在肾小球局部形成免疫复合物而发病。

2. 细胞免疫　近年来，细胞免疫在某些类型肾炎发病机制中的重要作用得到肯定。但细胞免疫可否直接诱发肾炎，长期以来一直未得到肯定回答。

（二）炎症反应

免疫反应激活炎症细胞（如中性粒细胞、单核细胞、血小板等），使之释放炎症介质（如补体激活物质、凝血及纤溶因子、生物活性肽等），炎症介质又能反作用于炎症细胞，两者的共同参与及相互作用，而导致肾小球的损伤。

（三）非免疫非炎症

在肾小球疾病慢性进展过程中，存在着非免疫非炎症致病机制。如肾小球内高压、高灌注及高滤过，可促进肾小球硬化。此外，高脂血症也是加重肾小球损伤的重要因素之一。

【原发性肾小球疾病的分类】

原发性肾小球疾病可作临床及病理分型。

（一）原发性肾小球疾病的临床分型

1. 急性肾小球肾炎。

2. 急进性肾小球肾炎。

3. 慢性肾小球肾炎。

4. 无症状性血尿或（和）蛋白尿（隐匿性肾小球肾炎）。

5. 肾病综合征。

（二）原发性肾小球疾病的病理分型

依据世界卫生组织（WHO）1995 年制定的肾小球疾病病理分类标准，分型如下。

1. 轻微型肾小球病变。

2. 局灶性节段性病变，包括局灶性肾小球肾炎。

3. 弥漫性肾小球肾炎。

（1）膜性病变。

（2）增生性肾炎：①系膜增生性肾小球肾炎。②毛细血管内增生性肾小球肾炎。③系膜毛细血管性肾小球肾炎。④新月体和坏死性肾小球肾炎。

（3）硬化性肾小球肾炎。

4. 未分化的肾小球肾炎　肾小球疾病的临床和病理类型之间有一定联系，并随着认识的深化可找到更多的规律。但两者之间又常难以有肯定的对应关系，同一病理类型可呈现多种不同的临床表现，而相同的一种临床表现可来自多种不同的病理类型。因此，肾活检是确定肾小球疾病病理类型和病变程度的必要手段，而正确的病理诊断又必须与临床密切结合。

二、慢性肾小球肾炎

慢性肾小球肾炎（chronic glomerulonephritis），简称慢性肾炎，系指以蛋白尿、血尿、水肿、高血压为基本临床表现，起病方式各有不同，病情迁延，病程进展缓慢，可有不同程度的肾功能减退，最终将发展为慢性肾衰竭的一组肾小球疾病。

【病因与发病机制】

多数慢性肾炎的病因不明，与急性肾炎无肯定的因果关系。仅少数为急性链球菌感染后急性肾炎迁延不愈转为慢性，其常见病理类型为系膜增生性肾炎、系膜毛细血管性肾炎、膜性肾病、局灶性节段性肾小球病变等。发病机制主要与原发病的免疫炎症损伤有关，除免疫因素外，非免疫因素如肾小球内的高灌注、高滤过、高压状态等，可促使肾小球进一步硬化，而疾病过程中出现的高血压、肾小动脉硬化、大量蛋白尿和高脂血症等也会加重肾脏的损伤。

【临床表现】

慢性肾炎因病因、病理类型不同而临床表现有较大差异,现将常见的共同表现归纳如下。

1. 水肿 为多数病人首发症状。水肿程度及持续时间不一,多为眼睑水肿和(或)轻度至中度下肢凹陷性水肿。水肿主要由低蛋白血症、球-管失衡所致,晚期肾小球滤过率下降为主要原因,继发性醛固酮增多和心功能不全也为加剧水肿的因素。

2. 高血压 大多数病人迟早会出现高血压,部分病人为首发或突出表现。多呈持续性升高,亦有呈间歇性。持续性血压升高可加速肾小球硬化,使肾功能恶化较快,预后较差。

3. 蛋白尿 为必有的表现,尿蛋白量常在 1~3g/d。

4. 血尿与管型尿 常有镜下血尿,可有肉眼血尿,呈肾小球源性血尿。常有颗粒管型。

5. 肾功能损害 随疾病的进展,肾功能逐渐减退,先为肾小球功能减退,如肾小球滤过率下降(内生肌酐清除率可在 50ml/min 以上),血肌酐和尿素氮在正常范围或轻度升高,以后出现夜尿多、尿比重降低、酚红排泄率下降等肾小管功能损害。到晚期,被毁损的肾单位增多,遇有应激状态,如感染、创伤及应用肾毒性药物等,使处于代偿阶段的肾功能急骤恶化,出现肾功能不全乃至尿毒症。

6. 全身症状 有头昏、乏力、食欲不振、腰部酸痛、精神差等症状,贫血为常见表现。全身症状与高血压、贫血及某些代谢紊乱有关。

7. 并发症

(1) 感染:因免疫功能低下,易并发呼吸道感染和泌尿道感染。

(2) 心脏损害:由于持续性高血压、动脉硬化、水和钠潴留等多因素导致心脏损害,包括心肌肥大、心律失常、心功能不全。

【辅助检查】

1. 尿液检查 常有尿蛋白(+~+++),24 小时蛋白定量多在 1~3g,多为非选择性蛋白尿,尿中可有多形性红细胞(+~++),急性发作期可有肉眼血尿,及各种细胞和管型,晚期可见宽大粗糙的肾衰管型。

2. 血液检查 贫血病人可见红细胞数量及血红蛋白含量降低,部分病人可有血脂升高,血浆清蛋白降低。另外,血清补体 C3 始终正常或持续降低 8 周以上不恢复正常。严重者可有电解质紊乱,如低钠或高钠、低钾或高钾、低钙及高磷和代谢性酸中毒。

3. 肾功能检查 内生肌酐清除率下降,血尿素氮及血肌酐增高。晚期出现低张尿,

24 小时各次尿比重＜1.020，晚期常固定在 1.010。

4.B 超检查　可见肾脏缩小、肾内结构紊乱、肾脏表面不平等改变。

5.肾组织活检　可以确定本病的类型，以弥漫系膜增生性肾炎、局灶性、阶段增生性肾炎、系膜毛细血管性肾炎、IgA 肾病等为常见。

【诊断要点】

凡尿常规化验异常（蛋白尿、血尿、管型尿）、水肿及高血压病史达 1 年以上，无论有无肾功能损伤均应考虑本病，排除其他继发性肾小球疾病及遗传性肾小球肾炎后，临床即可诊断为慢性肾小球肾炎。

【治疗要点】

慢性肾炎的治疗应以防止或缓解肾功能进行性恶化、改善或缓解临床症状及防治严重并发症为主要目的。

1. 一般治疗　凡有水肿、高血压、肾功能不全，或血尿、蛋白尿严重者，应卧床休息。病情稳定后可担任轻工作，但应避免受寒与感冒。不使用对肾有毒性的药物。密切观察血压、尿变化与肾功能，防止进一步加重。水肿与高血压时，限制盐摄入（3g/d 以下），优质低蛋白饮食 0.6～0.8g/（kg·d），如牛奶、鸡蛋、瘦肉等，可改善营养缺乏又不加重肾小球滤过负担，减缓肾小球硬化。

2. 对症治疗

（1）消除水肿：经卧床休息、低盐饮食后仍水肿明显者用利尿疗法，应注意防止引起水、电解质平衡失调，常用氢氯噻嗪 25mg，每日 2～3 次，应注意钾的补充。或与潴钾利尿剂氨苯蝶啶 50～100mg，每日 3 次或螺内酯 20mg，每日 3 次合用。水肿明显者或上述利尿治疗效果欠佳，则可选用袢利尿剂如呋塞米每日 20～120mg，分次口服或静脉注射，呋塞米宜从小剂量开始，可与螺内酯合用使排钾减少。血浆白蛋白低、利尿药效果差者，可给予血浆、血浆白蛋白或血浆代用品以提高血浆渗透压，达到利尿消肿，与呋塞米联合使用常可达到较好效果。有肾功能不全者不宜用噻嗪类药，因可降低肾小球滤过率。注意保护水肿处皮肤，防止破损、压疮。

（2）积极控制高血压和减少尿蛋白：高血压是加速肾小球硬化、促进肾功能恶化的重要因素，积极控制高血压和减少尿蛋白是十分重要的环节。高血压的治疗目标：力争把血压控制在 130/80mmHg 以下。尿蛋白的治疗目标则为争取减少至＜1g/d。

降压药首选血管紧张素转换酶抑制剂（ACEI）和血管紧张素 Ⅱ 受体拮抗剂（ARB），研究证实两种药物除具有降压作用外，还有减少尿蛋白和延缓肾功能恶化的肾脏保护作用。常用 ACEI 有卡托普利 25mg，每日 3 次，贝那普利 20mg，每日 1 次，或血管紧张素Ⅱ受体拮抗剂，如氯沙坦 50～100mg，每日 1 次。此外还可使用钙离子拮抗剂和 β_2 受体阻断剂。肾功能不全病人应用 ACEI 或 ARB 时要防止高血钾，当血肌酐 $>264\mu mol/L$ 时应在严密观察下谨慎使用，少数病人应用 ACEI 可出现持续性干咳的副作用。

3. **血小板解聚药** 大剂量双嘧达莫（300～400mg/d）、小剂量阿司匹林（40～300mg/d）有抗血小板聚集作用，目前研究结果显示对系膜毛细血管性肾小球肾炎有一定降尿蛋白的作用。

4. **糖皮质激素和细胞毒药物** 一般不主张积极应用，可根据疾病的情况选择激素和细胞毒性药物。

5. **避免加重肾脏损害的因素** 感染、劳累、妊娠及应用肾毒性药物（氨基糖苷类抗生素等），均可能损伤肾脏，导致肾功能恶化，应予避免。

【护理诊断】

1. **营养失调：低于机体需要量** 与摄入减少，尿蛋白损失，代谢紊乱有关。

2. **体液过多** 肾小球滤过率下降导致水钠潴留等因素有关。

3. **焦虑** 长期卧床、病情反复发作、治疗效果不显著有关。

4. **有感染的危险** 皮肤水肿、营养失调、应用糖皮质激素和细胞毒药物致机体抵抗力下降有关。

5. **潜在并发症**：慢性肾衰竭。

【护理措施】

1. 一般护理

（1）休息与活动：急性发作期及高血压、水肿严重伴有肾功能不全者，应绝对卧床休息，同时做好基础护理。病情好转后可逐渐增加活动。

（2）饮食：给予低盐、低脂、优质低蛋白、低磷、丰富维生素饮食。蛋白质摄入可根据肾功能减退的程度确定蛋白质的摄入，轻度肾功能减退者蛋白质每日 0.6～0.8g/（kg·d），以优质蛋白为主，可适当增加 α-酮酸及必需氨基酸。在低蛋白饮食时，糖类和脂类在饮食热量中的比例适当增加，以达到机体能量需要，防止负氮平衡。若有肾功能不全，则应限制蛋白质的摄入，高血压和水肿者应限制盐的摄入，给予低盐饮食 3g/d以下，高度水肿者应忌盐。高脂血症病人，应限制食物中脂肪摄入，尤其是限制大量不饱和脂肪酸的摄入。

（3）口腔和皮肤护理：定期做好病室空气的消毒，保持空气清新。减少病区的探视人数，有上呼吸道感染的探视者应限制入内。医务人员应严格遵守无菌技术操作原则，以防止感染发生；指导和协助病人做好全身皮肤黏膜的清洁卫生，同时保护好水肿部位的皮肤。

2. 病情观察　观察病人水肿的情况，包括水肿的分布、部位、特点及消长等。注意观察病人有无出现胸腔积液、腹腔积液等全身水肿的征象，定期测量体重。做好皮肤护理以预防感染。严格记录 24 小时出入液量，尤其是尿量的变化情况，按医嘱定期留尿送检。观察病人有无精神和神经系统方面的变化，如头痛、精神萎靡、意识恍惚、抽搐、恶心、呕吐及尿量减少时，应考虑到尿毒症的可能，及时报告医生。

3. 用药护理　明显水钠潴留的病人遵医嘱应用利尿剂时，注意观察利尿剂的效果、不良反应，有无电解质紊乱，有无高凝状态和加重高脂血症等，肾功能不全的病人在使用血管紧张转换酶抑制剂时，要注意监测有无出现高钾血症。当病人应用氮芥、环磷酰胺等药物时，注意缓慢静脉注射和静脉滴注，避免外溢、防止静脉炎及组织坏死。并嘱病人多饮水，以促进药物从尿中排出。观察药物的不良反应，如出现出血性膀胱炎及消化道反应时，及时通知医生。并定期复查白细胞，若低于 $3.0 \times 10^9/L$ 即报告医生停药。

4. 心理护理　本病有病程长、反复发作的特点，病人易产生焦虑、悲观的消极情绪，护理人员应当加强与病人的交流，鼓励病人正确对待疾病，树立战胜疾病的信心。

【健康教育】

1. 病人学会自我护理知识，重视自我保养，如合理饮食，不吸烟、饮酒，适当锻炼，增强体质。不擅自用药，特别是庆大霉素、阿米卡星和链霉素等。避免呕吐、腹泻、感染、劳累、妊娠等其他能加重肾损伤的因素。

2. 教会病人自我观察病情，如出现少尿、水肿、急性感染等现象能及时就医。

3. 给予心理支持，做好病人的疏导工作，让病人了解疾病的慢性进展趋势，坚持治疗，指导掌握放松技巧，如听音乐、缓慢深呼吸，参加娱乐活动等，使病人保持良好的心情。

任务二　肾小球肾炎病人的护理

达标检测及答案

任务三　原发性肾病综合征病人的护理

▶ 学习目标

1. 解释肾病综合征的概念。
2. 熟记肾病综合征的临床表现和并发症。
3. 复述肾病综合征的诊断要点。
4. 说出肾病综合征的发病机制。
5. 归纳肾病综合征的治疗要点和护理诊断。
6. 能对肾病综合征病人正确实施护理措施。

思维导图4-3

案例导入

病人，女性，25岁，全身严重水肿1月入院。病人1月前开始出现晨起时眼睑水肿，发展到全身。辅助检查：尿常规检查为大量蛋白尿，24小时尿蛋白定量测定大于6g。血清白蛋白低于30g/L。血脂偏高。拟诊为肾病综合征。

请思考：

1. 列出该病人主要的护理诊断。

2. 为该病人制定详细的护理措施。

肾病综合征（nephrotic syndrome，NS）是由各种肾脏疾病导致的，以尿蛋白大于3.5g/d、血浆白蛋白低于30g/L、水肿和高脂血症为临床表现的一组综合征。

【病因】

引起本综合征的病因很多，可分为原发性和继发性两大类。

1. **原发性肾病综合征**　是指原因不明，原发于肾本身的疾病引起，包括急性、急进性、慢性肾小球肾炎和原发性肾小球肾病，或病理学诊断中的微小病变肾病、膜性肾病、局灶节段性硬化、系膜毛细血管性肾炎和系膜增生性肾炎等。

2. **继发性肾病综合征**　系指继发于全身性疾病或临床诊断原因明确（如遗传性）的肾小球疾病。常见继发于系统性红斑狼疮肾炎、过敏性紫癜肾炎、糖尿病肾病、肾淀粉样变性，亦见于全身性感染如乙型肝炎和重金属、药物等中毒引起，少数因遗传性肾炎如先天性肾病综合征引起。

【发病机制】

本任务仅讨论原发性肾病综合征的发病机制。原发性肾病综合征的发病机制为免疫介导性炎症所致的肾脏损害。

【病理生理】

1. 大量蛋白尿 肾小球滤过膜通透性改变是使血浆蛋白随尿丢失的病理基础。滤过膜屏障遭破坏后，滤过至原尿中的血浆蛋白大量增加，超过了近曲小管上皮细胞最大重吸收和分解能力，形成大量蛋白尿。尿中蛋白质多数是清蛋白，尿蛋白多少不完全与病变程度一致，而尿蛋白的选择性与病变程度有关。所谓尿蛋白选择性是指肾排泄蛋白质对蛋白分子量的大小有无选择而言，如尿中仅有小分子量蛋白质，称为选择性蛋白尿，尿中大、中、小分子量蛋白质均存在，称非选择性蛋白尿。

2. 低蛋白血症 血浆白蛋白降低主要是大量蛋白尿导致的结果，蛋白质分解增加、摄入减少、肠道排泄过多及肝代偿性合成白蛋白不足也为低蛋白血症的原因。

3. 明显水肿 血浆白蛋白 $<25g/L$ 时，血浆胶体渗透压显著下降，血管内水分移向组织间隙，发生水肿。继发性醛固酮增加、利钠因子产生减少等肾性钠、水潴留也是水肿的重要原因。

4. 高脂血症 血胆固醇和甘油三酯均升高，二者的载体低密度和极低密度脂蛋白也升高。其发生机制与肝脏代偿性合成脂蛋白增加，以及脂蛋白分解减弱相关。高脂血症可使肾小球进行性硬化，并可引起血管血栓、栓塞等动脉硬化性并发症。

原发性肾病综合征的病理类型有微小病变型肾病、局灶节段性肾小球硬化、膜性肾病、系膜增生性肾小球肾炎及系膜毛细血管性肾小球肾炎。

【临床表现】

原发性肾病综合征起病多较急，少数隐匿起病。

1. 水肿 水肿往往是肾病综合征最早出现及最常见的症状，开始多发生在眼睑及面部，然后逐渐波及全身。水肿常随体位而变动，晨起以颜面明显，下午以下肢明显。水肿的程度不一，严重者遍及全身并出现体腔积液，水肿严重者尿量常明显减少。

2. 高血压 部分病人有不同程度的高血压，水肿明显者血压可随水肿消退而降为正常。

3. 其他 由于低蛋白血症，病人表现为面色苍白、疲乏无力、头晕、食欲减退等。

4. 并发症

（1）感染：感染是主要并发症。与大量尿蛋白的丢失、使用激素及免疫抑制剂治疗等有关。常发生呼吸道、泌尿道、皮肤感染等，严重感染可威胁生命。

（2）血栓及栓塞：多数病人血液呈高凝状态，常可自发形成血栓，最常见为肾静脉血栓，表现为腰痛、血尿、肾功能急剧下降等，其次见于下肢静脉血栓等。

（3）动脉粥样硬化：以冠状动脉粥样硬化多见，与长期高脂血症有关。

（4）急性肾损伤：急性肾损伤是肾病综合征的严重并发症，与血浆胶体渗透压下降，引起有效循环血容量减少，肾血流量不足有关。个别病人可出现肾实质性急性肾功能不全，多见于 50 岁以上的病人。

【辅助检查】

1. 尿液检查　尿蛋白定性一般为（＋＋＋～＋＋＋＋），尿蛋白定量＞3.5g/d，尿沉渣镜检可见各种管型及红细胞。

2. 血液检查　血浆白蛋白小于 30g/L，血中胆固醇、甘油三酯、低密度及极低密度脂蛋白均可增高，血中补体 C_3 可正常或降低，血 IgG 可降低。

3. 肾功能检查　内生肌酐清除率正常或降低，血肌酐、尿素氮可正常或升高。

4. 肾 B 超检查　发病早期双肾正常，晚期双肾缩小。

5. 肾活检　可明确原发性肾小球病变的病理类型，指导治疗及判断预后，为必要检查。

【诊断要点】

1. 蛋白定量超过 3.5g/d。

2. 血浆白蛋白低于 30g/L。

3. 水肿。

4. 高脂血症。

其中 1、2 两项为诊断所必需。排除继发性的病因和遗传性疾病，最好能进行肾活检，作出病理诊断。

【治疗要点】

治疗目的为去除病因和诱因，消除水肿，降低血压，使尿蛋白减少乃至消失，提高血浆蛋白，降低高脂血症，保护肾功能，避免复发。

（一）一般治疗

凡有严重水肿、低蛋白血症者需卧床休息，但长期卧床会增加血栓形成机会，故应保持适度的床上及床旁活动。水肿消失、一般情况好转后，可逐步增加活动量。给予高热量、低脂、高维生素、低盐及富含可溶性纤维的饮食。肾功能良好者给予正常量的优质蛋白，肾功能减退者则给予优质低蛋白。

（二）利尿消肿

卧床和限制水盐摄入为基本措施，针对水肿主要系血浆胶体渗透压过低所引起，宜先提高血浆胶体渗透压扩充血容量，提高肾小球滤过率，再用利尿剂，可获较好的利尿效果。

1. 提高血浆胶体渗透压　血浆和清蛋白均可提高血浆胶体渗透压，减少血管内水分向组织渗透，加快吸收组织水分入血循环并随尿排出。低分子右旋糖酐有扩容和暂时性提高血浆胶体渗透压的作用，经肾小球滤过后在肾小管内形成高渗状态，起到利尿效果。但此类渗透性利尿剂，可使血容量增加并易导致肾小管损伤，故心、肾功能不全者慎用。

2. 利尿剂的应用　轻度水肿可口服氢氯噻嗪 25～50mg，或加服氨苯碟啶 50～100mg，一日 2～3 次，重度水肿或少尿应静脉注射袢利尿剂，如呋塞米或利尿酸钠等。

（三）糖皮质激素的应用

为治疗本病的主要药物。

1. 糖皮质激素治疗作用机制　通过抑制免疫反应及免疫介导的炎症反应减少渗出、细胞增生和浸润，改善肾小球基底膜的通透性，抑制醛固酮和抗利尿激素的分泌达到利尿消肿，减少、消除尿蛋白的目的。

2. 糖皮质激素的使用原则　①起始足量：常用药物为泼尼松 1mg/(kg·d)，口服 8 周，必要时延长至 12 周。②缓慢减药：足量治疗后每 2～3 周减原用量的 10%，当减至 20mg/d 左右时症状易反复，应更加缓慢减量。③长期维持：最后以较小有效剂量 (10mg/d) 再维持半年左右。激素可采取全日量顿服或在维持用药期间两日量隔日一次顿服，以减轻激素的副作用。水肿严重、有肝功能损害或泼尼松疗效不佳时，可更换为甲泼尼松（等剂量）口服或静脉滴注。因地塞米松半衰期长，副作用大，现已少用。

3. 糖皮质激素的副作用　长期应用激素的病人易发生感染（一般为细菌和结核杆菌）、药物性糖尿、骨质疏松（个别病人有股骨头坏死）、肥胖、高血压等。应密切观察，尽早发现，及时处理。

（四）免疫抑制剂

一般不作为首选药物或单独应用。在激素治疗效果欠佳时加用，或用以减少激素维持量、撤药及停药后维持，从而减轻激素副作用和避免复发。常用的免疫抑制剂有：

1. 环磷酰胺　最常用，副作用主要有骨髓抑制（如白细胞减少）、脱发、肝损害、出血性膀胱炎、睾丸损害等，故用药期间定期查血、尿常规（至少每周查 1～2 次血白细胞）和肝功能，当周围血白细胞≤3×10^9/L 需停药。

2. 其他免疫抑制剂 苯丁酸氮芥、氮芥、硫唑嘌呤等亦可选用。

（五）中医、中药治疗

中医药治疗与激素及免疫抑制剂联合应用能有效地减轻西药副作用，缓解症状快，使撤停激素顺利，缩短疗程，提高疗效。中药雷公藤有抑制免疫反应、抗炎及改善肾小球毛细血管通透性等作用。有些中药如丹参、当归、川芎、红花、桃仁等具有抗血小板凝聚和促进纤维蛋白溶解作用，也可以选用。

（六）防治并发症

1. 感染 在激素治疗时无须应用抗生素预防感染，否则不但达不到预防目的，反而可能诱发真菌二重感染。一旦发现感染，应及时选用对致病菌敏感、强效无肾毒性的抗生素治疗，有明确感染灶者应尽快去除。

2. 血栓及栓塞 当血液存在高凝状态时，应开始预防性抗凝治疗。可给予肝素 1875～3750U 皮下注射，每 6 小时/次。抗凝同时辅以抗血小板药，如双嘧达莫 300～400mg/d，分 3～4 次服，或阿司匹林 40～300mg/d 口服。已发生血栓、栓塞者应尽早给予尿激酶或链激酶溶栓，并配合抗凝药的应用。

3. 急性肾损伤 可采取以下措施：①袢利尿剂的应用，可冲刷阻塞的肾小管管型。②血液透析：利尿无效，且达到透析指征者，应给血液透析以维持生命。③原发病治疗。④碱化尿液：口服碳酸氢钠碱化尿液，减少管型形成。

4. 蛋白质及脂肪代谢紊乱 通过调整饮食中蛋白和脂肪的量和结构，将代谢紊乱的影响减少到最低限度。可用 ACEI 及血管紧张素Ⅱ受体拮抗剂均可减少尿蛋白；降脂药物可选择降胆固醇为主的羟甲戊二酸单酰辅酶 A 还原酶抑制剂，如洛伐他汀等他汀类药物；或降甘油三酯为主的氯贝丁酯类，如非诺贝特等。

知识链接

肾病综合征复发

肾病综合征复发，指连续 3 天晨尿蛋白由阴性转为 3＋～4＋，或尿蛋白定量≥40mg/(m² · h)，或 24 小时尿蛋白定量≥50mg/kg，或尿蛋白/肌酐（mg/mg）≥2.0，除外感染因素所致。肾病综合征复发的早期临床表现有：食欲减退；尿泡沫增多；低蛋白血症；高脂血症；眼睑及双下肢水肿。

【护理诊断】

1. 体液过多 与低蛋白血症致血浆胶体渗透压下降等有关。

2. 营养失调：低于机体需要量 与大量蛋白尿、摄入不足及吸收障碍有关。

3. 有感染的危险　与机体抵抗力下降、激素和（或）免疫抑制剂的应用有关。

4. 有皮肤完整性受损的危险　与皮肤水肿、营养不良有关。

5. 焦虑　与疾病复发影响工作和学习有关。

6. 知识缺乏　缺乏疾病自我管理知识。

7. 潜在并发症：血栓形成、急性肾损伤、感染、心脑血管并发症。

【护理措施】

1. 一般护理

（1）活动与休息：凡有重度水肿、低蛋白血症者需卧床休息。水肿消失、一般情况好转后，可起床活动。

（2）饮食护理：给予正常量 0.8～1.0g/(kg·d) 的优质蛋白（富含必需氨基酸的动物蛋白）饮食。保证热量供给，每日每公斤体重不少于 126～147kJ（30～35kcal）。尽管病人丢失大量尿蛋白，但由于高蛋白饮食增加肾小球滤过，加重蛋白尿并促进肾脏病变进展，故目前一般不主张应用。水肿时予以低盐（<3g/d）饮食。为降低高脂血症，应少进富含饱和脂肪酸（动物油脂）的饮食，而多吃富含多聚不饱和脂肪酸（如植物油、鱼油）及富含可溶性纤维（如燕麦、米糠）的饮食。脂肪酸摄入≤50～70g/d。注意对病人营养的监测，记录进食情况，了解饮食结构是否合理，热量供给是否充足。定期监测血浆清蛋白、血红蛋白等指标，评估机体的营养状态。

2. 病情观察　监测病人的生命体征和体重，详细记录病人 24 小时出入液量，特别是尿量变化。中、重度水肿病人应严格控制水的摄入，饮水原则：前一日尿量加 500ml，并给予低盐饮食。观察有无感染征象，定期监测尿常规、肾功能、血浆白蛋白、血清电解质等变化。

3. 用药护理　长期应用利尿剂可能导致低血钠、低血钾的发生，故应定期监测血电解质的变化；激素用药过程中应注意用药时间及使用原则，长期应用激素的病人可出现感染、骨质疏松等副作用，少数病例还可能发生股骨头无菌性缺血性坏死，需加强监测，及时处理；使用免疫抑制剂应注意有无骨髓抑制及肝肾毒性、胃肠道反应、出血性膀胱炎、高血压、高尿酸血症、多毛及牙龈增生等。

4. 预防感染　保持环境清洁，定时开门窗通风换气，定期进行空气消毒（可用紫外线或过氧乙酸空气喷雾）；保持室内温度和湿度适宜；每日用消毒溶液拖地、擦桌椅；尽量减少非病室人员的走动和探访人次，特别限制上呼吸道感染者探访。

5. 心理护理　护士应多与病人沟通交流，取得病人的信任；尽可能为病人提供更多的舒适；现身教育，让治疗效果好的病人多与其他病人交流，为其树立战胜疾病的信心。

【健康教育】

1. **休息与运动**　注意休息，避免劳累，应适当活动，以防发生血栓等并发症。

2. **饮食指导**　告诉病人优质蛋白、高热量、低脂、丰富的膳食纤维和低盐饮食的重要性，指导病人根据病情合理安排饮食。

3. **用药指导**　告之病人药物的种类、各种药物的作用、副作用、用药的剂量及用法。肾病综合征病人通常用数种药物，不同的药给药时间不同，并需长期用药，如激素，病人不能擅自减量或停服，因此必须让病人学会药物自我管理的策略。病人必须理解即使症状消失也要坚持用药的重要性，知道当症状加重或出现严重副作用时应及时就诊。

4. **预防感染**　告诉病人感染能加重病情，应避免受凉、感冒，特别是天气变化要及时加减衣物；服用激素期间，尽量不去人口密集的地方，注意个人卫生。

5. **自我病情监测与随访指导**　重点掌握监测水肿、蛋白尿和肾功能的变化。定期复查。

（高丽丽）

任务三　原发性肾病综合征病人的护理

达标检测及答案

任务四　尿路感染病人的护理

学习目标

思维导图4-4

1. 解释尿路感染的定义。
2. 说出尿路感染病人的易感因素和感染途径。
3. 熟识尿路感染病人的临床表现和辅助检查。
4. 归纳尿路感染病人治疗要点及护理措施。
5. 能够对尿感病人正确健康指导。

案例导入

张某，女性，39岁，因尿频、尿急、尿痛及左侧腰痛伴发热1天就诊。病人1天前出现左侧腰痛，呈钝痛，与体位及活动无关，伴发热，体温38.7℃。病人同时有尿频、尿急，尿液外观混浊。既往曾患过3次尿道炎。已婚，育有1子。无药物过敏史。查体：体温38.9℃，血压130/80mmHg，心率96次/分，急性病容，心肺查体无异常，腹软，左肋脊角有压痛及叩击痛，双下肢无水肿。

辅助检查：血常规示白细胞$12×10^9$/L，中性粒细胞87%，血红蛋白123g/L，血小板$130×10^9$/L；尿常规示蛋白（—），亚硝酸盐（＋），白细胞40～60个/HP，红细胞5～10个/HP。

请思考：

1. 该病人初步拟诊为何病？主要的护理诊断有哪些？
2. 列出主要的护理措施并对病人进行正确的健康教育。

尿路感染（urinary tract infection，UTI）是由各种病原微生物在尿路中生长、繁殖而致的尿路感染性疾病。尿路感染分为上尿路感染（肾盂肾炎）和下尿路感染（膀胱炎和尿道炎）。尿路感染发病率约为2%，男女比例为1∶10，多见于育龄女性、老年人、免疫功能低下及伴有泌尿系其他疾病者。膀胱炎和肾盂肾炎又有急性和慢性之分。急性肾盂肾炎偶有肾小管功能障碍，治疗后可恢复。慢性肾盂肾炎随病变发展先出现夜尿多、尿比重低而后固定、酚红排泄率下降等肾小管功能障碍。晚期肾小球功能受损，血尿素氮增高，肌酐清除率下降，最后可发展为尿毒症。

【病因与发病机制】

1. 病因　主要是细菌感染所致，致病菌以革兰阴性杆菌为主，其中以大肠埃希菌最常见，占60%~80%。其次为副大肠埃希菌、变形杆菌、葡萄球菌、粪链球菌、产碱杆菌、铜绿假单胞菌等，急性早期常为一种致病菌引起，慢性期常见混合性感染。铜绿假单胞菌感染常发生于尿路器械检查后或长期留置导尿的病人；性生活活跃女性以柠檬色或白色葡萄球菌感染多见；尿路结石者以变形杆菌、克雷伯杆菌感染多见；糖尿病及免疫功能低下者可发生真菌感染。

2. 发病机制

（1）感染途径：感染途径有上行感染、血行感染、直接感染、淋巴道感染。①上行感染：90%尿路感染的致病菌源于上行感染。正常情况下尿道口周围有少量细菌寄居，一般不引起感染。当机体抵抗力下降、尿道黏膜有损伤或入侵细菌毒力大、致病力强时，细菌可沿尿路逆行上到肾脏。②血行感染：细菌经由血循环到达肾脏为血行感染，病原以金黄色葡萄球菌为主。③直接感染：外伤或肾周围器官的感染时，细菌可通过直接感染侵入该侧肾而致病。④淋巴道感染：下腹部和盆腔器官炎症时，病原菌有可能经淋巴道感染泌尿系统，极少见。

（2）机体防御功能：细菌进入泌尿系统后是否引起感染与机体的防御功能和细菌本身的致病力有关。机体的防御功能包括：①尿液的冲刷作用可清除绝大部分入侵的细菌；②尿路黏膜及其所分泌 IgA 和 IgG 等可抵御细菌入侵；③尿液中高浓度尿素和酸性环境不利于细菌生长；④男性前列腺分泌物可抑制细菌生长。

（3）易感因素

①尿流不畅或尿液反流：尿流不畅是尿路感染最重要的易感因素。尿流不畅时，上行的细菌不能被及时冲刷出尿道，易在局部停留、生长和繁殖而发生感染。最常见于尿路结石、膀胱癌、前列腺增生等各种原因所致的尿路梗阻。此外，泌尿系统畸形和结构异常如肾发育不良、肾盂及输尿管畸形也可引起尿流不畅和肾内反流而易发生感染。

②尿路损伤：导尿、泌尿道的器械检查和手术或外伤损伤尿道且将细菌带入。性交时女性尿道口受压内陷、创伤，加上女性尿道短使细菌易进入膀胱致病。

③机体抵抗力降低：糖尿病、肝硬化、重危症和造成营养不良的疾病及长期应用糖皮质激素等免疫抑制剂易并发本病。女性易患，其主要原因是与尿道短而括约肌力弱；尿道口距污染的肛门、阴道口近，妊娠期可致膀胱输尿管反流和子宫压迫尿路；月经期、绝经期尿道抵抗力下降等因素相关。

肾盂肾炎发病过程中尚有免疫反应参与，感染后可引起自身免疫反应，使病变迁延、恶化。

【临床表现】

1. 膀胱炎　约占尿路感染的 60%，病人主要表现为尿频、尿急、尿痛等膀胱刺激症状，伴耻骨上不适。一般无全身毒血症状。常有白细胞尿，30% 有血尿，偶有肉眼血尿。

2. 急性肾盂肾炎

（1）全身表现：常急起畏寒、发热，体温可高达 40℃，常伴有全身不适、疲乏无力、食欲减退、恶心呕吐等全身表现。

（2）泌尿系统表现：常伴尿频、尿急、尿痛等尿路刺激症状，多伴有腰痛或肾区不适，肋脊角压痛和（或）叩击痛。可见脓尿或血尿。

（3）并发症：较少，当细菌毒力强、合并尿路梗阻或机体抵抗力下降时可发生肾乳头坏死和肾周脓肿。前者主要表现为高热、剧烈腰痛和血尿，可有坏死组织脱落随尿排出，发生肾绞痛；后者除原有肾盂肾炎症状加重外，常出现明显单侧腰痛，向健侧弯腰时疼痛加剧。

3. 慢性肾盂肾炎　在病人有易感因素存在时，急性肾盂肾炎常迁延不愈或反复发作，当病程超过半年，且经 B 超、X 线平片等检查双肾凹凸不平及大小不一、肾盏变形者，则为慢性。慢性肾盂肾炎的临床表现复杂，轻重不一，可表现为反复出现尿路刺激症状；持续或间歇性血尿；部分病人仅表现为面容憔悴、倦怠、腰痛、食欲减退、低热、体重下降等，后期可有贫血、高血压、夜尿增多等肾功能损害表现，晚期可出现尿毒症。

4. 无症状细菌尿　指病人有真性细菌尿，而无尿路感染症状，但多次尿细菌培养阳性，称"无症状细菌尿"。

【辅助检查】

1. 尿液检查

（1）尿液常规检查和尿细胞计数：急性期尿沉渣镜检的白细胞≥5 个/HP，也可发现白细胞管型；少数人有镜下血尿，（每个高倍视野平均 3 个以上的红细胞），极少数人可有肉眼血尿；尿蛋白少量，一般<2.0g/d。慢性者常做尿细胞计数，一小时尿白细胞>30 万为阳性，<20 万为阴性，20 万～30 万之间应结合临床判断。

（2）尿细菌定量培养：是诊断的主要依据。可用清洁中段尿、导尿及膀胱穿刺尿做细菌培养。其中，膀胱穿刺尿培养结果最可靠。若清洁中段尿细菌定量培养≥10^5/ml，如能排除假阳性，即为真性菌尿。如临床上无尿感症状，则要求 2 次清洁中段尿定量培养均≥10^5/ml，且为同一菌种；尿细菌定量培养 10^4/ml～10^5/ml，为可疑阳性，需复查；如<10^4/ml，可能为污染。耻骨上膀胱穿刺尿细菌定性培养有细菌生长，即为真性菌尿。

2. 血常规　急性期白细胞计数（WBC）>$10×10^9$/L，中性粒细胞数（N）>70%；慢性期红细胞及血红蛋白可降低。

3. 肾功能检查　慢性期可出现肾功能异常，如夜尿增多，尿渗透压降低、血尿素氮、血肌酐增高等。

4. 其他检查　腹部 X 线平片、肾盂造影、同位素、B 超、磁共振检查等，以了解有无泌尿系的易感因素存在及慢性肾盂肾炎的肾功能情况等。

【诊断要点】

尿感可根据有尿路刺激征及感染中毒症状、结合尿液改变和尿液细菌学检查，予以确诊。无症状细菌尿的诊断主要依靠尿细菌学检查。凡是有真性细菌尿者，均可诊断为尿路感染。当女性有明显尿频、尿急、尿痛，尿白细胞增多，可拟诊为尿路感染。而尿路感染的定位诊断需根据临床表现、实验室检查定位、影像学及肾脏功能检查综合分析予以诊断，但难度较大。

知识链接

无症状细菌尿

当大量病原菌定殖于泌尿道，病人没有尿路感染症状或体征时，会导致无症状细菌尿的发生。在成年人中，女性的发病率最高，据统计，绝经前女性无症状细菌尿发病率为 1%～6%，妊娠期女性无症状细菌尿发病率为 2%～10%。妊娠期间，受生理变化影响，无症状细菌尿感染的风险会增加。

【治疗要点】

1. 膀胱炎　一般采用单剂量或短程疗法的抗菌药物治疗。

（1）单剂量疗法：可选用磺胺类（复方磺胺甲恶唑 6 片，顿服）或氟喹酮类（如氧氟沙星 0.4g，顿服），但单剂量疗法易复发。

（2）短程疗法：多用 3 天疗法，可给予磺胺类，如复方磺胺甲恶唑 2 片，每天 2 次；或氟喹酮类，如氧氟沙星 0.2g，每天 3 次。停服抗生素 5 天后，需进行尿细菌定量培养。如果阴性表示已治愈；如仍有真性细菌尿，继续给予 2 周抗生素治疗。

2. 急性肾盂肾炎

（1）抗菌治疗：抗菌治疗是急性肾盂肾炎最重要的措施，应在留取尿标本作尿常规及细菌培养后，立即开始用药。在药物敏感试验结果未出来时，应选用对革兰阴性菌有效的抗菌药物。病情较轻者，门诊口服药物治疗，疗程 10～14 天。常用抗菌药物有：复方磺胺甲恶唑 1g，每日 2 次口服；氧氟沙星 0.2g，每日 2 次口服；庆大霉素 0.08～0.12g，每日 2 次，肌内注射或静脉滴注；氨苄西林每日 4～6g，肌内注射；头孢唑啉 0.5g，每 8 小时肌内注射 1 次。以上药物根据病情选用一种单用或 2～3 种联合应用。治疗 14 天后，90％可治愈。停药后应每周复查尿常规和细菌培养 1 次，共 2～3 周，至第 6 周再复查 1 次，结果均为阴性为临床痊愈，如尿菌仍阳性，参考药敏试验用抗生素治疗 4～6 周。病情较重者应静脉用抗生素，热退后继续用药 3 天，再改为口服抗生素，完成 2 周疗程。

（2）一般治疗：主要有多饮水，勤排尿，给予高热量、易消化、富含维生素的食物。

2. **慢性肾盂肾炎**　治疗的首要问题是寻找易感因素，并予以去除。抗菌治疗原则为急性发作期参照急性肾盂肾炎的处理；反复发作者给予小剂量抗菌药物，参照药物敏感试验（不用氨基糖苷类抗生素），联合交替使用，每疗程 2 周，中间停药 3～5 天，总疗程 2～4 个月。

【护理诊断】

1. 排尿障碍：尿频、尿急、尿痛　与泌尿系统感染有关。
2. 体温升高　与急性肾盂肾炎有关。
3. 疼痛　与急性肾盂肾炎有关。
4. 焦虑　与尿路感染反复发作有关。
5. 知识缺乏　缺乏疾病自我管理知识。

【护理措施】

（一）一般护理

1. **休息与活动**　急性期应卧床休息，体温正常、症状明显减轻后可起床活动；慢性期根据病情酌情活动，避免劳累。

2. **饮食护理**　宜进清淡而富有营养的饮食，多饮水，勤排尿，如无禁忌，每日饮水量应多于 2500ml，使尿量增加，以冲洗尿路，促进细菌及炎性分泌物排出，有助于发热的控制，且是缓解尿路刺激症状有效措施。

（二）病情观察

观察体温的变化，了解尿路刺激征有无减轻，腰痛程度及变化，若高热、腰痛等加重，应注意有无肾周脓肿，肾乳头坏死等并发症发生。注意观察有无肾功能衰竭的表现，如出现恶心、呕吐、食欲不振等症状，应及时报告医生。

（三）对症护理

1．高热

（1）密切观察体温变化，当体温超过 38.5℃时，可给予冰敷或醇浴等物理降温措施，并注意观察和记录降温效果。

（2）高热持续不退或体温进一步升高，同时出现腰痛加剧，应考虑是否出现肾周脓肿、肾乳头坏死等并发症，应及时通知医生处理。

2．尿路刺激症状

（1）调整饮水量：如病人肾功能正常，应嘱其多饮水，减轻理化因素对尿路的刺激，以达到减轻病人尿频、尿急、尿痛症状。

（2）减轻疼痛：出现肾区或膀胱区疼痛时，可指导病人热敷或按摩疼痛部位，以缓解疼痛。尿痛时经多饮水，尿量增多后可得到减轻。此外，按医嘱使用阿托品，及应用分散病人注意力的方式减轻不适或疼痛，如指导病人听音乐、看小说、电视等一些自己感兴趣的事情。

（3）按医嘱给药：如为感染所致，应按医嘱给予抗生素，注意观察疗效及不良反应，并指导病人正规用药，以彻底治愈。

（四）用药护理

1．嘱病人按医嘱用药　让病人了解药物的作用、用法、疗程的长短，慢性肾盂肾炎治疗的复杂性，使病人能遵从医嘱正确治疗。

2．适当调整尿液的酸碱度　在使用抗菌药治疗肾盂肾炎时，调节尿液的酸碱度可增加疗效。应用链霉素、庆大霉素、卡那霉素等，同时口服碳酸氢钠 1g，每日 3 次，以碱化尿液；应用呋喃妥因、多黏菌素等，同时口服维生素 C 1g，每日 3 次，以酸化尿液。

3．避免药物不良反应　应用磺胺药物，应同时服用碳酸氢钠并多饮水，以预防结晶尿和血尿，孕妇、婴幼儿、严重肾功能不全、肝病病人忌用磺胺药；呋喃妥因有消化道不良反应，宜饭后服用；诺氟沙星可有消化道反应、皮肤瘙痒等，孕妇不宜使用；氨基糖苷类抗生素对肾脏和第八对颅神经有毒性作用，应注意观察，一旦发生应立即停药，并告知医生；慢性肾盂肾炎避免使用氨基糖苷类抗生素等对肾功能有损害的药物。

【健康教育】

1．加强卫生宣传教育，注意个人清洁卫生，尤其是注意会阴部及肛周皮肤的清洁。

2．多饮水，勤排尿，消除各种易感因素是预防发病的重要措施。

3. 避免过度劳累，坚持体育锻炼，增强机体的抵抗力。

4. 如果炎症与性生活有关，注意房事后排尿，并口服抗菌药物。

5. 严格掌握尿路器械检查的指征。

6. 积极治疗急性肾盂肾炎，防止迁延不愈转为慢性，减少肾功能衰竭的发生。

任务四　尿路感染病人的护理

达标检测及答案

任务五　肾功能衰竭病人的护理

> **学习目标**

1. 解释急性肾损伤、慢性肾衰竭的概念。
2. 说出急性肾损伤、慢性肾衰竭的病因。
3. 复述慢性肾衰竭的临床分期。
4. 熟识急性肾损伤、慢性肾衰竭病人的临床表现。
5. 归纳慢性肾衰竭病人治疗要点。
6. 对急性肾损伤、慢性肾衰竭病人实施正确的护理措施。

思维导图4-5

案例导入

王某，男，50岁，反复水肿，血尿、高血压5年，食欲缺乏，恶心1周入院。病人于5年前因"感冒"发热后出现眼睑、双下肢水肿，曾以"肾炎"进行治疗、护理体检：体温39.5℃，脉搏110次/分，律齐。肝、脾未触及，双下肢明显水肿。尿液检查：有红细胞和尿蛋白；血液检查：血红蛋白45g/L，血清钾6.0mmol/L，血肌酐700μmol/L，血尿素氮25mmol/L。

请思考：

1. 该病人目前主要的护理诊断有哪些？
2. 给病人制定详细的护理措施。

一、急性肾损伤

急性肾损伤（acute kidney injury，AKI），是由于各种病因引起的短时间内（数小时或数天）肾功能突然下降而出现的临床综合征。主要表现为血肌酐（Scr）和尿素氮（BUN）升高，水、电解质和酸碱平衡失调及全身各系统并发症。常伴有少尿（<400ml/24h），但也可以无少尿的表现。

【病因】

1. **肾前性AKI**　肾脏本身无器质性病变，因某些能致有效循环血量减少、心输出量下降及引起肾血管收缩的因素导致肾血流灌注不足，以致肾小球滤过率下降而发生急性肾损伤。

2. 肾后性 AKI   由于各种原因的急性尿路梗阻所致，梗阻可发生在尿路从肾盂到尿道的任一水平。肾后性因素多为可逆性，及时解除病因常可使肾功能得以恢复。

3. 肾性 AKI   由于肾实质损伤所致，最常见的是肾缺血或肾毒性物质损伤肾小管上皮细胞。

【发病机制】

急性肾小管坏死的发病机制尚未完全明了，一般认为不同病因、不同的病理损害类型，有其不同的始动机制和持续发展因素。目前对于缺血所致急性肾小管坏死的发病机制，主要有以下解释：

1. 肾血流动力学改变   主要为肾血浆流量下降，肾内血流重新分布，表现为肾皮质血流量减少，肾髓质充血等。造成上述血流动力学障碍的原因众多，其中最主要的机制是血管收缩因子产生过多，舒张因子产生相对过少。

2. 肾小管上皮细胞代谢障碍   主要为缺氧所致，表现为：①ATP 含量明显下降；②Ca^{2+}- ATP 酶活力下降，线粒体肿胀，能量代谢失常；③细胞膜上磷脂酶因能量代谢障碍而大量释放，进一步促使线粒体及细胞膜功能失常；④细胞内酸中毒等。

3. 肾小管上皮脱落，管腔中管型形成   肾小管管腔堵塞造成压力过高，加剧了已有的组织水肿，进一步降低了肾小球滤过及肾小管间质缺血性障碍。

【临床表现】

急性肾小管坏死是肾性急性肾损伤最常见的类型，典型病程可分为 3 期：起始期、维持期、恢复期。

1. 起始期   指典型肾前性氮质血症至肾小管坏死之前这一阶段。此期有严重肾缺血，但尚未发生明显的肾实质损伤，以原发病的症状体征为主要表现，伴有尿渗透压和滤过钠排泄分数下降。起始期历时短，仅数小时至 1～2 天，肾损害可逆转。

2. 维持期   又称少尿期。典型为 7～14 天，也可短至几天，有时可长至 4～6 周。肾小球滤过率保持在低水平，许多病人可出现少尿。但有些病人可没有少尿，尿量在 4000ml/d，称非少尿型急性肾损伤，其病情大多较轻，预后较好。然而不论尿量是否减少，随着肾功能减退，临床上均可出现一系列尿毒症症状。

（1）急性肾损伤的全身表现

①消化系统症状：为最早出现的系统症状，可有食欲减退、恶心、呕吐、腹胀、腹泻等，严重者可发生消化道出血。

②呼吸系统症状：除肺部感染症状外，因容量负荷过度，可出现呼吸困难、咳嗽、

憋气、胸痛等症状。

③循环系统症状：多因尿少和未控制饮水，以致体液过多而出现高血压、心力衰竭和肺水肿表现；因毒素滞留、电解质紊乱、贫血及酸中毒，可引起各种心律失常及心肌病变。

④神经系统症状：可出现意识障碍、躁动、谵妄、抽搐、昏迷等尿毒症脑病症状。

⑤血液系统症状：可有出血倾向和轻度贫血现象。

⑥其他：常伴有感染，其发生与进食少、营养不良、免疫力低下等因素有关，感染是急性肾损伤的主要死亡原因之一。此外，在急性肾损伤同时或在疾病发展过程中还可合并多脏器功能衰竭。

（2）水、电解质和酸碱平衡失调：其中高钾血症、代谢性酸中毒最为常见。

①代谢性酸中毒：由于肾小球滤过功能降低，使酸性代谢产物排出减少，同时又因急性肾损伤常合并高分解代谢状态，使酸性产物明显增多。表现为恶心、呕吐、疲乏、嗜睡和呼吸深长。

②高钾血症：少尿期钾排泄减少使血钾升高；若合并感染、热量摄入不足及组织大量破坏均可使钾从细胞内释放到细胞外液，引起高钾血症；此外，酸中毒也可引起血钾升高。高钾血症是少尿期的重要死因。病人可出现恶心、呕吐、四肢麻木、烦躁、胸闷等症状，并可发生心率减慢、心律不齐，甚至室颤、心脏骤停。

③低钠血症：主要是由于水钠潴留引起稀释性低钠血症。

④其他：可有低钙、高磷、低氯血症等，但远不如慢性肾衰竭时明显。

3. 恢复期　此期肾小管细胞再生、修复，肾小管完整性恢复。肾小球滤过率逐渐恢复至正常或接近正常范围。

【辅助检查】

1. 血液检查　可有轻、中度贫血，红细胞数目降低，血红蛋白含量下降，白细胞可升高或降低。血气分析，可有高钾、低钠、低钙、高磷血症。

2. 尿液检查　尿液外观浑浊，尿蛋白＋～＋＋，尿沉渣中可有红、白细胞、颗粒管型、蜡样管型等。

3. 影像学检查　尿路超声显像对排除尿路梗阻和慢性肾功能不全很有帮助。必要时 CT 等检查可显示是否存在与压力相关的扩张。

4. 肾组织活检

【诊断要点】

病人尿量突然明显减少，肾功能急剧恶化，结合临床表现、原发病因和实验室检查，一般不难作出判断。

【护理诊断】

1. 营养失调：低于机体需要量　与病人食欲减退、限制蛋白质摄入、透析和原发疾病等因素有关。

2. 有感染的危险　与机体抵抗力降低及侵入性操作等有关。

3. 潜在并发症：高血压脑病、急性左心衰竭、心律失常、多脏器功能衰竭等。

4. 恐惧　与肾功能急骤恶化、病情重等因素有关。

5. 有皮肤完整性受损的危险　与体液过多、抵抗力下降有关。

【护理措施】

1. 一般护理

(1) 饮食：对于能进食的病人，给予高生物效价的优质蛋白，蛋白质摄入量应限制为 0.8g/(kg·d)，并适量补充必需氨基酸。对于有高分解代谢或营养不良以及接受透析的病人，其蛋白质摄入量可适当放宽。给予高碳水化合物，以供给足够热量，保持机体正氮平衡。急性肾损伤病人每天所需热量为 147kJ/kg。尽可能减少钠、钾、氮的摄入量。

(2) 休息：应绝对卧床休息以减轻肾脏负担，抬高下肢，昏迷者按昏迷病人护理常规进行护理。

2. 病情观察　密切观察病人的生命体征，定期监测血尿素氮、血肌酐、血电解质等变化。注意有无感染的出现。观察有无量过多的表现：①有无水肿；②每天体重有无增加，若 1 天增加 0.5kg 以上，提示补液过多；③血清钠浓度是否正常，若偏低且无失盐，提示液体潴留；④中心静脉压高于 $12cmH_2O$，提示体液过多；⑤胸部 X 线血管影有无异常，肺充血征象提示体液潴留；⑥若无感染征象，出现心率快、呼吸加速和血压增高，应怀疑体液过多。

3. 对症护理

(1) 维持电解质和液体平衡：①密切观察有无高钾血症的征象，如脉率不齐、肌无力、心电图改变等。血钾高者应限制钾的摄入，少用或忌用富含钾的食物，如紫菜、菠菜、薯类、山药、坚果、香蕉、香菇、榨菜等。预防高钾血症的措施还包括积极预防和控制感染、及时纠正代谢性酸中毒、禁止输入库存血等。③限制钠盐。④密切观察有无低钙血症的征象，如手指麻木、易激惹、腱反射亢进、抽搐等。如发生低钙血症，可摄入含钙量高的食物如牛奶，并遵医嘱使用活性维生素 D 及钙剂等。

(2) 恶心呕吐护理：可遵医嘱使用止吐药，待其舒适时再给予适量的食物，并做好口腔护理，增进食欲。不能以口进食者可用鼻饲或静脉补充营养物质。

【健康指导】

1.预防疾病的指导 慎用氨基糖苷类等肾毒性抗生素。尽量避免需用大剂量造影剂的X线检查，尤其是老年人及肾血流灌注不良者。加强劳动防护，避免接触重金属、工业毒物等。误服或误食毒物时，应立即进行洗胃或导泻，并采用有效解毒剂。

2.对病人的指导 恢复期病人应加强营养，增强体质，适当锻炼；注意个人清洁卫生，注意保暖，防止受凉；避免妊娠、手术、外伤等。强调检测肾功能、尿量的重要性，叮嘱病人定期随访，并教会其测量和记录尿量的方法。

二、慢性肾衰竭

慢性肾衰竭（chronic renal failure，CRF）是发生在各种慢性肾实质疾病后期的一种临床综合征。它以肾功能进行性减退，代谢产物潴留，水、电解质和酸碱平衡失调及各系统受累为主要表现。慢性肾衰的患病率为 7.6%。目前慢性肾衰竭在人类主要死亡原因中占第5至第9位，是人类生存的重要威胁之一。

【定义和分期】

1.慢性肾脏病 各种原因引起的肾脏结构或功能异常≥3个月，包括出现肾脏损伤标志（白蛋白尿、尿沉渣异常、肾小管相关病变、组织学检查异常及影像学检查异常）或有肾移植病史，伴或不伴肾小球滤过率（glomerular filtration rate，GFR）下降；或不明原因的 GFR 下降（<60ml/min）≥3 个月。目前国际公认的慢性肾脏病（CKD）分期依据肾脏病预后质量倡议（K/DOQI）制定的指南分为 1～5 期，见表 4-1。

表4-1 慢性肾脏病的分期和建议

分期	特征	GFR [m/（min·1.73m²）]	防治目标-措施
1	GFR 正常或升高	≥90	CKD病因诊治，缓解症状；保护肾功能，延缓 CKD 进展
2	GFR 轻度降低	60～89	评估、延缓 CKD 进展；降低 CVD（心血管病）风险
3a	GFR 轻到中度降低	45～59	延缓 CKD 进展
3b	GFR 中到重度降低	30～44	评估、治疗并发症
4	GFR 重度降低	15～29	综合治疗；准备肾脏替代治疗
5	终末期肾病	<15（或透析）	适时进行肾脏替代治疗

2.慢性肾衰竭（chronic renal failure，CRF）是指慢性肾脏病引起的 GFR 下降及

与此相关的代谢紊乱和临床症状组成的综合征。CKD囊括了疾病的整个过程，即CKD 1期至CKD 5期，部分CKD在疾病进展过程中GFR可逐渐下降，进展至CRF。CRF则代表CKD中GFR下降至失代偿期的那一部分群体，主要为CKD 4～5期。

【病因】

各种原发性和继发性肾脏疾病均可导致慢性肾衰竭。其中常见病因有：原发性和继发性肾小球疾病、梗阻性肾病、慢性间质性肾炎、肾血管疾病、先天性和遗传性肾病等。国外常见的病因依次为：糖尿病肾病、高血压肾病、肾小球肾炎、多囊肾等；我国常见的病因依次为：肾小球肾炎、糖尿病肾病、高血压肾病、多囊肾、梗阻性肾病等。

【发病机制】

慢性肾衰竭的发病机制未完全明了。

1. 慢性肾衰竭进展的发生机制

（1）肾单位高滤过：在慢性肾衰竭时残余肾单位肾小球出现高灌注和高滤过状态是导致肾小球硬化和残余肾单位丧失的重要原因之一。

（2）肾单位高代谢：在慢性肾衰竭时残余肾单位肾小管出现高代谢状况，是肾小管萎缩、间质纤维化和肾单位进行性损害的重要原因之一。

（3）肾组织上皮细胞表型转化的作用：在某些生长因子或炎症因子的诱导下，肾小球上皮细胞、肾小管上皮细胞、肾间质成纤维细胞均可转变为肌成纤维细胞，在肾间质纤维化、局灶节段性或球性肾小球硬化过程中起重要作用。

（4）某些细胞因子-生长因子的作用：慢性肾衰竭动物肾组织内某些生长因子（如白细胞介素-1、血管紧张素Ⅱ、单个核细胞趋化蛋白-1、内皮素-1等）参与肾小球和小管间质的损伤过程，并在促进细胞外基质增多中起重要作用。

（5）其他：肾脏固有细胞凋亡增多与肾小球硬化、间质纤维化、小管萎缩有密切关系，提示细胞凋亡可能在慢性肾衰竭进展中起某种作用。另外，醛固酮过多也参与肾小球硬化和间质纤维化的过程。

2. 尿毒症症状的发生机制

尿毒症的症状及各系统损坏的表现，主要与尿毒症毒素的毒性作用有关，同时也与多种体液因子或营养素缺乏有关。

（1）尿毒症毒素的作用：尿毒症病人体液内约有200多种物质的浓度高于正常，可能具有尿毒症毒性作用的物质约有30余种。小分子毒素物质以尿素的量最多，其次是胍类（甲基胍、琥珀胍酸等）、各种胺类、酚类等。中分子物质主要与尿毒症脑病、细胞免疫功能低下、某些内分泌紊乱等可能有关。甲状旁腺激素（PTH）属于中分子物质，可引起肾性骨营养不良、软组织钙化等。大分子物质如核糖核酸酶、β_2-微球蛋白、维生素 A 等也具有某些毒性。

（2）体液因子的缺乏：肾脏是分泌激素和调节物质代谢的重要器官之一。慢性肾衰竭时，肾脏分泌的某些激素如红细胞生成素（EPO）、骨化三醇 $[1,25\,(OH)_2D_3]$ 的缺乏，可分别引起肾性贫血和肾性骨病。

（3）营养素的缺乏：尿毒症时某些营养素的缺乏或不能有效利用，也与临床某些症状有关，如蛋白质和某些氨基酸、水溶性维生素、热量、微量元素（如铁、锌、硒等），可引起营养不良、消化道症状、免疫功能降低等。

【临床表现】

慢性肾衰竭的临床表现，涉及全身各系统，概括起来有以下表现。

1. 尿毒症毒素引起的各系统症状

（1）消化道表现：是病人最早、最常见的症状，恶心、呕吐、腹泻，晚期口腔黏膜溃烂，口中有氨味，消化道大出血等。产生的原因主要是尿素在肠道被转化为氨或铵盐刺激胃肠道黏膜引起炎症、溃烂所致。

（2）精神、神经系统表现：主要表现为尿毒症性脑病及周围神经病变两类，可能是某些中分子物质（神经毒素）体内蓄积所致。①尿毒症脑病：早期表现为疲乏、头痛、注意力不集中、记忆力和智力减退、失眠，进而精神萎靡、烦躁或抑郁及其他精神症状如幻觉、妄想，最后出现嗜睡或反应淡漠、谵语、昏迷，此时常伴肌震颤、抽搐。病程中可有脑水肿、颅内压升高。脑电图检查多有正常。②周围神经病变：早期表现下肢感觉异常，如麻木、灼热感，触觉、痛觉减退等或下肢难忍的不适，被迫不停地活动，以求缓解，以后可出现运动障碍。

（3）心血管系统表现：以高血压为最常见，长期高血压引起心脏扩大、心律失常、心力衰竭。心衰和心律失常等心血管病变是慢性肾衰竭的主要死亡原因之一，引起心力衰竭的诱因，最常见的是水、钠潴留，与高血压、心律失常、贫血、心肌病变（尿毒症性心肌病）等亦相关。尿毒症性心包炎为晚期表现，主要与毒素积聚并刺激心包有关，可因心包积液增多致心包填塞。心力衰竭、心肌病变、心包炎并有电解质紊乱（特别是高血钾）和代谢性酸中毒等均可引起严重心律失常，如室上性或室性心动过速、窦房传导阻滞、房室传导阻滞等。尿毒症性心肌病常在晚期出现，表现为心脏扩大、心律失常、心力衰竭。

（4）造血系统表现：贫血为必有症状，中、重度贫血甚为多见，贫血程度与肾功能损害的程度呈平行关系。贫血原因有肾产生促红细胞生成素减少；红细胞寿命缩短；存在抑制红细胞生成的物质；造血物质铁、叶酸、蛋白质等缺乏等。出血表现：鼻出血、牙龈出血、月经量增多、皮肤瘀斑及呕血、便血等。

（5）呼吸系统表现：因机体免疫功能低下，易合并肺部感染，由于代谢产物潴留可引起尿毒症性支气管炎、肺炎、胸膜炎。因心力衰竭和血容量过多及肺毛细血管通透性增加，可发生尿毒症性肺水肿。因代谢性酸中毒而呼吸快，重者呈酸中毒大呼吸。

（6）皮肤表现：皮肤干燥、脱屑无光泽，弹性差、色素沉着，面色萎黄。常见皮肤瘙痒，与继发性甲状旁腺功能亢进，引起钙沉着于皮肤和周围神经，以及尿素自汗腺排出后，沉着于皮肤表面，结晶形成尿素霜刺激皮肤有关。

（7）肾性骨营养不良症：简称肾性骨病。常见有纤维性骨炎、尿毒症骨软化症、骨质疏松症和骨硬化症。晚期可发生骨痛、关节畸形、病理性骨折等。

2. 水、电解质及酸碱平衡失调的表现

（1）脱水或水肿：尿毒症时对水的调节能力及耐受性均差，易发生脱水或水肿。当水摄入不足和（或）呕吐、腹泻丢失水钠过多时，因肾浓缩功能减退而不能相应减少排泄，易导致脱水，在肾功能不全的早期，肾小管浓缩功能先受损，出现夜尿多、多尿、尿比重低，则更易脱水。当水摄入量过多时，因肾排泄水的速度慢，易发生水肿，尿毒症晚期毁损肾单位数多，肾小球滤过率低及肾稀释功能损害，引起少尿甚至无尿，若摄水多则更易水肿，并诱发心力衰竭，甚至水中毒。

（2）低钠或高钠血症：尿毒症时肾对钠的调节功能差，肾小管重吸收钠的能力降低，在食入钠盐少、腹泻、应用利尿剂时易引起低钠血症（血钠＜130mmol/L）。此时病人表现为疲乏无力、表情淡漠、厌食，严重时呕吐、低血压甚至昏迷。若钠摄入过多，而肾排钠能力差，致使钠、水潴留，引起水肿、高血压、心力衰竭。

（3）低钾或高钾血症：尿毒症晚期有高血钾倾向。此时健存肾单位少，导致排钾少，酸中毒使细胞内钾外逸，若长期使用保钾利尿剂或含钾量高的药物、感染、创伤、输库存血及一次摄入钾过多则可引起高钾血症，表现为嗜睡、软弱无力、心动过缓，当血钾＞6.5mmol/L 时可发生严重心律失常或心搏骤停。若钾的摄入少，而丢失多，如呕吐、腹泻、长期用排钾利尿药等，则易发生低钾血症，表现为肌无力、腹胀、腱反射消失等。

（4）低钙和高磷血症：极常见。磷由于尿排出少，血磷升高。肾形成活性的1,25-二羟维生素 D_3 减少，使肠钙吸收减少，加上厌食和低蛋白血症，遂出现低钙血症。高血磷和低血钙引起继发性甲状旁腺功能亢进，后者引起骨质脱钙（致骨质疏松）、骨软化、纤维性骨炎等肾性骨病。尿毒症代谢性酸中毒时，血 pH 值低，使游离钙增多，但接近正常（一般不出现症状），当用碱性药纠正酸中毒后，游离钙减少则引起手足搐搦症。

（5）镁代谢紊乱：由于肾脏排镁减少，常有轻度高镁血症。病人可无任何症状。低镁血症偶可出现，与镁摄入不足或过度应用利尿剂有关。

（6）代谢性酸中毒：尿毒症时均有代谢性酸中毒。引起原因：①酸性代谢产物潴留。②肾小管重吸收碳酸氢盐减少。③肾小管排泌氢离子和生成氨的能力减退。④腹泻造成碱性肠液丢失。病人表现食欲差、恶心、呕吐、嗜睡、呼吸快，重者呈酸中毒大呼吸、渐进入昏迷、休克和心跳停止。

3. 代谢、内分泌紊乱和免疫功能低下的表现　代谢紊乱可表现为体温不升、葡萄糖耐量试验降低，病人血浆清蛋白降低，必需氨基酸缺乏，呈负氮平衡状态。内分泌紊乱有空腹血胰岛素升高，促甲状腺、睾丸素及皮质醇较正常偏低，甲状腺、性腺功能低下，生长发育迟缓。免疫功能低下表现为各种免疫球蛋白降低，机体抵抗力差，易合并呼吸系统、泌尿系统及皮肤感染。

【辅助检查】

1. 血常规　红细胞数目降低，血红蛋白含量下降，白细胞可升高或降低。

2. 尿液检查　夜尿增多，尿渗透压下降。尿沉渣中可有红、白细胞、颗粒管型、蜡样管型等。

3. 肾功能及电解质的检查　内生肌酐清除率下降，血肌酐升高，血清电解质升高或降低，有代谢性酸中毒等。

4. B超或X线平片　提示双肾缩小。

【诊断要点】

1. 反复发作的慢性肾脏病史。

2. 慢性肾衰竭的临床表现。

3. 必要的实验室检查，如肾功能、血清电解质、动脉血气体分析、影像学等检查。符合上述条件者可以诊断为慢性肾衰竭。

【治疗要点】

慢性肾衰竭不同分期，治疗方法不完全一样。肾功能代偿期应积极治疗原发病，防止肾功能进一步恶化；肾功能失代偿期除治疗原发病外，应去除加重肾衰的诱因，保护残存的肾功能；肾功能衰竭期应限制蛋白质摄入，纠正水、电解质酸碱平衡失调及对症处理；尿毒症为肾衰终末期，必须透析或肾移植治疗。

1. 病因治疗　对造成尿毒症又可以去除的病因需尽早予以有效治疗，如活动性肾盂肾炎的抗生素治疗；系统性红斑狼疮肾炎的激素和免疫抑制剂治疗；糖尿病肾病变的胰岛素等治疗；尿路梗阻性疾病去除梗阻的治疗；肾结核的抗结核药物治疗及肾血管疾病的治疗等，常可使肾功能得到改善，甚至恢复到代偿期。

2. 去除诱因 对已有肾损害的病人预防诱因是保护肾功能的有效措施，对尿毒症病人应尽力寻找并去除诱因，如控制感染、纠正血容量不足、高血压和电解质紊乱，不用或停用肾毒性药物等。这些因素若得以消除，常可使恶化的肾功能部分甚至完全缓解。

3. 维持正氮平衡，减轻氮质血症

(1) 低蛋白饮食和必需氨基酸疗法：针对病人蛋白质代谢产物（血尿素氮）增加，必需氨基酸缺乏，非必需氨基酸升高，为保证机体代谢的基本需要，且又不加重氮质血症，每天供给热量 125.6～146.5kJ（30～35kcal）/kg，优质蛋白 0.6～0.8g/（kg・d），如鸡蛋、牛奶、瘦肉和鱼等含必需氨基酸高的食物，每日补充必需氨基酸混合液，同时供给足够热量。蛋白质摄入<20g/d 可促进氮平衡，减轻氮质血症，也可口服 α 酮酸制剂（肾灵）以代替必需氨基酸注射，达到同样疗效。本疗法适于早期病人，肾衰进入终末期，已有严重并发症，低蛋白饮食不作为主要治疗措施。

(2) 胃肠吸附疗法：氧化淀粉是淀粉和高碘酸钠化合物，口服后与肠腔中尿素氮结合从粪便中排出，降低尿素氮。现多口服包醛氧化淀粉 5～10g，每日 2～3 次，注意不与碱性药物合用，以免降低药效。活性炭在肠道内可吸附酚类、中分子物质。中药大黄及其制剂口服可使粪含氮量增加。

4. 纠正水、电解质和酸碱平衡失调

(1) 水、钠平衡：水和钠的入量根据尿量、有无水肿、高血压情况而定。为防止水、钠潴留需适当限制钠摄入，一般氯化钠摄入不超过 6～8g/d。有明显水肿、高血压者，钠摄入量限制在 2～3g/d（氯化钠摄入量 5～7g/d）。无少尿和水肿者给予足够水分，以保证尿量在 1500ml 以上，尿毒症晚期尿少，故水、钠潴留多见，应限制水摄入，每日液体入量以 500～600ml（不显性失水）加前一日尿量。水肿明显可用呋塞米口服或静脉注射，或口服甘露醇导泻，严重水肿伴心力衰竭一般治疗无效时，应及时用透析疗法。

(2) 低钾血症和高钾血症治疗：低钾血症轻者，去除诱因，多食含钾食物，口服氯化钾或枸橼酸钾 1～2g，每日 3 次。对高钾血症的病人，严格限制钾的摄入，并积极采取以下措施：①口服碳酸氢钠，纠正酸中毒，必要时静脉给予。②给予袢利尿剂，静脉或肌肉注射呋塞米 40～60mg，增加尿钾排出。③应用葡萄糖-胰岛素溶液输入（葡萄糖

$4\sim6g$中，加胰岛素1U）。④口服降钾树脂，常用聚苯乙烯磺酸钙，增加肠道钾排出。⑤对严重高钾血症（血钾$>6.5mmol/L$），且伴有少尿、利尿效果欠佳者，应及时给予血液透析治疗。

（3）高磷和低钙血症：治疗除限制含磷食物外，口服碳酸钙，每日3次，进餐时服，可使磷从肠道排出增多。低血钙轻症可口服碳酸钙或乳酸钙$1\sim2g$，每日3次。有低血钙手足搐搦者，可用10％葡萄糖酸钙$10\sim20ml$，静脉缓慢注射。若高血磷已控制仍有低血钙，可用活性维生素D_2、D_3制剂口服或肌内注射，提高血钙并防治肾性骨病。

（4）纠正代谢性酸中毒：尿毒症病人发生酸中毒应及时纠正，注意防止纠正酸中毒后发生低血钙而手足搐搦，以及低血钾应注意补充。

5. 对症治疗

（1）胃肠道症状：恶心呕吐可用多潘立酮10mg口服，每日3次，重者可肌内注射地西泮10mg，或氯丙嗪$12.5\sim25mg$，同时注意口腔卫生，保持大便通畅。上消化道出血者应消除情绪紧张，可用去甲肾上腺素8mg加入冷生理盐水250ml，分次口服，或静脉滴注西咪替丁$0.4\sim0.6g$。失血量大，可少量多次输新鲜血液。

（2）高血压：对高血压进行及时、合理的治疗，不仅是为了控制高血压的某些症状，而且是为了积极主动地保护靶器官（心、肾、脑等）。血管紧张素转化酶抑制剂（ACEI）、血管紧张素Ⅱ受体拮抗剂（ARB）、Ca^{2+}通道拮抗剂、袢利尿剂、β受体阻滞剂、血管扩张剂等均可应用，以ACEI、ARB、Ca^{2+}拮抗剂的应用较为广泛。

（3）贫血和出血倾向：轻度贫血补充铁剂、叶酸，重度贫血可输少量新鲜血液（亦有止血作用）或红细胞，或应用促红细胞生成素，如用重组人类红细胞生成素，有明显疗效。皮肤黏膜出血除用止血药外，严重者可输血小板。

（4）心力衰竭：处理原则同非尿毒症引起的心力衰竭，洋地黄制剂易蓄积，与体内蛋白结合力高，易中毒，因此宜选用作用快制剂如毛花苷C、毒毛花苷K，剂量要小，也可用大剂量呋塞米利尿及应用血管扩张剂如酚妥拉明或透析疗法等。

（5）控制感染：合并感染时应及时使用有效抗生素，忌用对肾有损害的抗生素如庆大霉素、卡那霉素等氨基糖苷类药物及多黏菌素、磺胺类药物等。如所用抗生素主要由肾排泄，则除首次剂量外，常要减量或延长用药时间。

6. 肾脏替代治疗　肾脏替代治疗是终末期肾衰竭病人唯一的有效治疗方法。最近提出了适时开始透析和一体化（综合）治疗的概念，以提高终末期肾衰竭病人的存活率和生活质量。肾脏替代治疗包括如下几种。

（1）透析治疗

①腹膜透析：包括连续性和间歇性腹膜透析两种。近年来由于腹膜透析连接系统的改进，包括自动腹膜透析机的应用，使腹膜透析有关的感染并发症减少。其操作简单，安全有效以及残存肾功能保护较好的特点在肾脏替代治疗中起了非常重要的作用。

②血液透析：通过扩散、对流及吸附清除体内积聚的毒性代谢产物，清除体内潴留的水分，纠正酸中毒，达到治疗目的。随着透析设备更趋先进，治疗效果更好、更安全。

（2）肾移植：成功的肾移植可以使病人恢复正常的肾功能（包括内分泌和代谢功能）。肾移植后长期需用免疫抑制剂，以防止排斥反应。近年来随着新型免疫抑制剂的应用，肾移植的存活率明显改善。

【护理诊断】

1. 体液过多　与肾小球的滤过功能降低、心功能不全等因素有关。

2. 营养失调：低于机体需要量　与长期限制蛋白质摄入、消化吸收功能紊乱等因素有关。

3. 活动无耐力　与心血管并发症、贫血、水、电解质和酸碱平衡紊乱等有关。

4. 有皮肤完整性受损的危险　与皮肤水肿、弹性下降、凝血机制障碍、机体抵抗力下降有关。

5. 有感染的危险　与机体免疫功能低下、白细胞功能异常、透析等有关。

6. 知识缺乏　缺乏疾病自我管理知识。

7. 潜在并发症：上消化道出血、心力衰竭、肾性骨病、尿毒症肺炎等。

【护理措施】

（一）一般护理

1. 休息与活动　病情严重者卧床休息，病情缓解后适当活动，避免劳累。

2. 饮食护理　饮食给予高热量、高维生素、优质低蛋白、低磷高钙饮食。有高钾血症时，应限制含钾高的食物的摄入；如有低钙血症时，应摄入含钙较高的食物如牛奶，或遵医嘱使用活性维生素 D 及钙剂。

（1）合理摄入蛋白质：限制蛋白饮食是治疗的重要环节，能够减少含氮代谢产物生成，减轻症状及相关并发症，甚至可能延缓病情进展。CKD 1～2 期病人，无论是否有糖尿病，推荐蛋白摄入量 0.8～1g/（kg・d）。从 CKD 3 期起至没有进行透析治疗的病人，推荐蛋白摄入量 0.6～0.8g/（kg・d）。血液透析及腹膜透析病人蛋白质摄入量为1.0～1.2g/（kg・d）。在低蛋白饮食中，约 50% 的蛋白质应为高生物价蛋白，如蛋、瘦肉、鱼、牛奶等。如有条件，在低蛋白饮食 0.6g/(kg·d) 的基础上，可同时补充适量 0.075～0.12g/(kg·d) a-酮酸制剂。

（2）保证充足的热量供给：充足的热量可减少体内蛋白质的分解，以避免发生负氮平衡。供给量为 126～146kJ/(kg·d)，以碳水化合物为热量的主要来源，最好选用含蛋白质少的纯淀粉类食品（如麦淀粉、玉米淀粉等）代替米、面等谷类食品。另外，含蛋白质低而热量高的食物有：土豆、白薯、淮山、芋头、藕、菱角粉、粉丝、凉粉、南瓜等。脂肪是热量的另一来源，可多食植物油，少食动物油。

（二）病情观察

密切观察病人的生命体征，定时测量体重，准确记录出入水量。定期监测血尿素氮、血肌酐、血电解质、血清蛋白、血红蛋白等变化。观察有无液体量过多的症状和体征，注意有无感染的出现，有无高钾血症、低钙血症的征象，发现异常及时通知医生处理。

（三）对症护理

1. 维持电解质和液体平衡　有少尿、水肿、高血压和心力衰竭者，应限制饮水量及盐的摄入量。饮水量一般为 500～600ml 加上前一日的尿量再减去当日输液量，如果尿量＞1000ml/d，且无水肿者，则不必限制；当病人血钾高，尿量少于 1000ml/d，应避免食含钾高的食物，如豆类、海带、紫菜、银耳、木耳、菠菜、苋菜、薯类、芋头、坚果、桃子、香蕉、红枣等；出现骨质疏松和贫血时应补充钙和铁含量多的食物；氮质血症期初期，应限制磷的摄入，一般每日不超 600mg。

2. 减轻恶心、呕吐可采取如下措施。

（1）于夜间睡前饮水 1～2 次，以防止因夜间脱水引起的尿毒素浓度升高而导致早晨恶心、呕吐。透析间期的体重变化不能超过 3kg，预防透析中过多过快脱水引起低血压。

（2）及时清除呕吐物，保持口腔清洁、湿润。

（3）顽固性呕吐者可按医嘱给予氯丙嗪肌内注射。

（4）采用透析疗法，以清除血液中的代谢废物及有毒物质，可有效地减轻恶心、呕吐。

3. 皮肤护理

（1）保持皮肤清洁以温和的香皂或沐浴液清洗皮肤，洗后涂以润肤露，以避免皮肤干燥，加重瘙痒。

（2）避免皮肤损害：指导病人将指甲修理平整并保持清洁，以防病人挠痒时，抓破皮肤造成感染。

（3）保护水肿皮肤：水肿病人应注意皮肤清洁，指导病人抬高水肿部位，且每 2 小时改变一次姿势，以避免水肿部位皮肤长期受伤，发生感染甚至压疮。

4．预防感染

（1）病室每日通风2次，每次15～30分钟以保持空气新鲜；每日用紫外线或空气喷雾消毒1次。

（2）护士给病人进行各项护理操作时，应严格无菌操作。

（3）进行保护性隔离，减少探视，告知病人及家属拒绝上呼吸道感染及其他传染病者接触病人，教导病人避免去公共场所。

（4）加强生活护理，做好全身皮肤，口腔、外阴等的清洁，嘱病人保持个人卫生并解释其重要性。

（5）合理饮食，以维持病人最佳健康状况，提高机体抵抗力，注意保暖，防止受凉。

（四）用药护理

由于慢性肾衰竭治疗药物的种类较多，应注意观察其疗效和副作用。如利尿剂、碳酸氢钠、降压药、钙剂等。病人必须理解坚持用药的重要性即使蛋白尿及症状消失，知道当症状恶化或出现严重副作用时应及时就诊。

（五）心理护理

1．建立良好的护患关系　护士应通过与病人语言及非语言交流、给予病人精心照顾，以取得病人的信任，获得良好的心理护理效应。

2．稳定病人情绪，给予心理支持和疏导，主动仔细倾听病人对感受的诉说，进行心理卫生指导，使其掌握自我调节的方法，如听音乐、看书、看电视、闭目养神、消除杂念等，以避免焦虑，绝望情绪的产生。

3．提高病人对疾病的认识，护士应以坦诚的态度，实事求是地帮助病人分析现实健康状况，分析有利条件及可能产生的预后，应使病人认识到心理状况对疾病康复的重要性，激发其生存欲望，树立战胜疾病的信心。

（六）血液透析及腹膜透析的护理

1．血液透析　每次透析间期要注意控制水分的摄入，饮水原则：前一日尿量+500ml。对使用内瘘的病人应注意内瘘侧肢体不能沉重、穿刺、输液等。透析结束时，注意内瘘的压迫止血，压力要适度，既不能太重导致内瘘堵塞，也不能太轻易致出血。对临时性建立血管通路者，注意动脉穿刺处要加压包扎，预防血液外渗和血肿的出现。对首次透析者应注意观察有无透析失衡综合征的发生，常发生在透析中，或者透析后48小时内，其原因主要是血尿素氮等物质降低过快，导致细胞内、外液间质渗透压失衡，引起颅内压增加和脑水肿所致，出现恶心、呕吐、头痛，重者可出现惊厥、昏迷。出现时应立即报告医生处理。

2. 腹膜透析　更换腹透液时应严格无菌操作；严密监测腹透过程中病人的生命体征；观察腹透液的颜色、性质有无异常；并详细记录腹透液进出腹腔的时间、量；观察腹膜透析的并发症如出血、腹痛、腹膜炎等，如有异常应报告医生及时处理。

【健康教育】

1. 告诉病人晚期慢性肾衰的治疗方法，说明遵医嘱服药和透析治疗的重要性和必要性。

2. 指导合理饮食，说明量出而入的饮水原则及重要性。

3. 让病人知道积极治疗原发病的意义预防各种感染的方法，告诫避免劳累和服用对肾脏有损害的药物。

4. 对于有肾性骨病的病人，可出现意外伤害，因此应指导避免外伤，采取安全措施，如加床栏、地板防滑、生活起居有人扶持或陪伴等。

5. 嘱病人定期复查，如有异常情况及时就医。

任务五　肾功能衰竭病人的护理

达标检测及答案

任务六　泌尿系统疾病常用诊疗技术的护理

学习目标

1. 解释血液透析、腹膜透析的定义。
2. 归纳血液透析、腹膜透析、肾穿刺术的适应证、禁忌证。
3. 熟识血液透析的并发症及预防、护理措施。
4. 对腹膜透析、肾穿刺术病人正确实施护理措施。

思维导图4-6

一、血液透析术

血液透析（hemodialysis，HD）简称血透，是最常用的血液净化方法之一。它是指利用体外循环的血泵将病人的血液从体内引出通过人工肾（透析器）半透膜清除血液中的小分子代谢废物（如尿素氮、肌酐）和水分，再输入体内的方法，称为血透。

【血液透析原理】

1. 弥散（diffusion）　指由于半透膜两侧的浓度差使溶质从浓度高的一侧跨膜移动到浓度低的一侧，最后达到膜两侧的浓度平衡，称之弥散。血液透析过程中，溶质的弥散与溶质的分子量大小、溶质的浓度差及透析器表面积、厚度和膜溶质渗透性等因素有关，此外，还与透析时的血流量和透析液流量有关。

2. 容量控制（也称超滤）　指水分在压力梯度的作用下，从压力高的一侧跨膜移动到压力低的一侧，达到清除过多的液体负荷称为超滤。超滤量与透析器的超滤系数（超滤系数又与半透膜的面积和通透性相关）、跨膜压、透析时间有关。

【适应证与相对禁忌证】

1. 适应证

（1）急性肾损伤透析治疗指征：①心包炎和严重脑病。②高钾血症。③严重代谢性酸中毒。④对利尿药无效的液体负荷。⑤少尿及无尿。⑥严重的钠代谢紊乱及高热。

（2）慢性肾衰竭：①内生肌酐清除率≤10ml/min、血肌酐高于$707\mu mol/L$。②严重的代谢性酸中毒，CO_2结合力<13mmol/L。③有明显水潴留，如高度水肿、肺水肿、容量型高血压及高容量的心衰等。④高钾血症，血K^+>6.5mmol/L。⑤合并有心包炎及严重的贫血。

（3）急性药物或毒物中毒：凡是分子量小、水溶性高、与主张组织蛋白结合率低、能通过透析膜的药物或毒物所致的中毒，均可采取血液透析治疗，如巴比妥类、地西泮、氯丙嗪、水合氯醛等镇静安眠药；氨基苷类（庆大霉素、卡那霉素、链霉素）、利福平、异烟肼、万古霉素等抗生素；有机磷、汞、铝等金属；海洛因；某些造影剂；鱼胆及内源性毒素（氨、尿酸、乳酸等）。

（4）其他疾病：顽固性心力衰竭，严重的水、电解质紊乱及酸碱失衡，肝性脑病，常规治疗难以纠正者。

2. 相对禁忌证　血透无绝对禁忌证，其相对禁忌证有：休克或严重的低血压、心肌梗死、心律失常、心力衰竭、严重出血或感染、晚期恶性肿瘤、极度衰竭病人，以及精神病不合作者。

【血液透析的护理】

1. 透析前的护理　对首次透析者应评估病人的健康状况，特别是血管情况；并向病人介绍透析的有关知识，加强心理护理，消除病人的恐惧心理，取得其配合。对维持性透析的病人，透析前应测量病人的体重、生命体征，留取血标本作生化检查，了解透析效果及病情变化情况，指导病人的饮食和水分的控制。

微视频4-6-1

血液透析

2. 透析中的观察　严密观察病人生命体征及透析的各项监测指标是否正常，如血流量、跨膜压、静脉压、超滤量、空气监测器、超滤时间等。同时观察有无并发症发生、监护系统有无报警、透析机运行是否正常。

3. 常见透析并发症的预防及处理

（1）低血压：急性低血压是透析最常见的并发症之一。原因：①超滤过多过快致急性低血容量。②透析时血浆胶体渗透压的下降也是低血压的机制之一，它与透析效率直接有关。③醋酸盐透析液有扩张血管的副作用。④心脏压塞、过敏反应及严重贫血等。处理措施：①立即降低血流量，减慢超滤，病人取头低脚高仰卧位，并给予氧气吸入。②静脉输注 50％葡萄糖 40～60ml 或 10％NaCl 10ml，或输注生理盐水、林格液或鲜血。③对醋酸盐透析液不适应者改碳酸氢盐透析液。④严密监测血压变化，必要时可用升压药，若血压仍不升，应停止透析。⑤对经常发生低血压者，可提高透析液钠的浓度至140～150mmol/L。

（2）失衡综合征：易发生于高尿素氮血症病人开始透析时，透析前升高的血清BUN 和较高的血浆渗透压，再加上高效率透析，导致短时间内血清 BUN 血浆渗透压突然降低。在透析过程中，血清中的尿素和渗透压下降的速度比脑脊液中的快，促使水向脑细胞内转移而导致颅内高压。其表现为头痛、视物模糊、恶心和呕吐、肌肉收缩、意识障碍，甚至昏迷等。预防与处理措施：①首次透析者，应采用诱导透析方式，即缩短透析时间（一般 2~3 小时），降低血流量（150ml/L）脱水速度不能过快。②静脉注射 50％葡萄糖 40ml。③采用高钠透析或碳酸氢盐透析液。④发生失衡综合征时，静脉注射高渗糖、高渗钠，也可应用镇静剂，如地西泮。

（3）致热原反应：由内毒素进入体内引起，表现为寒战、发热、常在透析开始 1 小时左右发生。预防与处理措施：①严格无菌操作，注意透析管路和透析器处理消毒，并定期对水处理装置进行消毒，严格检测透析用水。②若发生致热原反应，立即给予异丙嗪肌内注射，地塞米松 2~5mg 静脉注射，或氢化可的松 100~200mg 静脉滴注，并注意保暖。

（4）出血：多因肝素应用不当、高血压、血小板功能不良等所致。表现为牙龈出血、消化道出血，甚至颅内出血。处理：注意调整肝素的用量；严密观察病人的病情，一旦发现有出血，应遵医嘱处理，严重的颅内出血应停止透析。

（5）其他：如过敏反应、心律失常、心肌梗死、心绞痛、栓塞（如空气栓塞、血栓栓塞）、失血等。

二、腹膜透析术

腹膜透析（peritoneal dialysis，PD），简称腹透，是向病人腹腔内输入透析液，利用腹膜为透析膜，使体内水、电解质与代谢废物经渗透超滤和弥散作用进入腹腔，而透析液中的某些物质经毛细血管进入血液循环，补充机体需要，达到清除体内代谢产物和多余水分的目的。腹膜具有分泌、吸收、防御、调整及渗透、弥散功能。渗透和弥散功能使腹膜成为天然生物半透膜，从而具有透析功能。

腹膜透析具有操作简单，不需特殊设备、血管通路及抗凝剂，可持续 24 小时，平稳、缓慢、温和地清除毒素和水分，对心血管系统的干扰较少，大大改善病人的预后，因此，其应用前景较好。

【腹膜透析原理】

1. 弥散作用　腹膜是一种半透膜，腹膜两侧的浓度差使溶质从浓度高的一侧跨膜移动到浓度低的一侧，最终达到膜两侧浓度的平衡。

2. 渗透超滤　由于腹透液具有高渗透性，与血液间形成渗透梯度，水分从血液移向腹膜透析液中，达到清除水分的目的。

3. 吸收作用　腹膜和腹膜中的淋巴管能直接和间接地从腹腔中吸收水分和溶质，而参与了腹腔液体和溶质的清除。

【适应证和禁忌证】

（一）适应证

1. 重症监护中需要有肾替代治疗时的常见问题　①高钾血症。②高血容量。③尿毒症。④代谢性酸中毒。

2. 特殊情况　①儿童和婴儿。②血管通路失败。③心血管功能减退。

3. 其他透析方式无法实施

4. 禁用抗凝剂

5. 体温过低

6. 急诊透析指征同血液透析

（二）禁忌证

1. 绝对禁忌证

（1）腹膜感染或肿瘤导致腹膜广泛粘连或纤维化。

（2）腹壁广泛感染或严重烧伤或其他皮肤病。

2. 相对禁忌证

（1）腹部有创伤或手术后 3 日内。

（2）肠梗阻、肠麻痹、严重肠胀气、妊娠晚期或腹内巨大肿瘤。

（3）膈肌缺损。

（4）局限性腹膜炎及腹腔脓肿，肠造瘘或腹部引流。

（5）严重呼吸功能障碍。

（6）精神病病人或不合作者。

【腹膜透析的护理】

1. 饮食护理　腹膜透析导致体内蛋白质及多种营养成分丢失，应增加病人蛋白质的摄入，蛋白质的摄入量：$1.3\sim1.5g/(k\cdot d)$，50％以上为优质蛋白。水分的摄入根据尿量及超滤量而定，如病人没有明显的高血压、水肿等，可正常饮水。同时注意能量、钾、钙、铁及维生素等的摄入，维持病人的营养平衡。

微视频4-6-2

腹膜透析

2. 腹透操作注意事项　①分离和连接各种导管前要注意消毒和严格无菌操作。②腹透液输入腹腔前要加热至 37℃。③观察透析管出口处皮肤有无渗血、漏液、红肿等。④嘱病人沐浴时注意保护透析管，可用防水的胶布包好并固定，淋浴后将其周围皮肤轻轻擦干并重新消毒包扎。⑤准确记录透析液进出腹腔的时间、液量，定期送引流液做各种检查，测量生命体征。

3. 常见并发症的观察及护理

（1）透析液引流不畅或腹膜透析管堵塞：为常见并发症，若发生则影响腹膜透析的正常进行。多因导管移位、受压、扭曲、纤维蛋白堵塞、大网膜包裹等。处理方法：①改变病人体位。②排空膀胱。③应用导泻剂或灌肠，增加病人的肠蠕动。④腹膜透析管内注入肝素、尿激酶、生理盐水等溶解纤维蛋白。⑤也可在 X 线透视下调整透析管的位置或手术重新置管。

（2）腹膜透析液渗漏：由于腹膜切口过大或荷包缝合不当所致。手术结束时应确认腹膜透析液灌入无渗漏方可关腹。

（3）腹腔脏器损伤（如肠梗阻、膀胱损伤等）：多见于临时腹膜透析管穿刺时，当膀胱充盈或肠粘连时易发生，术前应排空膀胱，有阻力感时避免硬插，可防止损伤发生。

（4）腹痛：可因放液或滤液速度过快、透析液 pH 过低、透析液温度过高或过低、透析液中的某些化学成分刺激引起，而腹膜炎为腹痛的常见原因。处理：注意调节透析液的温度；控制好透析液的进出速度；积极预防及治疗腹膜炎。

（5）腹膜炎：是腹膜透析最常见的并发症，也是导致腹膜透析失败的常见原因之一。以细菌性腹膜炎多见，常表现为透析液混浊、腹痛，或伴有发热（为低中度发热）、恶心、呕吐等症状。处理：冲洗腹腔及应用抗生素。

（6）其他并发症：低血压、脱水、血性腹水、低钾血症、肺功能不全、胸腔积液及导管出口处皮肤感染等。

三、肾穿刺术

肾穿刺术又称经皮肾穿刺活组织检查术，是常用的诊断肾脏疾病的重要辅助检查方法。肾穿刺术创伤小、操作简单、成功率高（90％以上），对明确肾脏病的诊断、病理类型和指导治疗、判断预后具有重要价值。

【适应证及禁忌证】

1. 适应证　原发性肾小球疾病，原发性肾病综合征，原因不明的小球性蛋白尿或肾小球性血尿，原因不明的急性肾损伤，全身免疫性疾病所致的肾损害，判断肾移植后排斥反应等。

2. 禁忌证　有明显出血倾向未纠正或严重贫血或穿刺部位皮肤感染者、精神病或不合作者、重度高血压未控制者、固缩肾、孤立肾、多囊肾、慢性肾衰竭尿毒症、肾结核、肾脓肿、肾肿瘤及高度腹水、心力衰竭、妊娠、全身衰竭等。

【肾穿刺术的护理】

1. 术前准备

（1）用物准备：治疗盘、肾脏穿刺包、2%利多卡因或1%普鲁卡因、注射器、小剪刀、无菌手套、棉签、胶布、多头腹带、沙袋、甲醛及戊二醛固定液、标本瓶、冰瓶等。

（2）病人准备：①向病人说明穿刺目的、过程和术中注意事项，消除病人恐惧心理，家属签字同意。②指导病人练习屏气（每次屏气在30秒以上）及床上排尿。③抽血查出凝血时间、血小板计数及凝血酶原时间，以了解有无出血倾向；查血肌酐、尿素氮以了解肾功能情况；查血型并备血；留尿做尿常规和细菌培养以排除上尿路感染；肾B超、肾区平片以帮助定位、测量肾大小及排除孤立肾、多囊肾。④监测生命体征，将血压控制在150/90mmHg以下。⑤术前2～3天肌内注射维生素K，术前禁食8小时，术前1小时肌内注射地西泮。

2. 术中配合 ①安置病人俯卧位，腹下垫10cm厚的硬枕将肾脏顶向背侧和避免穿刺时滑动移位。②在B超定位下确定穿刺部位，常取右肾下极。③协助术者常规消毒局部皮肤，戴无菌手套，铺无菌洞巾，用0.2%利多卡因于穿刺点局麻。④根据B超测量的皮肾距离，穿刺针刺入肾包膜脂肪囊时病人吸气莫屏气，立即快速将Turkel肾穿刺针刺入肾脏3cm左右取出肾组织并迅速拔出，告知病人恢复呼吸。⑤拔针后，立即局部压迫5分钟，然后置小沙袋，再用腹带包扎腰腹部，安置病人俯卧休息。

3. 术后护理 ①术后绝对卧床24小时，先俯卧4～6小时，定时测量血压及脉搏，6小时后如无异常，且无持续性腰痛、腹痛、肉眼血尿等，可解除小沙袋改为仰卧、如血压、脉搏稳定，术后24小时可解除腹带，协助病人下床活动，但应避免剧烈动作，以防伤口出血。②密切观察病人表情、尿液颜色等，如出现血尿、呼吸困难、面色苍白、出冷汗等，立即通知医生处理。③鼓励病人多饮水，以尽快排除尿路中凝血块。④术后连续留尿3次，做尿常规检查；术后第3天复查肾B超，了解穿刺局部有无血肿。⑤术后连续应用抗生素及止血药3天，以防止感染及出血；术后10天内避免举重物及其他剧烈活动。

目标检测题

1. 简述慢性肾衰竭病人饮食护理及健康教育。

2. 简述急性尿路感染的护理措施及健康教育内容。

3. 病人，女，26 岁，面部水肿，镜下血尿和蛋白尿 2 年，一个月来由于食欲下降未按医嘱限盐，饮水偏多，一周来发现水肿加重，伴尿少，每日尿量 1000ml 左右。查体：BP 140/100mmHg，面色苍白，眼睑颜面水肿，双下肢明显可凹陷性水肿，心肺腹未见异常，尿蛋白（＋＋＋），尿红细胞 20/高倍视野，血红蛋白 7g/dl，肌酐清除率 15ml/min，血 BUN21mmol，血肌酐 450μmol/L。

请思考：

（1）该病人主要的护理诊断。

（2）针对该病人提出相应的护理措施。

4. 女性，35 岁。畏寒、发热、头痛、恶心 3 天，伴腰痛及尿路刺激症状。体检：T 39.2℃，P 110 次/分，R 20 次/分，BP 120/70mmHg。急性病容，神志清楚，肾区叩击痛，膀胱区有压痛。尿镜检见大量白细胞和成堆脓细胞；血常规 WBC 11×10^9/L，N 0.85。住院后顾及家庭，焦躁不安，希望尽早出院。

请问：

（1）初步可诊断该患者所患的是什么病症？

（2）主要的护理诊断有哪些？

（3）护理要点有哪些？

5. 病人男性，35 岁，近半年来，晨起感眼睑浮肿，下午感肢体紧张，未重视。近 1 个月来感乏力头昏腰酸、双下肢水肿加重。体检：T 38.5℃，P 110 次/分，R 24 次/分，BP 18/10kPa。

颜面、双下肢水肿明显，腹部移动性浊音阳性，其余未见异常。实验室检查：尿常规蛋白（＋＋＋＋），WBC2/高倍 RBC2 个/高倍；24 小时蛋白定量 5.5g；血常规：RBC4×10^{12}，Hb110g/L，WBC5.5×10^9/L，血浆白蛋白＜25g/L，血清胆固醇 7.5mmol/L，甘油三酯 2.4mmol/L。现收住院，拟用糖皮质激素、利尿剂、转化酶抑制剂治疗。

问题：

（1）该病人临床表现有何特点？

（2）该病人应考虑患什么病？

（3）根据病情，列出护理诊断？

（4）简述营养失调的护理措施？

6. 女性，40 岁，10 年前因上呼吸道感染后发现血尿、尿蛋白（＋＋＋），经青霉素治疗，并在家休息一个月，尿蛋白（＋）后，继续上班，以后间断复查尿蛋白为（±～＋），病人未予注意，近一周感冒后发现眼睑浮肿，每日尿量大于 1000ml，门诊检查尿蛋白（＋＋＋）伴镜下血尿，BP140/100mmHg，眼睑、颜面水肿，双下肢明显水肿，血尿素氮 30mg/dl，肌酐清除率 40ml/min。

问题：

（1）写出可能的医疗诊断？

（2）写出一个主要护理诊断及护理措施。

7. 女性，36 岁。头痛、头晕、恶心、呕吐 5 天。体检：T36.2℃，P90 次/分，R21 细胞 3～4/HP，蜡样管型 0～1 个/HP，二氧化碳结合力 14mmol/L，血尿素氮 22mmol/L。家庭经济拮据，无钱医治。

问题：

（1）初步诊断该患者所患的是什么病症？

（2）主要护理诊断是什么？

（3）健康教育内容有哪些？

（隋青梅）

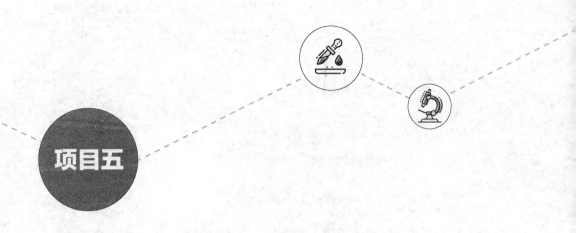

项目五

血液系统疾病病人的护理

任务一　血液系统疾病常见症状及体征的护理

▶ 学习目标

1. 解释贫血、出血、感染的概念。
2. 归纳血液系统常见临床表现的护理评估要点。
3. 熟记血液系统辅助检查的指标。
4. 复述血液系统常见临床表现的护理诊断。
5. 能够对血液系统以上症状的病人正确实施护理措施。

思维导图5-1

　　血液系统疾病是指原发或主要累及血液和造血器官的疾病，简称血液病。血液病的病种较多，包括各类红细胞疾病、白细胞疾病以及出血性疾病，其共同特点多表现为骨髓、肝、脾、淋巴结等器官的病理损害，周围血细胞成分质和量的改变，机体免疫功能低下以及出凝血机制的障碍。近年来，随着基础医学研究的不断深入和发展，促进了血液学的研究，使血液病的治疗进展很快，如联合化学治疗、造血干细胞移植、血液分离、免疫治疗、细胞因子的临床应用以及成分输血等，尤其是近年来广泛开展的造血干细胞移植，有可能根治血液系统恶性疾病。在配合新技术、新疗法的开展过程中，血液病的专科护理也得到发展，包括饮食护理、心理护理、症状护理（特别是预防和控制感染、出血的护理）、各种化疗药物的配制与应用、成分输血的护理等，使某些危重血液病人能够度过危险期，病情得到控制，对提高疾病缓解率，延长病人生存期及改善生活质量起到了重要作用。

一、血液及造血系统的组成和生理功能

（一）造血器官及血细胞的生成

　　造血器官和组织包括骨髓、肝、脾、淋巴结以及分布在全身各处的淋巴组织和单核-吞噬细胞系统。在胚胎早期，肝、脾为机体主要的造血器官；胚胎后期及出生后，骨髓成为主要的造血器官。当机体需要时，如感染、慢性溶血时，已经停止造血的肝脾可部分地恢复其造血功能，成为髓外造血的主要场所。

　　骨髓是人体内最重要的造血器官，位于骨髓腔内，约占体重的 4.5%，分为红骨髓

和黄骨髓。红骨髓为造血组织，黄骨髓为脂肪组织。婴幼儿时期，所有骨髓均为红骨髓，造血功能旺盛。随着年龄的增长，除了四肢长骨的骨骺端及躯干骨，其余骨髓腔内的红骨髓逐渐被黄骨髓所取代。但当机体需要大量血细胞时，黄骨髓可转变为红骨髓而参与造血。

造血干细胞（hematopoietic stem cell，HSC）是各种血细胞的起始细胞，具有不断自我更新，多向分化和增殖的能力，又称为多能或全能干细胞。在一定条件和某些因素的调节下，HSC 能增殖、分化为各类血细胞的祖细胞，即造血祖细胞。由于祖细胞已经失去多向分化的能力，只能向一个或几个血细胞系定向增殖与分化，如红细胞系、巨核细胞系和粒细胞系，故又称为定向干细胞。造血干细胞最早起源于胚胎期第 3 周初的卵黄囊中的血岛，后经血流迁移到胚胎的肝、脾和骨髓。脐带血和胎盘血中也含有较多的 HSC。出生后，HSC 主要存在于红骨髓，外周血含量明显减少。HSC 在体内形成 HSC 池，在细胞因子的调控下，其自我更新与多向分化之间保持动态平衡，以维持 HSC 数量的稳定。由基质细胞（包括骨髓中的网状细胞、内皮细胞、成纤维细胞、吞噬细胞和脂肪细胞）、基质细胞分泌的细胞外基质和各种细胞因子构成了造血微环境，不但可以调节 HSC 的增殖与分化，而且为其提供了营养和黏附的场所。当一些致病因素使 HSC 受损时，可导致一些造血系统疾病。

淋巴系统由中枢淋巴器官与周围淋巴器官组成。中枢淋巴器官包括骨髓和胸腺，周围淋巴器官包括脾、淋巴结、扁桃体以及沿消化道和呼吸道分布的淋巴组织。淋巴细胞的生成与 HSC 的分化有关。一部分 HSC 经血流进入胸腺皮质，分化为 T 淋巴细胞，参与机体的细胞免疫；另一部分则在骨髓内发育为 B 淋巴细胞，为体液免疫的重要组成部分。在免疫应答过程中，周围淋巴器官中的淋巴细胞，可增殖和分化成形态与功能特殊的各种免疫细胞，如浆细胞、免疫母细胞及具有免疫功能的淋巴细胞亚群等。虽然淋巴器官与组织分散于全身各处，但可通过血液循环与淋巴循环相互联系，形成一个整体。

单核-吞噬细胞来源于骨髓粒、单核系祖细胞，血中为单核细胞，游走至组织成为吞噬细胞，又称组织细胞。单核-吞噬细胞系统包括骨髓内原始和幼稚单核细胞、血液中单核细胞、淋巴结、脾和结缔组织中固定和游走的吞噬细胞、肺泡内吞噬细胞、肝脏的 Kupffer 细胞以及神经系统的小神经胶质细胞等。这些细胞有相同的结构、活跃的吞噬功能和体外黏附玻璃的能力，细胞膜上有免疫球蛋白以及补体的受体。单核-吞噬细胞系统参与免疫过程以及铁、脂肪和蛋白质代谢，并因具有清除被激活的凝血因子的功能而成为抗凝血系统的重要组成部分。

（二）血液组成及血细胞的生理功能

血液是循环流动在心脏和血管系统中的液体，由血浆和血细胞组成，血细胞种类和正常参考值见表 5-1。正常成人血液约占体重的 $7\%\sim8\%$，其中血浆占血液容积的 55%，为一种淡黄色的透明液体；细胞成分约占血液容积的 45%，包括红细胞、白细胞和血小板。

成熟红细胞是边缘较厚，中央略凹的圆盘形细胞，具有较大的表面积，有利于气体交换。成熟红细胞内无细胞核和细胞器，胞质内充满血红蛋白。血红蛋白具有运输氧及二氧化碳能力。与氧结合的血红蛋白称为氧合血红蛋白，色鲜红。动脉血所含的血红蛋白大部分为氧合血红蛋白，所以呈鲜红颜色；与二氧化碳结合的血红蛋白称为碳酸血红蛋白。氧及二氧化碳同血红蛋白的结合都不牢固，很易分离。此外，红细胞还具有可塑变形性、渗透脆性与悬浮稳定性等生理特性。通过测定这些生理特性有无改变，有助于相关疾病的诊断。网织红细胞是存在于外周血液中的尚未完全成熟的红细胞。网织红细胞计数能反映骨髓造血功能，对贫血等血液病的诊断和预后估计有一定的临床意义。若红细胞数目明显减少，可引起机体重要组织和器官缺氧，并引起功能障碍。

白细胞分为五种，按照体积从小到大是：淋巴细胞，嗜碱粒细胞，中性粒细胞，单核细胞和嗜酸粒细胞。白细胞具有变形、趋化、游走和吞噬等生理特性，是人体防御系统的重要组成部分。其中，中性粒细胞的含量最多，具有吞噬异物，尤其是细菌的功能，是人体抵御细菌入侵的第一道防线。单核细胞具有清除死亡或不健康的细胞及其破坏后的产物、微生物的作用，是人体抵御细菌入侵的第二道防线。嗜酸粒细胞具有抗过敏和抗寄生虫作用。嗜碱粒细胞能释放组胺及肝素。T 淋巴细胞约占淋巴细胞的 75%，参与人体细胞免疫（如抗肿瘤、排斥异体移植物等），并具有调节免疫的功能；B 淋巴细胞又称抗体形成细胞，受到抗原刺激后可以增殖分化为浆细胞，产生抗体，参与人体体液免疫。当白细胞数目减少，尤其是粒细胞减少时，容易诱发各种感染。

血小板的主要功能是凝血和止血，修补破损的血管。血浆成分复杂，含有多种蛋白质、凝血与抗凝血因子、补体、抗体、酶、各种激素与营养物质。当血小板数目减少、血小板功能障碍或各种凝血因子缺乏，均可导致出血。

（三）实验室检查

血象检查是临床血液病诊断和病情观察最基本的实验室检查方法。主要包括血细胞计数、血红蛋白测定、网织红细胞计数以及血涂片进行血细胞的形态学检查。外周血细胞的质和量的改变常可反映骨髓造血的病理变化。

表 5-1　血细胞分类及正常参考值

分类	正常参考值
红细胞（$\times10^{12}$/L）	成年男性 4.0～5.5，成年女性 3.5～5.0
白细胞（$\times10^9$/L）	4～10
杆状核（%，$\times10^9$/L）	0～5（0.04～0.05）
分叶核（%，$\times10^9$/L）	50～70（2～7）
嗜酸性粒细胞（%，$\times10^9$/L）	0.5～5（0.05～0.5）
嗜碱性粒细胞（%，$\times10^9$/L）	0～1（0～0.1）
淋巴细胞（%，$\times10^9$/L）	20～40（0.8～4）
单核细胞（%，$\times10^9$/L）	3～8（0.12～0.8）
血小板（$\times10^9$/L）	100～300
网织红细胞（%，$\times10^9$/L）	0.5～1.5（24～84）

二、血液及造血系统疾病的分类

1. 红细胞疾病　包括各种贫血、红细胞增多症等。

2. 粒细胞疾病　包括粒细胞缺乏症、中性粒细胞分叶功能不全、类白血病反应等。

3. 单核细胞和吞噬细胞疾病　包括单核细胞增多症、组织细胞增多症等。

4. 淋巴细胞和浆细胞疾病　包括各类淋巴瘤，急、慢性淋巴细胞白血病，多发性骨髓瘤等。

5. 造血干细胞疾病　包括再生障碍性贫血、骨髓增生异常综合征（myelodysplastic syndrome，MDS）、阵发性睡眠性血红蛋白尿（paroxysmal nocturnal hemoglobinuria，PNH）、急性非淋巴细胞白血病以及骨髓增殖性疾病。

6. 脾功能亢进。

7. 出血性及血栓性疾病　包括血小板减少性紫癜、血管性紫癜、凝血功能障碍性疾病、弥散性血管内凝血以及血栓性疾病等。

三、常见症状和体征的护理

（一）贫血

贫血是指在一定容积的循环血液内红细胞计数、血红蛋白浓度以及血细胞比容均低于正常范围下限称为贫血。其中以血红蛋白最为重要，成年男性低于 120g/L，成年女性低于 110g/L，孕妇 100g/L 一般可认为贫血。贫血是临床最常见的症状之一，不是一种独立疾病，一旦发现，必须查明其原因。

【护理评估】

1. 健康史

（1）红细胞生成减少：红细胞生成减少主要原因为造血细胞、造血调节和造血原料的异常。见于缺铁性贫血、巨幼红细胞性贫血、再生障碍性贫血、白血病等。

（2）红细胞破坏过多：见于各种溶血性贫血，如葡萄糖-6-磷酸脱氢酶缺乏症、遗传性球形红细胞增多症、自身免疫性溶血性贫血等。

（3）急、慢性失血：见于溃疡病、消化道大出血、钩虫病、痔出血、反复鼻出血、月经过多的疾病。

2. 身体状况

（1）症状：轻度贫血病人多无明显症状；中度以上者常出现头晕、耳鸣、疲乏无力、活动后心悸、气短等表现；重度贫血病人休息时也可有气短、心绞痛、心功能不全等表现。贫血若为缓慢发生，机体能逐渐适应低氧环境，病人自觉症状可相对较轻；若贫血发展迅速，红细胞携氧能力骤然大幅度下降，可导致全身各系统严重缺氧，甚至发生循环衰竭而死亡。

（2）体征：皮肤黏膜苍白是贫血的主要体征，一般以观察口唇、口腔黏膜、睑结膜、舌质及甲床较为可靠。平静时呼吸次数可能不增加，活动后呼吸加深加快，重度贫血平静时就可出现气短、甚至出现端坐呼吸。观察心率、心律有无异常，心尖区或肺动脉瓣区有无吹风样收缩期杂音，是否出现心功能不全的体征。长期贫血会减弱男性特征，用雄性激素治疗者可出现男性特征亢进的表现，如声音变粗，毛发增多、女性男性化等。某些治疗贫血的药物（如糖皮质激素）可引起血压的改变。造血系统恶性肿瘤所致的贫血还会合并肝、脾、淋巴结肿大。

3. 辅助检查　血常规检查可估计初步贫血的类型；血红蛋白的测定为贫血的程度提供依据；网织红细胞计数间接反映骨髓红系增生的情况；骨髓检查反应骨髓增生的程度、细胞成分、比例和形态变化。

4. 心理和社会支持状况　贫血病人由于活动耐力降低，影响活动、学习和工作，病人可产生烦躁、焦虑等心理；再生障碍性贫血由于治疗难度大、经济负担重，增加了病人及其家庭的精神和经济负担。

【护理诊断】

活动无耐力　与贫血所致组织缺氧有关。

【护理措施】

1. 休息与活动　适当的休息可以减少氧的消耗，应根据病人贫血的程度及发生速度制定合理的休息与活动计划。妥善安排各种护理及治疗时间，使病人有足够时间休息，活动量以不感到疲劳、不加重症状为度，待病情好转逐渐增加活动量。教会病人在活动期间和活动中自测脉搏的方法，如脉搏≥100 次/分，应停止活动。重度贫血伴有缺氧症状者应注意：①卧床休息，减轻心脏负荷，抬高床头，有利于肺扩张。②保持房间温暖，需要时增加盖被，以防因寒冷刺激引起血管收缩，加重缺氧。③吸氧，以改善组织缺氧症状。④协助做好生活护理，病人起床和如厕时改变体位应缓慢，要扶墙起立，避免登高，防止晕倒摔伤，并协助其完成翻身、沐浴、进食及其他日常活动。

2. 饮食护理　贫血病人胃肠道消化功能往往减退，应给予高热量、高蛋白、高维生素、易消化饮食。缺铁性贫血病人应多食含铁量丰富的食物，如动物肝、瘦肉、蛋黄、鱼、豆类、海带、紫菜、香菇、木耳等食物，大多数蔬菜、水果和谷类中含铁量较低，乳类含铁量极低。巨幼红细胞性贫血，应多食富含叶酸和维生素 B_{12} 的食物，如新鲜绿叶蔬菜、水果、豆类、肉类、动物肝肾等富含叶酸；肝、肾、心、肉类、禽蛋、乳等富含维生素 B_{12}。某些溶血性贫血病人应忌食某些酸性食物和药物，如维生素 C、苯巴比妥、阿司匹林、磺胺等，以减少血红蛋白尿的发生；恶性血液系统肿瘤病人化疗后食欲极度下降，应给予流质、低脂、易消化饮食。

3. 病情观察　对重症以及急性病人要密切观察心率、脉搏、血压及呼吸改变。重度贫血病人常并发贫血性心脏病，在输液过程中稍有不慎即可发生左心功能不全。若病人出现心率快、咳粉红色泡沫样痰时，应立即停止输液，及时报告医生，并协助进行紧急处理。对这类病人进行输液、输血时，速度要控制在每小时 1ml/kg 以内，尤其老年病人更应谨慎。

4. 心理护理　根据贫血的不同原因、临床特点、疗效、预后做好必要的疏导和解释工作。热情主动地介绍病室环境和工作人员，讲明各种诊疗的目的、意义、方法、药物治疗的作用、用法，介绍新的治疗方法与技术，鼓励病人正视疾病，以减轻病人的心理负担，使病人乐于配合治疗和护理。

（二）继发感染

由于正常白细胞数量减少和质量异常，机体免疫力降低以及营养不良、化疗、贫血等因素的影响，血液病病人容易发生感染。继发感染是白血病病人最常见的死亡原因。

【护理评估】

1. 健康史

询问病人有无粒细胞缺乏症、白血病、再生障碍性贫血、淋巴瘤等疾病；有无受凉、不洁饮食史。

2. 身体状况

（1）症状：感染可发生在各个部位，其中以口腔炎、咽峡炎、牙龈炎最常见。肺部感染、皮肤或皮下软组织化脓性感染、肛周炎、肛周脓肿等亦常见。泌尿道感染以女性居多。发热常伴发以下表现：发热伴口腔黏膜溃疡或糜烂，为口腔炎；伴咽部充血、扁桃体肿大，为咽峡炎；伴咳嗽、咳痰、肺部干湿啰音，为肺部感染；伴皮肤红肿、溃烂，为皮肤软组织感染；伴肛周局部红肿、疼痛、糜烂、出血，为肛周炎或肛周脓肿；伴尿频、尿急、尿痛等，为泌尿道感染。急性白血病和急性再生障碍性贫血病人严重感染时，可出现菌血症或败血症表现。

（2）体征：病人的生命体征可发生改变，尤其是体温会升高；咽和扁桃体会充血、肿大；口腔黏膜出现溃疡；肺部出现啰音；肛周出现红肿等。

3. 辅助检查　血常规、尿常规、X线检查、骨髓检查有无异常。病人的分泌物、渗出物或排泄物的细菌涂片或培养结果。当中性粒细胞绝对值$<1.5\times10^9$/L称粒细胞减少症，$<0.5\times10^9$/L时称粒细胞缺乏症，常见于病毒感染、再生障碍性贫血、粒细胞减少症等。正常白细胞分类中不应出现或偶尔可见少许幼稚细胞，若出现大量幼稚细胞，则应警惕白血病或类白血病，应做进一步检查以明确诊断。

4. 心理和社会支持状况　了解病人对疾病的认识、治疗的态度。疾病对其生活或工作的影响，是否存在角色适应不良。了解病人家庭情况，尤其是经济能力，家人对病人的关心和支持程度。此外了解其工作单位或社区能提供的支持，有无医疗保障。

【护理诊断】

体温过高　与继发感染有关

【护理措施】

1. 病情观察　观察体温变化及热型，发热前有无寒战和伴随症状。观察感染部位的病情变化，注意呼吸、心率、脉搏、血压的变化。

2. 饮食护理　给予高热量、高蛋白、富有营养易消化的流质或半流质饮食，以补充机体的热量消耗，提高机体的抵抗力。注意饮食卫生，忌食生冷以及不洁之物。

3. 发热的护理　①病室应空气清新、安静、避免噪音，温湿度适宜。②鼓励病人多饮水，至少 2000ml/d 以上，以补充水分的消耗。③高热病人可给予物理降温，包括前额、腋下、腹股沟等处局部冷敷，32～34℃温水擦浴，4℃冰盐水灌肠，有出血倾向者禁用乙醇擦浴，以免局部血管扩张引起再出血。④物理降温，无效时遵医嘱应用药物降温，严格掌握药物的适应证及注意事项，降温不宜过速，防止发生虚脱。密切观察用药后的反应，慎用解热镇痛药。

4. 皮肤黏膜护理

（1）皮肤护理：病人宜穿棉质、透气衣服；注意保暖，防止受凉；勤剪指甲，避免抓伤皮肤；勤洗淋浴澡，勤换衣裤，保持皮肤清洁、干燥；高热病人应及时擦洗和随时更换汗湿的衣服、床单、被套等；年老体弱长期卧床者，每日用温水擦洗皮肤，按摩受压部位，协助翻身，预防压疮、溃疡；女性病人应注意会阴部清洁，每日清洗会阴部 2 次，月经期间应增加清洗次数。

（2）鼻腔护理：忌用手指挖鼻腔，鼻腔干燥时可用抗生素软膏涂抹鼻腔黏膜。

（3）口腔护理：①每日口腔护理 4 次，根据口腔 pH 酌情选择合适的漱口液（3％碳酸氢钠液、3％硼酸水、呋喃西林液等）于进餐前后正确漱口，每次含漱 30 秒钟，口腔黏膜有溃疡时，可增加漱口次数，于饭前、睡前涂擦冰硼散或锡类散；合并真菌感染时，用 2.5％制霉菌素液含漱或局部用克霉唑甘油涂搽。②不能用牙签剔牙。③出现口腔黏膜改变，应取分泌物做细菌培养加药敏实验，增加口腔护理次数，在口腔黏膜破溃处涂抹素高捷疗口腔膏或局部给予紫外线照射治疗。④出现口腔黏膜疼痛影响进食与睡眠，可给予生理盐水 200ml 加利多卡因 200mg 分次含漱。

（4）肛周皮肤护理：便后、睡前用 1/5000 高锰酸钾溶液坐浴，每次 15 分钟以上，以防肛周皮肤感染；保持大便通畅，便后洗净肛门周围皮肤；有肛裂或肛周感染者，给予局部湿热药敷，发现肛周脓肿应通知医生及时处理。

5. 用药护理　遵医嘱及时、准确使用抗生素，抗生素使用要现用现配。对长期使用抗生素的病人，应注意观察有无口腔黏膜二重感染征象。

6. 预防院内感染　①保持病室整洁，空气新鲜，每日通风换气 2 次，每次 30 分钟。每日用紫外线灯进行空气消毒 1～2 次，每次 20～30 分钟。经常用消毒液擦拭地面、家具。②提供单人房间，限制探视的人数、次数。③中性粒细胞＜0.5×10⁹/L 时称为粒细胞缺乏症，对病人应进行保护性隔离，有条件者可安排在无菌隔离室或层流室，告诉家属，凡是有呼吸道感染或其他传染病者，应避免与病人接触，探视者应戴口罩方可进入病室内，工作人员或探视者在接触病人之前要认真洗手。④进行各项治疗及护理操作时，应严格执行无菌操作原则，避免各种导管及注射途径的感染。

（三）出血

出血是指机体自发性出血和（或）血管损伤后出血不止。

【护理评估】

1. 健康史

询问病人有无下列疾病：

（1）血管壁异常：如遗传性出血性毛细血管扩张症、过敏性紫癜及某些感染性疾病等。

（2）血小板异常：如特发性血小板减少性紫癜、脾功能亢进、再生障碍性贫血、白血病、血小板无力症等。

（3）凝血异常：如肝病致凝血因子缺乏、血友病、尿毒症性凝血异常、弥散性血管内凝血（DIC）等。

2. 身体状况

（1）症状：出血部位可遍及全身。以皮肤、牙龈及鼻腔出血最为多见。此外，还可发生关节腔、肌肉及眼底出血。内脏出血多为重症，可表现为消化道出血（呕血、便血）、泌尿道出血（血尿）以及女性生殖道出血（月经过多）等，严重者可发生颅内出血而导致死亡。血管脆性增加及血小板异常所致的出血多表现为皮肤黏膜瘀点、瘀斑；凝血因子缺乏引起的出血常有关节腔出血或软组织血肿。

（2）体征：重点观察有无与出血相关的体征及特点。包括有无皮肤黏膜瘀点、瘀斑，及其数目、大小及分布情况；有无鼻腔黏膜与牙龈出血；有无伤口渗血、关节有无肿胀、压痛、畸形及其功能障碍等。对于主诉头痛的病人，要注意检查瞳孔和脑膜刺激征。此外，还需监测意识状态和生命体征。

3. 辅助检查　血小板计数、出血时间、凝血时间延长、凝血酶原时间、血管脆性试验。

4. 心理和社会支持状况　反复和大量出血常引起病人恐惧心理，长期出血治疗效果不佳常导致病人抑郁、悲观反应。了解病人对疾病的认识、治疗的态度。了解病人家庭情况，尤其是经济能力，家人对病人的关心和支持程度。此外了解其工作单位或社区能提供的支持，有无医疗保障。

【护理诊断】

1. 有受伤的危险：出血　与血管壁异常、血小板减少、凝血因子缺乏有关。

2. 恐惧　与出血量大或反复出血有关。

【护理措施】

1. 病情观察　注意观察病人出血的发生部位、发展或消退情况；及时发现新的出血、重症出血及其先兆，并应结合病人的基础疾病及相关实验室检查结果，作出正确的临床判断。如急性早幼粒细胞白血病（M_3）是出血倾向最为明显的一种白血病，当病人的血小板低于 $20×10^9/L$ 时，可发生自发性出血，甚至是致命的颅内出血。此外，高热可增加病人出血的危险。

2. 一般护理　为了避免增加出血的危险或加重出血，应做好出血病人的休息与饮食指导。若出血局限于皮肤黏膜且较为轻微者，原则上无须太多限制；若血小板计数<$50×10^9/L$ 时，应减少活动，增加卧床休息时间；严重出血或血小板计数<$20×10^9/L$时，必须绝对卧床休息，协助做好各种生活护理。鼓励病人进食高蛋白、高维生素、易消化的软食或半流质，禁食过硬的食物。保持大便通畅，排便时不可过于用力，以免腹压突然升高诱发内脏出血。便秘者可使用开塞露或缓泻剂促进排便。

3. 皮肤出血的预防和护理　重点在于避免人为的损伤而导致或加重出血。保持床单平整，被褥衣裤轻软；避免肢体的碰撞或外伤；清洗或沐浴时避免水温过高和过于用力擦洗皮肤；勤剪指甲，以免抓伤皮肤；高热病人禁用酒精擦浴降温；各项护理操作动作应轻柔，尽可能减少注射次数，静脉穿刺时，应避免用力拍打及揉擦，扎止血带不宜过紧和时间过长，注射或穿刺部位拔针后应适当延长按压时间，必要时局部加压包扎，此外，注射或穿刺部位应交替使用，以防局部血肿形成。

4. 鼻出血的预防与护理

（1）防止鼻黏膜干燥而出血：保持室内相对湿度在 50％～60％。

（2）避免人为诱发出血：指导病人勿用力擤鼻；避免用手抠鼻痂或外力撞击鼻部。

（3）少量出血时，可用棉球或明胶海绵填塞，无效者可用 0.1％肾上腺素棉球或凝血酶棉球填塞，并局部冷敷。出血严重时，尤其后鼻腔出血，可用凡士林油纱条行后鼻腔填塞术，术后定时滴入无菌液状石蜡，3 天后可轻轻取出油纱条。加强口腔护理，保持口腔湿润，增加病人舒适感，并可避免局部感染。

5. 口腔、牙龈出血的预防与护理　为防止口腔黏膜、牙龈损伤而导致或加重局部出血，指导病人用软毛牙刷刷牙，忌用牙签剔牙；尽量避免食用煎炸、带刺或含骨头的食物、带壳的坚硬类食品以及质硬的水果等；进食时要细嚼慢咽，避免损伤口腔黏膜。牙龈渗血时，可用凝血酶或 0.1％肾上腺素棉球、明胶海绵片贴敷牙龈或局部压迫止血，并及时用生理盐水或 1％过氧化氢清除口腔内陈旧血块。

6. 关节腔出血或深部组织血肿的预防与护理　减少活动量，避免过度负重和易致创伤的运动。一旦发生出血，应立即停止活动，卧床休息；关节腔出血者应抬高患肢并固定于功能位，深部组织出血者要注意测量血肿范围，局部冷敷冰袋，减少出血，同时局部可以压迫止血。当出血停止后，应改为热敷，以利于淤血的消散。

7. 内脏出血的护理　消化道出血者的护理可参照"消化系统疾病的护理"；月经量过多者，可遵医嘱给予三合激素（其组成为苯甲酸雌二醇、黄体酮、丙酸睾酮）治疗。

8. 眼底及颅内出血的预防与护理　保证充足睡眠，避免情绪激动、剧烈咳嗽和过度用力排便等；伴有高血压者需监测血压。若突发视野缺损或视力下降，常提示眼底出血。应尽量让病人卧床休息，减少活动，避免揉擦眼睛，以免加重出血。若病人突然出现头痛、视力模糊、呼吸急促、喷射性呕吐甚至昏迷，双侧瞳孔变形不等大、对光反射迟钝，提示有颅内出血。颅内出血是血液病病人死亡的主要原因之一，一旦发生，应及时报告医生，并做好相关急救工作的配合：立即采取头高位，头偏向一侧；随时吸出呕吐物，保持呼吸道通畅；吸氧；迅速建立两条静脉通路，按医嘱快速静滴或静注20%甘露醇、50%葡萄糖、地塞米松、呋塞米等，以降低颅内压，同时进行输血或成分输血；保留尿管；观察并记录病人的意识状态、生命体征以及瞳孔、尿量的变化，做好交接班。

9. 输血或成分输血的护理　出血明显者，遵医嘱给予新鲜全血、浓缩血小板悬液、新鲜血浆或抗血友病球蛋白浓缩剂等。输血前应认真核对；新鲜血浆于采集后6小时内输完；血小板取回后应尽快输入；抗血友病球蛋白浓缩剂用生理盐水稀释时，沿瓶壁缓缓注入生理盐水，勿剧烈冲击或震荡，以免泡沫形成而影响注射；观察有无输血反应。

10. 心理护理　加强沟通，耐心解释与疏导。简要介绍导致出血的原因、减轻或避免加重出血的方法、目前治疗与护理的主要措施及其配合要求等，特别要强调紧张与恐惧不利于控制病情。注意营造一个良好的住院环境；建立良好互信的护患关系；尽可能避免不良刺激的影响。当病人突然出血时，护士应保持镇静，迅速通知医生配合抢救。

任务一　血液系统疾病常见症状及体征的护理

达标检测及答案

任务二　贫血病人的护理

学习目标

1. 解释贫血的概念。
2. 说出贫血的常见病因。
3. 归纳贫血的常见分类方法。
4. 熟记各类贫血病人的临床表现。
5. 复述各类贫血的治疗要点。
6. 能够对常见贫血的病人实施正确的护理措施。

思维导图5-2

一、概述

贫血是指单位容积周围血液中血红蛋白浓度（Hb）、红细胞计数（RBC）和（或）血细胞比容（HCT）低于同年龄、同性别、同地区正常人低限的一种常见的临床症状。由于红细胞容量测定较复杂，临床上常以血红蛋白浓度来代替。我国血液病学家认为，在我国海平面地区，成人血红蛋白测定：男性<120g/L，女性<110g/L，孕妇<100g/L，即可诊断为贫血。但血容量的变化，特别是血浆容量的变化，可影响血红蛋白浓度，如婴儿、儿童及妊娠妇女的血红蛋白浓度较低，久居高原地区居民的血红蛋白正常值较海平面居民为高，临床判断应予以注意。贫血不是独立的疾病，各系统疾病，如慢性肝炎、慢性肾炎、恶性肿瘤、各种原因的失血等均可引起贫血。

【分类】

基于不同的临床特点，贫血有不同的分类方法，各有优缺点。

1. **按照贫血的病因和发病机制分类**

（1）红细胞生成减少性贫血：红细胞的生成主要取决于造血干细胞、造血原料和造血调节三大因素。任一因素发生异常，均可导致红细胞生成减少而发生贫血。

①造血干细胞异常：造血多能或定向干细胞受损、功能缺陷，或质的异常可出现高增生、低分化，从而导致贫血。常见于再生障碍性贫血、骨髓增生异常综合征、白血病、多发性骨髓瘤等。

②造血原料不足或利用障碍：如铁或铁的利用障碍可使血红蛋白合成障碍，而引起缺铁性贫血或铁粒幼细胞性贫血；叶酸或维生素 B_{12} 缺乏或利用障碍，可使 DNA 合成障碍而引起巨幼细胞性贫血。

③造血调节异常：主要是由于骨髓基质细胞及造血微环境受损，如骨髓被异常组织浸润（如白血病、多发性骨髓瘤、淋巴瘤、转移癌等）、骨髓纤维化及各种感染或非感染性骨髓炎所致；此外，造血调节因子水平的异常也可导致贫血，可见于慢性肾功能不全、甲状腺或垂体功能低下，严重肝病、肿瘤等。

(2) 红细胞破坏过多性贫血：可见于各种原因引起的溶血。主要是由于红细胞自身的缺陷，导致红细胞寿命缩短，如遗传性球形红细胞增多症、葡萄糖-6-磷酸脱氢酶缺乏，地中海贫血；也可由于物理、化学、免疫及生物等外在因素导致红细胞大量破坏，超过骨髓的代偿功能而发生，如免疫溶血性贫血、人造心脏瓣膜溶血性贫血、脾功能亢进、大面积烧伤等。

(3) 失血性贫血：常见于各种原因引起的急性和慢性失血。根据失血原因可以分为：①出凝血疾病：如特发性血小板减少性紫癜、血友病、严重肝病等。②非出凝血疾病：如外伤、肿瘤、消化性溃疡出血、功能性子宫出血、结核等。

2. 按血红蛋白浓度分类　根据血红蛋白的浓度可将贫血按照严重程度划分为 4 个等级（表 5-2）。

表 5-2　贫血严重程度的划分标准

贫血的严重度	血红蛋白浓度	临床表现
轻度	>90g/L	症状轻微
中度	60~90g/L	活动后感心悸气促
重度	30~59g/L	安静时仍感心悸气促
极重度	<30g/L	常并发贫血性心脏病

3. 按红细胞形态特点分类　根据红细胞形态、红细胞平均体积（MCV）和红细胞平均血红蛋白浓度（MCHC），可将贫血分成三类（表 5-3）。

表 5-3　贫血的细胞形态分类

类型	MCV（fl）	MCHC（%）	常见疾病
大细胞性贫血	>100	32~35	巨幼红细胞性贫血
正常细胞性贫血	80~100	32~35	再生障碍性贫血，溶血性贫血
小细胞低色素性贫血	<80	<32	缺铁性贫血，铁粒幼细胞性贫血，珠蛋白生成障碍性贫血

【临床表现】

贫血的临床表现，与贫血的病因、程度、贫血时血容量下降的程度、贫血发生的速度和个体的代偿能力及其对缺氧的耐受性等有关。由于血红蛋白含量减少，血液携带氧气的能力下降，全身各器官和组织处于缺氧状态，可导致多系统功能障碍。

1. 一般表现　疲乏、困倦、软弱无力是贫血最常见和最早出现的症状，可能与骨骼肌氧的供应不足有关。

2. 神经肌肉系统　头痛、头晕、耳鸣、晕厥、失眠、记忆力衰退、注意力不集中、畏寒、疲乏无力，是贫血常见的症状。主要由于贫血导致脑组织缺氧所致。肢端麻木可由贫血并发的末梢神经炎所致，多见于维生素 B_{12} 缺乏性巨幼细胞性贫血。

3. 皮肤、黏膜　皮肤黏膜苍白是贫血共同和最突出的体征，以睑结膜、口唇、指甲及手掌部位较为可靠，可有皮肤弹性下降，毛发稀疏。

4. 循环呼吸系统　轻度贫血对心肺功能影响不明显，中度贫血者体力活动后可出现心悸、气短，这与活动后组织得不到充分氧气供应有关。严重贫血者轻微活动或休息状态均可发生呼吸困难，二尖瓣区或肺动脉瓣区可听到柔和的收缩期杂音。严重和长期贫血可引起心脏扩大、心力衰竭。心电图可出现窦性心动过速、窦性心律不齐、ST 段下降、T 波平坦或倒置，有时可出现心肌肥厚的心电图改变。这些表现在贫血治愈后可恢复正常。

5. 消化系统　胃肠黏膜因缺氧可引起消化液分泌减少和胃肠功能紊乱，病人常出现食欲减退、恶心、胃肠胀气、腹泻或便秘、舌炎和口腔炎等。

6. 泌尿生殖系统　由于肾脏、生殖系统缺氧，病人可出现多尿、尿比重低、轻度蛋白尿、肾功能障碍、女性月经失调、男性性功能减退等。

【辅助检查】

1. 血常规检查　血红蛋白及红细胞计数是确定病人有无贫血及其严重程度的基本检查项目。

2. 骨髓检查　骨髓检查是贫血病因诊断的必要检查方法，包括骨髓细胞涂片分类和骨髓活检，提示贫血时造血功能的高低及造血组织是否出现肿瘤性改变，是否有坏死、纤维化与大理石变等。

3. 病因相关检查　根据病人的不同情况选择病因相关的检查项目，包括原发病诊断的相关检查，各种造血原料水平测定等。

【治疗要点】

1. 对因治疗　积极寻找和去除病因是治疗贫血的关键环节。慢性失血只有根治出血原因，才能纠正贫血并彻底治愈。缺铁性贫血需要补充铁剂治疗；巨幼细胞性贫血需要补充维生素 B_{12} 或叶酸治疗；免疫相关性贫血采用免疫抑制剂；溶血性贫血应采用糖皮质激素或行脾切除手术；造血干细胞异常性贫血可采用干细胞移植；各类继发性贫血要治疗原发病等。

2. 对症治疗　目的是减轻重度血细胞减少对病人的致命影响。输血是纠正贫血的有效治疗措施。输血的指征是：①急性贫血 Hb<80g/L 或 HCT<0.24；②慢性贫血 Hb<60g/L 或 HCT<0.20 伴有缺氧症状。③老年或合并心肺功能不全的贫血病人。重度贫血病人、老年人或合并心肺功能不全者应输红细胞，急性大量失血病人应及时输全血或红细胞及血浆。合并出血者，根据不同出血机制采取不同的止血措施，如肝功能异常应补充肝源性凝血因子；重度血小板减少应输血小板；消化性溃疡应给予制酸、抗菌和保护胃黏膜治疗。合并感染者应酌情给予抗感染治疗。合并其他脏器功能不全者，予以不同的支持治疗。

二、缺铁性贫血

案例导入

病人，女，38 岁。近 8 月来乏力、心悸，活动后气短，晕厥 3 次。表情淡漠。继往有痔疮史。大便带血，平时月经量多，近日头晕，站起来眼前发黑，精神不振，来院就诊。检查：体温 36℃，脉搏 80 次/分，呼吸 18 次/分，血压 100/70mmHg，面色苍白，毛发稀疏干枯。指端苍白，指甲脆裂呈匙状。实验室检查：Hb50g/L，RBC2.5×10^{12}/L，WBC9.8×10^9/L，BPC130×10^9/L，红细胞呈小细胞低色素。血清铁 6.5μmol/L。骨髓检查：红系增生活跃，骨髓铁染色阴性。

1. 该病人临床诊断是什么？

2. 该病人护理诊断有哪些？

3. 如何护理该病人？

缺铁性贫血（iron deficiency anemia，IDA）是体内贮存铁缺乏，使血红蛋白合成减少而引起的一种小细胞低色素性贫血。缺铁性贫血是贫血中最常见的一种，以生长发育期儿童和育龄妇女的发病率最高。全球约有 6 亿～7 亿人患有缺铁性贫血。在发展中国家，约 2/3 的儿童和育龄妇女缺铁。在发达国家，约有 20% 的育龄妇女及 40% 的孕妇患缺铁性贫血，儿童的发病率达到 50%，而成年男性为 10%。

1. 铁的分布　铁在体内广泛分布于各组织。正常成人含铁总量，男性为 50～

55mg/kg，女性为 35～40mg/kg。人体内铁分为两部分，一种是功能状态铁，包括血红蛋白铁（占体内铁 67%），肌红蛋白铁以及存在于细胞内某些酶类中的铁。另一种是贮存铁（占体内铁 29%），包括铁蛋白和含铁血黄素余下的 4% 为组织铁，存在于肌红蛋白、转铁蛋白及细胞内某些酶类中。

2. 铁的来源和吸收　正常成人每日用于造血的需铁量约为 20～25mg，主要来自衰老红细胞破坏后释放的铁，也来源于食物中的铁。成人每日从食物中吸收铁约 1～2mg，乳妇为 2～4mg，动物食品铁吸收率较高，植物食品铁吸收率低。食物中的高价铁（Fe^{3+}）需转化为亚铁（Fe^{2+}）后才易被机体所吸收。主要吸收铁的部位在十二指肠和空肠上段。胃肠功能（如胃酸水平等）、体内铁贮存量、骨髓造血功能及某些药物（如维生素 C）等，是影响铁吸收的主要因素。

3. 铁的转运、贮存、利用与排泄　吸收入血的 Fe^{2+} 经铜蓝蛋白氧化为 Fe^{3+} 后，与转铁蛋白结合后转运到组织或通过幼红细胞膜转铁蛋白受体胞饮入细胞内，再与转铁蛋白分离并还原为二价铁，与原卟啉结合形成血红素，血红素再与珠蛋白结合生成血红蛋白。一般情况下，转铁蛋白仅 33%～35% 与铁结合，多余的铁主要以铁蛋白和含铁血黄素形式贮存在肝、脾、骨髓、肠黏膜中，当机体需铁量增加时可动用。正常男性的贮存铁约为 1000mg，女性仅为 300～400mg。正常人铁排泄每天不超过 1mg，主要由胆汁或粪便排泄。育龄妇女主要通过月经、妊娠、哺乳而丢失。

【病因】

1. 铁摄入量不足而需铁量增加　婴幼儿、青少年、妊娠和哺乳期的妇女需铁量增加，若饮食结构不合理而导致铁摄入不足则可引起缺铁性贫血。人工喂养的婴儿，以含铁量较低的牛乳、谷类为主要饮食，如不及时补充含铁量较多的食品，也可引起缺铁性贫血。

2. 铁吸收不良　主要与胃肠功能紊乱或某些药物作用，导致胃酸缺乏或胃肠黏膜吸收功能障碍而影响铁的吸收。常见于胃大部切除术、慢性萎缩性胃炎、胃空肠吻合术、长期原因不明的腹泻、慢性肠炎、服用制酸剂和 H_2 受体拮抗剂等。

3. 铁丢失过多　慢性失血是成人缺铁性贫血最多见和最重要的原因，反复多次小量失血可使体内贮存铁逐渐耗竭，如消化性溃疡、肠息肉、肠道癌肿、月经过多、钩虫病、痔疮等。

【临床表现】

1. 贫血一般表现　如面色苍白、乏力、困倦、头晕、心悸气急、耳鸣等。

2. 缺铁性贫血的特殊表现　缺铁可引起黏膜组织病变和外胚叶组织营养障碍。此外，细胞中的含铁酶及铁依赖酶的活性降低，进而影响病人的精神、行为、体力、免疫功能及少年儿童的生长发育和智力。

（1）组织缺铁表现：皮肤干燥、角化、萎缩、无光泽、毛发干枯易脱落、指（趾）甲扁平、不光整、脆薄易裂、甚至反甲等。黏膜损害多表现为口角炎、舌炎、舌乳头萎缩，严重者引起吞咽困难。

（2）精神、神经系统异常：如易激动、烦躁、头痛、易动，以儿童多见。少数病人有异食癖，喜食泥土、生米、石子、茶叶等。约 1/3 的病人可发生末梢神经炎或神经痛，严重者可出现颅内压增高、视盘水肿，小儿严重者可出现智能障碍等。

3. 缺铁原发病表现　如消化性溃疡、慢性胃炎、溃疡性结肠炎、功能性子宫出血、黏膜下子宫肌瘤等疾病相应的临床表现。

【辅助检查】

1. 血象　典型血象为小细胞低色素性贫血。红细胞与血红蛋白的减少不成比例，血红蛋白的减少比红细胞的减少更为明显。MCV、MCHC 值均降低。网织红细胞正常或轻度增高。白细胞和血小板计数可正常或减低。

2. 骨髓象　增生活跃或明显活跃，以红系为主，粒系和巨核系无明显异常。红系中以中晚幼红细胞为主，体积变小、核染色质致密、胞浆少，边缘不整齐，有血红蛋白形成不良的表现。

3. 铁代谢　血清铁减少，$<8.95\mu mol/L$；血清总铁结合力升高，$>64.44\mu mol/L$；转铁蛋白饱和度降低，小于 15%；血清铁蛋白测定可准确反映体内贮存铁的情况，低于 $12\mu g/L$，可作为缺铁的重要依据。骨髓涂片用亚铁氰化钾染色后，在骨髓小粒中无深蓝色的含铁血黄素颗粒；在幼红细胞内铁小粒减少或消失，铁粒幼细胞计数少于 15%。骨髓铁染色反映单核－吞噬细胞系统中的贮存铁，因此可作为诊断缺铁的金指标。

4. 红细胞内卟啉代谢　红细胞游离原卟啉（FEP）在缺铁时其值升高，是诊断的一项较灵敏的指标。游离原卟啉（FEP）$>0.9\mu mol/L$（全血），锌原卟啉（ZPP）$>0.96\mu mol/L$（全血），$FEP/Hb>4.5\mu g/L$。

5. 血清转铁蛋白受体测定　血清转铁蛋白受体（sTfR）是至今反映缺铁性红细胞生成的最佳指标。一般 sTfR 浓度 $>26.5nmol/L$（$>2.25\mu g/ml$）可诊断为缺铁。

【诊断要点】

根据缺铁性贫血的原因、临床表现以及相关的实验室检查结果，可作出初步的临床诊断。必要时可采取诊断性治疗的方法，以进一步明确诊断。

【治疗要点】

1. 病因治疗　是根治缺铁性贫血的关键。积极治疗原发病，如慢性胃炎、消化性溃疡、功能失调性子宫出血、子宫肌瘤等；针对婴幼儿、青少年和妊娠妇女营养不足引起的 IDA，应增加含铁丰富的食物或铁强化食物；对幽门螺杆菌感染者，给予有效的抗菌药物治疗。

2. 补铁治疗　是纠正缺铁性贫血的有效措施。治疗性铁剂有无机铁与有机铁两类。无机铁以硫酸亚铁为代表，有机铁包括右旋糖酐铁、葡萄糖酸亚铁、山梨醇铁、富马酸亚铁和琥珀酸亚铁。应首选口服铁剂，如硫酸亚铁，每次 0.3g，每日 3 次；或右旋糖酐铁 50mg，每日 2～3 次。若口服铁剂不能耐受或胃肠道病变影响铁的吸收，可用铁剂肌内注射。常用右旋糖酐铁，首次给药应用 0.5ml 作为试验剂量，1 小时后无过敏反应可给足量治疗，成人第一日给 50mg，以后每日或隔日给 100mg，直至完成总的注射铁剂量。计算铁的总需要量按公式计算，防止发生铁中毒。计算公式为：注射铁总量＝［需达到的血红蛋白浓度－病人 Hb（g/L）－病人 Hb（g/L）］×体重（kg）×0.33。

3. 中药治疗　可作为辅助性治疗，主要药物有山楂、半夏、陈皮、茯苓、甘草等配伍服用。

【护理诊断】

1. 活动无耐力　与缺铁性贫血引起全身组织缺血、缺氧有关。

2. 营养失调：低于机体需要量　与铁摄入不足、吸收不良、需要增加或丢失过多有关。

3. 潜在并发症：铁剂治疗的不良反应。

【护理措施】

除按贫血护理要求实施外，还应做好如下护理。

1. 病情观察　观察病人的面色、皮肤和黏膜，以及病人的自我症状，如心悸、气促、头晕等有无改善，定期监测血象、血清蛋白铁等生化指标、判断药物的疗效。

2. 饮食护理　应进食含铁丰富、高蛋白、高维生素、高热量食物。改变饮食习惯，不偏食、不挑食。口腔炎或舌炎影响食欲者，要避免进食过热或过辣的刺激性食物。

3. 用药护理

（1）口服铁剂的护理：①口服铁剂会刺激胃肠道，可引起恶心、呕吐及胃部不适，餐后服药可减少反应，应避免空腹服药，反应过于强烈应减少剂量或从小剂量开始。②应避免铁剂与牛奶、茶、咖啡同服；还应避免同时服用抗酸药（如碳酸钙、硫酸镁等）以及 H_2 受体拮抗剂。③为促进铁的吸收，可与维生素 C、乳酸或稀盐酸等酸性药物或食物同服。④口服液体铁剂时为避免牙齿染黑，应使用吸管吸入。⑤服用铁剂期间，粪便会变成黑色，此为铁与肠内硫化氢作用而生成黑色的硫化铁所致，应告诉病人消除顾虑。⑥铁剂治疗1周后网织红细胞开始上升，网织红细胞数增加可作为有效的指标。2周左右血红蛋白开始上升，约1～2个月恢复至正常。病人仍需继续服用铁剂3～6个月补充贮存铁，或待血清铁蛋白>50μg/L停药。

（2）注射铁剂的护理：①铁剂注射宜深，药液的溢出可引起皮肤染色，故要避开皮肤暴露部位。并要经常更换注射部位，避免形成硬结。②抽取药液后，应更换另一空针头注射，可避免附着在针头的铁剂使组织着色。③可采用"Z"型注射法或留空气注射法，避免药液溢出。④注射铁剂不良反应除局部肿痛外，还可发生面部潮红、恶心、头痛、肌肉关节痛、淋巴结炎及荨麻疹等过敏反应，严重者可发生过敏性休克。注射时应备好肾上腺素。部分病人用药后可出现尿频、尿急，应嘱其多饮水。

知识链接

"Z"型注射法

　　肌内注射前，以左手食指、中指和无名指使注射部位皮肤及皮下组织朝同一方向侧移（皮肤侧移1～2cm左右），绷紧局部皮肤注射，拔针后迅速松开，侧移的皮肤和皮下组织位置复原，垂直针刺通道即变成"Z"型，故称"Z"型注射法。

4. 心理护理　应帮助病人及家属掌握本病的有关知识，解释本病是完全可以治愈的，且痊愈后对身体无不良影响。讲明病人出现的一些神经精神症状是暂时的，在消除病因积极治疗后，这些症状会很快消失，以消除病人的心理障碍，使其精神得到安慰。

【健康教育】

预防缺铁性贫血的发生，应重视在易患人群中开展防止缺铁的卫生知识教育，如婴幼儿生长期应及时添加含铁丰富且铁吸收率高的食品，并注意合理搭配饮食，提倡母乳喂养；以谷类或牛奶为主食的婴幼儿食品中可加入适量铁剂进行强化；妊娠后期、哺乳期妇女、早产儿2个月左右可给小剂量铁剂预防；及时治疗各种慢性失血性疾病等。

三、巨幼细胞性贫血

巨幼细胞性贫血（megaloblastic anemia，MA）是指由于叶酸和（或）维生素 B_{12} 缺乏或某些影响核苷酸代谢药物的作用，导致细胞核脱氧核糖核酸（DNA）合成障碍所引起的贫血。其中90%是由于叶酸和（或）维生素 B_{12} 缺乏所引起的营养性巨幼细胞性贫血。在我国巨幼细胞性贫血以叶酸缺乏为多，山西、陕西、河南等地为高发区。

叶酸的代谢：叶酸由蝶啶、对氨基苯甲酸及 L-谷氨酸所组成，亦称蝶酰谷氨酸，属水溶性 B 族维生素。人体不能合成叶酸，所需叶酸必须由食物供给，需要量约为 $200\mu g/d$，新鲜蔬菜、水果及肉类食品中叶酸含量较高，但较长时间的烹煮或腌制可使其损失率高达 $50\%\sim90\%$。叶酸的吸收部位主要在十二指肠及近端空肠。人体内叶酸的贮存量约为 $5\sim20mg$，近 50% 在肝脏。叶酸主要经尿和粪便排出体外，每天排出 $2\sim5\mu g$。

维生素 B_{12} 的代谢：水溶性 B 族维生素，是机体细胞生物合成及能量代谢中不可缺少的重要物质。正常人每天需要量仅为 $1\mu g$，主要来源于动物肝、肾、肉，鱼，蛋及乳品类食品。两分子的维生素 B_{12} 与来自胃黏膜上皮细胞的内因子（intrinsic factor，IF）形成 IF-复合物。IF 可保护维生素 B_{12} 不被胃肠道分泌液破坏，到达回肠末端与该处肠黏膜上皮细胞刷状缘 IF-B_{12} 受体结合并进入肠上皮细胞，继而经门静脉入肝。人体内的维生素 B_{12} 储存量约为 $2\sim5mg$，其中 $50\%\sim90\%$ 在肝，主要经粪便、尿排出体外。

叶酸在体内的活性形式是四氢叶酸，它和维生素 B_{12} 是细胞合成 DNA 过程中的重要辅酶，而维生素 B_{12} 还可促进叶酸进入细胞并产生各种生化反应。当叶酸和维生素 B_{12} 缺乏达到一定程度时，细胞核中的 DNA 合成速度减慢，细胞的分裂和增殖的时间延长，但胞浆内的 RNA 仍然继续成熟，细胞内 RNA/DNA 比值增大，造成细胞体积变大，胞核发育滞后于胞浆，形成巨幼变。巨幼变的细胞大部分在骨髓内未成熟就被破坏，又称无效造血。由于红细胞的生成速度变慢，进入血流中的成熟红细胞寿命缩短，所以引起贫血。DNA 合成障碍也可累及黏膜上皮组织，造成局部组织萎缩，影响了口腔和胃肠道功能。维生素 B_{12} 缺乏还可导致相关依赖酶的催化反应发生障碍，而引起神经精神异常。

【病因】

1. 叶酸缺乏的原因

（1）需要量增加：婴幼儿、妊娠及哺乳期女性以及溶血性贫血、恶性肿瘤、甲状腺功能亢进、慢性炎症或感染、白血病等消耗性疾病的病人，均可使叶酸的需要量增加，若未能及时补充则会导致叶酸缺乏。

（2）摄入量不足：主要与食物加工方法不当有关，如腌制食品、烹调时间过长或烹调温度过高，均可致食物中的叶酸大量破坏；次之是偏食，如食物中缺少新鲜蔬菜与肉蛋制品等。

（3）吸收不良：维生素 B_{12} 必须与胃壁细胞所分泌的内因子结合后才能为回肠黏膜吸收。若小肠，尤其是空肠发生炎症、肿瘤及手术切除后，长期腹泻、酗酒，以及某些药物的应用如甲氨蝶呤、异烟肼、乙胺嘧啶、苯妥英钠等，均可导致叶酸吸收不良。

（4）排出量增加：如血液透析、酗酒等。

2. 维生素 B_{12} 缺乏的原因

（1）摄入量减少：见于长期素食、偏食等。由于维生素 B_{12} 每天需要量极少且可由肠肝循环再吸收，由此所导致的维生素 B_{12} 缺乏常需较长时间后才出现。

（2）吸收障碍：为维生素 B_{12} 缺乏最常见的原因。包括先天性因素或后天性原因使内因子分泌减少或体内产生内因子抗体，导致内因子缺乏而使维生素 B_{12} 吸收减少，如胃大部切除术后、胃体部糜烂性胃炎、胃体癌肿破坏壁细胞、慢性萎缩性胃炎等；此外，回肠疾病、细菌、寄生虫感染、外科手术后的盲袢综合征等均可影响维生素 B_{12} 的吸收或增加维生素 B_{12} 的消耗。

（3）其他：某些严重肝病可影响维生素 B_{12} 的贮备；麻醉药氧化亚氮可影响维生素 B_{12} 的血浆运转和细胞内的转换和利用。

【临床表现】

1. 血液系统的表现　起病缓慢，除了贫血的一般表现外，如疲乏无力、皮肤黏膜苍白、心悸、气短等，20%左右的重症病人可伴有白细胞和血小板的减少，出现反复感染和（或）出血。少数有肝、脾肿大。

2. 消化系统的表现　胃肠黏膜受累可出现食欲不振、腹胀、腹泻或便秘。部分病人发生口角炎、舌炎、舌乳头萎缩而使舌面光滑呈"镜面样舌"或舌质绛红成"牛肉样舌"。

3. 神经精神系统的表现　可有末梢神经炎、深感觉障碍、共济失调；小儿生长发育迟缓。典型表现为四肢乏力，对称性远端肢体麻木，触、痛觉迟钝或缺失；少数病人肌张力增强、腱反射亢进和锥体征阳性。叶酸缺乏者常有易怒、妄想等精神症状；维生素 B_{12} 缺乏可出现抑郁、幻觉、妄想、精神失常、人格变态等。

【辅助检查】

1. 外周血象　典型血象为大细胞性贫血。红细胞与血红蛋白减少可以不成比例，红细胞减少较血红蛋白减少更明显，多数病人血红蛋白<60g/L，呈中重度贫血；红细胞平均体积增高，平均红细胞血红蛋白浓度正常；网织红细胞正常或略升高；重症者白细胞及血小板减少。血涂片中红细胞大小不等，以大卵圆形红细胞为主，可见点彩红细胞，中性粒细胞呈多分叶现象（核右移）。

2. 骨髓象　骨髓增生活跃，以红系增生为主；贫血越严重，红系细胞与巨幼细胞的比例越高；细胞核发育晚于细胞质（胞浆），称"核幼浆老"现象。粒系可见巨中、晚幼粒细胞，巨杆状核粒细胞，成熟粒细胞分叶过多；巨核细胞体积增大，分叶过多。骨髓铁染色常增多。

3. 血清叶酸和维生素 B_{12} 浓度测定　为诊断叶酸和维生素 B_{12} 缺乏的重要指标。放射免疫法测定：血清叶酸浓度 $<6.81nmol/L$ 即 $<3ng/ml$、红细胞叶酸浓度 $<227nmol/L$ 即 $<100mg/L$、血清维生素 B_{12} 浓度 $<74pmol/L$ 即 $<100mg/L$ 均有诊断意义。

4. 其他　内因子抗体测定、胃液分析、维生素 B_{12} 吸收试验等，对恶性贫血的临床诊断有参考价值。

【诊断要点】

根据病人有长期偏食、素食、服用影响叶酸和维生素 B_{12} 代谢的药物和慢性胃肠道疾病以及婴幼儿喂养不当等原因；出现一般贫血及巨幼细胞性贫血的特殊表现；结合典型的外周血象、骨髓象，即可作出临床诊断。

【治疗要点】

1. 病因治疗　为治疗巨幼细胞性贫血的关键所在。应针对不同原因采取相应的措施。

2. 药物治疗

（1）叶酸：叶酸缺乏者给予叶酸 $5\sim10mg$ 口服，每天 3 次，直至血象完全恢复正常。因胃肠道功能紊乱而吸收障碍者，改用四氢叶酸钙 $5\sim10mg$，肌内注射，每天 1 次。伴有维生素 B_{12} 缺乏，单用叶酸治疗可加重神经系统症状，故必须同时加用维生素 B_{12}。

（2）维生素 B_{12}：维生素 B_{12} 缺乏者，可给予维生素 $B_{12}500\mu g$ 肌内注射，每周 2 次；若胃肠道吸收功能好，可口服维生素 B_{12} 片剂 $500\mu g$，每天 1 次，直至血象恢复正常。若有神经系统表现者，还应维持性治疗半年到 1 年。恶性贫血病人则需终身性维持治疗。

3. 其他：若病人同时存在缺铁或在治疗过程中出现缺铁的表现时，需要及时补充铁剂。

【护理诊断】

1. 营养失调：低于机体需要量　与叶酸、维生素 B_{12} 摄入不足、吸收不良以及需要量增加有关。

2. 活动无耐力　与贫血引起的组织缺氧有关。

3. 口腔黏膜受损　与贫血引起舌炎、口腔溃疡有关。

4. 感知觉紊乱　与维生素 B_{12} 缺乏引起神经系统损害有关。

5. 有感染的危险　与白细胞减少致免疫力下降有关。

【护理措施】

1. 饮食护理

(1) 减少烹调时叶酸的破坏：烹调时不宜温度过高或时间过长，且烹调后不易久置。提倡急火快炒、灼菜、凉拌或加工成蔬菜沙拉后直接食用。

(2) 养成良好的饮食习惯：宜进食富含叶酸和维生素 B_{12} 的食品，叶酸缺乏者应多吃绿叶蔬菜、水果、谷类和动物肉类等；维生素 B_{12} 缺乏者要多吃动物肉类、肝、肾、禽蛋以及海产品；婴幼儿和妊娠妇女要及时补充叶酸。对于长期偏食、素食及酗酒者，应劝其改正。

(3) 改善食欲：对于胃肠道吸收不良的病人，可建议其少量多餐、细嚼慢咽、进食温凉、清淡的饮食。出现口腔炎或舌炎的病人，应注意保持口腔清洁，饭前或饭后用生理盐水漱口。口腔溃疡者可涂溃疡膜等。

2. 用药护理　遵医嘱正确用药，并注意观察药物疗效及不良反应的观察及预防。维生素 B_{12} 肌内注射时偶可发生过敏反应，要善于观察并及时处理。在治疗过程中，因为大量血细胞生成，可使细胞外钾离子内移，而导致血钾含量突然降低，特别是老年人、有心血管疾患、进食量过少者，须遵医嘱预防性补钾。还要注意观察用药后病人的自觉症状、外周血象的变化。通常有效治疗 1～2 天，病人食欲开始好转；2～4 天后网织红细胞增加，1 周左右达高峰并开始出现血红蛋白上升，2 周内白细胞和血小板可恢复正常。4～6 周后血红蛋白恢复正常。半年到 1 年后病人的神经症状得到改善。

【健康教育】

1. 疾病知识教育　向病人及其家属介绍本病发病的病因、临床表现、对机体的危害性、有关实验室检查的目的、意义、配合治疗及护理的要求等，提高病人对疾病的认识，积极而主动地参与疾病的治疗与康复。

2. 高危人群的预防　婴幼儿要及时添加辅食，如菜泥和肝泥；生长发育的青少年、妊娠期的妇女，要多进食富含叶酸的新鲜蔬菜和含维生素 B_{12} 的动物性食品，必要时可遵医嘱给予预防性口服小剂量的叶酸和维生素 B_{12}；对于服用甲氨蝶呤、氨苯蝶啶和乙胺嘧啶等核苷酸合成药物治疗的病人，也应同时补充叶酸和维生素 B_{12}。

3. 自我监测病情　教会病人自我监测病情的方法，包括贫血的一般症状、神经精神症状以及皮肤黏膜情况。贫血症状明显时要注意卧床休息，以免加重心脏负担而诱发心衰；症状减轻后可逐步增加活动量。注意口腔和皮肤的清洁，勤洗澡更衣，预防损伤和感染。

四、再生障碍性贫血

案例导入

病人，男，25 岁，长期服阿司匹林。头晕、牙龈出血、皮肤瘀斑、心悸、乏力 3 个月。护理体检：体温 36.2℃，脉搏 80 次/分，呼吸 18 次/分，血压 100/70mmHg，贫血貌，四肢多个瘀斑。血液检查：Hb 70g/L，RBC $3.2×10^{12}$/L，WBC $2.9×10^9$/L，BPC $26×10^9$/L，网织红细胞 0.1%。骨髓检查：红系、粒系增生低下，全片见巨核细胞 1 个。

1. 该病人临床诊断是什么？

2. 该病人护理诊断有哪些？

3. 如何护理该病人？

再生障碍性贫血（aplastic anemia，AA），简称再障，是一种由多种原因导致造血干细胞数量减少（或）功能障碍所引起的一类贫血。主要临床表现为骨髓造血功能低下、全血细胞减少、进行性贫血、出血和感染。在我国再障的年发病率为 7.4/10 万，可发生在任何年龄阶段，老年人发病率较高；男、女发病率无明显差异。

【病因与发病机制】

1. 病因　再障的发生可能与下列因素有关。

（1）药物与化学因素：为再障最常见的致病因素。特别是氯霉素、合霉素、磺胺药、苯巴比妥、阿司匹林、抗癫痫药、吲哚美辛以及苯等，其中以氯霉素最多见。

（2）物理因素：各种电离辐射如 X 射线、γ 射线及其他放射性物质等。

（3）病毒感染：风疹病毒、EB 病毒、流感病毒以及肝炎病毒均可引起再障，特别是肝炎病毒与再障的关系比较明确，主要与丙型肝炎有关，其次是乙型肝炎。

（4）遗传因素：临床资料表明，具有某些 HLA－Ⅱ型抗原的再障病人对免疫抑制剂治疗的反应较好，部分病人对氯霉素及某些病毒具有易感性，说明再障的发生可能与遗传因素有关。

（5）其他因素：少数阵发性睡眠性血红蛋白尿、系统性红斑狼疮、慢性肾衰竭等疾病均可发展成再障。

2. 发病机制　近年来，多数学者认为再障的主要发病机制是免疫异常，造血微环境与造血干祖细胞量的改变是异常免疫损伤所致的结果。

（1）造血干细胞的缺陷（"种子"学说）：包括造血干细胞质和量的异常。各种致病因素直接造成骨髓造血干细胞破坏，使造血干细胞的自我复制和分化能力减弱或消失，从而导致骨髓内各系造血细胞明显减少，继而引起外周血液中全血细胞的减少。

（2）造血微环境的异常（"土壤"学说）：造血微环境主要是指造血组织中支持造血的结构成分，主要由基质细胞及其产生的细胞因子所组成。再障病人骨髓活检除发现造血细胞减少外，还有骨髓"脂肪化"、静脉窦壁水肿、出血、毛细血管坏死；部分骨髓基质细胞体外培养生长情况差；骨髓基质细胞受损的再障进行造血干细胞移植不易成功。

（3）免疫异常（"虫子"学说）：研究表明，T淋巴细胞数量与功能异常及其所导致的相关细胞因子分泌失调与再障的发病关系密切。认为异常的T淋巴细胞可通过免疫介导反应直接抑制骨髓细胞的生长。

【临床表现】

再障的临床表现主要是进行性贫血、出血及感染，但多无肝、脾、淋巴结肿大。根据起病方式、进展速度、病情轻重、主要辅助检查及预后，分为重型再障（SAA）和非重型再障（NSAA），两者的区别见表5-4。

表 5-4　重型、非重型再障的区别

判断指标	重型再障（SAA）	非重型再障（NSAA）
首发症状	感染、出血	贫血为主，偶有出血
起病	急	缓慢
进展	快	慢
感染程度	重，难以控制	轻，易控制
败血症	常见，主要死因之一	少见
出血	严重，常发生内脏出血	轻，以皮肤、黏膜多见
贫血	症状重，易发生心衰	症状轻，少有心衰发生
网织红细胞绝对值	$<15\times10^9/L$	$>15\times10^9/L$
中性粒细胞绝对值	$<0.5\times10^9/L$	$>0.5\times10^9/L$
血小板计数	$<20\times10^9/L$	$>20\times10^9/L$
骨髓象	多部位增生极度减低	增生减低或有局部增生灶
病程与预后	病程短，预后差，多于1年内死亡	病程长，预后较好，少数死亡

注：3项血象指标需有2项达标；中性粒细胞绝对值$<0.2\times10^9/L$，称为极重型再障（VSAA）。

【辅助检查】

1. 外周血象　全血细胞减少，淋巴细胞比例相对性增高。网织红细胞绝对值低于正常。网织红细胞<1.0%，绝对值<15×10⁹/L；中性粒细胞绝对值<0.5×10⁹/L；血小板<20×10⁹/L有助于重型再障的临床诊断。

2. 骨髓象 为诊断再障的主要依据。SAA多部位骨髓增生重度减低，粒、红细胞均明显减少，常无巨核细胞；淋巴细胞及非造血细胞比例明显增多。NSAA多部位骨髓增生减低或呈灶性增生；可见较多脂肪滴，三系细胞均有不同程度的减少；淋巴细胞相对性增多。

【诊断要点】

根据病人有进行性贫血、出血、感染，无肝、脾、淋巴结肿大，结合辅助检查，可作出初步的临床诊断与分型。并详细询问病人有无特殊药物服用史、放射线或化学药品接触史等，可以进一步明确相关原因。

【治疗要点】

1. 支持治疗

（1）纠正贫血：一般认为血红蛋白低于60g/L且病人对贫血耐受性差时，可输血。一般输浓缩红细胞。

（2）控制出血：用止血药，如酚磺乙胺（止血敏）等。有血浆纤溶酶活性增高者可用抗纤溶药，如氨基己酸。女性子宫出血可肌内注射丙酸睾酮。输浓缩血小板对血小板减少引起的严重出血有效。颅内出血、消化道大出血或血尿，应输血小板。凝血因子不足时，应予纠正。

（3）预防和控制感染：注意环境和饮食卫生，SAA者应进行保护性隔离，减少感染机会；防止外伤及剧烈活动以避免出血；杜绝接触各类危险因素。感染性发热取可疑分泌物或粪便、尿、血液等作细菌培养和药敏试验，并用广谱抗生素治疗，待细菌培养和药敏试验有结果后再换用敏感抗生素；真菌感染可用两性霉素B等。

（4）保肝治疗：再障合并肝功能损害时，应酌情选用保肝药物治疗。

2. 针对不同发病机制的治疗

（1）免疫抑制剂：抗胸腺/淋巴细胞球蛋白（ATG/ALG）具有抑制T淋巴细胞或非特异性自身免疫反应的作用，主要用于SAA的治疗。一般ALG（马）10~15mg/(kg·d)，ATG（兔）3~5mg/(kg·d)，连用5天。环孢素（CYA）适用于全部AA，3~5mg/(kg·d)，疗程1年以上。

（2）促进骨髓造血

1）雄激素：为治疗NSAA的首选治疗。其作用机理是刺激肾脏产生更多的促红细胞生成激素，并直接作用于骨髓，促进红细胞生成。长期应用可促进粒细胞系统和巨核细胞系统细胞的增生。常用的雄激素：丙酸睾酮 100mg 肌内注射，每天或隔天 1 次，疗程至少 4 个月；十一酸睾酮（安雄）口服，40～80mg，每日 3 次；司坦唑醇（康力龙）2mg，每日 3 次；达那唑 0.2g，每日 3 次。

2）造血生长因子：主要用于 SAA。单用无效，在免疫抑制剂治疗时或之后应用，有促进骨髓恢复的作用。常用药物有粒-单系集落刺激因子（GM-CSF）或粒系集落刺激因子（G-CSF），剂量为 $5\mu g/(kg \cdot d)$；红细胞生成素（EPO），常用 50～100U/(kg·d)，疗程应在 3 个月以上。

（3）造血干细胞移植：主要用于 SAA，包括骨髓移植、脐血输注及胎肝细胞输注等。对 40 岁以下、无感染及其他并发症、未接受输血、有合适供体的 SAA 病人，可考虑造血干细胞移植。

【护理诊断】

1. 活动无耐力　与再障致贫血有关。

2. 有感染的危险　与粒细胞减少有关。

3. 有受伤的危险：出血　与血小板减少有关。

4. 潜在并发症：颅内出血。

【护理措施】

贫血、出血、感染的护理见本项目任务一相关内容。

1. 病情观察　注意病人生命体征的变化，有无体温升高、脉搏增快、呼吸频率和节律改变、血压下降以及视力变化等。对头痛、视力模糊的病人应注意检查瞳孔的变化。观察皮肤黏膜有无出血点、瘀点、瘀斑，凡迅速发生的紫癜、严重口腔或视网膜出血、血尿或血小板低于 $10 \times 10^9/L$ 而同时有感染者，应警惕合并颅内出血的危险。

2. 用药护理

（1）免疫抑制剂：①应用 ATG/ALG 治疗之前要做过敏试验；用药过程中可用糖皮质激素防治过敏反应；静脉滴注 ATG 不可过快，每日剂量应维持点滴 12～16 小时；治疗过程中可出现超敏反应、血小板减少和血清病（猩红热样皮疹、关节痛和发热）等，应密切观察。②应用环孢素时要定期检查肝、肾功能，观察有无牙龈增生及消化道反应。③应用糖皮质激素时可有医源性肾上腺皮质功能亢进，机体抵抗力下降等，应密切观察有无诱发或加重感染，有无血压上升，有无上腹痛及黑便等。

（2）雄激素：①本类药物常见不良反应有男性化作用，如毛发增多、痤疮，女性病人停经或男性化等，用药前应向病人说明以消除疑虑。②丙酸睾酮为油剂，不易吸收，注射部位常可形成硬块，甚至发生无菌性坏死，所以应深部缓慢分层肌内注射，并轮换注射部位，检查局部有无硬结，发现硬结要及时理疗，以促进吸收，防止感染。③口服康力龙、达那唑等易引起肝脏损坏和药物性肝内胆汁淤积，治疗过程中应注意观察有无黄疸并定期检查肝功能。④定期监测血红蛋白、白细胞计数及网织红细胞计数，一般药物治疗 1 个月左右网织红细胞开始上升，然后血红蛋白升高，经 3 个月后红细胞开始上升，而血小板上升需要较长时间。

（3）造血生长因子：应用本类药物之前要做过敏试验，用药期间要定期检查血象。①GM-CSF 用药后应注意观察有无发热、肌痛、骨痛、胸膜渗液、静脉炎、腹泻、乏力等，严重者可见心包炎、血栓形成。②G-CSF 皮下注射，病人可见低热、皮疹、氨基转移酶升高、消化道不适、骨痛等不良反应，一般停药后消失。③EPO 可静脉注射或皮下注射。用药期间要监测血压的变化，若发现血压升高应及时报告医师处理。偶可诱发脑血管以外或癫痫发作，应密切观察。

3. 心理护理　向病人及其家属说明免疫抑制剂、雄激素类药是治疗再障较有效的药，但效果出现较慢，需要 3~6 个月才见效。帮助病人认识到不良心理状态对身体康复不利，在病情允许的情况下，鼓励病人进行自我护理。鼓励病人要与亲人、病友多交谈，争取家庭、亲友等社会支持系统的帮助，增强康复的信心，积极配合治疗。

【健康教育】

1. 疾病知识指导　向病人及其家属简介疾病的可能原因、临床表现及目前的主要诊疗方法，增强病人的信心，积极主动地配合治疗和护理。告诫病人日常生活不可随便用药，特别是对造血系统有害的药物，如氯霉素、磺胺、保泰松、安乃近、阿司匹林等。注意保暖，避免受凉感冒，尽量少去公共场所，防止交叉感染，避免外伤，教会病人防治出血的简单方法。

2. 自我防护　对长期因为职业关系接触毒物如放射性物质、X 线、农药、苯及其衍生物等人员，应让他们对工作环境有所认识，提高自我保护意识及能力，做好防暑工作，加强营养，定期检查血象。

3. 用药指导　向病人及其家属详细介绍所用药物的名称、用量、用法、疗程及不良反应，应叮嘱必须在医生指导下按时、按量、按疗程用药，不可自行更改或停用相关药物，定期复查血象，以便了解病情变化。

任务二　贫血病人的护理

达标检测及答案

任务三　出血性疾病病人的护理

学习目标

1. 解释常见出血性疾病的概念。
2. 说出出血性疾病的常见病因。
3. 熟记出血性疾病的临床表现。
4. 识别各类出血性疾病的辅助检查的异同点。
5. 复述常见出血性疾病的治疗要点。
6. 能够对常见出血性疾病的病人正确实施护理措施。

思维导图5-3

一、概述

出血性疾病是由于机体正常的止血机制发生障碍，引起自发性出血或轻微损伤后出血不止的一组疾病。任何原因造成血小板数目减少及其功能异常、血管壁通透性增加和凝血功能障碍，均可导致出血。

【正常止血、凝血、抗凝与纤维蛋白溶解机制】

1. 止血机制　正常机体局部小血管受损后引起出血，可在几分钟内自然停止的现象，称为生理性止血（hemostasis）。生理性止血是机体重要的保护机制，其过程包括血管收缩、血小板血栓形成、血液凝固三个环节。三个环节相继发生、相互重叠又相互促进，关系密切，任何一个环节出现异常，均可能导致出血时间延长。

2. 凝血机制　血液由流动的液体状态转变成不能流动的凝胶状态的过程，称为血液凝固。血液凝固是一系列且具有明显放大效应的复杂酶促反应过程，由各种无活性的凝血因子（酶原）按一定顺序相继被激活而生成凝血酶，最终使血浆中可溶性纤维蛋白原转变为不溶性纤维蛋白。血浆与组织中直接参与血液凝固的物质，统称为凝血因子（coagulation factor）。机体的生理性凝血过程大体上可分为凝血活酶（凝血酶原酶复合物）的生成、凝血酶原的激活和纤维蛋白的生成 3 个阶段。

（1）凝血活酶生成：凝血活酶可通过内源性和外源性两条途径生成。两者启动方式和参与的凝血因子有所不同，但密切相连，并不完全独立。

①外源性凝血途径（extrinsic pathway）：血管损伤时，内皮细胞表达组织因子并释放入血而启动的凝血过程。参与该凝血途径的凝血因子主要包括：Ⅲ（组织因子）、Ⅶ（稳定因子）、Ⅹ。

②内源性凝血途径（intrinsic pathway）：血管损伤时，内皮下胶原暴露，凝血因子Ⅻ与胶原接触而启动的凝血过程。参与该凝血途径的凝血因子主要包括Ⅻ（接触因子或Hageman因子）、Ⅺ、Ⅸ、Ⅷ。

上述两种途径激活凝血因子Ⅹ后，凝血过程进入共同途径。活化的凝血因子Ⅹ与凝血因子Ⅴ在Ca^{2+}存在的条件下，与磷脂形成的复合物，即为凝血活酶。

（2）凝血酶原的激活：凝血酶原在凝血活酶的作用下激活成为凝血酶。凝血酶的生成是凝血连锁反应中的关键，它除参与凝血反应外，还有明显加速凝血酶原向凝血酶转化、诱导血小板的不可逆性聚集并加速其活化、激活凝血因子Ⅻ、激活凝血因子Ⅷ、激活纤溶酶原增等多种作用。

（3）纤维蛋白生成：在凝血酶作用下，纤维蛋白原转化成不稳定性纤维蛋白单体，再经活化的因子Ⅷ的作用，形成稳定性交联纤维蛋白，从而完成整个凝血过程。

3. 抗凝与纤维蛋白溶解机制　正常情况下，人体凝血系统和抗凝及纤溶系统维持动态平衡，以保持血流的通畅。

（1）抗凝系统：体内凝血的启动和凝血因子活化的同时，引起抗凝血抑制物的干预。体内抗凝系统大致可分为细胞抗凝和体液抗凝两个方面，前者主要是单核－吞噬细胞系统对激活的凝血因子、凝血活酶和纤维蛋白单体的吞噬作用；后者的抗凝物质主要有：①抗凝血酶（antithrombin，AT）：由肝脏及血管内皮细胞生成，为人体内最重要的抗凝物质，负责灭活60%～70%凝血酶，对内源性途径所产生的FⅨa、FⅩa、FⅪa、FⅫa等亦有一定的灭活作用。若与肝素结合，其灭活作用将显著加强，故肝素缺乏时，AT的抗凝作用明显减弱。②蛋白C系统：主要包括蛋白C、蛋白S及血栓调节蛋白。蛋白C在肝内合成，合成时需要维生素K参与，以酶原形式存在于血浆中。蛋白C被激活后，可水解灭活FⅤa和FⅧa；蛋白S及血栓调节蛋白是活化蛋白C的辅因子，可显著增强蛋白C活化速度和对FⅤa和FⅧa灭活作用。③组织因子途径抑制物（tissue factor pathway inhibitor，TFPI）：是由血管内皮细胞产生的外源性凝血途径的特异性抑制剂，可先后与FⅩa和FⅧa结合而抑制其活性。注射肝素可使血浆中TFPI的浓度升高。④肝素：主要由肥大细胞与嗜碱性粒细胞产生，可使FⅩa和凝血酶灭活，抗凝作用主要是通过增强AT的活性而发挥，故其在体内抗凝作用强于在体外的作用。

（2）纤维蛋白溶解系统：简称纤溶系统。主要由纤溶酶原（PLG）、组织型纤溶酶原激活剂（t-PA）、尿激酶型纤溶酶原激活剂（u-PA）和纤溶酶相关抑制物组成。纤溶可分为纤溶酶原激活和纤维蛋白（或纤维蛋白原）降解两个过程。随着生理性凝血过程中各种凝血因子的激活及止血栓形成后，纤溶酶原在各种活化素的作用下，转化为纤溶酶。纤溶酶是血浆中活性最强的蛋白酶，可将纤维蛋白或纤维蛋白原分解为纤维蛋白降解产物（fibrin degradation product，FDP），还可降解Ⅴ、Ⅷ、Ⅹ等多种凝血因子。降解后的FDP不再发生凝固，其中部分小肽还具有抗凝血作用。当纤溶亢进时，可因大量的凝血因子分解和FDP的抗凝作用而产生出血倾向。

【分类】

1. 血小板异常

（1）血小板数量减少：①血小板生成减少：如再生障碍性贫血、白血病等。②血小板破坏增多：如特发性血小板减少性紫癜。③血小板消耗过多：如弥散性血管内凝血、血栓性血小板减少性紫癜。

（2）血小板增多：①原发性：如原发性血小板增多症。②继发性：如慢性粒细胞白血病、感染、创伤及脾切除术后等。

（3）血小板功能异常：①遗传性：如血小板无力症、血小板病、巨大血小板综合征。②继发性：如抗血小板药物、严重肝病、尿毒症、重症感染等引起。

2. 血管壁异常

（1）遗传性：遗传性出血性毛细血管扩张症、先天性结缔组织病、家族性单纯性紫癜等。

（2）获得性：营养缺乏与内分泌代谢障碍（如维生素C和维生素P缺乏症、糖尿病、Cushing病）、过敏性紫癜、动脉硬化、结缔组织病、败血症、化学物质与药物作用等。

3. 凝血异常

（1）遗传性：如遗传性凝血酶原缺乏症、遗传性纤维蛋白原缺乏症、各型血友病等。

（2）获得性：严重肝病、尿毒症及维生素K缺乏症。

4. 抗凝及纤维蛋白溶解异常 主要为获得性疾病，如因子Ⅷ、Ⅸ抗体的形成，肝素及香豆素类药物过量，蛇或水蛭咬伤，溶栓药物过量，敌鼠钠中毒等。

5. 复合性止血机制异常

（1）遗传性如血管性血友病。

（2）获得性如弥散性血管内凝血。

【临床表现】

出血性疾病可以分为 3 类：即血小板疾病、血管性疾病与凝血障碍性疾病，临床表现见表 5-5。

表 5-5　三种出血性疾病的临床特征

临床特征	血管性疾病	血小板疾病	凝血障碍性疾病
性别	多见于女性	多见于女性	多见于男性
阳性家族史	少见	多无	多见
出生后脐带出血	多无	多无	常见
出血部位	以皮肤黏膜为主，偶有内脏出血	以皮肤黏膜为主，重症有内脏出血	以深部组织和内脏出血为主
出血的表现（皮肤黏膜）	皮肤瘀点、紫癜	牙龈出血、皮肤瘀点、紫癜，可见大片瘀斑	少见瘀点、紫癜，可见大片瘀斑
血肿	多无	可见	常见
内脏出血	少见	常见	常见
眼底出血	多无	常见	少见
月经过多	少见	多见	少见
关节腔出血	多无	多无	多见
手术或外伤后出血不止	少见	可见	多见
病程	短暂	迁延	终身性
预后	预后较好	预后一般	预后不定

【辅助检查】

辅助检查是出血性疾病诊断与鉴别诊断的主要手段和依据。

1. 筛选试验

（1）血小板异常：血小板计数、血块回缩试验、束臂试验、BT。

（2）血管异常：出血时间、束臂试验。

（3）凝血异常：凝血时间（CT）、活化部分凝血活酶时间（APTT）、血浆凝血酶原时间（PT）、凝血酶时间（TT）等。

2. 特殊检查

（1）血小板及血管异常：包括血小板形态、血小板黏附试验、血小板聚集试验、血小板相关抗体测定等。

（2）凝血功能障碍：包括凝血活酶时间纠正试验及凝血酶原时间纠正试验。

（3）抗凝异常：包括 AT-Ⅲ抗原及活性或凝血酶-抗凝血酶复合物测定和蛋白 C 测定等。

（4）纤溶异常：包括血、尿 FDP 测定，鱼精蛋白副凝试验，纤溶酶原测定等。

知识链接

凝血异常检查

APTT 是活化部分凝血活酶时间，是内源性凝血系统较为灵敏和最为常用的筛选试验。参考值不同方法，不同试剂结果有较大差异。本实验需设立正常对照值比较，延长超过 10 秒以上为异常。

凝血酶原时间（PT）：是外源性凝血系统较为灵敏和最为常用的筛选试验。不同方法、不同的试剂检测的结果有较大差异，本试验需设正常对照值。测定值超过正常对照值 3 秒以上为异常。

凝血时间 CT：反映内源凝血系统的凝血过程。参考值：试管法 4～12 分钟；硅管法 15～32 分钟；塑料管法 10～19 分钟。

【诊断要点】

根据病人的既往病史、家族史、典型的临床表现、某些药物、化学品长期接触史或过敏史等以及筛选试验检查可初步诊断出血性疾病，再根据归类诊断的特殊检查，可进一步诊断具体的疾病以及类型。

【治疗要点】

1. 病因治疗　主要针对获得性出血性疾病的病因而进行。

（1）积极治疗原发病：如各种严重肝病、慢性肾病、尿毒症、结缔组织疾病和重症感染等。

（2）避免接触和使用可加重出血的药物及物质：对有血小板质量异常、血管性血友病等的病人，应避免使用扩血管及抑制血小板聚集的药物，如阿司匹林类、双嘧达莫、吲哚美辛（消炎痛）、保泰松等。血友病病人应慎用华法林、肝素等抗凝药。过敏性紫癜病人应避免再次接触致敏物质。

2. 止血治疗

（1）补充凝血因子或血小板：因凝血因子缺乏而引起的遗传性出血性疾病病人可补充相应的凝血因子。也可根据病情需要输注全血或血小板悬液等。

（2）止血药物

①维生素 K：可促进依赖维生素 K 的凝血因子的合成，通常用于重症肝病所致出

血的病人。

②促进血管收缩、改善血管通透性的药物：如维生素 C、卡巴克络（安络血）、芦丁、垂体后叶素及糖皮质激素等药物，常用于血管性疾病，如过敏性紫癜等。

③其他：包括促进止血因子释放的药物，如去氨加压素；抑制纤溶亢进的药物，如氨基己酸、氨甲苯酸等；促进血小板生成的药物，如血小板生成素等；局部止血药，主要有凝血酶、立止血及明胶海绵等。

3. 其他治疗　包括脾切除、血浆置换、关节成形与置换术、基因治疗和中医中药等。

二、特发性血小板减少性紫癜

案例导入

病人，女性，22 岁，月经量增多 8 个月，2 周来牙龈出血，下肢皮肤散在出血点与瘀斑，自觉疲乏无力，门诊检查血红蛋白 70g/L，白细胞 5.2×10^9/L，血小板 29×10^9/L，妇科检查无异常发现，医生确诊为"特发性血小板减少性紫癜"。

1. 该病人治疗首选什么？

2. 请找出三个主要护理问题并写出其护理措施。

特发性血小板减少性紫癜（idiopathic thrombocytopenic purpura，ITP），又称原发免疫性血小板减少症（primary immune thrombocytopenia），是一种主要与自身免疫有关的出血性疾病。主要由于血小板受到免疫性破坏，导致外周血中血小板数目减少。临床特征为自发性皮肤、黏膜及内脏出血、血小板计数减少、骨髓巨核细胞发育成熟障碍、血小板生存时间缩短及抗血小板自身抗体出现。是血小板减少性紫癜中最常见的一种。本病年发病率约为（38～46）/100 万人口，可分为急性型和慢性型。急性型多见于儿童，慢性型多见于 40 岁以下女性，男、女之比约为 1：4。

【病因】

1. 病毒感染或细菌感染　与 ITP 发病关系密切，尤其是上呼吸道感染。

2. 免疫因素　感染本身不能直接导致 ITP 发病。免疫因素的参与可能是 ITP 发病的重要原因。血小板相关抗体（PAIg）的生成并作用于血小板，可能造成血小板破坏、血小板减少，这是导致出血的主要原因。

3. 肝、脾与骨髓因素　肝、脾与骨髓不但是血小板相关抗体和抗血小板抗体产生的主要部位，也是血小板被破坏的主要场所。其中，以脾脏最为重要。因人体约 1/3 的血小板贮存于脾脏。与抗体结合后的血小板因其表面性状发生改变，在通过血流较为缓慢的脾内血窦时，易被其内单核-吞噬细胞系统的细胞所吞噬而大量遭到破坏。肝在血小板的破坏中有类似脾的作用。发病期间，血小板的寿命明显缩短，约为1～3天（正常血小板平均寿命7～11天）。急性型更短，血小板更新率加速4～9倍。

4. **其他因素** 慢性型多见于成年女性，青春期后与绝经期前易发病。可能与雌激素抑制血小板生成及促进单核-巨噬细胞对抗体结合血小板的破坏有关。

【临床表现】

1. **急性型** 多见于儿童。病程多为自限性，常在数周内恢复，少数病程超过半年可转为慢性。

①起病方式：80％以上的病人起病前1～2周有呼吸道感染史，特别是病毒感染史。起病急骤，常有畏寒、发热。

②皮肤黏膜出血：全身皮肤可有瘀点、瘀斑、紫癜，严重者可有血疱及血肿形成。牙龈、鼻、口腔黏膜出血较重，常先出现于四肢，尤以下肢为多。

③内脏出血：可见呕血、便血、咯血、尿血、阴道出血等。颅内出血可致意识障碍、剧烈头痛、瘫痪及抽搐，是本病致死的主要原因。

④其他：出血量过大或范围过于广泛者，可出现程度不等的贫血、血压降低甚至发生失血性休克。

2. **慢性型** 常见于40岁以下的成年女性。常可反复发作，持续数周、数月或数年，少有自行缓解。

①起病方式：起病缓慢，一般无前驱症状。

②出血倾向：出血症状相对较轻，长反复出现四肢皮肤散在的瘀点、瘀斑，鼻出血或牙龈出血，女性病人月经过多，严重内脏出血较少见。

③其他：长期月经过多，可出现与出血严重程度相一致的贫血。反复发作者常有轻度脾大。

【辅助检查】

1. **血小板** 急性型发作期血小板常低于20×10^9/L，慢性型常为$(30\sim80)\times10^9$/L左右。血小板平均体积偏大，易见大型血小板；束臂试验阳性、出血时间延长、血块收缩不良；血小板功能一般正常。

2. **骨髓象** 巨核细胞增加或正常。急性型幼稚巨核细胞比例增多，胞体大小不一，以小型多见；慢性型颗粒型巨核细胞增多，胞体大小基本正常。有血小板形成的巨核细胞显著减少＜30％；巨核细胞呈现成熟障碍。

3. **其他** 80％以上的ITP病人血小板相关抗体（PAIg）阳性，缓解期可降至正常值。白细胞正常或稍高，嗜酸性粒细胞可增多，少数有贫血表现。

【诊断要点】

根据反复出现或首次出现程度不等的出血症状；血小板计数明显减少；脾无肿大或轻度肿大；骨髓巨核细胞增多或正常，有成熟障碍；急性型应排除继发性血小板减少症，慢性型应具备下列5项中任何一项即可作出诊断：①脾切除治疗有效。②泼尼松治疗有效。③PAIgG 阳性。④PAC3 阳性。⑤血小板生成时间缩短。

【治疗要点】

1. 糖皮质激素　为首选药物，其作用是降低毛细血管通透性；减少 PAIgG 生成及减轻抗原抗体反应；抑制血小板与抗体结合并阻止单核－吞噬细胞对血小板的破坏；刺激骨髓造血及血小板向外周的释放。常用泼尼松 $1mg/(kg \cdot d)$ 口服，待血小板接近正常，可于1个月内逐渐减到最小剂量（5~10mg/d）维持，无效者4周后停药。症状重者可短期静脉滴注地塞米松或甲泼尼龙。

2. 脾切除　可减少血小板抗体产生及减轻血小板的破坏。适应证为：①糖皮质激素治疗3~6个月无效者。②泼尼松治疗有效，但维持量大于30mg/d。③有用皮质激素应用禁忌者。④51Cr 扫描脾区放射指数升高。禁忌证为：妊娠期或其他原因不能耐受手术者。

3. 免疫抑制剂　一般不作首选。用于以上疗法无效或疗效差者，可与糖皮质激素合用。主要药物有：①长春新碱：为最常用者。每周1次，每次1mg，静脉注射，4~6周为1个疗程。②环磷酰胺：50~100mg/d，口服，3~6周为一疗程；或静脉注射，400~600mg/d，每3~6周1次。③硫唑嘌呤：100~200mg/d，口服，3~6周为一疗程。④环孢素：250~500mg/d，口服，3~6周为一疗程，可维持半年以上。

4. 急重症的处理　主要治疗措施有血小板输注、静脉输注丙种球蛋白和静脉注射大剂量甲泼尼龙。适用于：①血小板计数 $<20\times10^9/L$ 者，出血严重、广泛或已经发生颅内出血者，或近期将实施手术或分娩，可输血及血小板悬液。②大剂量丙种球蛋白用于严重出血、手术前准备。③血浆置换用于新发作的急性型病人。④大剂量甲泼尼龙可抑制单核-巨噬细胞系统对血小板的破坏而发挥治疗作用。此外，促血小板生成药物如 rhTPO（重组人血小板生成素）、艾曲泊帕及罗米司亭等。以及重组人活化因子Ⅶ应用于出血较重、以上治疗无效者。

【护理诊断】

1. 有受伤的危险：出血与血小板减少有关。

2. 有感染的危险：与糖皮质激素治疗有关。

3. 潜在并发症：颅内出血。

【护理措施】

1. 病情观察　注意观察皮肤、黏膜有无损伤出血，观察出血的部位和出血量。监测血小板计数、出血时间，血小板低于 $20\times10^9/L$ 时要绝对卧床休息。严密观察病人生命体征及神志变化，若出现头痛、呕吐、烦躁不安、嗜睡，甚至惊厥、颈项抵抗，提示颅内出血。颅内出血时若出现呼吸变慢不规则、双侧瞳孔大小不等，提示合并脑疝。消化道出血时常出现腹痛、便血。血尿、腰痛提示发生肾出血。面色苍白加重，呼吸脉搏增快，出汗，血压下降提示发生了失血性休克。

2. 一般护理　出血严重者应绝对卧床休息。给予高蛋白、高热量、高维生素饮食。根据病情作具体指导，有牙龈出血时，食物的温度不宜过高。多吃蔬菜、水果、防止便秘，禁吃坚硬、多刺、辛辣食物。

3. 预防和避免加重出血　①减少活动，血小板过低时应卧床休息。保持皮肤清洁，穿棉质宽松衣物，避免皮肤受刺激引起出血。避免一切可能造成身体受伤害的因素，如勤剪指甲以防抓伤皮肤，禁用牙签剔牙或硬牙刷刷牙。②避免使用可能引起血小板减少或抑制其功能的药物，如阿司匹林、双嘧达莫、吲哚美辛、保泰松、噻氯匹定等。③便秘、剧烈咳嗽会引起颅内压增高，有可能导致颅内出血，要积极预防并及时处理。

4. 用药护理　应让病人了解药物的作用及不良反应，以主动配合治疗。如长期应用糖皮质激素者应向其解释该药可引起医源性库欣综合征，易诱发或加重感染；长春新碱可引起骨髓造血功能抑制、末梢神经炎的发生；环磷酰胺可导致出血性膀胱炎等。故用药期间应定期检查血压、血糖、尿糖、白细胞分类计数，发现药物出现不良反应，应及时配合医师处理。

5. 心理护理　耐心解答病人提出的各种问题，鼓励病人表达自己的感受，对病人的不良情绪如烦躁、焦虑甚至恐惧等给予理解与安慰。进行护理操作要沉着冷静、敏捷准确，以增加病人的安全感和信任感。

【健康教育】

1. 疾病知识教育　指导病人及其家属学会压迫止血的方法，并学会识别出血征象，如瘀点、黑便等，一旦发生应及时就医。

2. 指导自我保护方法　预防外伤，如不挖鼻孔、不使用硬质牙刷、不玩锐利的玩具，不做易发生外伤的运动。服药期间不与感染病人接触，去公共场所需戴口罩，衣着适度，尽可能避免感染。若血小板在 $50\times10^9/L$ 以下时，不要做较强体力活动。

3. 用药指导　长期服用糖皮质激素者，不可突然停药或自行减量，否则会出现反跳现象。避免使用可引起血小板减少或抑制其功能的药物。给予低盐饮食，每周测体重，防止水钠潴留。

三、过敏性紫癜

过敏性紫癜（allergic purpura）是一种常见的血管变态反应性疾病，因机体对某些物质过敏而产生变态反应，导致毛细血管脆性和通透性增加，引起血液外渗，以皮肤瘀点或紫癜，可伴有腹痛、便血、关节痛、血尿及血管神经性水肿和荨麻疹等为主要临床表现，多为自限性疾病。本病多见于儿童及青少年，男性略多于女性（约1.4~2）：1，多发于春秋季节。

过敏性紫癜可能是多种致敏因素促发机体产生Ⅰ型和（或）Ⅲ型变态反应的结果。变态反应过程中所产生的各种炎性介质或生物活性物质引起局部小血管的炎症反应，使血管通透性增加，血浆外渗，从而导致相应组织或脏器的出血与水肿，最常见的部位是皮肤、黏膜及胃肠道，也可累及肾脏及关节腔。

【病因】

1. 感染　为本病最常见的原因，包括细菌和病毒感染。细菌，尤其是β溶血性链球菌引起的上呼吸道感染、猩红热及其他局灶性感染；病毒，如麻疹、水痘、风疹病毒以及肠道寄生虫感染等。

2. 食物　主要是机体对某些动物性食物中的异性蛋白质过敏所致，如鱼、虾、蟹、蛋及乳类等。

3. 药物　可引起过敏性紫癜的药物有抗生素类（如青霉素、链霉素、红霉素、氯霉素以及头孢菌素类）、解热镇痛药（如水杨酸类、保泰松、吲哚美辛）及奎宁类等和其他类药物（如磺胺类、异烟肼、阿托品、噻嗪类利尿药等）。

4. 其他　寒冷刺激、昆虫咬伤、花粉、尘埃、疫苗接种等。

【临床表现】

多为急性起病，起病前1~3周常有上呼吸道感染。首症以皮肤紫癜最常见，紫癜特点为压之不褪色。少数病例在紫癜前先有关节痛、腹痛、腰痛或血尿、黑便等。通常根据病变累及部位所出现的临床表现分为以下类型。

1. 单纯型（紫癜型）　最常见，以真皮层毛细血管和小动脉无菌性炎症为特征，血管壁可有灶性坏死及血小板血栓形成。大多以皮肤反复出现瘀点、瘀斑为主要表现，最多见于下肢及臀部，对称分布、分批出现，瘀点大小不等，呈紫红色，可融合成片或略高出皮肤表面。

2.腹型（Henoch型）　为最具有潜在危险的类型。主要表现为腹痛，位于脐周围或下腹部，常呈阵发性绞痛或持续性钝痛，可伴恶心、呕吐、腹泻、便血。由于浆液血性分泌物渗入肠壁，致黏膜下水肿、出血，引起肠不规则蠕动可致肠套叠。本型症状若发生在皮肤紫癜之前易误诊为急腹症。

3.关节型　除皮肤紫癜外，尚有关节肿痛，有时局部有压痛。多见于膝、踝等大关节，关节腔可以积液，但不化脓。疼痛反复发作，呈游走性，可伴红、肿及活动障碍，一般在数月内消退，积液吸收后不留畸形。若发生在紫癜之前易误诊为风湿性关节炎。

4.肾型　又称为过敏性紫癜性肾炎，是病情最为严重的一种临床类型。多见于少年，除皮肤紫癜外，还兼有蛋白尿、血尿，甚至尿中出现管型尿。少数病例尚有少尿、浮肿及高血压、蛋白尿、血尿、管型尿，常在紫癜出现后1周发生，偶有延至7～8周者。有时伴有浮肿，一般在数周内恢复，也有反复发作，迁延数月者。少数甚至病变累及整个肾而发展为慢性肾炎或肾病综合征，个别发生尿毒症。

5.混合型　以上各型临床表现中如有二种以上同时存在则称为混合型。其中同时有腹型和关节型症状者称为Henoch-Schonlein紫癜。其他如病变累及中枢神经系统，呼吸系统等可出现相应症状，少数可有视神经萎缩，虹膜炎或结膜、视网膜出血。

【辅助检查】

1.血象　白细胞计数可增加，嗜酸性粒细胞增加；血小板计数正常，偶有轻度减少，但大于$80\times10^9/L$。

2.出凝血功能检查　凝血时间正常，出血时间（BT）可能延长，血块收缩良好，束臂试验可阳性。

3.免疫学检查　血清IgA和IgG常增高，以前者明显；IgA免疫复合物增高及IgA类风湿因子可阳性。

4.尿液　可有蛋白、红细胞及管型。

5.其他　血沉常增快。肾功不全时可有尿素氮及肌酐增高。

【诊断要点】

根据病人发病前1～3周有低热、咽痛、全身乏力或上呼吸道感染史；出现典型的四肢皮肤瘀点、紫癜，伴有胃肠道、关节及肾脏的表现；血小板计数正常，束臂试验阳性，出、凝血时间正常，排除其他原因引起的血管炎或紫癜即可作出诊断。

【治疗要点】

1.去除病因　寻找并清除过敏原很重要，如扁桃腺炎及其他感染病灶治愈后，本病也常获得缓解。曾经有经驱钩虫后顽固性紫癜得到治愈的报道。避免可疑的药物、食物及其他因素。

2. 药物治疗

（1）一般性药物：抗变态反应药物，氯苯那敏（扑尔敏）4mg 每日三次口服；苯海拉明或异丙嗪 25mg 每日 3 次口服；阿司咪唑（息斯敏）10mg 每日 1 次口服；10％葡萄糖酸钙 10ml 静脉注射，每日 1 次。辅助性应用大剂量维生素 C，静脉注射，曲克芦丁及静脉注射钙剂，可以降低毛细血管壁的通透性。

（2）止血药：安络血 10mg 每日 2～3 次肌内注射，或用 40～60mg，加入葡萄糖液中静脉滴注。止血敏，0.25～0.5g 每日 2～3 次肌内注射，或静脉滴注。有肾脏病变者应慎用抗纤溶药。

（3）肾上腺皮质激素：可抑制抗原-抗体反应，改善毛细血管通透性。对关节型及腹型有效，可减轻肠道水肿，防止肠套叠。肾型也可试用。泼尼松 30～40mg，每日 1 次口服，严重者可用氢化可的松 100～200mg 或地塞米松 10～20mg 每日静脉滴注，连续 3～5 天，病情转后改口服。病情控制后宜用小维持量，一般需 3～4 个月。

（4）免疫抑制剂：对肾炎或并发膜性、增殖性肾炎，单用激素疗效不佳者，可采用环磷酰胺 2～3mg/(kg·d) 静脉注射，或硫唑嘌呤 2～3mg/(kg·d) 口服，但应注意血象及其他不良反应。潘生丁亦可减少蛋白尿。

（5）中医中药：本症是风湿之邪外袭，与气血相搏，热伤脉络，使血不循经，溢于脉外，渗于肌肤而成。热毒发斑者，宜用凉血解毒，代表方为犀角地黄汤加减。夹有风湿者加防风；夹湿者加陈皮、半夏、苡仁。热毒清除后可改用归脾汤加减治疗。

【护理诊断】

1. 有受伤的危险：出血与变态反应、血管炎有关。
2. 疼痛　与关节和肠道变态反应性炎症有关。
3. 潜在并发症：消化道出血、紫癜性肾炎。

【护理措施】

1. 皮肤的护理　观察皮疹形态、数量、部位，是否反复出现，可绘人体图形记录皮疹逐日变化情况。皮疹有痒感，应保持皮肤清洁，防擦伤，防抓伤，如有破溃及时处理，防止出血和感染。除去可能存在的各种致敏原。遵医嘱使用止血药、脱敏药等。

2. 关节肿痛的护理　对关节型病例应观察疼痛及肿胀情况，保持患肢功能位置，协助病人选用舒适体位，做好日常生活护理。使用肾上腺皮质激素，对缓解关节痛效果好。关节肿痛者，局部关节要制动，可给予湿冷敷止痛，但禁止热敷肿胀的关节。必要时可遵医嘱使用消炎止痛药。

3. 腹痛的护理　患儿腹痛时应卧床休息，尽量守护在床边。观察有无腹绞痛、呕吐、血便。注意大便性状，有时外观正常但潜血阳性。有血便者应详细记录大便次数及性状，留取大便标本。腹痛者禁止腹部热敷以防肠出血。腹型紫癜患儿应给予无动物蛋白、无渣的流质，严重者禁食，经静脉供给营养。静脉滴注皮质类固醇、输血等。

4. 紫癜性肾炎的护理　参阅急性肾小球肾炎、原发性肾病综合征。

5. 心理护理　本病可反复发作或并发肾损害，给病人及家属带来不安和痛苦，应根据具体情况尽量予以解释，树立战胜疾病的信心。并应做好出院指导，使家长学会继续观察病情、合理调配饮食。嘱出院后必须定期来院复查，及早发现肾并发症。

【健康教育】

1. 疾病知识教育　向病人及其家属介绍本病的病因、临床表现及治疗的主要方法。说明本病是过敏性疾病，避免引发疾病的有关因素。

2. 预防过敏性紫癜的复发　保持病室内干净、整洁，温度 18～22℃，湿度 50％～60％，每日定期通风 1～2 小时，保持空气新鲜，每日紫外线消毒 1～2 小时。紫癜轻者可适量活动，避免劳累，重者或合并其他部位出血者应卧床休息。每日晨起，饭后漱口液漱口，保持口腔清洁，定期洗澡，更换棉质柔软内衣，每日用温水清洗外阴、肛门，防止感染。饮食应清淡，易消化，禁食辛辣、煎炸食品，可选用清热、凉血、收敛、止血食物，如苦瓜、冬瓜、丝瓜、番茄等，如发现紫癜与某些食物有关，应忌食用，如果出现紫癜肾应禁食盐，少活动。起居有规律，随时增减衣物，注意保暖，饮食有节制。禁搔抓皮肤，剔牙，用软毛刷或用温水刷牙，勿撞碰、挖鼻孔，各种穿刺后要多按压几分钟，防止出血。

3. 学会自我监测病情　教会病人对出血情况及其伴随症状或体征的自我监测。一旦发现新发大量瘀点或紫癜、明显腹痛或便血、关节肿痛、血尿、浮肿、泡沫尿甚至少尿者，提示病情复发或加重，应及时就医。

四、弥散性血管内凝血

弥散性血管内凝血（disseminated intravascular coagulation，DIC）是指在某些致病因子作用下凝血因子和血小板被激活，大量可溶性促凝物质入血，从而引起的以凝血功能失常为主要特征的病理过程。在微循环中形成大量微血栓，同时大量消耗凝血因子和血小板，继发性纤维蛋白溶解过程加强，导致出血、休克、器官功能障碍和贫血等临床表现的出现。

DIC 的发生是由于在各种致病因素的作用下，血循环内出现了促动和激活凝血的过程，产生过量的凝血酶。血液的凝固性过高，破坏了体内凝血与抗凝的平衡。其病理变化包括：①全身微血管内有广泛的纤维蛋白沉着，形成微血栓，造成微循环障碍、红细胞机械性损伤及溶血。②当微循环内发生凝血时，大量血小板和凝血因子被消耗，从而使高凝状态转变为低凝状态。③体内的继发性纤维蛋白溶解产生大量纤溶酶，使纤维蛋白原裂解为 X 和 A、B、C 裂片，再进一步裂解为 Y、D、E 裂片。这些纤维蛋白（原）降解产物的抗凝作用可加重出血。除大量出血外，微循环内的血栓可引起微循环阻塞，导致肺、肾、肝、脑、心等器官的功能衰竭。

【病因】

1. 感染　感染是最常见的致病因素。各种严重的细菌感染（如金黄色葡萄球菌、革兰阴性杆菌、中毒性菌痢、伤寒等）均可导致 DIC。病毒感染（如流行性出血热、重症乙型脑炎等）、恶性疟疾、钩端螺旋体病、立克次体病及立克次体感染也均可引起 DIC。

2. 恶性肿瘤　在癌肿广泛转移及组织坏死（尤其是胰、胃、前列腺及支气管癌），肿瘤细胞含有的组织凝血活性物质，激活外源性凝血系统，产生大量凝血酶而促发凝血。肿瘤细胞中的蛋白酶类物质也可以激活凝血因子，起促凝作用。化疗及放疗杀灭肿瘤细胞释出其中促凝物质，DIC 更容易发生。

3. 产科意外　如羊水栓塞、胎盘早期剥离、死胎滞留等。由于羊水、胎盘等释放的组织因子大量进入血循环，诱发 DIC。

4. 严重创伤　如严重烧伤、广泛性外科手术、挤压综合征、毒蛇咬伤等均可由受损的组织中释放出大量组织因子进入血液，促发凝血。

5. 其他　全身各系统多种疾病。如肺心病、急性胰腺炎、糖尿病酮症酸中毒、系统性红斑狼疮等。

【临床表现】

1. 出血　急性 DIC 主要表现为突然发生的大量广泛的出血，出血可随原发病变而不同。皮肤出血呈一处或多处的大片瘀斑或血肿；产科意外有大量的阴道流血；在手术中发生时，伤口可渗血不止或血不凝固；在局部注射的部位则有针孔持续渗血；严重的病例也可有胃肠道、肺或泌尿道出血。

2. 低血压及休克　见于严重的病例，休克的程度与出血量不成比例，以革兰阴性杆菌败血症引起的 DIC 最常见，可与 DIC 形成恶性循环，是病情严重，预后不良的征兆。休克一旦发生后会加重 DIC，引起器官功能障碍。

3. 栓塞 器官内血管中有血栓时可伴有相应器官的缺血性功能障碍或甚至功能衰竭，以肺部及肾脏最常见，肾脏有血栓时常有腰痛、血尿、蛋白尿、少尿，甚至尿毒症及急性肾功能衰竭，肺栓塞可引起呼吸困难、紫绀、呼吸窘迫综合征。

4. 溶血 常较经微，一般不容易觉察。微血管病性溶血，除有贫血及溶血的症状外，血象中还可有红细胞的破碎。

【辅助检查】

1. 消耗性凝血障碍 血小板减少约 95% 的病例都有血小板减少，一般低于 10 万/mm³。如在动态观察中发现血小板持续下降，诊断的意义较大。凝血酶原时间延长，外源系统因子Ⅱ、Ⅴ、Ⅶ、Ⅹ大量消耗，凝血酶原时间即明显延长，阳性率可达 90% 以上；纤维蛋白原减少，约在 70% 左右的 DIC 病例，纤维蛋白原低于 200mg/dl。其他如出血时间延长、凝血时间延长、血块退缩不良、部分凝血时间延长，对诊断也有参考意义，有助于 DIC 的诊断。

2. 纤维蛋白溶解亢进 纤维蛋白原明显减少或纤维蛋白（原）降解产物（FDP）增多；纤维蛋白降解产物的检查正常人血清中仅有微量 FDP。如 FDP 明显增多，即表示有纤维蛋白溶解亢进，间接地反映出 DIC。血浆鱼精蛋白副凝固试验（简称 3P 试验）阳性。

3. 其他 外周血涂片可见到畸形红细胞，如碎裂细胞、盔甲细胞等。血片检查见破碎及变形的红细胞比例超过 2% 时，对 DIC 的诊断有参考价值。

【诊断要点】

符合以下临床表现和实验检查指标即可诊断。

1. 存在易引起 DIC 的基础疾病表现。

2. 有下列 2 项以上的临床表现 ①严重或多发性的出血倾向；②不能用原发病解释的微循环衰竭或休克；③多发性微血管栓塞的症状、体征，如广泛性皮肤、黏膜、皮下栓塞性坏死，早期出现不明原因的肾、肺、脑等重要脏器功能衰竭；④抗凝血治疗有效。

3. 实验检查指标 需同时具备下列 3 项以上异常：①血小板<100×10⁹/L（肝病、白血病者血小板<50×10⁹/L）或进行性下降；②血浆纤维蛋白原含量<1.5g/L（白血病及其他恶性肿瘤<1.8g/L，肝病<1.0g/L）或>4g/L，并呈进行性下降；③3P 试验阳性或血浆 FDP>20mg/L（肝病、白血病 FDP>60mg/L），或 D-二聚体水平增高（阳性）；④凝血酶原时间（PT）呈动态变化，缩短或延长 3 秒以上（肝病、白血病延长 5 秒以上），或 APTT 延长或缩短 10 秒以上。

【治疗要点】

1. 对病因及原发病的治疗原发病的治疗　是 DIC 治疗的一项根本措施。例如积极控制感染、清除子宫内死胎以及抗肿瘤治疗等。其他如补充血容量、防治休克、改善缺氧及纠正水、电解质紊乱等，也有积极作用。输血时更应预防溶血反应。

2. 肝素治疗　肝素和血液中的抗凝血酶Ⅲ（ATⅢ）形成复合体，加强 ATⅢ 对凝血酶及活性凝血因子Ⅸa、Ⅹa、Ⅺa 及Ⅻa 的灭活，发生抗凝作用。

3. 抗血小板凝集药物　常用者为潘生丁，400～600mg/d，分 3 次口服，或将 100～200mg 置于 100ml 葡萄糖液体中静脉滴注，每 4～6 小时重复 1 次。阿司匹林 1.2～1.5g/d，分 3 次口服。

4. 补充血小板或凝血因子　如凝血因子过低，可输血、血浆或给纤维蛋白原制剂。

5. 抗纤溶药物的应用　在 DIC 早期，纤溶本身是一种生理性的保护机制，故一般不主张应用抗纤溶药物。早期使用反使病情恶化可能。但在 DIC 后期继发性纤溶成为出血的主要矛盾时，则可适当应用抗纤溶药物。

【护理诊断】

1. 有受伤的危险：出血　与 DIC 所致凝血因子被消耗、继发现溶亢进、肝素应用等有关。

2. 潜在的并发症：休克、多发性微血管栓塞、多器官功能衰竭。

【护理措施】

1. 病情观察

（1）观察生命体征及意识状态，如有异常及时通知医生。

（2）观察出血症状，DIC 可有广泛自发性出血，皮肤黏膜瘀斑，伤口、注射部位渗血，内脏出血，如呕血、便血、泌尿道出血，颅内出血意识障碍等症状，因此，观察出血部位及出血量。

（3）观察有无微循环障碍症状、皮肤黏膜发绀缺氧、尿少或尿闭、血压下降、呼吸循环障碍等症状。

2. 出血的护理　尽量减少创伤性检查和治疗，护理操作时动作轻柔，减少肌内注射，静脉注射时止血带不宜扎的过紧，拔针后穿刺部位按压 5 分钟。保持鼻腔湿润，防止鼻出血，吸痰动作轻柔。

3. 失血性休克的护理　立即平卧，头偏向一侧，保持呼吸道通畅，迅速建立三路静脉通路，以保证快速用药及补充血容量及凝血因子，争取在 1～4 小时改善微循环障碍，注意观察尿量，如每小时少于 30ml，则反应组织灌注不足，及时通知医生。给予吸氧 2～4L/min，以改善缺氧，并做好动脉血压检测。

4. 一般护理　保持病室环境安静清洁，嘱病人绝对卧床休息，勿搬动病人，如有休克按休克病人护理常规，并注意保暖。给予高蛋白、高维生素、易消化饮食。如病人有消化道出血应禁食，不能进食者给予鼻饲或遵医嘱给予静脉补充营养。加强基础护理，加强口腔、皮肤、会阴部的护理，预防感染。

5. 心理护理　因 DIC 病情变化迅速，病人及家属精神、心理压力大，因此抢救时现场应保持安静，医护人员态度认真、操作轻柔、动作敏捷，使病人有安全感。对病人进行心理护理，并向家属作好解释和安抚工作，避免他们的不良情绪影响病人。

【健康教育】

1. 生活指导　保证充足睡眠和休息，适当活动。给予可口、易消化、富营养饮食，少量多餐。

2. 疾病知识宣讲与教育　向病人及家属解释疾病的病因、主要表现、诊断和治疗配合等。

五、血友病

血友病是一组遗传性凝血因子缺乏引起的出血性疾病。血友病以阳性家族史、幼年发病、自发或轻微外伤后出血不止、血肿形成、关节腔出血为临床特征。分为：①血友病 A，又称 FⅧ缺乏症，是临床上最常见的血友病，约占血友病人数的 80％～85％。②血友病 B，又称遗传性 FⅨ缺乏症，约占血友病人数的 15％左右。在我国，血友病的社会人群发病率为（5～10)/10 万，婴儿发生率约 1/5000。

【病因】

血友病 A、B 均属于性染色体（X 染色体）连锁隐性遗传，致病基因位于 X 染色体上，导致下一代男性发病。

【临床表现】

主要表现为出血和局部血肿压迫表现。

1. 出血　典型血友病病人常自幼年发病、自发或轻度外伤后出现凝血功能障碍，出血不能自发停止；从而在外伤、手术时常出血不止，严重者在较剧烈活动后也可自发性出血，特别是出血关节、肌肉等出血，导致严重的关节肿胀及肌肉缺血坏死，长期发作可以影响骨关节的生长发育，导致关节畸形及肌肉萎缩，以致四肢（主要为下肢）活动困难，严重者不能行走。血友病的出血特点为：①出血不止：多为轻度外伤、小手术后。②与生俱来，伴随终身。③常表现为软组织或深部肌肉内血肿。④负重关节膝、踝关节等反复出血甚为突出，最终可致关节畸形，可伴骨质疏松、关节骨化及相应肌肉萎缩（血友病关节）。⑤出血的轻重与血发病类型及相关因子缺乏程度有关。

2. 血肿压迫表现　血肿压迫周围神经，出现局部肿痛、麻木和肌肉萎缩；颈部和咽喉部血肿压迫或阻塞气道，导致呼吸困难甚至窒息。

【辅助检查】

1. 血常规检查　血小板计数正常，严重出血者血红蛋白减少。

2. 凝血功能检测　凝血（CT）时间和活化部分凝血活酶时间（APTT）延长。

3. 确诊试验　FⅧ活性测定辅以FⅧ：Ag测定和FⅨ活性测定辅以FⅨ：Ag测定可分别确诊血友病A和血友病B，同时可根据结果对血友病进行临床分型。另外，可通过基因检查等手段，如常用PCR及基因芯片技术等。

【诊断要点】

根据遗传病史、出血表现及相关的辅助检查可作出诊断。

【治疗要点】

1. 局部出血处理　皮肤出血，局部压迫止血；鼻黏膜出血，可用凝血酶、巴曲酶加压或堵塞止血；对于严重的出血导致的关节及肌肉血肿，可以用绷带加压包扎或者沙袋等局部压迫和冷敷止血。

2. 补充凝血因子　为主要疗法，即补充缺失的凝血因子。主要方法有：①新鲜冰冻血浆（含有人体血液中所有的凝血因子）。②血浆冷沉淀物（主要含Ⅷ及纤维蛋白原等，其中Ⅷ浓度较血浆高5～10倍）。③凝血酶原复合物（含Ⅹ、Ⅸ、Ⅶ、Ⅱ），为一般的替代治疗。④血液提取的Ⅷ浓缩制剂，或基因重组活化的Ⅷ制剂。凝血因子的使用方法：根据Ⅷ的凝血活性，可以根据如下公式：首次输入活化Ⅷ（或Ⅸ）剂量（IU）＝体重×所需提高的活性水平（％）÷2。最低止血要求Ⅷ水平达20％以上，出血严重或需行中型以上手术者，应使Ⅷ或Ⅸ活性水平达40％以上。⑤重组的人活化因子Ⅶ（rFⅦa，活化的七因子）：可用于预防或治疗Ⅷ或Ⅸ缺乏的严重血友病病人的出血。

3. 药物治疗　去氨加压素（desmopressin，DDAVP）、达那唑（danazol）以及糖皮质激素改善血管通透性等。

【护理诊断】

1. 有受伤的危险：出血　凝血因子缺乏有关。

2. 疼痛：肌肉、关节疼痛　与深部组织血肿或关节腔积血有关。

3. 有失用综合征的危险　与反复多次出血有关。

4. 焦虑　与终生出血倾向、担心丧失劳动力有关。

【护理措施】

1. 病情观察

（1）观察有无自发性或轻微受伤后出血现象，如皮下大片瘀斑、肢体肿胀、皮肤出血、关节腔出血、关节疼痛、活动受限等。

（2）观察有无深部组织血肿压迫重要器官或重要脏器出血，如腹痛、消化道出血、颅内出血。

（3）观察实验室检查结果，如凝血时间、部分凝血酶原时间纠正试验等。

2. 一般护理

（1）休息及活动：有出血倾向时应限制活动，卧床休息，出血停止后逐步增加活动量。嘱病人动作轻柔，谨防外伤及关节损伤。

（2）饮食：饮食应以高蛋白质、高维生素C和少渣、易消化的食物为主，多食苜蓿、菜花、蛋黄、菠菜、肝脏及所有新鲜的绿叶蔬菜，不但可以补充促凝血物质、减少出血机会，还能促进人体健康。不宜多食辛辣、厚味之类的食物，如羊肉、狗肉、辣椒、肥肉以及烟酒之类。因为此类食物可诱发出血而损伤脾胃。

（3）用药护理：禁忌使用阿司匹林等药物。

3. 出血的预防和护理

（1）特别注意避免创伤，到医院看病时，要向医生、护士讲明病情，尽可能避免肌内注射。家庭内做好各种安全防范，尽量避免使用锐器，如针、剪、刀等。

（2）平时在无出血的情况下，作适当的运动，对减少该病复发有利。但有活动性出血时要限制活动，以免加重出血。

（3）关节出血时，应卧床，用夹板固定肢体，放于功能位置，限制运动，可局部冷敷和用弹力绷带缠扎。关节出血停止，肿痛消失后，可作适当的关节活动，以防长时间关节固定造成畸形和僵硬。

（4）其他脏器严重出血时应及时补充血容量，补充凝血因子做急救处理。如输入成分血，抗血友病球蛋白浓缩剂或凝血酶原复合物等，并注意观察有无发热、肝炎等并发症。

（5）尽可能采用口服给药，避免或减少肌内注射，必要注射时采用细针头，并延长压迫止血时间。避免各种手术，必要手术时应先补充凝血因子，纠正凝血时间直至伤口愈合。

4. 心理护理　血友病是一种遗传性疾病，因此属于终身病，治疗起来很困难，而且目前还没有十分有效的治疗方法，常导致病人及家属悲观绝望。对长久反复出血影响生活质量的病人应做好耐心劝慰，并指导其预防出血的方法，积极配合治疗和护理。

【健康教育】

1. 做好疾病知识宣教。

2. 做好预防出血的宣教工作剪短指甲、衣着宽松，避免各种外伤。避免从事易导致受伤的工作和劳动。适宜的运动能有效地预防肌肉无力和关节腔反复出血，但应避免剧烈运动，以降低外伤和出血的危险。注意口腔卫生，避免牙龈出血。学会出血的急救处理方法。

3. 避免应用扩张血管以及抑制血小板凝聚的药物。

4. 为病人及家属做好血友病遗传咨询工作。向病人本人及家属进行优生优育教育，若产前羊膜穿刺确诊为血友病，应终止妊娠，以减少血友病病人的出生率。

（曲娜）

任务三　出血性疾病病人的护理

达标检测及答案

任务四　白血病病人的护理

学习目标

1. 解释白血病的概念。
2. 说出白血病的常见病因。
3. 熟记白血病的临床表现。
4. 识别急慢性白血病的异同点。
5. 复述白血病的治疗要点。
6. 能够对白血病病人正确实施护理措施。

思维导图5-4

案例导入

病人，女，48 岁，牙龈出血半个月。查体：体温 37℃，脉搏 80 次/分，呼吸 18 次/分，血压 100/70mmHg，双颈淋巴结肿大，胸骨压痛（＋），双踝关节肿、痛。肝肋下 1.5cm，脾肋下 2cm。Hb 98g/L，RBC 2.5×10^{12}/L，WBC 24.0×10^9/L，PLT 82×10^9/L，N 13.8％，L 76.2％，M 10.0％，可见幼稚淋巴细胞，骨髓原始淋巴细胞占 35％。

1. 该病人护理诊断和医疗诊断是什么？
2. 急性白血病临床特点是什么？
3. 怎样进行治疗和护理？

白血病（leukemia）是一类造血干细胞的恶性克隆性疾病。其克隆的白血病细胞增殖失控、分化障碍、凋亡受阻而停滞在细胞发育的不同阶段。在骨髓和其他造血组织中白血病细胞大量增生累积，并浸润其他器官和组织，而正常造血功能受抑制。临床以进行性贫血、持续发热或反复感染、出血和组织器官浸润等为表现，外周血中出现幼稚细胞为特征。

白血病约占癌症总发病率的 5％。我国白血病发病率约为 2.76/10 万，低于欧美国家，以急性白血病多见，男性发病率略高于女性。在恶性肿瘤所致的死亡率中，白血病男性居第 6 位，女性居第 8 位，在儿童及 35 岁以下成人中居第一位。

【分类】

1. 按病程和白血病细胞的成熟度分类

（1）急性白血病（acute leukemia）：起病急，进展快，病程短，仅为数月。细胞分化停滞在较早阶段，骨髓和外周血中以原始和早期幼稚细胞为主。

（2）慢性白血病（chronic leukemia）：起病缓，进展慢，病程长，可达数年。细胞分化停滞在较晚阶段，骨髓和外周血中多为较成熟幼稚细胞和成熟细胞。

2. 根据主要受累的细胞系列分类　急性白血病分为急性淋巴细胞白血病（ALL）与急性非淋巴细胞白血病（ANLL）或急性髓系白血病（AML）两大类，这两类又可分成多种亚型，急性白血病的分类见表5-6。慢性白血病分为慢性粒细胞白血病和慢性淋巴细胞白血病，少见类型有毛细胞白血病、幼淋巴细胞白血病等。

表 5-6　急性白血病分型

急性淋巴细胞白血病	急性髓系白血病
L_1型　原始和幼淋巴细胞以小细胞（直径$\leqslant 12\mu m$）为主，胞浆较少	M_0　急性髓细胞白血病微分化型 M_1　急性粒细胞白血病未分化型 M_2　急性粒细胞白血病部分分化型
L_2型　原始和幼淋巴细胞以大细胞（直径$>12\mu m$）为主	M_3　急性早幼粒细胞白血病 M_4　急性粒-单核细胞白血病 M_5　急性单核细胞白血病
L_3型　原始和幼淋巴细胞以大细胞为主，大小较一致，细胞内有明显空泡，胞浆嗜碱性	M_6　红白血病 M_7　急性巨核细胞白血病

3. 按白细胞计数分类　多数病人白细胞计数增高，超过$10\times 10^9/L$，称为白细胞增多性白血病；若超过$100\times 10^9/L$，称为高白细胞性白血病；部分病人白细胞计数在正常水平或减少，称为白细胞不增多性白血病。

【病因】

1. 病毒感染　成人T细胞白血病（ATL）/淋巴瘤可由人类T淋巴细胞病毒Ⅰ型引起。此外，EB病毒、HIV病毒与淋巴系统恶性肿瘤的关系也已被认识。

2. 电离辐射　X射线、γ射线、电离辐射等有致白血病的作用。白血病的发生取决于人体吸收辐射的剂量，整个身体或部分躯体受到中等剂量或大剂量辐射后都可诱发白血病。放射线可使骨髓抑制、机体免疫力缺陷及DNA发生断裂和重组等改变。

3. 化学因素　多种化学物质或药物有致白血病的作用。苯及其衍生物、亚硝胺类物质，保泰松及其衍生物、氯霉素等均可致白血病，化学物质所致白血病多为急性非淋巴细胞白血病。某些抗肿瘤的细胞毒药物如氮芥、环磷酰胺、丙卡巴肼、依托泊苷等，有致白血病的作用。

4. 遗传因素　某些遗传性疾病有较高的白血病发病率，如21-三体综合征、先天性再生障碍性贫血等。

5. 其他因素　自身免疫性疾病，如系统性红斑狼疮等易发生慢性淋巴细胞白血病；某些血液病最终可能发展为急性白血病，如阵发性睡眠性血红蛋白尿、淋巴瘤、骨髓增生异常综合征等。

【临床表现】

1. 急性白血病

起病急缓不一。急者多为高热或严重出血，缓者常为面色苍白、疲乏或轻度出血。少数病人因皮肤紫癜、月经过多或拔牙后出血不止而就医时被发现。主要表现为贫血、发热、出血以及白血病细胞增殖浸润的表现。

（1）贫血：常为首发症状，呈进行性加重。半数病人就诊时已有重度贫血。部分病人因病程短，可无贫血。

（2）发热：发热为急性白血病最常见的症状。发热多由继发感染引起，口腔炎、牙龈炎、咽峡炎最常见，肺部感染、肛周炎、肛旁脓肿亦常见，严重时可致败血症或脓毒血症。最常见的致病菌是革兰阴性杆菌，如肺炎克雷伯杆菌、绿脓杆菌、大肠杆菌和产气杆菌等。疾病后期常伴有真菌感染。感染的主要原因是由于成熟粒细胞缺乏，其次是人体免疫力降低。病人免疫功能缺陷后也可引起病毒感染，如单纯疱疹、带状疱疹等。

（3）出血：近半数病人以出血为早期表现。主要原因为血小板减少、血小板功能异常、凝血因子减少、白血病细胞浸润、感染以及细菌毒素对血管的损伤。出血可发生在全身各部位，以皮肤瘀点、瘀斑、鼻出血、牙龈出血、月经过多为多见。眼底出血可致视力障碍，严重者发生颅内出血可致死亡。急性早幼粒细胞白血病者易并发 DIC 而出现全身广泛性出血。

（4）器官和组织浸润的表现

1）肝、脾、淋巴结：淋巴结肿大以急性淋巴细胞白血病多见。白血病病人常有轻到中度的肝、脾大，除慢性粒细胞白血病急变外，巨脾罕见。

2）骨骼和关节：胸骨下段局部压痛较为常见，可出现关节、骨骼疼痛，尤其以儿童多见。发生骨髓坏死时，可引起骨骼剧痛。

3）眼部：急性粒细胞白血病形成的粒细胞肉瘤（绿色瘤）常累及眼眶、肋骨或其他扁平骨的骨膜，其中以眼眶骨最多见，可引起眼球突出、复视或失明。

4）口腔和皮肤：可有牙龈增生、肿胀；皮肤出现蓝灰色斑丘疹、皮下结节、多形红斑、结节性红斑等，多见于急非淋亚型 M_4、M_5。

5）中枢神经系统白血病（CNSL）：由于多种化疗药物难以通过血脑屏障，隐藏在中枢神经系统的白血病细胞不能被有效杀灭，因而引起 CNSL。可发生在疾病的各个时期，但多数病人的症状出现较晚，常发生在缓解期。CNSL 以急性淋巴细胞白血病最常见，儿童病人尤甚。病人表现轻者为头痛、头晕，重者为呕吐、颈项强直、甚至抽搐、昏迷。

6）睾丸：睾丸受浸润时表现为无痛性肿大，多为一侧性，另一侧虽然无肿大，但在活检时往往也发现有白血病细胞浸润。多见于急淋化疗缓解后的幼儿和青年，是仅次于 CNSL 髓外复发的根源。

（5）其他：白血病还可浸润其他组织器官，如心、肺、胃肠等部位，但不一定出现相应的症状。

2. 慢性白血病

主要包括慢性粒细胞性白血病（简称慢粒）和慢性淋巴细胞白血病（简称慢淋）两种。各年龄组均可发病，以中年最多见，男性多于女性。在我国慢性白血病发病中，慢粒多于慢淋，西方白种人则慢淋多于慢粒。

（1）慢粒：整个病程可以分为慢性期、加速期和急变期。①慢性期最早出现的症状是乏力、低热、多汗或盗汗、体重减轻等代谢亢进的表现。一般持续 1～4 年。②加速期病人常有发热、虚弱、进行性体重下降、骨骼疼痛、逐渐出现贫血、出血，脾持续或进行性肿大。本期可维持几个月到数年。③急变期为终末期，表现与急性白血病类似。本期预后极差，往往在数月内死亡。

（2）慢淋：与慢粒一样，起病缓慢，常无自觉症状，淋巴结肿大常为首次就诊的原因。病变早期表现为乏力、随后出现食欲减退、消瘦、低热和盗汗等；晚期易发生贫血、血小板减少、皮肤黏膜紫癜。病人可出现皮肤增厚、结节以至全身红皮病。约 8％的病人可并发自身免疫性溶血性贫血。

（3）体征：慢粒病人最显著的体征是脾大，可达脐平面，甚至可伸入盆腔，质地坚实、平滑，无压痛。但如发生脾梗死，则可突发局部剧烈疼痛和明显压痛。肝明显肿大者少见。慢淋病人淋巴结肿大以颈部、锁骨上、腋窝、腹股沟等处为主，肿大的淋巴结无压痛、质地中等、可以移动。CT 扫描可发现肺门、腹膜后、肠系膜淋巴结肿大。50％～70％慢淋病人有肝、脾轻至中度肿大。

【辅助检查】

1. 外周血象

（1）急性白血病：白细胞计数多数在（10～50）×10⁹/L，少数<5×10⁹/L 或>100×10⁹/L，白细胞过高或过低者预后较差。血涂片分类检查可见数量不等的原始和（或）幼稚细胞。病人常有不同程度的正常细胞性贫血，血小板减少。

（2）慢性白血病：可见各阶段的中性粒细胞，数量显著增多，常＞$20×10^9$/L，疾病晚期可高达 $100×10^9$/L。疾病早期血小板多在正常水平，晚期血小板逐渐减少，并出现贫血。

2. 骨髓象　是确诊白血病的主要依据和必做检查。

（1）急性白血病：多数病人的骨髓象呈增生明显活跃或极度活跃，以原始细胞和（或）幼稚细胞为主，而较成熟的中间阶段细胞缺如，并残留少量成熟粒细胞，形成所谓"裂孔现象"。FAB 分型将原始细胞占全部骨髓有核细胞的 30％以上作为急性白血病的诊断标准，WHO 分型则将这一标准下降至 20％，并提出原始细胞比例低于 20％但伴有 t（15；17）（8；21）或 inv（16）/t16；16）者亦应诊断为 AML。正常的巨核细胞和幼红细胞减少。白血病细胞胞质中出现红色杆状小体，称奥尔小体（Auer 小体），仅见于急非淋白血病，有独立诊断的意义。

（2）慢性白血病：骨髓增生明显至极度活跃。以粒细胞为主，粒/红比例明显增高；原始细胞＜10％；嗜酸、嗜碱性粒细胞增多；红系细胞相对减少；巨核细胞正常或增多，晚期减少。

3. 细胞化学　主要用于协助形态鉴别各类白血病。

4. 免疫学检查　根据白血病细胞表达的系列相关抗原，确定其来源。造血干/祖细胞表达 CD34，APL 细胞通常表达 CD13、CD33 和 CD117，不表达 HLA-DR 和 CD34，还可表达 CD9。

5. 细胞遗传学和分子生物学检查　白血病常伴有特异的细胞遗传学（染色体核型）和分子生物学改变（如融合基因、基因突变）。例如 99％的 APL 有 t（15；17）（q22；q12），该易位使 15 号染色体上的 PML（早幼粒白血病基因）与 17 号染色体上 RARA（维 A 酸受体基因）形成 PML-RARA 融合基因在这是 APL 发病及用全反式维 A 酸及砷剂治疗有效的分子基础。

6. 血生化检查　由于大量癌细胞被破坏，各型白血病血液中尿酸浓度及尿液中尿酸排泄均增加，特别是在化疗期。血清乳酸脱氢酶增高。

7. 其他　CNSL 常作脑脊液检查，见脑脊液压力升高，白细胞计数升高，蛋白质增多，而糖定量减少，涂片可找到白血病细胞。90％以上慢粒病人血细胞中出现 Ph 染色体，也可存在于粒、红、巨核及单核细胞中。约 50％慢淋病人染色体出现异常，常见12、11、17 号染色体异常。

【诊断要点】

1. 急性白血病　根据病人有持续性发热或反复感染、进行性贫血、出血、骨骼关节疼痛、肝、脾和淋巴结肿大等临床特征；外周血象中白细胞计数增加并出现原始或幼稚细胞；骨髓象中骨髓增生活跃，原始细胞占全部骨髓有核细胞的 30％以上，即可作出诊断。

2.慢性白血病　凡有不明原因的持续性白细胞数增高，根据典型的血象和骨髓象改变，脾大，Ph 染色体阳性即可作出诊断。

【治疗要点】

目前国内外白血病的治疗主要以支持治疗和多药联合化疗为主。化疗获得完全缓解后或慢性期可及早进行异基因造血干细胞移植（HSCT）。

1.紧急处理高白细胞血症　当血液中白细胞数＞100×10^9/L 时，不仅会增加病人的早期死亡率，而且也会增加髓外白血病的发病率和复发率。当循环血液中白细胞数＞200×10^9/L时，还可发生白细胞淤滞症，表现为呼吸困难甚至呼吸窘迫、低氧血症、头晕、反应迟钝、言语不清、颅内出血、阴茎异常勃起等。所以，一旦出现可紧急使用血细胞分离机，单采清除过高的白细胞，同时给予化疗药物和水化，并预防高尿酸血症、酸中毒、电解质平衡紊乱、凝血异常等并发症。

2.化学药物治疗　是目前白血病治疗最主要的方法，也是造血干细胞移植的基础。

（1）急性白血病：急性白血病的化疗过程分为两个阶段，即诱导缓解和缓解后治疗。治疗白血病常用化疗药物见表 5-7。

表 5-7　白血病常用化疗药物

种类	药名	缩写	给药途径	主要不良反应
抗叶酸代谢	甲氨蝶呤	MTX	口服或静注或鞘内注射	口腔及胃肠道黏膜溃疡，肝损害，骨髓抑制
抗嘌呤代谢	巯嘌呤	6-MP	口服	骨髓抑制，胃肠反应，肝损害
	氟达拉滨	FLU	静滴	神经毒性，骨髓抑制，自身免疫
抗嘧啶代谢	阿糖胞苷	Arc-C	静滴或皮下	消化道反应，肝功能异常，骨髓抑制
烷化剂	环磷酰胺	CTX	口服或静注	骨髓抑制，恶心呕吐，脱发，出血性膀胱炎
	苯丁酸氮芥	CLB	口服	骨髓抑制，胃肠反应
	白消安	BUS	口服或静注	皮肤色素沉着，精液缺乏，停经，肺纤维化
生物碱类	长春新碱	VCR	静注	末梢神经炎，脱发，腹痛，便秘
	三尖杉碱	H	静注	骨髓抑制，心脏损害，消化道反应
	依托泊苷	VP-16	静注	骨髓抑制，脱发，消化道反应

续表

种类	药名	缩写	给药途径	主要不良反应
抗生素类	柔红霉素	DNR	静注	骨髓抑制，心脏损害，胃肠反应
	阿霉素	ADM	静注	同上
	阿克拉霉素	ACM	静注	同上
酶类	左旋门冬酰胺酶	L-ASP	静滴	肝损害，过敏反应，高尿酸血症，高血糖，胰腺炎，氮质血症
激素类	泼尼松	P	口服	类 Cushing 综合征，糖尿病，高血压
抗嘧啶嘌呤代谢	羟基脲	HU	口服	消化道反应，骨髓抑制
肿瘤细胞分化诱导剂	维甲酸	ATRA	口服	皮肤黏膜干燥，消化道反应，口角破裂，头晕，关节痛，肝损害
	三氧化二砷	ATO		疲劳、肝脏转氨酶异常、可逆性高血糖
酪氨酸激酶抑制剂	伊马替尼	IM		骨髓抑制，消化道反应，肌痉挛，肌肉骨骼痛，水肿，头痛，头晕

1）诱导缓解：是急性白血病的起始阶段。是指从化疗开始到完全缓解（CR）阶段。主要是通过联合化疗，迅速、大量地杀灭白血病细胞，恢复机体正常造血，使病人尽可能在较短的时间内达到完全缓解。CR 即病人的症状和体征消失；外周血象的白细胞分类中无幼稚细胞；骨髓象中相关系列的原始细胞与幼稚细胞之和<5%，病人能否获得 CR，是急性白血病治疗成败的关键。

①急淋诱导方案：长春新碱加泼尼松组成的 VP 方案，儿童急淋白血病病人首选 VP 方案，成人急淋白血病推荐 DVLP 方案，即柔红霉素、长春新碱、门冬酰胺酶和泼尼松，也可用 VAP（VP 加门冬酰胺酶）或 VDP（VP 加柔红霉素）方案。

②急非淋白血病诱导方案：治疗国内外普遍采用 DA 方案，即柔红霉素和阿糖胞苷或 HA 方案，即高三尖杉酯和阿糖胞苷，急性早幼粒细胞性白血病采用全反式维甲酸 $25\sim45\text{mg}/(\text{m}^2 \cdot \text{d})$ 口服直至缓解。常用的联合化疗方案见表 5-8。

表 5-8 急性白血病常用的联合化疗方案

治疗方案	药物	剂量（mg）	用法	完全缓解率（%）
急性淋巴细胞白血病：				
VP 方案	VCR	2	每周第 1 日静注 1 次	儿童 88
	P	40~60	每日分次口服	成人 50

治疗方案	药物	剂量（mg）	用法	完全缓解率（%）
VDP 方案	VCR	2	每周第 1 日静注 1 次	儿童 89~100
	DNR	30~40	第 1~3 日，静注	成人 50~88
	P	40~60	每日分次口服	
VLP 方案	VCR	2	每周第 1 日静注 1 次	72
	L-ASP	5000~10000（u）	每日 1 次，共 10 日，静注	
	P	40~60	每日分次口服	
DVLP 方案	DNR	45	每 2 周第 1~3 天静滴	成人 80
	VCR	2	每周第 1 日静注 1 次，共 4 周	
	L-ASP	5000~10000（u）	第 19~28 日，共 10 次	
	P	40~60	每日分次口服，连用 4 周	
急性非淋巴细胞白血病：				
DA 方案	DNR	30~40	第 1~3 日，静注	35~85
	Ara-C	150	每日 1 次，第 1~7 日静滴	
HA 方案	H	4~6	静滴 5~7 天	
	Ara-C	150	每日 1 次，第 1~7 日静滴	
HOAP 方案	H	4~6	静滴 5~7 天	
	VCR	2	每周第 1 日静注 1 次	
	Ara-C	150	每日 1 次，第 1~7 日静滴	
	P	40~60	每日分次口服	

2）缓解后治疗：是 CR 治疗后的延续阶段。病人达到完全缓解后，体内尚存有 10^8~10^9 左右的白血病细胞，且在髓外某些部位仍可有白血病细胞的浸润，是白血病复发的根源。因此必须进行缓解后的治疗。主要方法是化疗和造血干细胞移植。ALL 可早期采用原诱导缓解方案 2~4 疗程，也可采用其他强力化疗方案，以后每月强化治疗 1 次，维持治疗 3~4 年，常用 6-巯基嘌呤和甲氨蝶呤交替长期口服。ANLL 可采用原诱导缓解方案巩固 4~6 疗程，或用中剂量阿糖胞苷为主的强化治疗，每 1~2 月 1 次，共 1~2 年，以后随访观察。CNSL 常在缓解后鞘内注射甲氨蝶呤，首次 5mg，以后每次 10mg，为减轻药物刺激引起的蛛网膜炎，可同时加用地塞米松 2mg，每周 2 次，共 3 周。对甲氨蝶呤耐药者可改用阿糖胞苷鞘内注射。

（2）慢性白血病：2011 年第一代酪氨酸激酶抑制剂（tyrosine kinase inhibitor，TKI）因能特异性阻断 ATP 在 ABL 激酶上的结合位置，使酪氨酸残基不能磷酸化，从而抑制 BCR-ABL 阳性细胞的增殖而获得批准用于 CML，使 CML 的 5 年生存率超过 95%，目前其代表药物伊马替尼已成为 CML 的首选治疗，治疗剂量 400mg/d。还可选用白消安（马利兰）治疗，起效比羟基脲慢，但持续时间长，用药 2～3 周后外周血白细胞才开始减少，停药后白细胞减少可持续 2～4 周。开始剂量为 4～6mg/d 口服，当白细胞降至 $20 \times 10^9 /L$ 时宜暂时停药，待稳定后改用 2mg/d 维持治疗。慢粒急性变时按急粒化疗方案治疗。慢淋良性期不必急于治疗，进展期最常用的药物是苯丁酸氮芥和氟达拉滨。苯丁酸氮芥连续用药剂量为 4～8mg/d，口服。氟达拉滨用药剂量为 25～30mg/(m² • d)，静脉滴注。

3. 防治感染　是急性白血病病人进行有效化疗或进行骨髓移植、降低死亡率的关键措施之一。病人在化疗、放疗后，常有粒细胞减少，病人宜住进层流病房或消毒隔离病房。可用粒细胞集落刺激因子（G-CSF）或粒-单细胞集落刺激因子（GM-CSF）以提升白细胞。当病人出现发热时，应积极查找原因，并作胸部 X 线检查、咽拭子、血培养及药敏试验，可先用广谱抗生素治疗如用头孢菌素类、氨基糖苷类药物，当试验结果出来后再更换敏感抗生素。若改药后体温仍未下降，应考虑真菌感染的可能，可试用两性霉素、氟康唑等。病毒感染如带状疱疹可用阿昔洛韦口服等治疗。

4. 造血干细胞移植（HSCT）　详见本项目任务六"造血干细胞移植"。

5. 成分输血　严重贫血可输注浓缩红细胞，维持血红蛋白>80g/L。若血小板计数过低而引起出血者，应输注单采血小板悬液直至止血。

6. 放射治疗　CNSL 和睾丸白血病时，可作头颅和骨髓放射治疗。对淋巴结肿大伴有局部压迫症状者或伴有胀痛的巨脾可采取局部放射治疗以缓解症状。

【护理诊断】

1. 有受伤的危险：出血　与血小板减少、白血病细胞浸润等有关。
2. 活动无耐力　与长期、大量的持续化疗、白血病引起代谢增高及贫血有关。
3. 有感染的危险　与粒细胞减少、化疗有关。
4. 预感性悲哀　与白血病治疗效果差和死亡率高有关。
5. 潜在并发症：CNSL、化疗药物的不良反应、尿酸性肾病。

【护理措施】

1. 病情观察　监测病人白细胞计数，观察体温、脉搏、呼吸的变化。观察血小板的计数，若<$50 \times 10^9 /L$ 时，应卧床休息，防止出血，同时告诉病人有头痛、视力改变时应立即报告医生。应密切注意病人有无出血征兆，检查病人大小便有无出血征象，全身皮肤有无瘀点、瘀斑。经常询问病人有无咽部痒、痛，咳嗽，尿路刺激征等不适。对

慢粒病人应每日测量病人脾脏的大小、质地，检查有无压痛，并作好记录。

2. 一般护理

（1）休息和活动：应保证充足的休息和睡眠，白血病病人因贫血可出现缺氧的表现，同时因白细胞大量过度增生，机体代谢率升高，所以应根据病人体力，适当限制活动量。应加强生活方面的护理，将常用物品置于易取处，避免因体力消耗而加重心悸、气短等症状。观察脾的大小、质地并做好记录。脾大者嘱病人采取左侧卧位，尽量避免弯腰和碰撞腹部，以免发生脾破裂。

（2）饮食：宜给予高蛋白、高热量、高维生素饮食和清淡、易消化、少渣饮食，避免辛辣刺激性食物，多饮水，多食蔬菜、水果，以保持排便通畅。

3. 感染的预防与护理　化疗药物不仅能杀伤白血病细胞，正常细胞也受到杀伤。因此病人在诱导缓解期间容易发生感染，当粒细胞绝对值≤$0.5×10^9$/L 时，应进行保护性隔离。病人应住在无菌层流室或单人病房，保持室内空气新鲜，定时进行空气和地面消毒，谢绝探视以避免交叉感染。若病人生命体征显示有感染征象，应立即协助医生做血液、咽部、尿液、粪便和伤口分泌物的培养。确诊有感染，应遵医嘱用有效抗生素，常用头孢类第三代药物，如头孢哌酮（先锋必）、头孢曲松及头孢他啶。

4. 化疗药物应用的护理

（1）不良反应及护理：某些化疗药物，如长春新碱、阿霉素、氮芥、柔红霉素等对组织刺激性大，多次注射或药液渗漏常会引起静脉周围组织炎症或坏死。其防护措施有：

1）化疗时应注意：①血管的选择：若药物剂量过大，刺激性过强，应首先选择直的大血管注射。每次应更换注射部位，掌握熟练的静脉操作技术，避免穿透血管。若需要长期注射化疗药物，最好采用中心静脉或深静脉留置导管。避免在循环功能不良的肢体进行注射。②用生理盐水建立静脉通路，确定针头在静脉内方可注入药物，静脉注射时要边抽回血边注药，药物输注完毕后再用生理盐水 10～20ml 冲洗后方可拔出针头，拔针后局部要按压数分钟，以防药物外渗或发生血肿。

2）发疱性化疗药物外渗的紧急处理：①停止：立即停止药物注入；②回抽：不要拔针，尽量回抽渗入皮下的药液；③评估：评估并记录外渗的穿刺部位、面积，外渗药液的量，皮肤的颜色、温度，疼痛的性质；④解毒：局部滴入生理盐水以稀释药液或用解毒剂（常用解毒剂有：硫代硫酸钠用于氮芥、丝裂霉素、放线菌素 D 等；8.4％碳酸氢钠用于蒽环类；透明质酸用于植物碱类等）；⑤封闭：利多卡因局部封闭，由疼痛或肿胀区域多点注射，封闭范围要大于渗漏区，环形封闭，48 小时内间断局部封闭注射

2～3次；⑥涂抹：可用50％硫酸镁、中药"六合丹"、多磺酸黏多糖乳膏（喜疗妥）或赛肤润液体敷料等直接涂在患处并用棉签以旋转方式向周围涂抹，范围大于肿胀部位，每2小时涂1次；⑦冷敷与热敷：局部24小时冰袋间断冷敷，但植物碱类化疗药除外，例如长春新碱、长春碱、依托泊苷（足叶乙苷）等化疗药不宜冰敷，宜局部间断热敷24小时；⑧抬高：药液外渗48小时内，应抬高受累部位，以促进局部外渗药液的吸收。

（2）骨髓抑制的预防及护理：骨髓抑制是多种化疗药物共有的不良反应，可给病人带来不良后果。多数化疗药物骨髓抑制作用最强的时间为化疗后第7～14日，恢复时间为之后的5～10日，因此，从化疗开始到停止化疗2周内应加强预防感染和出血的措施。护理人员在操作时最好戴清洁的橡皮手套，以免不慎将药液沾染皮肤而影响自身健康。

（3）消化道反应的预防及护理：许多化疗药物可引起恶心、呕吐、纳差等不良反应，病人一般第1次用药时反应较强烈，以后逐渐减轻。症状多在用药后1～3小时出现，持续数小时至24小时不等。故化疗期间应为病人提供一个安静、舒适、通风良好的休息与进餐环境，避免不良刺激。避免在治疗前后2小时内进食。饮食要清淡、可口，少食多餐，以半流质为主，避免进食高糖、高脂、产气过多和辛辣的食物。当病人出现恶心、呕吐时，应暂停进食，及时清除呕吐物，保持口腔清洁。进食后可适当活动，休息时取坐位和半卧位，避免饭后立即平卧。

（4）口腔溃疡的护理：甲氨蝶呤、阿糖胞苷、阿霉素、羟基脲等化疗药物可引起口腔溃疡。对已经发生口腔溃疡者，应加强口腔护理，每日2次。一般情况下可选用生理盐水、朵贝液等交替漱口；疑为厌氧菌感染可选用1％～3％过氧化氢溶液；真菌感染可选用1％～4％碳酸氢钠溶液、2.5％制霉菌素溶液、1：2000氯己定溶液或口泰溶液。每次含漱时间为15～20分钟，每日至少3次，溃疡疼痛严重者可在漱口药内加入2％利多卡因以止痛。

（5）心脏毒性的预防与护理：阿霉素、柔红霉素、高三尖杉酯碱类药物可引起心肌和心脏传导损害，用药前、后应监测病人的心率、心律及血压的变化；药物要缓慢静脉滴注，＜40滴/分；注意观察病人的面色和心率，以病人无心悸为宜。一旦出现毒性反应，应立即报告医生。

（6）肝肾功能损害的预防与护理：巯嘌呤、甲氨蝶呤、门冬酰胺酶对肝功能有损害作用，用药期间应观察病人有无黄疸，并定期监测肝功能。环磷酰胺可引起出血性膀胱炎，应鼓励病人多饮水，每日达2000ml以上，并观察小便的颜色和量。一旦出现血尿，应停止使用。

（7）预防尿酸性肾病：注意病人的尿量和尿沉渣检查结果，鼓励病人多饮水，化疗期间饮水量达 3000ml 以上，注射药物后，最好每半小时排尿一次，持续 5 小时。每次小便后检查是否有血尿。遵医嘱口服别嘌呤醇，可抑制尿酸合成。

（8）鞘内注射化疗药物的护理：应协助病人采取头低抱膝侧卧位；协助医生做好穿刺点的定位和局部的消毒与麻醉；推药速度要慢；注毕去枕平卧 4～6 小时，注意观察有无头痛、发热、呕吐等并发症的发生。

5. 心理护理　向病人及其家属说明白血病虽是骨髓造血系统难治性肿瘤性疾病，但目前治疗进展快，效果好，应树立战胜疾病的信心。家属亲友要关心爱护病人，给予病人物质和精神上的支持与鼓励，给病人创造一个安静、安全、舒适和愉悦宽松的环境，使病人保持良好的心理状态，有利于身体的康复。

【健康教育】

1. 疾病预防指导　病人避免接触对骨髓造血系统有损害的理化因素，如电离辐射、染发剂、油漆、亚硝胺类物质等含苯物质，保泰松及其衍生物、氯霉素等药物。对长期接触放射性核素或苯类化学物质的工作人员，必须严格遵守劳动保护制度。

2. 生活指导　指导病人注意个人卫生，少去人多拥挤的地方，经常检查口腔、咽部有无感染，学会自测体温。应保持良好的生活方式，生活要有规律，保证充足的休息和营养，保持乐观的情绪。预防和避免各种创伤。

3. 用药指导　指导病人按医嘱用药，向病人说明急性白血病缓解后仍应坚持定期巩固强化治疗，可延长急性白血病的缓解期和生存期。定期门诊复查血象，发现发热、出血及骨、关节疼痛要及时去医院检查。

任务四　白血病病人的护理

达标检测及答案

任务五　淋巴瘤病人的护理

学习目标

1. 解释淋巴瘤的概念。
2. 说出淋巴瘤的分类。
3. 熟记淋巴瘤的临床表现。
4. 复述淋巴瘤的治疗要点。
5. 能够对淋巴瘤病人正确实施护理措施。

思维导图5-5

　　淋巴瘤（lymphoma）是一组起源于淋巴结或其他淋巴组织的恶性肿瘤。由于淋巴细胞是免疫系统的主要成分，故也认为淋巴瘤是来自免疫系统的免疫细胞的恶性肿瘤。临床主要表现为无痛性淋巴结肿大，可伴有发热、消瘦、盗汗、皮肤瘙痒等全身症状，晚期常有肝脾肿大及各系统浸润表现，最后出现恶病质。淋巴瘤可发生在身体的任何部位，通常以实体瘤形式生长于淋巴组织丰富的组织器官中，其中最易受累部位是淋巴结、扁桃体、脾以及骨髓等。根据瘤细胞的特点和瘤组织的结构成分，可分为霍奇金淋巴瘤（简称 HL）和非霍奇金淋巴瘤（简称 NHL）两大类，两者均发生于淋巴组织。在我国霍奇金淋巴瘤仅占淋巴瘤的 8%～11%。淋巴瘤在我国的死亡率为 1.5/10 万，居恶性肿瘤死亡率第 11～13 位，发病率近年有上升趋势，男性为 1.39/10 万，女性为 0.84/10 万，城市高于农村，发病年龄以 20～40 岁多见，约占 50%。

　　【病因】

　　1. 病毒感染　常见病毒有：①EB 病毒可能是 Burkitt 淋巴瘤的病因。②逆转录病毒，人类 T 细胞白血病病毒 I 型（HTLV-I）已经被证明是成人 T 细胞白血病或淋巴瘤的病人。③Kaposi 肉瘤病毒也被认为是原发于体腔的淋巴瘤的病因。

　　2. 免疫缺陷　宿主的免疫功能也与淋巴瘤的发病有关。实验证明，动物胸腺切除、接受抗淋巴血清、细胞毒药物、放射等均可使机体的免疫功能处于低下状态，易发生肿瘤。近年来发现遗传性或获得性免疫缺陷伴发淋巴瘤者较多。

　　3. 其他因素　幽门螺杆菌可能是胃黏膜淋巴瘤的病因。

【临床表现】

HL 多见于青年，儿童少见。NHL 可见于各年龄组，随年龄增长而发病增多。临床表现因病理类型、分期及侵犯部位不同而错综复杂。

1. 淋巴结肿大　常以无痛性、进行性颈部或锁骨上淋巴结肿大为首发症状，其次是腋下和腹股沟淋巴结肿大，尤以 HL 多见。肿大的淋巴结可以活动，也可相互粘连，融合成团块，触诊有软骨样感觉。淋巴结肿大可压迫邻近器官，引起相应压迫症状，如纵隔淋巴结肿大可致咳嗽、胸闷、气促、肺不张及上腔静脉综合征等；腹膜后淋巴结肿大可压迫输尿管，引起肾盂积水等。

2. 发热　可有持续性或周期性发热，热型多不规则。30％～40％ 的 HL 病人以原因不明的持续发热为首发症状。但 NHL 一般在病变较广泛时才发热，且多为高热。热退时大汗淋漓可为本病的特征之一。

3. 皮肤瘙痒　这是 HL 较特异的表现，为 HL 唯一的全身症状。全身瘙痒大多发生于纵隔或腹部有病变的病人，局灶性瘙痒发生于病变部淋巴引流的区域。多见于年轻病人，尤其是女性。

4. 酒精疼痛　有 17％～20％ 的 HL 病人在饮酒后 20 分钟病变局部淋巴结发生疼痛，即称为"酒精疼痛"，是 HL 特有症状。发生机制不明。该症状可早于其他症状及 X 表现，具有一定的诊断意义。这些病人多有纵隔侵犯，且以女性居多。当病变缓解后，酒精疼痛即消失，复发时有重现。

5. 全身各组织器官受累　肝受累可引起肝大和肝区疼痛，少数可发生黄疸。脾大不常见。胃肠道损害可出现食欲减退、腹痛、腹泻、肿块、肠梗阻和出血。肾损害表现为高血压、肾肿大、肾功能不全及肾病综合征。皮肤损害可有皮肤瘙痒、皮肤肿块、皮下结节、浸润性斑块、溃疡等。还可见肺实质浸润、胸腔积液、脑膜和脊髓浸润、骨骼及骨髓损害、心脏、心包受累等。

【辅助检查】

1. 血象　HL 常有轻或中度贫血。NHL 白细胞数多正常，伴有淋巴细胞绝对或相对增多。

2. 骨髓象　多为非特异性，如见里-斯细胞有助诊断。约 20％ 的 NHL 病人在晚期可出现急性淋巴细胞白血病骨髓象。

3. 组织学检查　淋巴结活检是确诊淋巴瘤及病理类型的主要依据。应选择颈部、腋下肿大的淋巴结或其他累及组织如皮肤等进行活检及印片。进行免疫学标志、细胞遗传学分析、分子生物学分析等，指导临床分型和分期，判断预后。

4. 其他　B超、CT、放射性核素扫描等，可辅助发现深部淋巴结肿大和结外淋巴瘤分布范围；活动期有血沉增快、血清乳酸脱氢酶活力增加，骨髓受累时血清碱性磷酸酶活力或血钙增加；NHL可有抗人球蛋白试验阳性的溶血性贫血。

【诊断要点】

对进行性、慢性、无痛性淋巴结肿大，经淋巴结活检证实即可诊断。根据病变范围不同，可将淋巴瘤分为四期。多采用1971年Ann Arbor会议推荐的临床分期法。

Ⅰ期：病变仅限于2个淋巴结区（Ⅰ）或单个结外器官局部受累（ⅠE）。

Ⅱ期：病变累及横隔同侧2个以上淋巴结区（Ⅱ），或病变局限侵犯淋巴结以外器官及横隔同侧1个淋巴结区（ⅡE）。

Ⅲ期：病变累及横隔上下两侧淋巴结区（Ⅲ），或同时伴有结外器官局限性受累（ⅢE），或伴有脾受累（ⅢS），或结外器官及脾都受累（ⅢES）。

Ⅳ期：1个或多个结外器官受到广泛性或播散性侵犯，伴或不伴淋巴结肿大。肝和骨髓只要受到累及均属Ⅳ期。

根据病人有无全身症状，各期又可分为A、B两组。A组无全身症状；B组有全身症状，如发热超过38℃、盗汗及6个月内体重减轻10%或更多。

【治疗要点】

以化疗为主，化疗与放疗相结合的综合治疗，是目前淋巴瘤治疗的基本原则。

1. 化学治疗　多采用联合化疗。HL常用MOPP（氮芥、长春新碱、丙卡巴肼、泼尼松）方案，至少用6个疗程或用至完全缓解，再用2个疗程巩固疗效，对MOPP耐药者可采用ABVD（阿霉素、博来霉素、长春新碱、甲氮咪胺）方案，或采用MOPP与ABVD交替治疗。NHL以化疗为主，化疗基本方案为COP（环磷酰胺、长春新碱、泼尼松）或CHOP（环磷酰胺、阿霉素、长春新碱、泼尼松）。恶性程度高者可加用博来霉素、甲氨蝶呤、亚叶酸钙等。

2. 放射治疗　对HL效果较好。NHL放疗复发率较高，用扩大照射或全淋巴结照射可提高生存率，降低复发率。

3. 生物治疗　干扰素、单克隆抗体（CD20）、Bcl-2反义寡核苷酸等。

4. 造血干细胞移植　对55岁以下，重要脏器正常，能耐受大剂量放、化疗的病人，进行异基因或自体干细胞移植，可取得较长的缓解期和无病存活期。

【护理诊断】

1. 体温过高　与淋巴瘤本身或感染有关。

2. 有皮肤完整性受损的危险　与放疗引起局部皮肤烧伤和疾病致皮肤损害有关。

3. 感染的危险　与化疗、放疗的毒副作用致粒细胞下降有关。

4. 焦虑　与害怕死亡及化疗的不良反应等有关。

5. 活动无耐力　与肿瘤对机体的消耗或放化疗有关。

6. 知识缺乏　缺乏疾病的防治和护理的有关知识。

【护理措施】

1. 一般护理

(1) 休息与活动：应按病情与个体适应性而定。霍奇金淋巴瘤Ⅰ期、Ⅱ期和非霍奇金淋巴瘤低度恶性Ⅰ期、Ⅱ期无 B 组症状，在完全缓解期内可适当或正常活动；在化疗和放疗期、病情较重、有 B 组症状，尤其是高热时，应卧床休息，减少机体的消耗。

(2) 饮食：向病人及其家属讲解治疗期间饮食护理的重要性，给予高热量、高蛋白、高维生素、易消化的饮食，以保证足够的营养供给；发热时可给清淡易消化的流质或半流质饮食；化疗时鼓励病人进食清淡的流质或软食，少量多餐，避免食用甜食、油腻及刺激性食物，每日饮水量不少于 2000ml；对胃肠反应较重者，遵医嘱给予静脉输液。

2. 发热护理　见本项目任务一。

3. 加强皮肤护理　放疗后病人照射区的皮肤局部可有红肿、瘙痒、灼热感、渗液以及水疱形成。故应注意保持局部皮肤的清洁干燥；避免抓伤、压迫和衣服摩擦，防止皮肤破损。避免阳光照射和使用刺激性的化学物品，如香水、软膏、洗剂、美容剂、粉饼、肥皂、胶布等。为了避免皮肤发紧、干燥和瘙痒，可遵医嘱使用合适的油膏、软膏和粉等以保护皮肤。若局部皮肤灼痛，可给予氢化可的松软膏或 0.2% 薄荷淀粉外涂；若局部出现渗液、刺痒、水疱，可用 2% 甲紫、冰片蛋清、氢化可的松软膏外涂，或用硼酸软膏外敷后加压包扎 1~2 天，渗液吸收后暴露局部；若局部皮肤有溃疡坏死，应全身抗感染治疗，局部进行外科清创、植皮。

4. 心理护理　耐心与病人交谈，向病人说明有些肿瘤，如淋巴瘤早期，尤其是霍奇金淋巴瘤是可以治愈的，即使是中、晚期病例，经过有计划和长期的治疗，也能获得较长时间的缓解。帮助病人克服恐惧心理，增强战胜疾病的信心。

【健康教育】

1. 疾病知识教育　向病人解释淋巴瘤虽属恶性疾病，但由于近年来治疗方法的改进，缓解率大大提高，所以应鼓励病人积极配合治疗，树立战胜疾病的信心。

2. 皮肤护理指导　注意个人卫生，勤剪指甲，皮肤瘙痒着避免用指甲抓搔，以免皮肤破溃。沐浴时避免水温过高，应选择温和的沐浴液。

3. 自我监测与随访　若出现疲乏无力、发热、盗汗、消瘦、咳嗽、气促、腹痛、腹泻、皮肤瘙痒以及口腔溃疡等身体不适，应及早就诊。

任务五　淋巴瘤病人的护理

达标检测及答案

学习目标

1. 说出血液系统疾病常用诊疗技术的适应证和禁忌证。
2. 对常用诊疗技术病人实施正确的护理措施

一、骨髓穿刺术

骨髓穿刺术（bone marrow puncture）是一种常用的诊疗技术，通过采取骨髓液做细胞学、原虫和细菌学等几个方面检查，以协助诊断血液病、传染病和寄生虫病；可了解骨髓造血情况，作为化疗和应用免疫抑制剂的参考；经骨髓穿刺作骨髓腔输液、输血、给药或骨髓移植。

【适应证及禁忌证】

1. 适应证　协助诊断各种血液病、造血系统肿瘤、血小板或粒细胞减少症、疟疾或黑热病；进行骨髓移植；治疗某些血液病。

2. 禁忌证　血友病等有出血倾向者。

【方法】

1. 选择穿刺部位　髂前上棘穿刺点、髂后上棘穿刺点、胸骨穿刺点、腰椎棘突穿刺点。

2. 采取适当的体位　选用髂前上棘部位穿刺者需取仰卧位；选用髂后上棘部位穿刺者，需取侧卧位或俯卧位；选用胸骨部位穿刺者，需取仰卧位且于后背垫以枕头；选用腰椎棘突穿刺点，则应取坐位，尽量弯腰，头俯屈于胸前使棘突暴露。

微视频5-6-1

骨髓穿刺术

3. 消毒麻醉　经常规消毒皮肤，戴无菌手套，铺无菌孔巾，用2%利多卡因行局部皮肤、皮下及骨膜麻醉。

4. 穿刺抽吸　将骨髓穿刺针的固定器固定于距针尖1.5cm处（胸骨穿刺者固定于距针尖1cm处），用左手拇指和示指固定穿刺部位，以右手持穿刺针垂直刺入，当针尖接触骨膜后则将穿刺针左右旋转，缓缓钻刺骨质，穿刺针进入骨髓腔后拔出针芯，接上干燥的 10ml 或 20ml 注射器，用适当力量抽吸骨髓液 0.1～0.2ml 滴于载玻片上，迅速送检做有核细胞计数、形态学及细胞化学染色检查，如需做细菌培养，可再抽取骨髓液 1.5ml，并应将注射器针座及培养基开启处通过酒精灯火焰灭菌。

5. 拔针 抽吸完毕重新插入针芯，用无菌纱布置于针孔处，拔出穿刺针，按压 1～2 分钟后，用胶布固定纱布。

【护理】

1. 术前准备

（1）解释：向病人解释穿刺的目的及注意事项，说明操作的过程，消除病人的顾虑，取得合作。应告诉病人：骨髓穿刺是一种微小的有创性的检查操作，医师在局部麻醉下操作，全过程约数分钟。正常人体的骨髓总量约为 2600g，骨髓穿刺仅抽取 0.2g，不足总量的 1/10000，不会影响健康。骨髓穿刺后，穿刺局部会有轻微疼痛，属正常情况，很快即可恢复。操作过程中应保持体位不变。

（2）辅助检查和皮试：术前做血小板、出血时间、凝血时间检查。若用普鲁卡因作局部麻醉，术前需作皮试。

（3）用物准备：治疗盘、骨髓穿刺包（含骨髓穿刺针 1 枚、10ml 和 20ml 注射器各 1 副、7 号针头 1 个、纱布 2 块、洞巾 1 条等）、棉签、2% 利多卡因、无菌手套 2 副、载玻片及推玻片若干、培养基、酒精灯、火柴、胶布等。

2. 术后护理

（1）平卧休息 4 小时。

（2）拔针后局部加压，血小板减少者至少按压 3～5 分钟，观察穿刺部位有无出血。

（3）穿刺后局部覆盖无菌纱布，保持局部干燥，若纱布被血液或汗液浸湿，要及时更换。

（4）穿刺后 3 日内禁止沐浴，以免污染创口。

二、造血干细胞移植

造血干细胞是指能自我更新，有较强分化发育和再生能力，可以产生各种类型血细胞的始祖细胞。造血干细胞移植（HSCT）是指对病人进行全身照射、化疗和免疫抑制预处理后，将正常供体或自体的造血干细胞经血管输注给病人，使之重建正常的造血和免疫功能。造血干细胞移植是目前治疗白血病最为有效的方法，此外，许多恶性肿瘤和遗传性疾病，以及再生障碍性贫血也可通过此方法获得治愈。

【造血干细胞移植的分类】

1. 根据造血干细胞供者的不同可以分为同基因造血干细胞移植、异基因造血干细胞移植和自身基因造血干细胞移植。同基因造血干细胞移植是指遗传基因完全相同的同卵孪生间的移植，供受者间不存在移植物被排斥和移植物抗宿主病等免疫学问题。

2. 根据造血干细胞采集部位的不同可以分为骨髓移植、外周血干细胞移植和脐带血干细胞移植。

【适应证】

1. 恶性疾病 ①造血系统恶性疾病，如急性淋巴细胞白血病、急性非淋巴细胞白血病、慢性粒细胞白血病、骨髓增生异常综合征、恶性淋巴瘤、多发性骨髓瘤等。②其他实体瘤，如乳腺癌、卵巢癌、睾丸癌、神经母细胞瘤、小细胞肺癌及儿童肉瘤等。

2. 非恶性疾病 如重型再障、重型海洋性贫血、阵发性睡眠性血红蛋白尿、骨髓纤维化等。

3. 遗传性疾病 如骨硬化病、黏多糖病、重型免疫缺陷病等。

【方法】

1. 供者的选择和准备 异基因造血干细胞移植应首先选择供者，供、受者做组织配型、混合淋巴细胞培养、细胞遗传及基因检查。首选 HLA 配型相合的同胞，次选 HLA 配型相合的无血缘的供体。若有多个 HLA 相合者，应选择年轻、男性、巨细胞病毒阴性和红细胞血型相合者。移植前 2～3 周对供者进行循环采血，以保证骨髓移植时有足够的新鲜血液提供给供者，以避免发生失血性休克，且可刺激骨髓造血干细胞生长。

2. 病人的预处理 在造血干细胞移植前，病人需常规接受一个疗程超剂量的化疗和（或）放疗，称为"预处理"。其目的是杀灭受者（病人）外周血液和（或）骨髓中的免疫活性细胞，使之失去排斥外来细胞的能力，从而允许供者的造血干细胞植入而使其骨髓的造血功能重建。预处理方案主要使用大剂量抗肿瘤细胞药物和全身性放射线照射。常用环磷酰胺于移植前 3、4 天或 4、5 天，静脉滴注 60mg/(kg·d)，移植前 1 天进行全身放射治疗 2 次，总剂量一般为 800～1000 拉德。接受大剂量化疗和放疗时，病人常可出现恶心、呕吐、发热、腹泻、脸潮红、腮腺肿胀等反应，应密切观察，并鼓励病人每日补水在 4000ml 以上，以稀释尿中药物和尿酸浓度，防止出血性膀胱炎和尿酸性肾病的发生。

病人预处理时应置入锁骨下静脉插管，这是造血干细胞移植期间各项输注性治疗得以顺利进行的重要前提与保障。

3. 造血干细胞的采集

（1）骨髓的采集：在手术室内严格无菌操作下对供者进行骨髓采集。应用硬膜外麻醉或全身麻醉，术者用采髓针在供者的髂前或髂后上棘 1 个或多个部位抽取骨髓。将获取的骨髓分离、过滤（通过 17、18 号针头 2 次过滤或通过不锈钢网过滤）以清除内含的脂肪颗粒后装入血袋。根据病人需要可采取 500～800ml 骨髓血。当采集到 400ml 时，应开始回输事先采集的自身血，以防休克。采髓过程中不断监测呼吸、心率、血压，采髓过程不宜过快，每采集 500ml 的时间应不少于 30 分钟。

（2）外周血造血干细胞的采集：外周血造血干细胞的采集是通过血细胞分离机经多次采集而获得。供者经造血刺激因子（粒细胞集落刺激因子或粒-单细胞集落刺激因子）动员后，当白细胞总数 $>5\times10^9/L$ 时，应用血细胞分离机采集外周血造血干细胞。分离机采集的次数以能达到所需单个核细胞（MNC）而定。一般主张自体外周血造血干细胞移植需 MNC $2\times10^8/kg$，异基因外周血干细胞移植需 MNC $4\times10^8/kg$，常需连续采集 2～3 日。

（3）脐带血造血干细胞的采集：采集在手术室进行。健康产妇分娩时待胎儿娩出后，迅速结扎脐带，以采血针穿刺脐静脉收集残留于脐带和胎盘内的血液。

4. 造血干细胞的输注　经静脉将造血干细胞输注入病人体内（具体操作及注意事项，详见护理部分内容）。

【护理措施】

1. 异体供者的心理护理　病人担心大量采集骨髓或提取外周造血干细胞时可能带来的痛苦和出现的危险以及以后对身体健康的影响，常常出现紧张、恐惧和矛盾的心理，应及时给予解释和疏导。介绍捐献造血干细胞的安全性及其价值意义；介绍采集造血干细胞的操作方法、目的、意义、注意事项与配合要求、可能出现的并发症及其预防和处理的方法等；还要通过介绍医院现有的医疗设备和安全设施、医务人员的素质水平等，以进一步提高异体供者的安全感和信任感，减轻顾虑。

2. 病人入无菌层流室前的护理

（1）无菌层流室的准备：无菌层流室的设置与应用，是有效预防造血干细胞移植术后病人继发感染的重要保障之一。在粒细胞缺乏期间，严重感染主要来自细菌和真菌，将病人置于 100 级空气层流洁净室内进行严密的保护性隔离，可以有效减少病人感染的机会。使用前室内及其一切用物均需严格消毒、灭菌处理。室内不同空间采样进行空气细菌学监测，合格后方可住进病人。

（2）病人的准备

①心理准备：接受造血干细胞移植的病人需要单独居住于无菌层流室内半个月至1个月，而且有较严重的治疗反应，病人容易产生焦虑、恐惧、孤独、失望甚至绝望等各种负性情绪。所以，在操作之前应帮助病人充分做好治疗前的心理准备。首先了解病人、家属对造血干细胞移植的目的、过程、可能的不良反应的了解程度，家庭的经济状况如何等。然后帮助病人提前熟悉环境，让病人提前熟悉医护小组成员，了解无菌层流室的基本环境、规章制度。对自体造血干细胞移植的病人，应详细介绍骨髓或外周血干细胞采集的方法、过程、对身体的影响等方面的知识，消除病人的疑虑。

②全面体检和其他必要的检查：包括骨髓象、血象、心、肺、肝、肾等重要脏器功能检查，免疫功能及内分泌功能检查，并进行尿、粪便、痰、皮肤、耳、鼻、咽拭子细菌、真菌培养，特别注意有无感染灶，一旦发现，应彻底清除。

③严格消毒隔离、预防感染：将病人安置在备有层流装置的无菌室内，室外有准备室和监护室。应做好以下护理：（a）病人从入层流室前3天开始，用复方硼酸液或1：2000氯己定漱口，口服肠道抗生素，进食消毒饮食，便后用高锰酸钾稀释液或氯己定溶液坐浴，坐浴后肛周涂抗生素软膏。用庆大霉素或卡那霉素眼药水滴眼、0.2％氯己定液清洗外耳道、鼻腔，每日2次；病人入层流室前1天剔毛发（头发、阴毛、腋毛）、修剪指（趾）甲、彻底清洗皮肤。（b）病人入层流室当日清洁灌肠，用1：2000氯己定溶液沐浴20分钟后，用无菌毛巾擦干，换消毒衣裤、鞋袜进入层流室。告诉病人所有置入室内的物品，包括被服、药物（经紫外线照射30分钟）、衣服、食具、便器、书报等，均需消毒处理。

④移植前1天行颈外静脉或锁骨下静脉置管术备用。

3. 病人入无菌层流室后的护理

（1）无菌环境的保持及物品的消毒

①对工作人员入室的要求：医护人员入室前应沐浴，穿无菌衣裤，戴帽子、口罩，用快速皮肤消毒剂消毒双手，穿无菌隔离衣、无菌袜套、换无菌拖鞋、戴无菌手套后方可进入层流室，每进入1间室更换1次拖鞋。1次入室一般不超过2人，避免不必要的进出室，有呼吸道疾病者不能入室。医护人员入室应根据病人病情和感染情况，先进无感染病人房间，最后进感染较重的房间，每进1间室必须更换无菌手套、隔离衣、袜套、拖鞋，以免引起交叉感染。

②对病室和物品的要求：病室内墙壁、桌面、所有物品表面及地面每日用消毒液擦拭2次；病人被套、大单、枕套、衣裤隔日高压消毒；生活用品每日高压消毒。凡需递

入层流室的所有物品、器材、药品等要根据物品的性状及耐受性，采用不同的方法进行消毒灭菌。无菌包均用双层包布，需要时打开外层，按无菌方法递入。

（2）病人的护理

①观察记录：严密观察病人的自觉症状和生命体征，观察口腔黏膜有无变化，皮肤黏膜及脏器有无出血倾向，有无并发症出现，准确记录24小时出入量。

②心理护理：病人入住层流室，常对自己的健康状况感到恐惧。另外，由于无菌层流室与外界基本隔绝，病人易产生孤独感。护士应多与病人交谈，倾听病人诉说，关心、鼓励、安慰、体贴病人，调节病人情绪，传递家属信息，使其坚定移植成功的信心。还可根据病人的兴趣与爱好提供经灭菌处理的书籍和音像设备，并利用对讲装置让家属与病人适当对话，可减轻病人的孤独感。

③生活护理：各种食物，如饭菜、汤类、点心等均需经微波炉消毒后食用；水果需用0.5％氯己定浸泡15分钟后削皮方可进食。口腔护理，每日3～4次；进食前后用0.05％氯己定、3％碳酸氢钠交替漱口。用0.05％氯己定或0.05％碘附擦拭鼻前庭和外耳道，0.5％庆大霉素或卡那霉素、0.1％利福平、阿昔洛韦眼药水交替滴眼，每日2～3次。便后用1％氯己定擦拭肛周或坐浴；每晚用0.05％氯己定全身擦浴1次，女性病人每日冲洗会阴1次，以保持皮肤清洁，预防感染。

④用药护理：病人入室后需继续口服肠道不吸收抗生素，药物需经过紫外线消毒后服用（每片每面需各照射15～30分钟）。若应用细胞刺激因子，如促粒素、惠尔血等过程中要注意观察有无发热、皮疹、胸痛、全身肌肉、关节酸痛、头痛等表现，如有异常应及时报告医生。化疗药物的应用配合与护理，详见任务四"白血病"。

⑤成分输血的护理：为促进HSCT的造血重建，必要时遵医嘱输入全血、浓缩红细胞或血小板。为预防输入相关的移植物抗宿主病（GVHD），全血及血制品在输入前必须经过60Co照射，以灭活具有免疫活性的T淋巴细胞。

⑥锁骨下静脉导管的应用与护理：每次应用前均需检查局部伤口情况，严格执行无菌操作和导管的使用原则，防止导管的滑脱与堵塞。导管局部换药每周2～3次。封管用肝素30～100U/ml；血小板降低者禁用肝素，现临床上多采用正压接头，生理盐水封管。

4. 造血干细胞输注的护理

（1）骨髓输注的护理包括自体骨髓输注和异体骨髓输注。

①自体骨髓输注的护理：自体骨髓液在病人进行预处理前采集，采集后加入保护液放入4℃冰箱内液态保存，于72小时内预处理结束后，提前取出在室温下放置0.5～1

小时，再回输给病人。操作方法同异体骨髓输注。

②异体骨髓输注的护理：异体骨髓在病人进行预处理后再采集供者的骨髓，采集后如果供受者 ABO 血型相符时，即可输入；如果 ABO 血型不合，要将骨髓中的红细胞清除后方可输入。输注前要给予抗过敏药物，如异丙嗪 25mg 肌内注射，地塞米松 3～5mg 静脉注射，呋塞米 20mg 静脉注射，达到利尿，预防肺水肿的目的。输注时用无滤网的输液器通过中心静脉导管输入，速度要缓慢，观察 15～20 分钟后若无反应再调快滴速，约 100 滴/分，常规要求应在 30 分钟内将 300ml 骨髓输完，但最后 5ml 骨髓需要弃去，防止发生脂肪栓塞。同时需经另一静脉通道同步输入适量鱼精蛋白，以中和骨髓液内的肝素，输入速度不宜过快，防止出现呼吸困难、低血压和心动过速等。在整个输入骨髓过程中，应密切观察病人的生命体征和各种反应，若出现皮疹、酱油色尿、腰部不适等溶血现象时应立即停止输入，并配合医生进行抢救。

（2）外周血造血干细胞输注的护理

①自体外周血造血干细胞回输的护理：回输前 15～20 分钟应用抗过敏药，以减少因冷冻剂或细胞破坏所引起的过敏反应；冷冻保存的造血干细胞需在床旁以 38.5～40℃的恒温水迅速复温融化。融化后的干细胞应立即用无滤网输液器从静脉导管输入，同时另一条静脉输等量鱼精蛋白以中和肝素。回输过程中为防止血红蛋白尿的发生，需要同时静脉滴注 5‰碳酸氢钠和生理盐水、呋塞米和甘露醇，以维持足够的尿量，直至血红蛋白尿消失。在病人能够耐受的情况下，应在 15 分钟内回输 1 袋自体外周血造血干细胞，回输 2 袋自体外周血造血干细胞之间需要用生理盐水冲管，以清洗输血管道。

②异体外周血造血干细胞回输的护理：病人经过预处理后再采集供者的外周血造血干细胞，采集后可立即输注给受者。但输注前应先将造血干细胞 50～100ml 加生理盐水稀释到 200ml。余同自体外周血造血干细胞回输的护理。

③脐带血造血干细胞输注的护理：脐带血回输量一般只有 100ml 左右，故应注意回输过程中勿出现漏液现象，常采用手推注或微量泵推注。同时应密切观察病人的心率变化，随时调整输液速度。

5.移植后并发症的观察及护理

（1）感染：感染是最常见的并发症之一，也是移植成败的关键。移植早期（移植后第 1 个月）是感染的危险期，感染率高达 60％～80％，多以单纯疱疹病毒、细菌（尤其是革兰阴性杆菌）和真菌感染较为常见；移植中期（移植后 2～3 月），以巨细胞病毒和卡氏肺囊虫为多；移植后期（移植 3 个月后），则应注意带状疱疹、水痘等病毒感染和移植后肝炎等。导致感染的主要原因为：①移植前预处理时使用了大剂量化疗药，使皮肤、黏膜和器官等正常组织损害，机体的天然保护屏障破坏。②大剂量化疗和放疗破坏了机体的免疫细胞，此时中性粒细胞可降至零，使机体的免疫力极度低下。③移植中使用环孢素与甲氨蝶呤等免疫抑制剂降低了移植物抗宿主反应的强度，但也进一步抑制了机体的免疫系统对入侵微生物的识别和杀伤功能。④GVHD。⑤锁骨下静脉导管留置。

（2）移植物抗宿主病（GVHD）：是异基因造血干细胞移植成功后最严重的并发症，是供者 T 淋巴细胞攻击受者同种异型抗原所致。临床表现有急、慢性两种。

1）急性 GVHD：发生在移植后 100 天之内，尤其是移植后第 1～2 周，又称超急性 GVHD。表现为突然广泛性斑丘疹、持续性厌食、腹泻、黄疸与肝功能异常等，病情较凶险，急性 GVHD 发生时间越早，预后越差。

2）慢性 GVHD：发生在移植后 100 天之后，是一种类似自身免疫性疾病的全身性疾病，常累及多个器官，可分为局限性和广泛性，前者常累及皮肤或肝脏，皮肤色素沉着减少，轻度肝功能异常或轻度结合膜干燥，预后良好。后者则为多器官受损，预后较差。单独或联合应用免疫抑制剂（MTX、CSA、ALG、丙种球蛋白等）和清除 T 淋巴细胞是目前预防 GVHD 最常用的两种方法。护理配合中应注意：①遵医嘱正确应用各种治疗药物，并要密切观察药物的各种不良反应。②输注各种血液制品时，必须在常规照射等处理后执行。③严格执行无菌操作。④密切观察病情变化，如生命体征、自觉症状、皮肤黏膜、二便性质等情况，及早发现 GVHD 并配合做好各种救治工作。

（3）出血：病人预处理后血小板极度减少是导致病人出血的主要原因，且移植后血小板的恢复较慢。因此要每日监测血小板计数，观察有无出血倾向，必要时遵医嘱输注经 25Gy 照射后或白细胞过滤器过滤后的浓缩血小板。

（4）化疗药不良反应的预防及护理

①肝功能损害：造血干细胞移植术后约有半数的受者出现肝损害，其主要的并发症有肝静脉闭塞病，主要由于移植前超大剂量化疗药物的应用损伤了肝细胞和血管内皮细胞，部分凝血物质的性能也发生改变，使肝静脉受阻，称肝静脉闭塞病；常发生在移植后 7～12 天，肝静脉阻塞后血液不能回入血液循环，在血管内淤积并渗出血管壁，到达腹腔形成腹水，病人可出现体重增加、腹胀、肝静脉淤血可出现肝区胀痛、黄疸。此外，常见的并发症有输血后肝炎和一过性肝损害。

②其他不良反应的预防与护理：详见本项目任务四"白血病病人的护理"。

目标检测题

1. 病人王某，女性，29岁，工人。因"头晕、乏力伴面色苍白半年余，症状加重1月"收住入院。起病以来无发热、牙龈出血或皮下出血等。病人6个月前不全流产，以后月经不正常，每隔20～22日行经一次，每次持续10日左右，月经量多。平素喜素食，嗜浓茶。查体：T 36.6℃，P 95次/分，R 20次/分，BP 90/70mmHg；慢性病容，睑结膜苍白，巩膜无黄染；皮肤干燥，无光泽，无特殊皮疹、出血点及紫癜等；全身浅表淋巴结无肿大；心肺正常；腹部平软。血象：RBC $2.8×10^{12}$/L，Hb 82g/L，血细胞比容26%，；WBC $4.0×10^9$/L，分类正常；PLT $200×10^9$/L。初步诊断：缺铁性贫血。

请思考：

(1) 护理诊断是什么？

(2) 护理措施有哪些？

2. 病历摘要：病人，男，36岁。头晕、乏力2月，鼻出血2周入院。既往刷牙后牙龈出血，四肢皮肤经常出现散在出血点。1日前排柏油样便4次，量约500g。查体：T 37.5℃，P 100次/分，R 21次/分，BP 90/60mmHg。神志清楚，贫血貌，皮下多处瘀斑。实验室检查：Hb 74g/L，RBC $3.1×10^{12}$/L，WBC $2.54×10^9$/L，PLT $34×10^9$/L。骨髓象提示再生障碍性贫血。初步诊断：再生障碍性贫血。入院后，病人未下床活动，如厕后即感疲乏无力，情绪低落，担心疾病预后不佳。

请思考：

(1) 护理诊断是什么？

(2) 护理措施有哪些？

3. 病人，女，21岁，学生，因月经不止12天入院。病人自述二年前也因月经过多而住院，诊断为"慢性再生障碍性贫血"，经住院治疗后好转出院，出院后门诊随访，病情稳定，但常有头晕、花、耳鸣、心悸等症状，月经量仍多。此次月经12天不止，来院求治。查体：中度贫血貌，T 36.8℃，口腔内可见多处散在出血点，两大腿内侧皮肤可见块状瘀斑，心界不大，心率90次/分，律齐，余（一）。实验室检查：Hb 70g/L、WBC $3.0×10^9$/L、PT $20×10^9$/L，经骨髓穿刺，医生诊断为慢性再障，并给予丙酸睾酮肌肉注射治疗。

请问：

(1) 丙酸睾酮不良反应有哪些？护理上应注意些什么？

(2) 找出三个主要护理问题。

(3) 写出威胁生命的最主要的护理手段和护理措施。

4. 病人，女性，22 岁，月经量增多 8 个月，2 周来牙龈出血，下肢皮肤散在出血点与瘀斑，自觉疲乏无力，门诊检查 Hb 70g/L，WBC 5.2×10^9/L，血小板 29×10^9/L，妇科检查无异常发现，医生确诊为"特发性血小板减少性紫癜"。

请问：

(1) 该病人治疗首选什么？无效时可采用哪种治疗方法？

(2) 请找出三个主要护理问题并写出其护理措施。

5. 病人，男性，20 岁，因反复发热 1 月余入院。曾用青霉素治疗，体温下降后又回升，最高达 40℃。查体：T 39℃、P 100 次/分、R 25 次/分，精神萎靡，贫血貌，未见皮下出血点，全身浅表淋巴结未及，胸骨下端明显压痛，心肺（一），肝脾均肋下 2cm，无压痛，余（一）。化验：血 WBC 10×10^9/L，Hb 65g/L，血小板计数 70×10^9/L，外周血中可见到原始及早幼粒细胞，确诊为"急性粒细胞白血病"。

请问：

(1) 为确诊医生需要做什么检查？

(2) 若该病人选用 DA 化疗方案，写出化疗药的主要不良反应及护理措施。

(3) 写出该病人的三个主要护理问题？

6. 患儿，男，4 岁 10 个月，因"发热咳嗽伴进行性面色苍白半月"入院，无明显出血表现，双侧腋下及腹股沟区 2~5cm 淋巴结 7 枚，肋下 3cm，脾肋下 5cm。血常规：RBC 1.81×10^{12}/L，Hb 63g/L，WBC 2.5×10^9/L，PLT $28 \times I0^9$/L，N 0.95，L 0.5。骨髓检查：

从细胞学角度来看，原单细胞 40.5%，幼单细胞 38.5%，未见 Auer 小体，红系及巨核细胞增生减低。考虑诊断为急性单核细胞白血病。

请思考：

(1) 可作出什么护理诊断？

(2) 可采取哪些护理措施？

（杨艳艳）

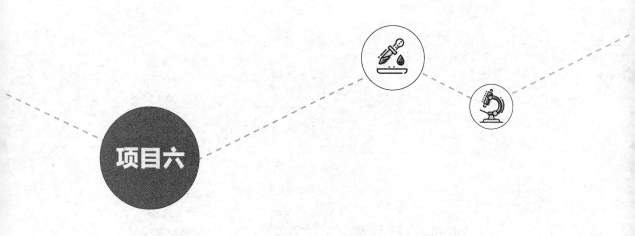

项目六

内分泌与代谢性疾病病人的护理

任务一　内分泌与代谢性疾病常见症状及体征的护理

▶ **学习目标**

1. 熟记特殊外形、消瘦、肥胖护理诊断和护理措施。
2. 归纳内分泌体统各症状体征的辅助检查、诊断、治疗要点。
3. 能够列出对出现以上症状的病人提出正确的护理措施。

思维导图6-1

　　内分泌系统由下丘脑、垂体、甲状腺、甲状旁腺、肾上腺、胰岛和性腺等内分泌腺和分布于全身各组织中的内分泌细胞及其所分泌的激素组成，主要功能是合成和分泌各种激素，调节人体的新陈代谢、生长发育、生殖和衰老等生命活动，以适应外环境，保持机体内环境的稳定。新陈代谢包括物质的合成和分解两个过程，不断为个体生成、发育、生殖和维持内环境提供物质和能量。机体在遗传、自身免疫、肿瘤、药物、营养失调及精神刺激等因素的作用下，引起内分泌功能异常或代谢障碍，导致内分泌及代谢性疾病。内分泌与代谢性疾病常见症状有特殊外形、消瘦和肥胖等。

一、特殊外形

　　特殊外形是指包括面貌、身高、体型、体态和毛发异常及皮肤黏膜色素沉着等，并可影响病人生理和心理状态的一组临床征象，多与内分泌疾病和代谢疾病有关。

【护理评估】

（一）健康史

　　应询问引起身体外形改变的原因，如既往有无产后大出血史、激素类药物服用史，家族中有无类似疾病及有无糖尿病、甲状腺疾病、高血压、肥胖、生长发育异常等疾病史。了解病人的生活规律、饮食习惯及爱好，运动参与程度，吸烟和饮酒情况等。

　　（二）身体状况

　　1. 体型变化　①身高超过正常人平均身高值的40%以上为身材过高。成人男性身高超过200cm、女性超过185cm称巨人症，见于发育成熟前生长激素分泌亢进。②成人男性身高低于145cm、女性低于135cm称身材矮小，常见于侏儒症和呆小症。侏儒症病人在发育成熟前生长激素分泌减少，导致生长发育障碍、身材矮小，但智力不受影响；

呆小症病人在发育成熟前甲状腺激素合成不足，影响神经系统发育和骨骼生长，使智力存在障碍、身材矮小。

2. 毛发改变 表现为质地、分布的变化。皮质醇增多症病人因分泌的雄性激素过多常有体毛增多；甲状腺功能减退症或垂体功能减退症常有头发干燥、稀疏，睫毛和眉毛脱落。

3. 面容变化 ①满月脸：面圆似满月、皮肤发红，常伴痤疮和胡须生长，多见于Cushing 综合征及长期应用糖皮质激素。②甲亢面容：面容惊愕，眼球凸出，眼裂增宽，表情兴奋，见于甲亢。③黏液性水肿面容：面色苍黄，颜面水肿，目光呆滞，反应迟钝，毛发稀疏，见于甲减。④肢端肥大症面容：头颅增大，面部变长，下颌前凸，眉弓、双颧隆起，唇舌肥厚，耳鼻增大，见于肢端肥大症。

4. 皮肤黏膜色素沉着 由于表皮黑色素增多，以致皮肤颜色加深，称为色素沉着。见于原发性肾上腺皮质功能减退症、先天性肾上腺皮质增生症、异位 ACTH 综合征和ACTH 依赖性 Cushing 综合征。慢性肾上腺皮质功能减退症病人可出现皮肤黏膜色素沉着，尤以摩擦处、掌纹、乳晕及瘢痕处明显。

（三）辅助检查

1. 激素测定 通过激素测定了解垂体、肾上腺、甲状腺、甲状旁腺、胰岛素和性腺功能有无异常。

2. 影像学检查 X线检查、CT 和 MRI 对某些内分泌疾病进行定位检查；B 超检查对甲状腺、甲状旁腺、肾上腺、胰腺和性腺进行定位检查。

（四）心理和社会支持状况

由于面貌、身高、体型和毛发异常等外形改变可使病人产生自卑心理，甚至出现焦虑、易怒，严重者可发生精神分裂症。

【护理诊断】

体像紊乱 与疾病引起身体外形改变等因素有关。

【护理措施】

1. 改善营养状况 针对病人的具体情况，调节饮食，改善病人的营养状况。

2. 修饰指导 教会病人改善自身形象的方法，如有突眼的病人外出时可戴墨镜以保护眼睛免受刺激；鼓励病人进行适当的修饰，以增加心理舒适和美感。

3. 心理护理 向病人讲解疾病的有关知识，告之经过治疗后，身体外观可得到改善，使其消除紧张情绪，树立治愈的信心，积极配合治疗。鼓励病人表达自己的感受，给予正确的引导，使病人勇于面对现实。鼓励病人家属和周围人群主动与病人沟通，切勿歧视病人，避免伤害病人自尊。

二、消瘦

消瘦是指摄入的营养低于机体需要量，体重低于标准体重的 10% 或体重指数 $<18.5kg/m^2$。

【护理评估】

（一）健康史

详细询问导致消瘦的原因，有无消瘦的家族史，有无糖尿病、甲状腺功能亢进等内分泌疾病，有无结核病、消化系统疾病、呼吸系统疾病等，有无长期用药史。

（二）身体状况

1. 轻度消瘦表现为精神萎靡、食欲减退、贫血，记忆力下降及血压下降等。

2. 重度消瘦表现为表情淡漠、反应迟钝、皮肤干燥、皮下脂肪消失，劳动能力丧失，抵抗力下降，甚至出现低血糖昏迷；女性病人可有月经失调或闭经，甚至是不孕。

（三）辅助检查

血糖和胰岛素水平的测定、甲状腺功能及肾上腺皮质功能的检查、胃肠钡餐检查、胸部 X 线检查等，有助于消瘦病因的诊断。

（四）心理和社会支持状况

由于营养状况下降，病人反应迟钝、淡漠，易出现沉默寡言，甚至是焦虑、抑郁。

【护理诊断】

营养失调：低于机体需要量　与营养摄入不足和（或）消耗过多有关。

【护理措施】

1. 饮食护理　给予高热量、高蛋白、富含维生素、易消化的饮食。宜少量多餐，逐渐增加进食量。烹饪符合病人口味的食物。对不能进食者给予鼻饲，消化功能差者给予要素饮食，极度消瘦者遵医嘱静脉补充营养液，如氨基酸、脂肪乳液等。

2. 心理护理　了解病人的心理状况，向病人解释引起消瘦的原因，给予心理疏导和支持。指导病人积极配合治疗，改善消瘦症状。

三、肥胖

肥胖是指体内脂肪堆积过多和（或）分布异常，体重指数（BMI）$\geqslant28kg/m^2$ 或体重超过理想体重的 20%。根据病因不同，可分为单纯性和继发性肥胖。

【护理评估】

（一）健康史

详细询问导致肥胖的原因，有无肥胖的家族史和内分泌疾病，了解病人的饮食习惯、每天的运动量。

（二）身体状况

1. 单纯性肥胖表现为脂肪分布均匀。幼年肥胖者，脂肪细胞数量增多，常引起终身肥胖，部分病人有外生殖器发育迟缓；成年后出现肥胖者，脂肪细胞数不变，胞体肥大等。

2. 继发性肥胖表现为脂肪分布不均匀，如 Cushing 综合征表现为向心性肥胖。

（三）辅助检查

血糖、血脂和胰岛素水平的测定，垂体、甲状腺功能及肾上腺皮质功能的检查，必要时给予影像学检查。

（四）心理和社会支持状况

由于外形肥胖和动作迟缓，病人易产生自卑、焦虑、抑郁。在社会交往中，常遭遇他人的嘲笑，更加深了病人自卑的心理。

【护理诊断】

营养失调：高于机体需要量　与饮食习惯不良和（或）消耗过少有关。

【护理措施】

1. 饮食护理　给予低糖、低脂、低盐、适量蛋白质、富含纤维素的饮食。避免油煎食物、方便食品、快餐、零食和巧克力等。指导病人形成良好的饮食习惯，如增加咀嚼次数，减慢进食速度。

2. 加强运动　鼓励病人积极参加体力活动，指导病人选择适合的有氧运动，逐渐增加运动量，避免剧烈运动。

3. 心理护理　了解病人的心理状况，向病人解释引起肥胖的原因，给予心理疏导和支持。指导病人积极配合治疗，改善肥胖的症状。

任务一　内分泌与代谢性疾病常见症状及体征的护理

达标检测及答案

任务二　甲状腺疾病病人的护理

思维导图6-2

> **学习目标**
>
> 1. 解释甲亢、Graves 病的概念。
> 2. 熟记单纯性甲状腺肿、甲亢、甲减的临床表现、护理诊断、护理措施与健康教育。
> 3. 复述单纯性甲状腺肿、甲亢的病因、辅助检查与治疗要点。

一、单纯性甲状腺肿

单纯性甲状腺肿（simple goiter）是指由多种原因引起非炎症或非肿瘤性甲状腺肿大，不伴甲状腺功能异常。单纯性甲状腺肿分地方性和散发性。地方性甲状腺肿呈地方性分布，多属缺碘所致，患病率超过 10%；散在性甲状腺肿散发于各地，患病率约为 5%，女性发病率是男性的 2～3 倍。

【病因】

1. **碘缺乏**　长期缺碘，是本病的最常见原因。碘是合成甲状腺激素（TH）的主要原料，碘缺乏时合成甲状腺激素不足，负反馈引起垂体分泌促甲状腺激素（TSH）增加，刺激甲状腺增生肥大。远离海洋的地区，由于雨水冲洗土壤中的碘，导致饮水和食物中含碘量不足，以至该地区人群的碘摄入量不足。儿童生长期、青春期、妊娠和哺乳期，人体对甲状腺激素的需要量增加，碘供应相对不足，导致生理性甲状腺肿。

2. **致甲状腺肿物质**　某些物质可阻碍甲状腺激素的合成，从而引起甲状腺肿，称为致甲状腺肿物质，包括：①某些药物如硫脲类、对氨基水杨酸、磺胺类、碳酸锂等。②某些食物如萝卜、卷心菜、黄豆、白菜、小米等。③高碘，长期使用含碘高的水或药物，可阻碍碘的有机化，从而影响甲状腺激素的合成和释放，亦可导致甲状腺肿。

3. **先天性甲状腺激素合成障碍**　由于先天性的某些甲状腺激素合成酶缺陷，影响了甲状腺激素合成的某个环节，使甲状腺激素形成发生障碍，从而引起甲状腺肿。

知识链接

甲状腺素的合成、分泌

甲状腺的主要功能是合成甲状腺素（T_4）和三碘甲状腺原氨酸（T_3）。甲状腺激素的主要原料为碘和酪氨酸，碘离子被摄取进入甲状腺上皮细胞后，经一系列酶的作用与酪氨酸结合成一碘酪氨酸（MIT）及二碘酪氨酸（DIT），在缩合酶的作用下合成具有生物活性的 T_3 和 T_4。甲状腺素的合成与释放受垂体分泌的促甲状腺激素（TSH）和下丘脑分泌的促甲状腺素释放激素（TRH）控制，而血清中 T_4 可通过负反馈作用降低垂体对 TRH 的反应性，减少 TSH 分泌。

【临床表现】

主要表现为甲状腺肿大，多呈轻至中度对称性、弥漫性肿大，表面光滑、质软、无压痛。当甲状腺进一步肿大可呈多发性结节。重度肿大时可压迫邻近组织、器官，出现压迫症状，如压迫气管引起刺激性咳嗽、呼吸困难；压迫食管可出现吞咽困难；压迫喉返神经可引起声音嘶哑；胸骨后甲状腺肿压迫上腔静脉，使上腔静脉回流受阻，可出现面部青紫、肿胀，颈、胸部浅表静脉扩张等表现。

【辅助检查】

1. 甲状腺功能检查　一般正常。血 T_4 正常或偏低；T_3 正常或偏高；TSH 正常或偏高。

2. 甲状腺摄^{131}I率及 T_3 抑制试验　甲状腺摄^{131}I率大多增高，但峰值不提前，可被 T_3 抑制。

3. 甲状腺放射性核素扫描　为弥漫性甲状腺肿大，呈均匀分布。

【诊断要点】

病人有甲状腺弥漫性肿大但功能基本正常，是诊断单纯性甲状腺肿的主要依据。地方性甲状腺肿的诊断需结合流行病史。

【治疗要点】

本病的治疗主要取决于病因。

1. 碘剂　适用于碘缺乏者。地方性甲状腺肿流行地区应采取碘化食盐进行防治。但成年人尤其是结节性甲状腺肿病人应避免大剂量碘治疗，以免诱发碘源性甲状腺功能亢进。

2. 甲状腺素片　适用于不明显原因的甲状腺明显肿大者。一般用左甲状腺素（L-T_4）或甲状腺干粉片口服。

3.手术治疗　单纯性甲状腺肿者一般不予手术，但出现药物治疗无效、压迫症状、或疑有甲状腺结节癌变时，应手术治疗。

【护理诊断】

1.体像紊乱　与甲状腺肿大导致颈部外形改变等有关。

2.知识缺乏　缺乏正确饮食方法及药物使用等知识。

3.潜在并发症：呼吸困难、吞咽困难、声音嘶哑、上腔静脉阻塞综合征等。

【护理措施】

（一）一般护理

1.活动与休息　甲状腺肿大不明显且无压迫症状者，病人可正常活动，避免过度劳累；甲状腺明显肿大且有压迫症状者，应注意休息，必要时卧床休息。

2.饮食护理　指导病人食用碘盐，并多食海带、紫菜等含碘丰富的食物，预防缺碘引起的地方性甲状腺肿。避免食用花生、卷心菜等抑制甲状腺激素合成的食物。

（二）病情观察

观察病人的甲状腺肿大的程度、质地、有无结节及压痛；观察有无呼吸困难、吞咽困难、声音嘶哑等压迫症状；若甲状腺结节在短时间内迅速增大，应警惕癌变。

（三）用药护理

指导病人遵医嘱补充碘剂或使用甲状腺素片，观察药物的疗效和不良反应，若病人出现心动过速、多食、怕热多汗等甲状腺功能亢进的表现，应及时就诊。

（四）心理护理

向病人及家属讲解相关疾病知识，消除其紧张情绪，争取其积极配合治疗。鼓励病人表达自身感受，帮助病人适当的修饰，改善外在形象，树立信心；积极与病人家属沟通，促使家属给予病人必要的支持和理解。

二、甲状腺功能亢进症

案例导入

病人，女，32岁，心悸、怕热、多汗、多食、消瘦伴颈部增粗2个月。2月前出现心悸，活动时加重，眼球突出，颈部增粗，怕热多汗，多食易饥，大便4～5次/日，未曾就诊。今日因劳累后，出现发热、心悸加重、呼吸急促，烦躁不安、四肢无力、多汗等。既往体健。查体：体温39.1℃，脉搏142次/分，呼吸28次/分，血压100/60mmHg。神志清，甲亢面容，眼球突出，甲状腺Ⅱ度弥漫性肿大，质中，甲状腺上极可闻血管杂音。两肺无异常，心界不大，心率148次/分，心律不规则，心音强弱不一致，心尖部闻及收缩期Ⅱ级吹风样杂音。腹平软，无压痛及反跳痛。双下肢无浮肿。辅助检查：血白细胞 $5.4×10^9/L$；FT_4、FT_3升高，TSH 降低；心电图示"心房颤动"。初步诊断为甲亢、甲状腺危象、心房颤动。

1. 该病人存在哪些护理问题？

2. 针对这些护理问题制定哪些护理措施？

甲状腺功能亢进症（hyperthyroidism）简称甲亢，是指由多种病因导致甲状腺激素（TH）分泌过多而引起的一系列临床综合征。引起甲亢的病因中以 Graves 病最多见，下面对 Graves 病给予重点介绍。

Graves 病（简称 GD），又称弥漫性毒性甲状腺肿或 Parry 病、Basedow 病，是一种伴 TH 分泌增多的器官特异性自身免疫性疾病。各年龄组均可发病，以 20～40 岁多见，女性多于男性，男女之比为 1∶（4～6）。

【病因】

1. **遗传因素** GD 有明显的遗传倾向，与一定的人类白细胞抗原（HLA）的类型有关。

2. **免疫因素** GD 病人的血清中存在促甲状腺激素（TSH）受体的特异性自身抗体，即 TSH 受体抗体（TRAb）。TRAb 可与 TSH 受体结合，产生 TSH 的生物学效应，即甲状腺细胞增生、TH 合成及分泌增多。

3. **环境因素** 如细菌感染、精神刺激、创伤、锂剂的应用、应激等可破坏机体免疫稳定性，使有免疫监护和调节功能缺陷者发病。

知识链接

甲状腺激素的主要生理功能

1. 促进生长发育 主要是促进脑的发育、长骨的生长。

2. 调节新陈代谢

（1）产热效应：提高组织耗氧量，增加产热量。

（2）对蛋白质、糖和脂肪代谢的作用：①对蛋白质，生理剂量时促进合成，大剂量时加速分解；②对糖，升血糖作用大于降血糖作用，促进糖吸收和糖原分解、也促进利用；③对脂肪，促进脂肪分解；促进胆固醇分解大于胆固醇合成。

3. 其他作用 提高成人神经系统兴奋性；增加心率、增强心收缩力；增加肠蠕动等。

【临床表现】

大多数起病缓慢，少数可在精神创伤或感染等应激状态后急性起病。典型表现有高代谢综合征、甲状腺肿及眼征，但此三者出现先后与程度可不平行。

微视频6-2-1

甲状腺功能
亢进症病人症状

1. 甲状腺毒症表现

微视频6-2-2

甲状腺功能
亢进症病人体征

（1）高代谢综合征：由于甲状腺激素分泌过多和交感神经兴奋性增高，导致新陈代谢加速，基础代谢率明显增高。表现为疲乏无力、怕热多汗、皮肤温暖而湿润（尤以手掌、足掌、脸、颈、前胸、腋下等处明显）、低热、体重显著减轻等。甲状腺激素促进肠道糖的吸收，加速糖的氧化和肝糖原的分解，可导致糖耐量的减低或使糖尿病加重；甲状腺激素促进脂肪的合成、氧化和分解，胆固醇合成、转化及排泄都加速，导致血总胆固醇降低；蛋白质分解增强，呈负氮平衡。

（2）精神、神经系统：由于甲状腺激素分泌过多致交感神经兴奋性增高。表现为神经过敏、多言好动、紧张焦虑、失眠不安、焦躁易怒、注意力不集中，有时有幻觉甚至有精神分裂症的表现。可有手、舌和（或）眼睑震颤，腱反射亢进。

（3）心血管系统：表现为心悸、胸闷、气促，严重者可导致甲亢性心脏病。常见体征：①心动过速：常为窦性，一般为 90～120 次/分，静息或睡眠时心率仍增快为本病特征之一。②心律失常：以心房期前收缩最为多见；也可出现心房颤动或心房扑动，偶见房室传导阻滞。③心音和杂音：心尖区第一心音亢进，常伴有心尖区Ⅰ～Ⅱ级收缩期杂音。④心脏增大，甚至发生心力衰竭。⑤血压：收缩压升高，舒张压降低，脉压增大，可出现水冲脉、毛细血管搏动征及枪击音等周围血管征。

（4）消化系统：表现为食欲亢进、多食、消瘦、排便次数增多。严重者可有肝肿大、肝功能异常，偶有黄疸。老年病人可有食欲减退、厌食。

（5）肌肉骨骼系统：部分病人表现为甲亢性肌病、肌无力及肌萎缩，多累及肩胛与骨盆带肌群。周期性瘫痪，好发于青壮年男性，在剧烈运动、高碳水化合物、注射胰岛素等诱因下发病，主要累及下肢，发作时有低钾血症，但尿钾不高。

（6）生殖系统：女性病人常出现月经紊乱、减少或闭经；男性有勃起功能障碍，偶有乳腺增生。

（7）造血系统：常有轻度贫血；可伴有紫癜，血小板寿命缩短；外周血白细胞总数偏低，淋巴细胞和单核细胞增多。

（8）皮肤、毛发及肢端表现：皮肤温暖湿润，颜面潮红。部分病人色素减退，出现毛发脱落、白癜风或斑秃。少数伴杵状指、软组织肿胀,指甲或趾甲和甲床分离,称为指端粗厚症(acropachy)。

胫前黏液性水肿多发生在胫骨前下 1/3 部位,也可出现足背、踝关节、肩部、手背或手术瘢痕处,皮损大多对称。早期皮肤增厚、变粗,有广泛大小不等的棕红色或红褐色、暗紫色突起不平的斑块或结节,边界清楚,直径大约 5～30mm,皮损周围皮肤变薄发亮、紧张,病变表面及周围有毳毛增生、毛囊角化,伴有感觉过敏或减退;后期皮肤增粗变厚,呈橘皮样或树皮样,皮损融合,有深沟,覆以灰色或黑色疣状物,下肢粗大似象皮腿。

2. 甲状腺肿

一般呈对称性、弥漫性甲状腺肿大,质地柔软、表面光滑、无压痛,可随吞咽动作上下移动;腺体上下极可触及震颤,闻及血管杂音,为本病的重要特征。甲状腺肿大与甲亢轻重无明显关系,少数病例可无甲状腺肿大。

3. 眼征　约 25%～50% 的本病病人伴有眼征,其中突眼为重要的、特异的体征之一。突眼按病变程度可分单纯性和浸润性突眼两种类型。

(1)单纯性突眼:又称良性突眼、非浸润性突眼。较常见,主要与交感神经兴奋和甲状腺激素的 β 肾上腺素能样作用致眼外肌和提上睑肌张力增高有关。常见体征有:①眼球前突,突眼度一般在 18mm 以内。②上眼睑挛缩、眼裂增宽。③von Graefe 征,眼向下看时,可因上眼睑挛缩而不能随眼球下垂。④Stellwag 征,瞬目减少。⑤Joffroy 征,眼球向上看时,前额皮肤不能皱起。⑥Mobius 征,两眼看近物时,眼球辐辏不良。

(2)浸润性突眼:又称恶性突眼。较少见,多见于成人,与眶后组织的自身免疫性炎症有关。除上述眼征更明显以外,常伴有眼睑肿胀肥厚,结膜充血水肿;眼球明显突出,突眼度一般在 18mm 以上,且两侧眼睛的突眼度可不相等(>3mm)。病人常有眼内异物感、眼部胀痛、畏光、流泪、视力减退,可有复视、斜视。严重者眼睑不能闭合,结膜和角膜经常暴露而发生充血、水肿、角膜炎、角膜溃疡,甚至全眼球炎以至失明。

4. 特殊临床表现和类型

(1)甲状腺危象:系本病恶化时的严重表现,可能与循环内甲状腺激素水平增高有关,多发生于病情较重未予治疗或治疗不充分的病人。主要诱因有精神刺激、感染、手术、创伤等。主要表现为高热,心动过速(心率 140 次/分或以上)、焦虑、烦躁、大汗、恶心及呕吐等;严重者可出现心衰、休克及昏迷等。甲状腺危象的死亡率较高,可达 20% 以上。

(2)甲亢性心脏病:多见于男性结节性甲状腺肿伴甲亢者。主要表现为心脏增大、严重心律失常或心力衰竭。但在甲亢控制后，心律失常、心脏增大和心绞痛等均可恢复。

（3）淡漠型甲亢：多见于老年人。起病隐匿，高代谢综合征、眼征和甲状腺肿大均不明显。主要表现为明显消瘦、心悸、乏力、神志淡漠、腹泻、厌食、头昏等。可伴有心房颤动和肌病等。临床上此类型易误诊为恶性肿瘤和冠心病。

（4）亚临床甲亢：本类型主要依赖实验室检查结果诊断。血清 TSH 水平降低，而 T_3、T_4 正常，不伴或伴有轻微甲亢症状。可发展为临床甲亢，引起冠心病、骨质疏松等。

（5）妊娠期甲状腺功能亢进症：因妊娠期甲状腺激素结合球蛋白（TBG）增高，引起 TT_3、TT_4 增高，所以妊娠期甲状腺功能亢进症的诊断依赖血清 FT_3、FT_4 和 TSH_4。如果病人甲亢未控制，建议不要怀孕；如果正接受抗甲状腺药物（ATD）治疗，血清 TT_3、TT_4 正常，停用抗甲状腺药物（ATD）或用 ATD 最小剂量，可以怀孕；如果是妊娠期间发现甲亢，如需继续妊娠者可以选择合适剂量的 ATD 治疗和妊娠中期甲状腺手术治疗。

【辅助检查】

1. 甲状腺激素测定

（1）血清总甲状腺素（TT_4）及总三碘甲状腺原氨酸（TT_3）：甲亢时两者均增高，但受血清甲状腺激素结合球蛋白（TBG）量和蛋白与激素结合力变化的影响。

（2）血清游离 T_3 及 T_4（FT_3、FT_4）：两者均增高。二者为循环血中甲状腺激素活性部分，其不受甲状腺结合球蛋白的影响，直接反映甲状腺功能状态。

2. 促甲状腺素（TSH）测定　血清 TSH 浓度变化是反映甲状腺功能最敏感的指标。

3. ^{131}I 摄取率盖革计数管测定　^{131}I 摄取率正常值为 3 小时 5%～25%，24 小时 20%～45%，高峰在 24 小时出现。甲亢时 ^{131}I 摄取率为总摄取量增加，摄取高峰前移。妊娠和哺乳期妇女不做此检查。

4. TSH 受体抗体（TRAb）测定　是鉴别甲亢病因和诊断 GD 的指标之一。新诊断的 GD 病人 75%～96%TRAb 阳性。

5. 基础代谢率（BMR）　正常范围为 −10%～+15%。无基础代谢测定仪时，禁食 12 小时、睡眠 8 小时后，于清晨空腹静卧时测脉率、血压，再用下列公式计算：BMR%＝脉率（次数/分）＋脉压（毫米汞柱）−111。大多数病人高于正常，其增高程度与病情轻重呈正相关。+15%～+30% 为轻度，+31%～+60% 为中度，＞+60% 为重度。

6. **甲状腺放射性核素扫描**　对于诊断甲状腺自主高功能腺瘤有意义。肿瘤区浓聚大量核素，肿瘤区外甲状腺组织和对侧甲状腺无核素吸收。

7. **其他**　血白细胞数正常或稍低，淋巴细胞相对增高；24 小时尿肌酸升高；血胆固醇低于正常。

【诊断要点】

在询问健康史的基础上，结合高代谢综合征、甲状腺肿大及突眼等典型表现可作出甲亢的初步诊断。若症状不典型的亢进病人，需进一步结合实验室检查，进行确诊。GD 的诊断要点为：①确诊甲亢。②甲状腺弥漫性肿大。③浸润性突眼。④TRAb 阳性。⑤其他甲状腺自身抗体阳性。⑥胫前黏液性水肿。具备①、②两项即可确诊，其他4 项进一步支持诊断。

【治疗要点】

目前尚无对该病的病因治疗。甲亢的治疗主要有抗甲状腺药物（ATD）治疗、^{131}I 治疗和手术治疗。

（一）抗甲状腺药物（ATD）治疗

1. **硫脲类和咪唑类**　ATD 前者有甲硫氧嘧啶（MTU）和丙硫氧嘧啶（PTU），后者有甲巯咪唑（他巴唑，MMI）和卡比马唑（甲亢平，CMZ）。其作用机制是通过抑制甲状腺内过氧化物酶的活性，致无机碘不能氧化为活性碘，从而使甲状腺激素合成减少。PTU 还能在外周组织抑制 T_4 转变为 T_3，为严重病例或甲状腺危象的首选用药。

（1）适应证：①轻、中度病情。②甲状腺轻、中度肿大。③孕妇、高龄或由于其他严重疾病不适宜手术者。④手术前和 ^{131}I 治疗前的准备。⑤手术后复发且不适宜 ^{131}I 治疗者。

（2）剂量与疗程：①治疗期：每次 MMI10～20mg，每天 1 次口服；或者 PTU 每次 50～150mg，每天 2～3 次口服。每 4 周复查血清甲状腺激素水平。②减量期：当血清甲状腺激素达到正常后减量。③维持期：维持剂量每次 MMI5～10mg，每天 1 次口服或者 PTU 每次 50mg，每天 2～3 次。维持时间 12～18 个月；每 2 个月复查血清甲状腺激素。

甲亢缓解的标准是，停药 1 年，血清 TSH 和甲状腺激素正常。复发可以选择 ^{131}I 或者手术治疗。

2. **复方碘口服液**　主要作用机制是抑制甲状腺球蛋白的分解，减少甲状腺激素的释放。用后可使甲状腺体积缩小、坚韧、血管减少。仅用于手术前准备和甲状腺危象。

（二）放射性 ^{131}I 治疗

利用甲状腺有高度摄取和浓集碘的能力，^{131}I 在组织内主要放出 β 射线，使甲状腺滤泡受其破坏而萎缩，致甲状腺激素合成和分泌减少，同时还减少腺内淋巴细胞，从而减少抗体产生，取得治疗甲亢的疗效且不影响毗邻组织。

1. 适应证　①甲状腺肿大Ⅱ度以上。②对 ATD 过敏。③ATD 治疗或手术治疗后复发。④甲亢合并心脏病。⑤甲亢伴白细胞减少、血小板减少或全血细胞减少。⑥甲亢合并肝、肾等脏器功能损害。⑦拒绝手术或有手术禁忌证。⑧浸润性突眼。对轻度和稳定期的中、重度突眼可单用^{131}I治疗甲亢，对活动期病人，可以加用糖皮质激素。

2. 禁忌证　妊娠或哺乳期妇女。

3. 剂量　确定^{131}I剂量的方法有 2 种。①计算剂量法：口服剂量（MBq）依甲状腺质量和甲状腺 24 小时摄碘率计算而得。②估算剂量法：国内单次给予的总剂量多选择<185MBq（5mCi），而美国单次给予的总剂量达到 370～555MBq（10～15mCi），其理由是儿童和青少年病人接受小剂量的^{131}I辐射导致甲状腺癌发生率增加。治疗前 ATD 治疗要停药 1 周，特别对于选择小剂量^{131}I治疗的病人，因为 ATD 可能减少^{131}I对甲状腺的破坏作用。

（三）手术治疗

通常选择甲状腺次全切除术，两侧各保留 2～3g 甲状腺组织。该手术的治愈率可达 70％以上，但可引起多种并发症。

1. 适应证　①甲状腺显著肿大、压迫邻近器官者。②中、重度甲亢且长期服药无效、停药后复发、不能坚持长期服药者。③胸骨后甲状腺肿伴甲亢者。④细针穿刺细胞学检查（FNA）怀疑恶变。⑤ATD 治疗无效或过敏的妊娠病人，手术需要在妊娠 T_2 期（4～6 个月）施行。

2. 禁忌证　①严重或发展较快的浸润性突眼者。②合并心、肝、肾、肺等疾病，全身情况差而不能耐受手术者。③妊娠 T_1 期（1～3 个月）及 T_3 期（7～9 个月）。T_1 期和 T_3 期手术可以出现流产和麻醉剂致畸。

3. 术前准备　术前应用抗甲状腺药物至症状控制，T_3、T_4 恢复正常，心率低于 80 次/分，然后于术前 2 周加用碘剂，每次 3～5 滴，每日 3 次，以减少术中出血。

（四）甲状腺危象的治疗

去除诱因，积极治疗甲亢是预防甲状腺危象发生的关键，尤其应该注意防治感染和做好术前准备。

1. 抑制 TH 的合成　首选丙硫氧嘧啶，首剂 500～1000mg，以后每次 250mg，每 4 小时一次，口服或经胃管注入。PTU 作用机制是抑制甲状腺激素合成和抑制外周组织 T_4 向 T_3 转换。

2. 抑制 TH 的释放　常用复方碘液口服溶液，服用 PTU1 小时后加用复方碘口服溶液 5 滴 （0.25ml 或者 250mg），每 6 小时一次；或者碘化钠 0.5～1.0g 加入 10％葡萄糖盐水中静脉滴注 12～24 小时，以后视病情逐渐减量，一般使用 3～7 天停药。如果对碘剂过敏，可改用碳酸锂 0.5～1.0g/d，分 3 次口服，连用数天。

3. 降低周围组织对 TH 的反应　普萘洛尔 60～80mg/d，每 4 小时口服一次。作用机制是阻断甲状腺激素对心脏的刺激作用和抑制外周组织 T_4 向 T_3 转换。氢化可的松 300mg 首次静脉滴注，以后每次 100mg，每 8 小时一次。作用机制是防止肾上腺皮质低功能。

4. 降低血 TH 浓度　如果上述治疗不满意，可选用血液透析、腹膜透析或血浆置换等措施。

5. 对症和支持疗法　监测心、脑、肾功能；高热者可选用氯丙嗪或物理降温，但应避免使用乙酰水杨酸类解热药；纠正水、电解质紊乱；给氧、防治感染；补充热量和维生素。

【护理诊断】

1. 营养失调：低于机体需要量　与基础代谢率增高、腹泻等有关；

2. 活动无耐力　与甲亢性心脏病、蛋白质分解增加等有关。

3. 有组织完整性受损的危险　与浸润性突眼有关。

4. 焦虑　与病情复杂、病程较长等有关。

5. 潜在并发症：甲状腺危象。

【护理措施】

（一）一般护理

1. 病室环境　病室宜安静、通风、舒适，避免强光刺激，室温保持在 20℃左右，以便减少出汗。限制探访人次。

2. 活动与休息　病情轻的病人可适当活动，以不感疲劳为度；病情重、心功能不全或合并严重感染的病人，要严格卧床休息。护士应经常巡视病房，做好生活护理。

3. 饮食护理　可给予高热量、高蛋白、高维生素和含钾、钙丰富的饮食，保证营养供给。嘱病人多饮水，每日饮水 2000～3000ml，补充丢失的水分。避免摄入刺激性的食物和饮料，如浓茶、咖啡或酒等。为减少对肠道刺激和大便次数，应忌食生冷，限制高纤维素饮食，如粗粮、蔬菜、豆类等。避免吃含碘丰富的食物如海带、紫菜等，以免促进甲状腺激素的合成。慎用卷心菜、花椰菜、甘蓝等致甲状腺肿食物。

微视频6-2-3

甲状腺功能
亢进症饮食指导

（二）病情观察

定时观察病人的生命征及心率、心律的变化；注意精神神经状态；密切观察病人甲状腺肿大的情况及变化、突眼程度和伴随症状；密切观察有无甲状腺危象发生，当出现原有症状加重、体温升高、心率增快、大汗淋漓等症状时，应立即报告医生并协助处理。

（三）用药护理

甲亢病人用药时间长、治疗较复杂，应做好用药的解释和指导工作，使病人严格遵医嘱用药，不可随意调整药物剂量或停药，学会观察药物的疗效和不良反应。

1. 使用 ATD 的护理　观察药物常见的不良反应：①粒细胞减少，严重时可致粒细胞缺乏症。此不良反应多发生在用药后 2～3 个月内，如外周血白细胞计数低于 $3×10^9/L$ 或中性粒细胞低于 $1.5×10^9/L$，应立即停药。②药疹，较常见，可用抗组胺药物控制，无须停药。如出现严重皮疹应立即停药。③如出现中毒性肝炎、肝坏死、狼疮样综合征、精神病、胆汁淤滞综合征、味觉丧失等应立即停药，并严密观察病情变化。

2. 使用131I的护理　主要不良反应：①甲状腺功能减退，分暂时性和永久性甲减，一旦发生遵医嘱予 TH 替代治疗。②放射性甲状腺炎，见于131I治疗后 7～10 天，严重者遵医嘱给予糖皮质激素治疗。③突眼变化不一，一旦发现异常应及时通知医生。

（四）心理护理

向病人及家属讲解相关疾病知识，消除其紧张情绪，争取其积极配合治疗。给予病人精神上的安慰，告知病人甲状腺肿大、突眼等症状和情绪波动是由于疾病引起的，给予合理的治疗后可得到改善，并鼓励病人表达自身感受，帮助病人适当的修饰，改善外在形象，树立信心；积极与病人家属沟通，促使家属给予病人必要的支持和理解。

（五）甲状腺危象的护理

1. 避免诱因　常见的诱因有：①感染，尤其是呼吸道感染。②手术。③创伤，如交通意外等。④应激，如心肌梗死、精神刺激等。⑤放射碘治疗或摄入碘过多。⑥其他：如不规则服药、过度疲劳、妊娠等。

2. 密切观察病情　观察生命征、神志及精神状态。如原有甲亢症状加重，出现高热、烦躁不安、呼吸急促、大汗淋漓、心悸、乏力，伴呕吐、神志障碍等应警惕甲状腺危象的发生，应立即通知医生并协助医生处理。

3. 紧急护理措施　①绝对卧床，呼吸困难时取半卧位，立即给予吸氧，快速建立静脉通道。②积极准备抢救药物，遵医嘱予 PTU、复方碘溶液、氢化可的松等药物。③密切观察病情进展，定时监测生命征和神志情况。④对症护理：对昏迷者应加强口腔、皮肤护理，防止压疮和肺炎的发生。对高热者应给予物理降温。躁动不安者应使用床栏保护病人安全。

（六）眼部护理

1. 保护眼睛　①戴深色眼镜防止强光和灰尘的刺激。复视时可戴单侧眼罩。②经常用眼药水湿润眼睛，可用0.5％甲基纤维素或0.5％氢化可的松滴眼，可减轻水肿和局部眼睛刺激症状。睡前可用抗生素眼膏、纱布或眼罩。③睡觉时，应取高枕卧位，以便减轻球后组织水肿。必要时限制食盐摄入，遵医嘱给予利尿剂。

2. 遵医嘱早期选择用ATD、免疫抑制剂及非特异性抗炎药物，并观察药物的疗效和不良反应。

3. 对严重突眼、暴露性角膜溃疡或压迫性视神经病变者，可行手术或球后放射治疗，以便减轻眶内或球后浸润。配合医生做好术前准备。

【健康教育】

1. 疾病知识指导　给病人及家属讲解甲亢的基本知识及防治要点。鼓励病人保持身心愉快，避免精神刺激，建立和谐的人际关系。同时家属应多体谅病人，减轻病人的精神压力。

2. 饮食及休息指导　指导病人合理安排休息，避免过度紧张和劳累，保持情绪稳定；多吃高热量、高蛋白、高维生素、高矿物质的食物，禁服大量海带、海藻、紫菜及加碘盐；禁饮兴奋性饮料及高纤维素食物；劝告病人戒烟戒酒。

3. 用药指导　详细讲解抗甲状腺药物的用法、副作用、坚持用药的重要性。指导病人按时服药，定期到医院复查。

4. 出院指导　指导病人坚持服药、定期复查甲状腺功能，如出现异常表现及时就诊。

三、甲状腺功能减退症

甲状腺功能减退症（hypothyroidism）简称甲减，是由各种原因导致的低甲状腺激素血症或甲状腺激素抵抗而引起的全身性低代谢综合征，其病理特征是黏多糖在组织和皮肤堆积，其表现为黏液性水肿。

本病有两种分类法。一种是按病变部位分为：①原发性甲减：因甲状腺腺体疾病引起的甲减。②中枢性甲减：因下丘脑和垂体疾病引起的TRH或TSH的产生和分泌减少引起的甲减。③甲状腺激素抵抗综合征：因甲状腺激素在外周发挥作用缺陷。另一种是按病变的原因分类，如^{131}I治疗后甲减、手术后甲减、特发性甲减和药物性甲减等。本任务主要介绍成年型甲减。

【病因】

1. **自身免疫损伤**　最常见的原因是自身免疫性甲状腺炎。

2. **甲状腺破坏**　如手术、^{131}I 治疗和产后垂体缺血坏死等。

3. **碘过量**　可引起潜在性甲状腺疾病者发生甲减，也可诱发和加重自身免疫性甲状腺炎。

4. **抗甲状腺药物**　如硫脲类、咪唑类和锂剂等。

【临床表现】

本病多见于中年女性，男女之比约为 1∶(5～10)。多数起病隐匿，发展缓慢。

1. **一般表现**　主要表现为易疲劳、怕冷、体重增加、记忆力减退、智力低下、反应迟钝、嗜睡、神经抑郁等。体检可见表情淡漠，面色苍白，皮肤干燥发凉、粗糙脱屑，颜面、眼睑和手部皮肤浮肿，声音嘶哑，毛发稀疏、眉毛外 1/3 脱落。重症者呈痴呆、幻觉、木僵、昏睡或惊厥。由于高胡萝卜素血症，手足皮肤呈姜黄色。

2. **血管系统**　心肌黏液性水肿导致心肌收缩力减弱、心动过缓、心排血量下降。由于心肌间质水肿、非特异性心肌纤维肿胀、左心室扩张和心包积液导致心脏增大。久病者由于血胆固醇增高，易并发冠心病。

3. **消化系统**　主要表现为厌食、腹胀、便秘等。严重者可出现麻痹性肠梗阻或黏液水肿性巨结肠。

4. **血液系统**　由于甲状腺激素缺乏引起血红蛋白合成障碍或肠道吸收铁、维生素 B_{12} 或叶酸等障碍，可导致贫血。

5. **内分泌生殖系统**　表现为性欲减退，女性病人常有月经过多或闭经。部分病人由于血清催乳素（PRL）水平增高，发生溢乳。男性病人可出现阳痿。

6. **肌肉与关节**　肌肉软弱乏力，可有暂时性肌强直、痉挛、疼痛等，嚼肌、胸锁乳突肌、股四头肌及手部肌肉可出现进行性肌萎缩。部分病人可伴有关节病变，偶有关节腔积液。

7. **黏液性水肿昏迷**　见于病情严重者，常在冬季寒冷时发病。其诱发因素有寒冷、感染、手术、严重躯体疾病、中断 TH 替代治疗和使用麻醉、镇静剂等。临床表现为嗜睡，低体温（体温＜35℃），呼吸缓慢，心动过缓，血压下降，四肢肌肉松弛，反射减弱或消失，甚至昏迷、休克，肾功能不全等。

【辅助检查】

1. **血常规及生化检查**　多为轻、中度正常细胞正常色素性贫血；血胆固醇、甘油三酯、LDL 增高，HDL 降低，血清 CK、LDH 增高。

2. 甲状腺功能检查　血清 TSH 增高，TT_4、FT_4 降低是诊断本病的必备指标；血清 TT_3 和 FT_3 可以在正常范围内，但严重者降低。亚临床甲减仅有血清 TSH 升高，血清 T_4 或 T_4 正常。甲状腺摄 ^{131}I 率降低。

3. 病变部位及病因检查　①TRH 兴奋试验：主要用于原发性甲减、中枢性甲减的鉴别。静脉注射 TRH 后，血清 TSH 无升高者提示垂体性甲减；升高延迟者为下丘脑性甲减；血清 TSH 在增高的基值上进一步增高，提示原发性甲减。②甲状腺自身抗体：血清 TPOAb、TGAb 阳性提示甲减的病因为自身免疫性甲状腺炎所致。③X 线检查：有助于异位甲状腺、下丘脑-垂体病变的确定。

【诊断要点】

甲减的诊断主要包括：①甲减的症状和体征。②实验室检查血清 TSH 增高，T_4 降低，原发性甲减即可诊断。进一步寻找病因，如 TPOAb 阳性，可考虑病因为自身免疫性甲状腺炎。③实验室检查血清 TSH 减低或正常、T_4 减低，考虑为中枢性甲减，做 TRH 兴奋试验进行确诊。

【治疗要点】

1. 替代治疗　各种类型的甲减，均需用 TH 替代，永久性甲减者需终身服用。首选左甲状腺素（$L-T_4$）口服，成人年 $L-T_4$ 替代量 $50\sim200\mu g/L$，由于 T_4 的半衰期是 7 天，所以可以每天早晨服药一次。

2. 对症治疗　有贫血者补充铁剂、维生素 B_{12}、叶酸等。胃酸低者补充稀盐酸，并与 TH 合用疗效好。

3. 黏液性水肿昏迷的治疗　①立即补充 TH，首选 T_3 静脉注射，每小时 $10\mu g$，直至症状改善，清醒后改口服维持治疗。②保温，给氧，保持呼吸道畅通。③氢化可的送 $200\sim300mg/天$持续静脉滴注，待病人清醒后逐渐减量。④根据需要补液，但补液量不宜过度。⑤控制感染，治疗原发病。

【护理诊断】

1. 便秘　与代谢率降低和肠蠕动减慢有关。

2. 体温过低　与疾病导致的基础代谢率降低有关。

3. 社交障碍　与疾病导致的精神情绪改变有关。

4. 潜在并发症：黏液性水肿昏迷。

【护理措施】

（一）一般护理

1. 休息与体位　根据病人病情合理安排休息。一般情况较好者，鼓励病人进行适当

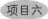

活动，以便刺激肠蠕动，促进排便；如有急性感染、心衰或心包积液等，需卧床休息。

2. 饮食护理　给予高热量、高蛋白、高维生素、低钠、低脂饮食。进食粗纤维食物，如蔬菜、水果或全麦制品，促进肠胃蠕动。桥本甲状腺炎所致甲状腺功能减退症者应避免摄取含碘食物和药物，以免诱发严重黏液性水肿昏迷。

（二）病情观察

观察该病人的精神状态以及排便的次数、大便的性状及量的变化；观察有无腹胀、腹痛等麻痹性肠梗阻的表现；观察黏液性水肿的变化情况；如出现体温低于 35℃、呼吸浅慢、心动过缓、血压降低、嗜睡等表现，应立即通知医生。

（三）用药护理

指导病人按时服用左甲状腺素，注意观察有无不良反应，如出现脉率大于 100 次/分、心律失常、血压升高、多食消瘦、呕吐、腹泻、发热、出汗、情绪激动等症状，应立即通知医生。对于老年人、冠心病等病人应慎重用药，应特别注意用药的准确性，不可任意减量或增量。

（四）心理护理

给予病人心理支持，主动与病人交流，关心病人，鼓励病人说出自己的感受。鼓励病人家属多与病人沟通，理解病人的行为，使病人感受到温暖和关怀，以便提高自信心。制定活动计划时，鼓励病人做简单的家务劳动，学习自我照顾。鼓励病人参与社交活动，且多与病情已改善的病友交流，以便克服社交障碍。

【健康指导】

1. 疾病知识指导　给病人及家属讲解甲减的基本知识及注意事项。

2. 用药指导　向永久性甲减病人强调终身服药的重要性，嘱其按时服药，不可随意减量或停药；慎用镇静、催眠、止痛、麻醉等药物；若出现低血压、心动过缓、体温低于 35℃等症状，应立即就诊。

任务二　甲状腺疾病病人的护理

达标检测及答案

任务三　糖尿病病人的护理

思维导图6-3

> ### 学习目标
>
> 1. 解释糖尿病的概念。
> 2. 熟记糖尿病的临床表现、护理诊断、护理措施与健康教育。
> 3. 复述糖尿病的病因、辅助检查与治疗要点。

案例导入

病人，女，65岁，因多饮、多食、多尿、消瘦2个月就诊。病人2月前无明显诱因出现多尿，每日小便约10次，伴口渴、多饮，每日饮水约4L。食量增多，而体重2个月内减轻约2kg。既往体健。查体：体温37℃，脉搏80次/分，呼吸18次/分，血压120/80mmHg。皮肤无黄疸，淋巴结无肿大。双肺呼吸音粗，未闻及干、湿啰音。心率80次/分，律齐，病理反射未引出。辅助检查：尿常规：尿糖（＋＋），尿蛋白（－）；空腹血糖10.6mmol/L。初步诊断为2型糖尿病。

1. 该病人存在哪些护理问题？
2. 对于该病人应采取哪些护理措施？

糖尿病（diabetes mellitus，DM）由遗传和环境因素共同作用而引起的一组以慢性高血糖为特征的代谢性疾病。因胰岛素分泌和（或）胰岛素作用缺陷导致碳水化合物、蛋白质、脂肪、水和电解质等代谢紊乱。随着病程延长，可出现心脏、肾、神经、眼、血管等组织器官的慢性进行性病变、功能减退甚至衰竭。病情严重或应激时可发生急性严重代谢紊乱，如糖尿病酮症酸中毒（DKA）、高渗性昏迷等。目前按照WTO糖尿病专家委员会提出的病因学分型标准，将糖尿病分为1型糖尿病（T1DM）、2型糖尿病（T2DM）、其他特殊类型糖尿病和妊娠期糖尿病4种类型。

糖尿病是常见的、多发的内分泌代谢疾病，其患病率随着人民生活水平的提高、人口老化、生活方式改变而迅速增加，呈逐渐增长的流行趋势。根据国际糖尿病联盟（IDF）统计，2015年全球糖尿病病人已达4.15亿，估计到2040年，全球将有接近6.42亿糖尿病病人。糖尿病已成为严重威胁国人健康的公共卫生问题。2015年我国成人糖尿病病人达到1.096亿，居世界第一位，2015年我国糖尿病相关医疗支出达510

亿美元。

【病因与发病机制】

糖尿病的病因和发病机制极为复杂，且尚不完全清楚，但目前认为和遗传因素和环境因素共同参与其发病过程。

1. 1型糖尿病　绝大多数的1型糖尿病是自身免疫性疾病，遗传和环境因素共同参与其发病过程。

（1）多因素遗传因素：1型糖尿病与某些人类白细胞抗原（HLA）类型有关。HLA-D基因决定1型糖尿病的遗传易感性。

（2）环境因素：①病毒感染：包括风疹病毒、腮腺炎病毒、柯萨奇病毒、脑心肌炎病毒和巨细胞病毒等。病毒感染可直接损伤胰岛β细胞，使胰岛β细胞数量逐渐减少，且暴露其抗原成分、启动自身免疫反应。②化学毒性物质和食物：灭鼠剂吡甲硝苯脲、四氧吡啶及链脲佐菌素可破坏胰岛β细胞；母乳喂养期短或缺乏母乳喂养的儿童T1DM发病率增高。

（3）自身免疫：在遗传的基础上，病毒感染或其他因素将启动自身免疫过程，导致胰岛β细胞破坏和T1DM的发生。

2. 2型糖尿病

（1）遗传因素与环境因素：T2DM是有多个基因及环境因素综合引起的复杂病。

（2）胰岛素抵抗和β细胞功能缺陷：当胰岛素抵抗时，如果β细胞能代偿性增加胰岛素分泌，则血糖维持正常；如果β细胞功能缺陷，则可出现T2DM。胰岛素抵抗是指胰岛素作用的靶器官（主要为肝脏、脂肪和肌肉）对胰岛素作用的敏感性降低。

（3）高血糖和脂代谢异常：高血糖和脂代谢异常可进一步降低胰岛素敏感性和损伤胰岛β细胞功能，是糖尿病发病机制中最重要的获得性因素。

3. 其他特殊类型糖尿病　病因相对明确，如胰腺炎、库欣综合征、糖皮质激素、巨细胞病毒感染等引起的高血糖状态。

4. 妊娠糖尿病（GDM）　妊娠期间首次发生或发现的糖尿病或糖耐量降低，不包括孕期已诊断糖尿病的病人。

【临床表现】

1. 代谢紊乱综合征　代谢紊乱所引起的"三多一少"症状。①多尿：由于血糖过高，经肾小球滤出而不能完全被肾小管重吸收，形成渗透性利尿。每日尿量约为3～5L，甚至可达10L以上。②多饮：因多尿导致水分丢失过多，出现口渴、多饮。③多食：糖不能被利用并大量丢失，使机体处于半饥饿状态，能量缺乏，致食欲亢进。④体重减轻：由于糖的利用障碍，脂肪和蛋白质分解加剧，消耗过多，引起逐渐消瘦。⑤其他症状：常感乏力、头昏、腰肢酸痛、皮肤干燥、瘙痒、月经不调、阳痿、腹泻、便秘等。

2. 急性并发症

（1）糖尿病酮症酸中毒（DKA）：是糖尿病最常见的急性并发症。由于胰岛素严重不足或不能发挥作用，引起糖代谢紊乱加重，脂肪分解加速，大量脂肪酸在肝经 β 氧化产生酮体，称高酮血症。酮体包括丙酮、乙酰乙酸和 β-羟丁酸，后二者系酸性产物，积聚至超过机体的调节能力即产生酮症酸中毒。

①诱因：T1DM 病人有自发 DKA 的倾向，T2DM 在一定诱因作用下也可发生。常见诱因有感染、创伤、麻醉、大手术、饮食不当、妊娠、分娩、胰岛素中断或不适当减量等。有时可无明显诱因，部分病人无糖尿病史。

②临床表现：早期三多一少症状加重。酸中毒失代偿后，出现疲乏、恶心及呕吐、食欲减退、头痛、嗜睡、呼吸深快、呼气有烂苹果味。后期脱水明显、尿量减少、眼眶下陷、皮肤黏膜干燥、血压下降、心率加快、四肢厥冷；晚期不同程度意识障碍、昏迷。少数病人表现为腹痛，酷似急腹症。

③实验室检查：尿糖强阳性、尿酮阳性，尿中可有蛋白及管型，肾功能不全者尿糖、尿酮可弱阳性或阴性。血糖显著增高，多在 16.7～33.3mmol/L；血酮体增高，在 3.0 mmol/L 以上；血 CO_2 结合力降低，酸中毒失代偿后血 pH 下降；血钠、血氯降低；血钾初期正常或偏低，尿量减少后可偏高，治疗后，若补钾不足可降低。血白细胞亦常增高，以中性粒细胞增高为主。

（2）高血糖高渗状态（HHS）：是糖尿病急性并发症，主要表现为严重高血糖、高血浆渗透压和脱水等，无明显酮症酸中毒，病人有不同程度的意识障碍或昏迷。

①诱因：常见诱因有使用糖皮质激素、利尿剂、甘露醇、免疫抑制剂等药物；急性感染、手术、外伤等；水摄入不足、透析治疗等。

②临床表现：起病缓慢，最初表现为多尿、多饮，逐渐出现严重脱水、神经和精神症状，如反应迟钝、烦躁、淡漠、嗜睡，严重者出现昏迷、抽搐。

③实验室检查：尿糖阳性、尿酮体阴性或弱阳性。血糖显著增高，达到或超过 33.3～66.6mmol/L。血钠正常或增高，血浆渗透压达到或超过 320mmol/L。

3. 慢性并发症

（1）大血管病变：糖尿病病人的动脉粥样硬化的患病率较高，发病年龄较轻，病情发展较快。动脉粥样硬化主要累及主动脉、冠状动脉、脑动脉、肾动脉和肢体外周动脉等，导致冠心病、脑血管疾病、肾动脉硬化和肢体动脉硬化等。

（2）微血管病变：是糖尿病的特异性并发症。①糖尿病肾病：常见于糖尿病病史超过 10 年的病人，是 T1DM 病人的主要死亡原因；对于 T2DM，仅次于心、脑血管疾病。病理改变包括结节性肾小球硬化型、弥漫性肾小球硬化型和渗出性病变三种类型，其中弥漫性肾小球硬化型最常见。尿微量白蛋白是糖尿病肾病早期指标。②糖尿病性视网膜病变：见于糖尿病病史超过 10 年的病人，大部分病人合并不同程度的视网膜病变，是失明的主要原因。③其他：糖尿病心肌病。

（3）神经系统并发症：可累及中枢神经系统、周围神经和自主神经病变。以周围神经病变最常见，表现为对称性的周围神经炎，进展缓慢，下肢较上肢严重。自主神经损害也较常见，表现为瞳孔变化、排汗异常、便秘、腹泻、尿潴留、尿失禁、心动过速及直立性低血压等。

（4）糖尿病足：指与下肢远端神经异常和不同程度周围血管病变相关的足部感染、溃疡和（或）深层组织破坏。是糖尿病最严重和治疗费用最多的慢性并发症之一，是糖尿病非外伤性截肢的最主要原因。轻者表现为足部畸形、皮肤干燥和发凉；重者可出现足部溃疡、坏疽。

微视频6-3-1

糖尿病足表现

（5）其他：糖尿病还可引起白内障、青光眼、视网膜黄斑病、屈光改变、虹膜睫状体病变等眼部并发症；皮肤病变也较常见。

4. 糖尿病常见类型

（1）1 型糖尿病：多发生于青少年。起病较急，"三多一少"症状明显，病情较重，易出现酮症酸中毒。血浆胰岛 β 细胞自身抗体试验多呈阳性，血浆胰岛素水平低下，病人需要胰岛素治疗控制血糖及维持生命。

（2）2 型糖尿病：多见于 40 岁以上的中、老年人。多数起病缓慢，症状较轻，病情较稳定，常有家族史。血浆胰岛细胞抗体试验多阴性，血浆胰岛素水平可正常、较低或偏高，常伴胰岛素抵抗。多数病人对口服降糖药治疗有效，通常不依赖胰岛素治疗，不易发生酮症酸中毒。

【辅助检查】

1. 尿糖测定　空腹或餐后 2 小时尿糖阳性是诊断糖尿病的重要线索。因多种因素可使肾糖阈值升高，故尿糖阴性不能排除糖尿病。尿糖测定可作为糖尿病诊断的参考依据和调整药物剂量的重要参考指标。

2. 血糖　血糖升高是诊断糖尿病的主要依据，也是判断病情和疗效的主要指标。

以葡萄糖氧化酶法测定，空腹血糖（FPG）3.9～6.0mmol/L（70～108mg/dl）为正常；6.1～6.9mmol/L（110～123mg/dl）为空腹血糖调节受损（IFG）；≥7.0mmol/L（126mg/dl）可考虑糖尿病。

3. 口服葡萄糖耐量试验（OGTT） 用于血糖高于正常范围而未达到诊断糖尿病标准的病人。OGTT试验前晚7时后禁食，次日空腹测血糖，同时测尿糖；成人口服无水葡萄糖75g，溶于250～300ml水中，5～10分钟喝完，饮后2小时测血糖。OGTT餐后2小时血糖（2hPG）≤7.7mmol（139mg/dl）为正常糖耐量；7.8～11.0mmol/L（140～199mg/dl）为负荷后血糖调节受损（IGT）；≥11.1mmol/L（200mg/dl）可考虑糖尿病。

4. 糖化血红蛋白（GHbA1）和糖化血浆白蛋白测定 GHbA1是葡萄糖或其他糖与血红蛋白的氨基发生非酶催化反应的产物。GHbA1有a、b、c三种，GHbA1C最为主要。GHbA1C正常为血红蛋白总量的3%～6%，反映近8～12周总的血糖水平，可作为糖尿病病人病情监测的指标。血浆蛋白可与葡萄糖发生非酶催化的糖化反应而形成果糖胺（FA），正常值1.7～2.8mmol/L，反映近2～3周总的血糖水平，为糖尿病病人近期病情监测指标。

5. 胰岛B细胞功能检查 ①胰岛素释放试验：反映基础和葡萄糖介导的胰岛素释放功能，但受血清中胰岛素抗体和外源性胰岛素干扰。正常人空腹基础血浆胰岛素35～145pmol/L（5～20mU/L）。口服75g无水葡萄糖或100g标准面粉制作的馒头后，血浆胰岛素30～60分钟升至高峰，峰值为基础值的5～10倍，3～4小时后恢复到基础水平。②C肽释放试验：胰岛素和C肽是以等分子数从胰岛B细胞中生成和释放，故C肽也能反映基础和葡萄糖介导的胰岛素释放功能，但不受血清中胰岛素抗体和外源性胰岛素干扰。正常人基础血浆C肽水平不小于400pmol/L。方法同上，高峰时间同上，峰值为基础值的5～6倍。

6. 并发症检查 根据病情选择血脂、肝肾功能、血尿酮体、电解质及心、肝、肾、脑、眼科、神经等的辅助检查。

7. 有关病因和发病机制的检查 检测谷氨酸脱羧酶自身抗体（GAD）、胰岛素自身抗体（IAA）及胰岛细胞自身抗体（ICA）的检测；胰岛素敏感性检查；基因分析等。

【诊断要点】

典型病例根据"三多一少"的症状，结合实验室检查结果，即可诊断。症状不典型者主要依靠血糖检查结果，确诊本病。1999年，世界卫生组织（WHO）糖尿病专家委员会提出糖尿病诊断标准，糖尿病诊断基于FPG、任意时间或OGTT中2hPG血糖值。

糖尿病诊断标准是糖尿病症状加任意时间血浆葡萄糖≥11.1mmol/L（200mg/dl）或空腹血糖≥7.0mmol/L（126mg/dl），或 OGTT2hPG≥11.1mmol/L（200mg/dl）。需重复一次确认，诊断才能成立。

【治疗要点】

糖尿病的治疗原则为早期、长期、综合、个体化；治疗目的为纠正代谢紊乱，消除症状，防止或延缓并发症的发生，降低病死率，提高病人的生活质量。国际糖尿病联盟（IDF）提出的糖尿病治疗要点包括5个方面，即饮食疗法、运动疗法、血糖监测、药物治疗和糖尿病教育。

1. 健康教育　是一项重要的疾病治疗措施。

2. 饮食疗法　为基本治疗措施，应严格执行并长期坚持。控制饮食能维持正常体重；保证未成年人的正常生长发育，维持成年人的正常劳动力；减轻胰岛负担，使血糖、尿糖、血脂达到或接近正常，以防止或延缓各种并发症的发生和发展。

3. 运动疗法　运动能促进糖代谢及提高胰岛素的敏感性。根据病人的年龄、性别、体力、病情及有无并发症等进行有规律的合适运动，运动方法可结合病人的爱好采用散步、体操、打太极拳、慢跑、打球等，运动量要适当，循序渐进，持之以恒。

4. 病情监测　定期监测血糖，并建议病人在家里使用血糖仪进行自我监测；定期复查，及时调整治疗方案。每年1～2次全面复查，了解有无并发症的出现，并给予及时的治疗。

5. 口服降糖药治疗

（1）促进胰岛素分泌剂：①磺脲类（SUs）：主要作用为刺激胰岛 B 细胞表面受体促进胰岛素分泌。此类药适用于用饮食和运动治疗血糖控制不理想的非肥胖的 2 型糖尿病病人。禁忌证为 1 型糖尿病、有严重并发症的 2 型糖尿病、孕妇、哺乳期妇女、大手术围手术期或全胰切除术后等。第一代有甲苯磺丁脲（D-860）、氯磺丙脲等；第二代有格列苯脲（优降糖）、格列喹酮（糖适平）等。②格列奈类：主要直接刺激胰岛 B 细胞分泌胰岛素。适用于餐后高血糖的 2 型糖尿病病人。此类药包括瑞格列奈和那格列奈两种制剂。

（2）双胍类：主要作用机制为抑制肝葡萄糖输出，改善外周组织对胰岛素的敏感性、增加外周组织对葡萄糖的摄取和利用。此类药适用于肥胖或超重的 2 型糖尿病病人。禁忌证为 1 型糖尿病、合并有急慢性并发症的 2 型糖尿病、孕妇、哺乳期妇女、酗酒者等。主要药物包括二甲双胍（甲福明）和格华止。

（3）噻唑烷二酮类（TZDs，格列酮类）：主要作用机制为增强靶组织对胰岛素的敏感性，减轻胰岛素抵抗。此类药适用于肥胖、胰岛素抵抗明显的 2 型糖尿病病人。禁忌证为 1 型糖尿病、孕妇、哺乳期妇女和儿童。主要药物包括罗格列酮、比格列酮两种制剂。

（4）α-葡萄糖苷酶抑制剂（AGI）：主要作用机制为通过抑制小肠黏膜上皮细胞表面的 α-葡萄糖苷而延缓碳水化合物的吸收，降低餐后高血糖。适用于空腹血糖正常而餐后血糖明显升高的 2 型糖尿病病人。不宜用于胃肠功能紊乱、孕妇、哺乳期妇女和儿童。常用药物有阿卡波糖（拜糖平）和伏格列波糖（倍欣）。

（5）GLP-1（胰高血糖素样肽-1）受体激动剂和 DPP-4（二肽基肽酶 4）抑制剂：肠道分泌的肠促胰素可以刺激胰岛素分泌而降低血糖。现已开发出两类基于肠促胰素的降糖药应用于临床。GLP-1 受体激动剂适应证：可单独或与其他降糖药合用治疗 T2DM，尤其是肥胖、胰岛素抵抗明显者。禁忌证：有胰腺炎病史禁用。不用于 T1DM 或 DKA 的治疗。不良反应：常见胃肠道不良反应。常用药物如艾塞那肽和利拉鲁肽。

DPP-4 抑制剂：抑制 DPP-4 活性而减少 GLP-1 的失活，提高内源性 GLP-1 水平。适应证：单独应用或与二甲双胍联合应用治疗 T2DM。禁忌证：禁用于孕妇、儿童和对 DPP-4 抑制剂有超敏反应的病人。不良反应：可能出现头痛、超敏反应、肝酶升高、上呼吸道感染、胰腺炎等不良反应，多可耐受。目前国内上市的有西格列汀、沙格列汀等。

6. 胰岛素治疗

（1）适应证：①1 型糖尿病。②经饮食、运动疗法和口服降糖药治疗无效的 2 型糖尿病。③糖尿病伴急、慢性并发症。④糖尿病合并妊娠、分娩、手术、严重创伤。

（2）剂型：按起效和维持时间的快慢分为短效、中效、长效和预混胰岛素（各种制剂的特点见表 6-1）。按来源不同可分为动物胰岛素（猪和牛）、人胰岛素、胰岛素类似物。

表 6-1　胰岛素制剂类型及作用时间

作用类别	制剂类型	皮下注射作用时间		
		起效	高峰	持续
胰岛素				
短效	常规人胰岛素（RI）	15～60min	2～4h	5～8h
中效	低精蛋白锌人胰岛素（NPH）	2.5～3h	4～12h	16～24h
长效	精蛋白锌胰岛素（PZI）	3～4h	14～24h	24～36h

作用类别	制剂类型	皮下注射作用时间		
		起效	高峰	持续
预混	HI30R，HI70/30	0.5h	2~12h	14~24h
	50R	0.5h	2~3h	10~24h
胰岛素类似物				
速效	门冬胰岛素	10~15min	1~2h	4~6h
	赖脯胰岛素	10~15min	1~1.5h	4~5h
	谷赖胰岛素	10~15min	1~2h	4~6h
长效	甘精胰岛素	2~3h	无峰	30h
	地特胰岛素	3~4h	3~14h	24h
	德谷胰岛素	1h	无峰	42h
预混	预混门冬胰岛素30	10~20min	1~4h	14~24h
	预混门冬胰岛素50	10~20min	1~4h	14~24h
	预混赖脯胰岛素25	15min	30~70min	16~24h
	预混赖脯胰岛素50	15min	30~70min	

（3）治疗原则和剂量调节：胰岛素治疗应在饮食和运动疗法的基础上进行，一般从小剂量开始，根据血糖水平逐渐调整用量。①对于1型糖尿病病人应严格控制血糖，采用胰岛素强化治疗：每日3~4次（三餐前半小时短效胰岛素及睡前中效胰岛素）皮下注射。②对于2型糖尿病病人，胰岛素作为补充治疗，经饮食和口服降糖药治疗后仍未达到理想血糖时，白天继续用口服降糖药，临睡前注射中效胰岛素或每天注射1~2次长效胰岛素。

知识链接

黎明现象与Somogyi效应

黎明现象即夜间血糖控制良好，也无低血糖发生，仅于黎明短时间内出现高血糖，可能由于清晨皮质醇、生长激素等分泌增多所致。Somogyi效应：在夜间曾有低血糖，在睡眠中未被察觉，但导致体内胰岛素拮抗激素分泌增加，继而发生低血糖后的反跳性高血糖。夜间多次（于2、2、4、6、8时）测定血糖，有助于鉴别早晨高血糖的原因。

7. 糖尿病酮症酸中毒的治疗　治疗原则为尽快补液以便恢复血容量、降低血糖、纠正水、电解质、酸碱失调，且消除诱因，防治并发症，降低死亡率。

（1）补液：是治疗的关键措施。通常用生理盐水，输液量和速度根据失水量的多少而定。基本原则为"先快后慢，先盐后糖"。中度以上的 DKA 病人须进行静脉补液。补液量第 1 日可在 4000～6000ml 或以上，如心功能正常，初始补液速度应较快，2 小时内输入 1000～2000ml，以便迅速补充血容量，改善周围循环和肾功能，前 4 小时输入量为失水量的 1/3，以后根据血压、尿量、心率及末梢循环等调整输液量和速度。对于老年病人，尤其伴心脏病者应酌情减量，必要时需作中心静脉压监护。当血糖下降至 13.9mmol/L 时，将生理盐水改为 5％葡萄糖盐水（每 2～4g 糖加 1U 胰岛素）。

（2）胰岛素治疗：目前主张小剂量治疗。以每小时每公斤体重 0.1U 胰岛素持续静脉滴注，如 2～4 小时后血糖无明显下降，胰岛素加倍。当血糖下降至≤13.9mmol/L 时，将生理盐水改为 5％葡萄糖液，并加入适量的胰岛素。尿酮体阴性，根据病人病情，改用胰岛素每 4～6 小时皮下注射一次短效胰岛素约 4～6U，使血糖水平稳定在较安全的范围内。然后恢复平时的治疗。

（3）纠正酸中毒及电解质紊乱：轻症病人经输液和注射胰岛素后，酸中毒可逐渐纠正，一般不必补碱。当 pH＜7.1 时，可补碳酸氢钠 50mmol/L（5％碳酸氢钠84ml），用注射用水至 300ml 稀释成 1.4％等渗溶液静脉滴注。若治疗前血钾低于正常，开始补液时即应补钾，在 2～4 小时内给氯化钾 1～1.5g；治疗前血钾正常，而每小时尿量在 40ml 以上，在输液和胰岛素治疗的同时开始补钾；治疗前血钾高于正常，应暂缓补钾。治疗过程中，需定时监测血钾水平、心电监护，结合尿量，调整补钾量和速度。

（4）处理诱因和防治并发症：在治疗初期就应该重视防治并发症，如休克、心力衰竭、心律失常、肾功能衰竭、脑水肿、继发感染等，特别是脑水肿和肾衰竭，维持重要脏器的功能。

8. 高血糖高渗性状态治疗　原则同 DKA。24 小时补液量 6000～10000ml，开始时用等渗溶液如 0.9％氯化钠溶液；当血浆渗透压高于 350mmol/L、血钠高于 155mmol/L 时，可输入适量低渗溶液，如 0.45％氯化钠溶液；当血糖下降至 16.7mmol/L 时可输入 5％葡萄糖液并按每 2～4g 葡萄糖加入 1U 胰岛素。胰岛素治疗与 DKA 相似，静脉注射首次负荷量后，继续以每小时每公斤体重 0.05～0.1U 的速度静脉滴注胰岛素。补钾要更及时，一般不补碱。

【护理诊断】

1. 营养失调：高于机体需要量或低于机体需要量　与胰岛素不足引起糖、蛋白质和脂肪代谢紊乱有关。

2. **知识缺乏**　缺乏糖尿病防治及自我护理等方面的知识。

3. **潜在并发症**：酮症酸中毒、高血糖高渗状态、低血糖。

【护理措施】

（一）一般护理

1. **饮食护理**　与病人和家属一起共同制定饮食计划，合理的饮食，可以减轻胰岛负担，有利于缓解病情。

微视频6-3-2

糖尿病病人饮食指导

（1）计算每日所需总热量：按照病人的年龄、性别、身高算出标准体重。年龄在 40 岁以上者，标准体重（kg）＝身高（cm）－100；年龄在 40 岁以下者，标准体重（kg）＝身高（cm）－105。根据标准体重及工作性质，估计每日所需总热量：成年人在休息状态下每公斤体重给予 105～125.5kJ（25～30kcal）；轻体力劳动者给 125.5～146kJ（30～35kcal）；中度体力劳动者给 146～167kJ（35～40kcal）；重体力劳动者给 167kJ（40kcal）以上。儿童、孕妇、哺乳期妇女、营养不良及患有消耗性疾病者总热量酌情增加，肥胖者酌减，使体重逐渐恢复到理想体重的±5%。

（2）三大营养物质的分配：碳水化合物占总热量的 50%～60%，提倡用粗制米、面和适量的杂粮，禁食葡萄糖、蔗糖、蜜糖及其制品；蛋白质不超过占总热量的 15%，至少 1/3 来自动物蛋白，以保证必需氨基酸的供给；脂肪约占总热量 30%，饱和脂肪、单价不饱和脂肪和多价不饱和脂肪比值应为 1∶1∶1。

（3）合理分餐：每克糖类、蛋白质产热 16.7kJ（4kcal）；每克脂肪产热 37.7kJ（9kcal），然后将热量换算为食品后制定食谱，并按照病人的生活习惯、病情和药物治疗需要进行安排。每日 3 餐分配为 1/5、2/5、2/5 或 1/3、1/3、1/3；每日 4 餐分配为 1/7、2/7、2/7、2/7。

2. **运动护理**　运动能促进糖代谢及提高胰岛素在周围组织中的敏感性，降低血糖；促进体重减轻并维持适当的体重；促进肌肉利用脂肪酸，降低胆固醇，有利于预防冠心病、动脉硬化等并发症的发生。

（1）运动方式：以有氧运动为主，可结合病人的爱好，如散步、体操、打太极拳、慢跑、打球等。

（2）运动量：宜适当，以不感到疲劳为度，运动时应使病人心率达到 170－年龄。活动时间为 20～30 分钟，可根据病人情况延长活动时间，每日 1 次。

（3）注意事项：①运动时间：最好在饭后 1 小时后为宜，不宜在空腹时进行，以免发生低血糖。尽量避免在恶劣天气，如炎热的阳光下或严冬凛冽的寒风中运动。②预防低血糖：运动中应注意补充水分，随身携带糖果和饼干等食物，如出现饥饿感、心慌、出冷汗、头晕及四肢无力等低血糖反应，应立即停止运动，并进食，一般在休息10分钟左右即可缓解，若不能缓解，应即送医院治疗。③糖尿病病人并发心脏病、肾病及视网膜病变时，运动量不宜过大，时间不宜过长。尤有过脑卒中或心肌梗死的糖尿病病人，应避免剧烈运动。因剧烈运动可使心肌耗氧量增加心肌供血不足而引起心绞痛、心肌梗死，还可因肾血流减少使糖尿病肾病加重；运动时血压上升，可诱发玻璃体和视网膜出血，应注意有无视力模糊，如有上述症状应及时就诊。④不可单独进行运动，尤其爬山、游泳、远足等。运动时需穿合适的鞋袜，避免扭伤脚部，运动后要检查双足，观察有无损伤。⑤运动时随身携带糖尿病卡以备急需。⑥运动后做好运动日记，以便观察疗效和不良反应。

（二）病情观察

观察病人有无"三多一少"的症状，当出现烦躁不安、嗜睡、昏迷、呼吸深快、呼出的气体为烂苹果味等，应立即通知医生并配合医生抢救；观察病人的生命征、神志、瞳孔的变化；观察病人有无瘙痒、感觉异常、感染及破损，特别是足部的情况；定时监测血糖、血压、血脂、眼底、肝肾功能、身高、体重等。

微视频6-3-3

快速血糖监测技术

（三）用药护理

1. 口服降糖药的护理　遵医嘱给予口服降糖药，观察药物的不良反应。①磺脲类：从小剂量开始，早餐前半小时口服，主要的不良反应为低血糖，肠道反应、皮肤瘙痒、胆汁淤滞性黄疸、肝功能损害、再障、溶血性贫血、血小板减少等较少见。②双胍类：主要的不良反应为胃肠道反应，如腹部不适、口中金属味、恶心、呕吐、腹泻等，严重时可出现乳酸血症，所以应在餐中或餐后服用或从小剂量开始。③α-葡萄糖苷酶抑制剂：应在第一口食物后服用，其不良反应以消化道症状为常见。④瑞格列奈：餐前服用，不进餐不服用。⑤噻唑烷二酮：主要不良反应为水肿，有心力衰竭和肝病者应住院观察。

微视频6-3-4

糖尿病病人口服
降糖药物指导

2. 胰岛素的护理

（1）胰岛素的不良反应

①低血糖反应：是最主要的不良反应。可因剂量过大、进食失调或活动量增大所致。典型表现为强烈饥饿感、心慌、手抖、出汗、头晕、软弱，甚至惊厥、昏迷死亡。一旦发生，神志清醒，

微视频6-3-5

胰岛素笔使
用护理技术

轻到中度者应立即食用糖果、饼干等食品；重者或昏迷者立即静脉注射 50％葡萄糖 60ml～100ml 静脉注射，继之 5％～10％葡萄糖液静脉滴注。为预防低血糖反应，在使用胰岛素治疗时，应告知病人胰岛素可能引起低血糖；随身携带糖果、饼干类食品，在有强烈饥饿感时应立即进食可防止低血糖发生。治疗过程中密切观察血糖、尿糖变化，随时调整胰岛素用量。

微视频6-3-6

胰岛素泵使用护理技术

②过敏反应：表现为注射部位瘙痒，继而出现荨麻疹、血管神经性水肿，甚至过敏性休克。处理措施包括更换胰岛素制剂种属，使用抗组胺药和糖皮质激素等，严重过敏反应者需停止或暂时中断胰岛素治疗。

③注射部位皮下脂肪萎缩或增生：可引起注射部位胰岛素吸收不良，停止使用该部位注射后可缓慢恢复。经常更换注射部位，每次注射要离开上次注射处至少 1cm，同一部位重复注射要间隔 2 周以上。应将胰岛素注射于皮下脂肪组织的深层。注射后局部热敷，可促进吸收，防止皮下脂肪萎缩、硬结。

（2）注意事项

①胰岛素的保存：未开封的胰岛素需置于冰箱的冷藏室（约 2～8℃）内存放；注射前 1 个小时自冰箱内取出升温后再用，过冷的药物注射后不易吸收，并可致脂肪萎缩。若没有冰箱，可放在阴凉处，且不宜长时间储存。使用中的胰岛素可放在室温下，时间不超过 28 天，无须放入冰箱。

②混合胰岛素配制方法：混合使用胰岛素时，应先抽吸短效胰岛素，再抽吸长效胰岛素，然后混匀；若先抽长效胰岛素，长效胰岛素混入短效中，影响短效胰岛素的速效作用。

③准确用药：剂量必须准确，采用 1ml 注射器抽药。抽吸药物时避免振荡。

④注射时间：正规胰岛素须在饭前 15～30 分钟皮下注射，鱼精蛋白锌胰岛素须在早餐前 1 小时皮下注射。

⑤注射部位：常选择皮肤疏松部位，如上臂三角肌、臀大肌、大腿前侧及腹部等。注射部位应经常更换，以防注射部位组织硬化、脂肪萎缩。

⑥注意低血糖反应并告知病人防治方法。

（四）心理护理

耐心向病人和家属解释病情、告知糖尿病的疾病知识，使其了解糖尿病虽然目前不能根治，但是可以有效地控制。通过终身治疗，适当体育锻炼，就能控制好血糖及避免并发症发生，消除其心理紧张和顾虑。鼓励病人说出自己的感受，对病人的焦虑和消极情绪给予理解和关心。了解病人的需要并尽力满足，使其感到安全可信赖，对治疗有信心。

（五）防治潜在并发症

1. 防治酮症酸中毒

（1）病人应根据饮食和运动情况及时增减对胰岛素的用量，不能突然停用或减少用量；一旦患有急性感染或慢性感染急性发作时，应及时诊治，以控制病情发展；避免精神创伤及过度劳累。

（2）观察有无口渴、多饮、多尿、食欲减退、恶心、呕吐、头痛、烦躁、嗜睡、呼吸深快有烂苹果味、昏迷等。一旦发现应立即通知医师处理，积极配合抢救。①绝对卧床休息，安排专人护理。②寻找并避免诱因。③密切观察生命体征的变化，记录神志、瞳孔的改变。正确记录 24 小时出入水量，及时抽血、留尿标本检测血糖、血酮、尿糖、尿酮、CO_2CP、pH、血钾等。④迅速建立静脉通道，遵医嘱补液、给药配合抢救。⑤注意保暖，加强口腔、眼睛、皮肤护理，预防压疮、感染。

2. 防治糖尿病足

（1）勤检查：每日检查病人双足一次，了解足部有无感觉减退、麻木及刺痛感等；观察足部皮肤颜色、温度改变及足背动脉波动的情况，定期做足部感觉测试；注意检查趾甲、趾间、足底部皮肤有无异常改变。

微视频6-3-7

糖尿病足病人护理指导

（2）保清洁、防感染：勤换鞋袜，每晚用温水洗脚，并用柔软而吸水性强的毛巾将脚擦干，尤要擦干足趾缝间，保持趾间干燥；皮肤干燥者，可采用羊毛脂涂擦。

（3）防外伤：不要赤脚行走，以免不慎受伤；不穿高跟鞋，不穿拖鞋；应选择宽大、轻柔的鞋子，鞋袜不宜过紧，应宽松合脚，透气性要好；剪指甲时注意剪平，不要剪得太深，以免伤及甲沟；不用锐器挑老茧和鸡眼。若出现足部疾病，及时就诊。

（4）促循环：如步行运动、腿部运动、足部保温、轻轻按摩等。鼓励病人戒烟。

【健康教育】

1. 疾病知识指导　通过个人教育、集体教育等多种方式，使病人及家属认识到糖尿病是一种终身疾病，其预后与血糖的控制程度和有无并发症有关，增加其对疾病的认识，提高病人对治疗的依从性。鼓励病人保持身心愉快，避免精神刺激。

2. 饮食及运动指导　指导病人学会自我调节及自觉执行饮食治疗。让病人了解运动的重要意义，掌握运动的具体方法及注意事项，运动时需随身携带糖果和饼干的食品，一旦出现低血糖反应，应立即食用。

3. 用药指导 指导病人掌握口服降糖药的使用方法和可能出现的不良反应；掌握胰岛素的注射方法、可能出现的不良反应和低血糖反应的处理。

4. 疾病监测 教会病人使用便携性血糖测定仪的使用方法，使病人学会记录糖尿病日记（包括时间、血糖、饮食、运动、用药等）。

5. 防治并发症 指导告知病人可能引起糖尿病急、慢性并发症的诱因，避免并发症的产生。

（李媛媛）

任务三 糖尿病病人的护理

达标检测及答案

任务四　Cushing 综合征病人的护理

▶ **学习目标**

1. 归纳 Cushing 综合征的临床表现、护理诊断。
2. 能够对 Cushing 综合征病人实施正确的护理措施。

思维导图6-4

案例导入

病人，女，43 岁，发现血压升高，向心性肥胖半年。半年前，病人体检发现血压升高，最高达 200/110mmHg，服用"依那普利 10mg，每日 2 次"降压治疗，血压控制不理想。逐渐出现肥胖，以面部、躯干和腹部为主，半年体重增加约 15kg，伴有乏力，双下肢水肿等。既往体健。查体：体温 36.3℃，脉搏 92 次/分，呼吸 20 次/分，血压 180/100mmHg。神志清，满月脸，向心性肥胖，皮肤变薄。两肺无异常，心界向左扩大，心率 92 次/分，心律规则。腹部隆起，脂肪厚，无压痛及反跳痛。双下肢中度浮肿。辅助检查：多时段血皮质醇测定均高于正常值，昼夜规律消失。24h 尿游离皮质醇测定：486nmol/L。蝶鞍部 MRI 示：直径 8mm 占位性病变。初步诊断为 Cushing 综合征，垂体性 Cushing 病，继发性高血压。

1. 该病人存在哪些护理问题？
2. 针对这些护理问题制定哪些护理措施？

Cushing 综合征（Cushing syndrome）是由各种病因引起肾上腺皮质分泌过量糖皮质激素（主要是皮质醇）所致病症的总称，其中最常见的是垂体促肾上腺皮质激素（ACTH）分泌亢进所引起的临床类型，称为 Cushing 病（Cushing disease）。

【病因】

1. **依赖 ACTH 的 Cushing 综合征**　①Cushing 病：最常见，约占 Cushing 综合征的 70％。指垂体 ACTH 分泌过多，伴肾上腺皮质增生；垂体多有微腺瘤，少数为大腺瘤，也有未能发现肿瘤者。②异位 ACTH 综合征：系垂体以外的恶性肿瘤（最常见的是小细胞性肺癌）分泌大量 ACTH，刺激肾上腺皮质增生，分泌过量的皮质醇。

2. **不依赖 ACTH 的 Cushing 综合征**　包括：①肾上腺皮质腺瘤。②肾上腺皮质癌。

③不依赖 ACTH 的双侧性肾上腺小结节性增生：又称 Meador 综合征。④不依赖 ACTH 的双侧肾上腺大结节性增生。

3. 医源性皮质醇增多症　由于长期或大量使用 ACTH 或糖皮质激素所致。

【临床表现】

1. 脂肪代谢障碍　特征性的表现为满月脸、水牛背、四肢相对瘦小。皮质醇促进脂肪的动员，引起脂肪代谢紊乱及脂肪重新分布，病人的面部和躯干脂肪堆积，形成典型的向心性肥胖；由于肌肉消耗、脂肪转移，四肢显得相对瘦小。

2. 蛋白质代谢障碍　大量皮质醇促进蛋白质分解，抑制蛋白质合成，导致蛋白质过度消耗。表现为皮肤菲薄，毛细血管脆性增加，轻微损伤即可引起瘀斑；由于肥胖、皮肤薄、皮肤弹力纤维断裂等原因，病人腹下侧、臀部、大腿等处可出现典型的皮肤紫纹；病程长者可出现肌肉萎缩、骨质疏松等。

3. 糖代谢障碍　大量皮质醇促进肝糖原异生，并拮抗胰岛素的作用，减少外周组织对葡萄糖的利用，使血糖升高，葡萄糖耐量减少，部分病人类固醇性糖尿病。

4. 电解质紊乱　大量皮质醇有潴钠、排钾作用。明显的低钾性碱中毒主要见于肾上腺皮质癌和异位 ACTH 综合征。低血钾使病人乏力加重，并引起肾浓缩功能障碍，部分病人因潴钠而出现轻度水肿。由于皮质醇有排钙作用，病程较久者可出现骨质疏松，脊椎压缩畸形，身材变矮，有时呈佝偻、骨折。儿童病人生长发育受到抑制。

5. 心血管病变　高血压常见，与皮质醇激活肾素-血管紧张素系统有关。同时，病人常伴有动脉硬化和肾小动脉硬化，使部分病人治疗后血压仍不能降至正常。长期高血压可并发左心室肥大、心力衰竭和脑血管意外。由于脂肪代谢紊乱、凝血功能异常，病人易出现动静脉血栓。使心血管疾病发生了增加。

6. 感染　长期皮质醇分泌增多使免疫功能减弱，病人容易发生各种感染。皮肤真菌感染多见；化脓性细菌感染不容易局限化，可发展成蜂窝组织炎、菌血症、败血症。病人在感染后，炎症反应往往不显著，发热不明显，易于漏诊造成严重后果。

7. 造血系统及血液改变　皮质醇刺激骨髓，使红细胞计数和血红蛋白含量偏高，且病人皮肤菲薄，故呈现多血质面容。大量皮质醇使白细胞总数及中性粒细胞增多，但促使淋巴组织萎缩、淋巴细胞和嗜酸性粒细胞的再分布，故淋巴细胞和嗜酸性粒细胞绝对值和白细胞分类中的百分率均减少。

8. 其他　①性功能障碍：由于肾上腺雄激素产生过多以及皮质醇对垂体促性腺激素的抑制作用，女性病人大多出现月经减少、不规则或停经，多伴不孕、痤疮等。男性病人出现性欲减退、阴茎缩小、睾丸变软、男性性征改变等。②神经、精神障碍：如情绪不稳定、烦躁、失眠，严重精神变态，个别可发生偏执狂。③皮肤色素沉着：异位ACTH综合征及较重Cushing病病人皮肤色素明显加深。

【辅助检查】

1. 血浆皮质醇测定　正常情况下皮质醇分泌有昼夜节律。Cushing综合征病人的血浆皮质醇增高且昼夜节律稍快，即早晨血浆皮质醇浓度高于正常，而晚上不明显低于早晨。

2. 尿17-羟皮质类固醇、游离皮质醇　尿游离皮质醇多在304nmol/d以上，尿17-羟皮质类固醇在55μmol/d以上。

3. 地塞米松抑制试验　①小剂量地塞米松抑制试验：尿17-羟皮质类固醇不能被抑制到对照值的50%以下。②大剂量地塞米松抑制试验：能被抑制到对照值的50%以下者病变大多为垂体性；不能被抑制者可能为原发性肾上腺皮质肿瘤或异位ACTH综合征。

4. ACTH兴奋试验　垂体性Cushing病和异位ACTH综合征者常有反应，原发性肾上腺皮质肿瘤者多数无反应。

5. 影像学检查　包括肾上腺超声检查，蝶鞍区断层摄片、CT、MRI等，可显示病变部位的影像学改变。

【诊断要点】

典型的临床表现，如满月脸、向心性肥胖、多血质面容、皮肤变薄等，结合实验室检查（皮质醇分泌增多，失去昼夜分泌节律，且不能被小剂量地塞米松抑制）可作出诊断。早期以及不典型者，主要通过实验室及影像学检查进行诊断。

【治疗要点】

根据不同病因作相应治疗。

1. Cushing病　经蝶窦切除垂体微腺瘤是治疗本病的首选方法；病情严重者宜作一侧肾上腺全切，另侧肾上腺大部切除或全切，术后作激素替代治疗和垂体放疗；大腺瘤病人可开颅手术切除肿瘤，为避免复发，术后辅以放疗。

2. 肾上腺肿瘤　肾上腺腺瘤手术切除后可根治，腺瘤大多为单侧性，术后需长时间使用氢化可的松替代治疗；肾上腺腺癌应早期作手术治疗，对不能根治或已有转移者用肾上腺皮质激素合成阻滞剂治疗，减少肾上腺皮质激素的产生。

3. 不依耐ACTH的小结节性或大结节性双侧肾上腺增生　作双侧肾上腺切除，术后激素替代治疗。

4. 异位 ACTH 综合征　首先治疗原发病。如术后能根治，该病症状缓解；如不能根治，使用肾上腺皮质激素合成阻滞剂治疗。

【护理诊断】

1. 体像紊乱　与皮质醇增多引起的向心性肥胖等体型改变有关。

2. 体液过多　与皮质醇增多引起钠水潴留有关。

3. 有感染的危险　与皮质醇增多引起机体免疫力下降有关。

4. 有受伤的危险　与疾病导致的骨质疏松有关。

5. 潜在并发症：心力衰竭、脑血管意外、类固醇性糖尿病。

【护理措施】

（一）一般护理

1. 休息与活动　根据病人自身情况制定休息与活动计划，指导病人适当参加体育锻炼，避免劳累，保持充足的睡眠。水肿时，取平卧位，抬高下肢，减轻水肿。

2. 饮食　给予高蛋白、高维生素、高钾、高钙、低热量、低脂、低盐饮食。饮食中适当增加含钙及维生素 D 丰富的食物，以防止骨质疏松及发生骨折。鼓励病人食用香蕉、橘子等含钾较高的水果。避免刺激性食物，忌烟酒。

（二）病情观察

密切观察体温、血压及血糖变化；观察水肿情况，每日测量体重，记录 24 小时出入量；密切观察病人的精神和情绪变化。

（三）用药护理

遵医嘱按时服用药物，并观察药物的疗效和不良反应，如出现食欲减退、恶心、头痛、乏力、眩晕、嗜睡等症状时，应立即通知医生并配合医生治疗。

（四）心理护理

耐心向病人和家属解释病情、告知 Cushing 病的相关知识，使其了解目前的变化是疾病引起的，经积极的治疗，可恢复正常，增加病人克服疾病的信心。鼓励病人说出自己的感受，对病人的焦虑和消极情绪给予理解和关心。让病人家属多与病人交流，使病人感到关怀，积极配合治疗。

【健康教育】

1. 疾病指导　向病人和家属介绍疾病的基本知识，并告知经有效治疗后，病情可逐渐好转，但预后与引起该疾病的病因有关。

2. 饮食指导　高蛋白、高维生素、高钾、高钙、低热量、低脂、低盐饮食。防治水、电解质失调。

3. 用药指导　指导病人正确使用药物并观察药物的不良反应，特别是对使用激素替代疗法者，应详细介绍激素的使用方法和注意事项。

任务四　Cushing 综合征病人的护理

达标检测及答案

任务五 痛风病人的护理

▶ 学习目标

1. 归纳痛风的临床表现、护理诊断。
2. 能够对痛风病人实施正确的护理措施。

思维导图6-5

案例导入

病人，男，72岁，右足部跖趾关节疼痛1天。1天前病人饮酒后右足部跖趾关节出现红、热及明显压痛，关节迅速肿胀，疼痛剧烈，难以忍受，影响睡眠和活动。既往有"高血压"病史，正规降压治疗，血压控制尚可。查体：体温37.1℃，脉搏88次/分，呼吸20次/分，血压130/80mmHg。神志清，痛苦面容，两肺无异常，心界不大，心率88次/分，心律规则，无杂音。腹平软，无压痛及反跳痛。右足部跖趾关节皮肤红肿，皮温高，压痛明显。辅助检查：血白细胞$10.4×10^9/L$；ESR 30mm/h；血清尿酸：$458\mu mol/L$。右足跖趾关节X线片：符合痛风关节表现。初步诊断为痛风。

1. 该病人存在哪些护理问题？
2. 针对这些护理问题制定哪些护理措施？

痛风（gout）是一组由嘌呤代谢障碍引起的有明显异质性的代谢性疾病。本病根据其病因可分为原发性和继发性两大类，原发性痛风多由先天性嘌呤代谢异常引起，占绝大多数；继发性痛风由某些系统性疾病或药物引起。

【病因与发病机制】

1. 高尿酸血症的形成 尿酸是嘌呤代谢的终产物。人体尿酸的主要来源为内源性，大约占总尿酸的80%，所以内源性嘌呤代谢紊乱较外源性更重要。血清尿酸在37℃时的饱和浓度约为$420\mu mol/L$，高于此值则为高尿酸血症。导致高尿酸血症主要原因为：①尿酸生成过多：主要是酶的缺陷所致。②尿酸排泄减少：是引起高尿酸血症的主要因素，包括肾小球滤过率下降、肾小管重吸收增加、肾小管分泌减少以及尿酸盐晶体泌尿系统沉积。

2. 痛风的形成 临床上只有5%～15%高尿酸血症者发生痛风。当血尿酸浓度过高或在酸性环境中，尿酸可析出结晶，沉积在皮下、肾和骨关节等，导致痛风肾、痛风石和痛风性关节炎。

【临床表现】

多见于 40 岁以上的男性、绝经期后女性，常有痛风家族史。主要表现为高尿酸血症、反复发作的痛风性关节炎、痛风石、间质性肾炎，严重者呈关节畸形及功能障碍，常伴有尿酸性尿路结石。

1. 无症状期　仅有血尿酸持续性或波动性增高。从血尿酸增高至症状出现，时间可长达数年至 10 年，有些可终身不出现症状。

2. 急性关节炎期　为痛风的最常见的首发症状，是尿酸盐结晶、沉积引起的炎症反应。起病急，多在夜间因剧痛而惊醒，最易受累部位是第 1 跖趾关节，依次为踝、膝、腕、指、肘等关节。大多数为单个，偶尔双侧或多关节红肿热痛、功能障碍，可有关节腔积液，伴发热、白细胞增多等全身反应。发作常呈自限性。常见的发病诱因为寒冷、酗酒、过度劳累、摄入高蛋白和高嘌呤食物、关节受伤、关节疲劳、手术、感染等。

3. 痛风石及慢性关节炎期　痛风石（tophi）是痛风的特征性损害，是尿酸盐沉积所致。痛风石除中枢神经系统外，可存在于任何关节，最常见于关节内及附近与耳郭。呈黄白色大小不一的隆起，小如芝麻，大如鸡蛋，初起质软，随着纤维增多逐渐变硬如石。严重时痛风石处皮肤发亮、菲薄、容易经皮破溃排出白色尿酸盐结晶，瘘管不易愈合。

4. 肾脏病变　痛风性肾病是痛风特征性的病理变化之一，为尿酸盐在肾间质组织沉积所致。可出现蛋白尿、血尿和等渗尿，进而发生高血压、氮质血症等肾功能不全表现。约 10%～25% 的痛风病人有尿酸性尿路结石，常无症状，较大者有肾绞痛、血尿，易并发感染，加速结石增长和肾实质的损害。

【辅助检查】

1. 血尿酸测定　男性＞420mol/L（7mg/dl），女性＞350mol/L（6mg/dl）可确定为高尿酸血症。

2. 尿尿酸测定　限制嘌呤饮食 5 天后，每日尿酸排出量＞3.57mmol（600mg），提示尿酸生成增多。

3. 滑囊液或痛风结节内容物检查　急性关节炎期行关节腔穿刺，抽取滑囊液，在旋光显微镜下，见白细胞内有双折光现象的针形尿酸盐结晶。

4. 其他检查　X 线检查、关节镜等有助于发现骨、关节的相关病变或尿酸性尿路结石影。

【诊断要点】

中老年男性，常有家族史及代谢综合征表现，在有诱因的基础上，突然午夜典型关节炎发作或尿酸性结石发作，血尿酸增高，可确诊为痛风。有条件做关节腔穿刺、痛风石活检、X线检查、关节腔镜检查等可协助确诊。

【治疗要点】

目前尚无有效办法根治原发性痛风。防治目的：①控制高尿酸血症，预防尿酸盐沉积。②迅速终止急性关节炎发作。③防止尿酸结石形成和肾功能损害。

1. 一般治疗　调节饮食，控制总热量摄入；限制高嘌呤食物，严禁饮酒；多饮水，每日在2000ml以上，增加尿酸的排泄；适当运动，防止肥胖；避免使用抑制尿酸排泄的药物、利尿剂、小剂量阿司匹林等；避免各种诱发因素的发生。

2. 急性痛风性关节炎期的治疗　①秋水仙碱：对于制止炎症、止痛有特效。90％病人症状可缓解。②非甾体抗炎药（NSAID）：常用药物有吲哚美辛、双氯芬酸、布洛芬、美洛昔康、塞来昔布、罗非昔布等，效果不如秋水仙碱，但较温和，发作超过48小时也可应用，症状消退后减量。③糖皮质激素：若上述两类药无效或禁忌时，可使用糖皮质激素，一般尽量不用。

3. 发作间歇期和慢性期处理　治疗目的是使血尿酸维持正常水平。①促进尿酸排泄药：主要是抑制肾小管的再吸收。常用的丙磺舒、磺吡酮、苯溴马隆。用药期间要多饮水，碳酸氢钠每天3～6g。②抑制尿酸合成药：主要是抑制黄嘌呤氧化酶，阻断黄嘌呤转化为尿酸。目前只有别嘌醇。③其他：保护肾功能，剔出较大痛风石等。痛风常伴有代谢综合征，应积极降压、降脂、改善胰岛素抵抗等。

【护理诊断】

1. 急性疼痛　与尿酸盐结晶沉积在关节引起炎症反应有关。

2. 躯体活动障碍　与关节受累、关节畸形有关。

3. 知识缺乏　缺乏与痛风有关的饮食知识

【护理措施】

（一）一般护理

1. 休息与体位　急性关节炎发作时，应绝对卧房休息，抬高患肢，避免受累关节负重，待关节痛缓解72小时后，方可恢复活动。缓解期病人应做适当运动，以不感到疲劳为标准，避免剧烈的运动，以便诱发痛风。

2. 饮食护理　控制饮食的总热量，应限制在5020～6276kJ/d（1200～1500kcal/d），碳水化合物占总热量的50％～60％，蛋白质控制在0.8～1g/(kg·d)。严禁饮酒和进食高嘌呤食物，如动物内脏、鱼虾、蛤蟹、肉类、菠菜、蘑菇、黄豆、扁豆、豌豆、浓茶等。饮食宜清淡、易消化，忌辛辣和刺激性食物。可进食碱性食物，如各种水果、蔬菜、鸡蛋、牛奶等，使尿液的pH在7.0或以上，减少尿酸盐结晶的沉积。多饮水，每日饮水 2000ml 以上，促进尿酸的排泄。

（二）病情观察

观察关节疼痛的部位、性质、间隔时间，有无午夜因剧痛而惊醒等，受累关节有无红、肿、热和功能障碍；观察有无过度疲劳、寒冷、紧张、饮酒、高嘌呤饮食、脚扭伤等诱发因素；有无痛风石体征及部位；观察病人的体温变化，监测血、尿尿酸的变化。

（三）用药护理

指导病人正确用药，观察药物疗效及不良反应。①秋水仙碱：主要不良反应为胃肠道反应、肝损害、骨髓抑制、脱发、呼吸抑制等。长期服药必须观察血象，骨髓抑制、肝肾功能不全及白细胞减少者禁用。②丙磺舒、磺吡酮、苯溴马隆：可有皮疹、发热、胃肠道反应等不良反应。使用期间，嘱病人多饮水、口服碳酸氢钠等碱性药。③NSAID：使用时注意观察有无活动性消化溃疡或消化道出血等不良反应。④别嘌醇：常见的不良反应有皮疹、发热、胃肠道反应、肝损害、骨髓抑制等，在肾功能不全者，宜减半量应用。⑤糖皮质激素：观察其疗效，注意停药后容易出现症状"反跳"，若同时口服秋水仙碱，可防止症状"反跳"。

（四）心理护理

由于疾病引起的疼痛影响病人进食和休息，疾病反复发作可能会导致关节畸形和肾功能损害，病人思想负担重，常表现情绪低落、忧虑、孤独。应向其讲解痛风的有关知识，并给予精神上的安慰和鼓励。

【健康指导】

1. 疾病指导　向病人及家属讲解疾病有关知识，告知本病是终身性疾病，但经积极治疗，病人可维持正常的生活与工作。防止受凉、劳累、感染、外伤等诱因。

2. 饮食指导　指导病人严格控制饮食，避免进食高蛋白和高嘌呤的食物，忌饮酒，每天至少饮水 2000ml，促进尿酸随尿液排出。

3. 适度运动与保护关节　①不提倡本病病人清晨进行运动，而提倡下午至晚餐前进行有氧运动。②尽量使用大肌群，不用手指负重。③不要长时间持续进行重的体力工作。④经常改变姿势，保持受累关节舒适，急性期制动。

4. 学会自我监测　观察痛风石的大小、数量等，定期复查血尿酸。

任务五　痛风病人的护理

达标检测及答案

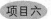

任务六 骨质疏松症病人的护理

学习目标

1. 归纳骨质疏松的临床表现、护理诊断。
2. 能够对骨质疏松病人实施正确的护理措施。

思维导图6-6

案例导入

病人，男，62岁，腰背疼痛4个月。4月前无明显诱因出现腰背疼痛，为持续性隐痛，活动后明显，休息可以稍缓解，疼痛不向下肢放射。疼痛未影响睡眠，对活动稍有影响。既往体健。查体：体温36.1℃，脉搏86次/分，呼吸20次/分，血压100/60mmHg。神志清，中等体型。两肺无异常，心界不大，心率86次/分，心律齐，无杂音。腹平软，无压痛及反跳痛。腰椎无明显压痛，直腿抬高试验阴性。双下肢无浮肿。骨密度测定：骨质疏松。腰椎定量CT检查：骨质疏松。初步诊断为骨质疏松症。

1. 该病人存在哪些护理问题？

2. 针对这些护理问题制定哪些护理措施？

骨质疏松症（osteoporosis，OP）是一种以低骨量和骨组织微细结构破坏为特征，易发生骨折的代谢性疾病。本病各年龄期均可发病，但常见于老年人，尤其是绝经期后的女性。骨质疏松症可分为两大类：①原发性：又分为两种亚型，即Ⅰ型（绝经后骨质疏松症）和Ⅱ型（老年性骨质疏松症）。②继发性：继发于其他疾病，如内分泌代谢疾病、血液病、胃肠道疾病或全身性疾病等。

【病因】

正常成熟骨的代谢主要以骨重建形式进行。在激素、细胞因子和其他调节因子的调节作用下，骨组织不断吸收旧骨，形成新骨。当骨吸收过多或形成不足引起平衡失调时，就会形成骨质疏松。

1. 骨吸收因素 骨吸收主要有破骨细胞介导，破骨细胞来源于骨髓造血干细胞。骨吸收增强时破骨细胞数量和活性增加的结果，参与其调节过程的激素和局部介质有①雌激素：雌激素主要抑制骨吸收，缺乏时可引起骨吸收增强，从而加速骨的丢失，这是绝经后骨质疏松症的主要病因。②1,25-二羟维生素 D_3：1,25-二羟维生素 D_3 刺激钙结合蛋白生成，增加肠钙吸收，提高血清钙水平。1,25-二羟维生素 D_3 缺乏和血清钙溶度降低会增强钙动员，促进骨吸收。③降钙素（CT）：CT 可抑制骨吸收和降低血钙。④甲状旁腺素（PTH）：PTH 是促进骨吸收的重要介质。当 PTH 分泌增加时，加强了破骨细胞介导的骨吸收过程。⑤细胞因子：IL-1、IL-6、肿瘤坏死因数（TNF）等均有明显促进骨吸收功能。

2. 骨形成及其影响　因素骨形成主要由成骨细胞介导。影响骨形成的因素有：①遗传因素：该疾病可能是多基因的疾病。②钙摄入：钙是骨质中最基本的矿物质成分，当钙摄入不足时，可造成较低的骨峰值。③生活方式：足够的体力活动有助于提高峰值骨量，活动过少或过度运动均容易发生骨质疏松症。吸烟、酗酒、高蛋白和高盐饮食、大量饮咖啡、维生素 D 摄入量不足或光照少等均为骨质疏松症的危险因素。④其他：生长激素（GH）、药物（如抗癫痫药、长期使用锂剂、化疗药等）。

【临床表现】

1. 骨痛和肌无力　轻者无症状；病情较重者常诉腰背疼痛、乏力或全身骨痛。骨痛通常为弥漫性，无固定部位，劳累或运动后可加重，不能负重或负重能力下降。

2. 骨折　常因轻微活动、创伤、弯腰、负重、挤压或跌倒后发生骨折，多见于脊柱、髋部和前臂，其中髋部骨折（股骨颈骨折）最常见，危害也最大。

3. 并发症　髋部骨折者常因自理能力下降或丧失，长期卧床加重骨丢失，使骨折很难愈合；严重时因感染、心血管疾病或慢性衰竭而死亡；驼背和胸廓畸形者常伴胸闷、气促、呼吸困难、发绀等；心排血量和肺活量下降者，易并发呼吸道和肺部的感染。

【辅助检查】

1. 骨量的测定　骨矿含量（bone mineral content，BMC）和骨密度（bone mineral density，BMD）测量是判断低骨量、确定骨质疏松的重要手段，是评价骨丢失率和疗效的重要客观指标。

2. 骨转换的生化测定

(1) 与骨吸收有关的生化指标：①空腹尿钙：是反映骨吸收最简易的方法，但受钙摄入量、肾功能等多种因素的影响。②尿羟脯氨酸和羟赖氨酸：在一定程度上可反映骨的转换吸收状况。③血浆抗酒石酸酸性磷酸酶（TRAP）：骨吸收增强时，血中 TRAP 升高。

(2) 与骨形成有关的生化指标：包括血清碱性磷酸酶（ALP）、骨钙素、血清 I 型前胶原羧基端前肽。

3. 骨组织活检　对疑难病例，可在髂嵴取骨活检。

【诊断要点】

详细的病史、症状和体征是临床诊断的基本依据，BMD 或 BMC 明显减少、X 线摄片阳性可确诊为骨质疏松症。根据 WHO1994 年的诊断标准，依据骨密度测定情况，将骨质疏松症按病情分为低骨量、骨质疏松和严重骨质疏松症。

【治疗要点】

1. 一般治疗

（1）适当运动：多从事户外活动，加强负重锻炼，增强应变能力，减少骨折意外的发生。

（2）合理膳食：低钠、高钾、高钙和高非饱和脂肪酸饮食，戒烟忌酒。

（3）补充钙剂和维生素 D：骨质疏松症者均需补充适当钙剂，每日元素钙的总摄入量应大于 800～1200mg。同时服用维生素 D400～600IU/d，以利钙的吸收。

2. 对症治疗　骨痛者可给予适量的非甾体类镇痛药或短期应用降钙素制剂，如依降钙素。有畸形者应局部固定或其他矫形措施防止畸形加剧。有骨折时应给予牵引、固定、复位或手术治疗，同时应尽早辅以物理治疗和康复治疗。

3. 特殊治疗

（1）性激素补充疗法：①雌激素：主要用于绝经后骨质疏松症的预防。雌激素补充治疗的疗程一般不超过 5 年，治疗期间要定期进行妇科和乳腺检查。②雄激素：用于治疗男性骨质疏松者。按病人的具体情况选择性激素的种类、用药剂量和途径。

（2）二膦酸盐：此药能抑制破骨细胞生成和骨吸收，主要用于骨吸收明显增强的代谢性骨病。常用制剂有依替膦酸二钠、帕米膦酸钠和阿伦膦酸盐等。

（3）其他：①降钙素：为骨吸收的抑制剂，且有镇痛作用。孕妇和过敏反应者禁用。应用降钙素制剂前需补充数日钙剂和维生素 D。②甲状旁腺素：小剂量可促进骨形成，增加骨量。

【护理诊断】

1. 有受伤的危险　与骨质疏松导致骨骼脆性增加有关。

2. 疼痛：骨痛　与骨质疏松有关。

3. 躯体活动障碍　与骨骼变化引起活动范围受限有关。

4. 潜在并发症：骨折。

【护理措施】

（一）一般护理

1. 休息与活动　疼痛明显时，可使用硬板床，取仰卧位或侧卧位，卧床休息数天到一周，可缓解疼痛。疼痛缓解后，鼓励病人进行适当的运动。避免剧烈的运动。

2. 饮食护理　给予高钙、低糖、低盐、低磷、适当蛋白质、富含维生素的食物。富含钙质的食物有牛奶、骨头汤、虾皮、鱼、鸡蛋、大豆等；富含维生素 D 的食物如肝、蛋、鱼肝油等。适度摄取蛋白质及脂肪。戒烟酒，少喝咖啡和浓茶。

（二）病情观察

密切观察血钙变化；观察疼痛的部位、程度、性质。

（三）用药护理

遵医嘱给药，告知病人药物的使用方法和注意事项。①服用钙剂时最好空腹服用，服药期间要增加饮水量，以增加尿量，减少泌尿系结石形成的机会。维生素 D 不可和绿叶青菜一起服用，以免形成钙螯合物而减少钙的吸收。②慎用性激素。雌激素必须在医师的指导下使用，剂量要准确，并与钙剂、维生素 D 同时服用。乳腺癌和原因不明妇科出血的病人禁用雌激素，肝肾功能减退者慎用雌激素。使用雄激素应定期监测肝功能。③服用二膦酸盐时，护士应指导病人空腹服用，同时饮清水 200～300ml，至少在半小时内不能进食或喝饮料，取立坐或坐位，以减轻对食管的刺激，如果出现咽下困难、吞咽痛或胸骨后疼痛，警惕可能发生食管炎、食管溃疡和食管糜烂情况，应立即停止用药。④服用降钙素应注意观察不良反应，如食欲减退、恶心、颜面潮红等。

（四）心理护理

该病病人由于疼痛与害怕骨折，常不敢运动而影响日常生活。当发生骨折时，需限制活动，因此护士要协助病人及家属适应其角色与责任，尽量减少对病人康复治疗的不良因素。

（五）预防跌倒

保证住院环境安全，加强巡视，预防意外发生。室内灯光明暗适宜，家具不可经常变换位置，过道避免有障碍物等。加强日常生活护理，将日常所需物如茶杯、开水、呼叫器等尽量放置床边，以利病人取用。指导病人维持良好姿势，且在改变姿势时动作缓慢。必要时可建议病人使用手杖或助行器，以增加其活动时的稳定性。衣服和鞋穿着要合适，大小适中，且有利于活动。

【健康教育】

1. 疾病指导　向病人及家属讲解疾病有关知识，告知本病是终身性疾病，但经积极治疗，病人可维持正常的生活与工作。防止受凉、劳累、感染、外伤等诱因。成年后的预防主要是尽量延缓骨量丢失的速度和程度，对绝经后骨质疏松早期补充雌激素或雄、孕激素合剂。

2. 饮食指导　多食富含钙的食物，如乳制品、海产品等。补充足够的蛋白质和维生素。适量摄取蛋白质和脂肪。避免酗酒。

3. 加强运动　运动时，肌肉收缩是增加骨质的重要因素，有利于骨质疏松的预防。老年人规律的户外活动还有助于锻炼全身肌肉和关节运动的协调性和平衡性，对预防跌倒、减少骨折的发生很有好处，但应避免进行剧烈的、有危险的运动。运动要循序渐进，持之以恒。

4. 用药指导　嘱病人按时服用各种药物，学会观察药物的不良反应。应用激素治疗者应定期检查，以便早期发现激素的不良反应。

5. 预防跌倒　加强预防跌倒的宣传教育和保护措施，如家庭、办公场所防滑、防绊、防碰撞措施。

目标检测题

1. 简述甲状腺危象的护理措施。

2. 如何防治糖尿病酮症酸中毒？

3. 简述胰岛素使用的注意事项。

4. 病人，女性，32 岁。半年前因怕热、消瘦、乏力，心慌，每日大便 3～4 次，某医院诊断为"甲亢"，经治疗病情好转后自行停药。现上述症状又复出现而入院。护理体检：病人情绪激动，目光炯炯有神，甲状腺Ⅱ度肿大，质软，局部可闻及血管杂音，心率 120 次/分。

请问：

（1）病人病情复发的原因？

（2）病人的主要护理诊断？

（3）病人保健指导？

5. 病人，女性，35 岁。1 年前因疲乏无力，夜间失眠，怕热多汗，食欲亢进，体重下降，突眼，经门诊检查诊断为"甲状腺功能亢进症"，予以硫脲类药物治疗，症状渐趋好转。昨晚因丈夫车祸身亡而悲痛万分，今早出现恶心呕吐、烦躁不安、心动过速、高热，即急诊入院。护理体检：T 39.6℃，P 128 次/分，R 24 次/分，BP 14/8kPa。发育正常，体质消瘦、紧张貌，甲状腺肿大，眼球稍突出。心率 128 次/分，律齐，心尖部有收缩期Ⅱ期杂音，第一心音增强。余无异常。

请问：

(1) 目前病人发生了什么情况？

(2) 目前病人最主要的护理诊断。

(3) 如何配合抢救？

6. 病人，女性，60 岁。糖尿病病人，在家做家务事，身高 159cm，体重 70 公斤，空腹血糖 7.5mmol/L，尿糖（±）。

请问：

(1) 为该病人计算三餐饮食热量。

(2) 膳食配餐注意事项。

7. 病人，男，25 岁，1 型糖尿病病人。长期皮下注射普通胰岛素治疗。半月前因血糖正常、尿糖阴性，自行停止注射胰岛素。今晨起床后感头痛，极度口渴，厌食伴恶心，呕吐四次，为胃内容物。护理体检：嗜睡，呼气有烂苹果味，皮肤黏膜干燥，眼球下陷。血糖 25mmol/L，血酮 4.8mmol/L，尿糖（＋＋＋＋），尿酮（＋）。

请问：该病人的主要护理诊断是什么？如何配合抢救治疗？

（李燕）

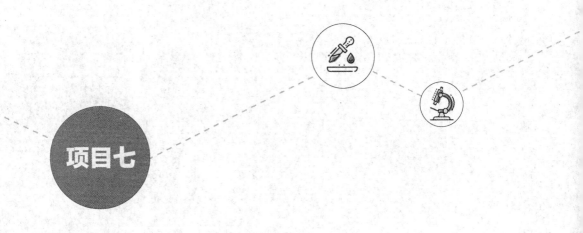

项目七

风湿性疾病病人的护理

任务一　风湿性疾病常见症状及体征的护理

▶ 学习目标

1. 归纳风湿性疾病常见症状和体征护理评估的要点。
2. 识别风湿性疾病病人不同疾病关节疼痛与肿胀的临床特点。
3. 解释晨僵的概念。
4. 说出不同疾病皮肤损害的特点。
5. 归纳风湿性疾病常用药物及不良反应。
6. 能够对风湿性疾病病人常见症状体征采取正确的护理措施。

思维导图7-1

一、概述

风湿性疾病（rheumatic diseases），简称风湿病，是指病变累及骨、关节及其周围软组织（包括肌肉、肌腱、滑膜、韧带等）的一组疾病，其病因复杂，主要与感染、免疫、代谢、内分泌、环境、遗传、肿瘤等因素有关。风湿病主要包括弥漫性结缔组织病、脊柱关节病、骨与软骨病变、感染性关节炎、伴风湿性疾病表现的代谢和内分泌疾病等。其中，弥漫性结缔组织病（diffuse connective tissue disease，CTD），简称结缔组织病，是风湿病中的一个大类，特点是以血管和结缔组织的慢性炎症为病理基础，可引起多器官、多系统损害。风湿病的主要临床表现是关节疼痛、肿胀、功能障碍，病程进展缓慢，发作与缓解交替出现，部分病人可发生脏器功能损害，甚至功能衰竭。

随着研究的深入及新成果、新资料、新概念的总结，风湿性疾病的分类与命名在不断更新。美国风湿病学会于1983年从疾病的病因学、组织学、病理学、生物化学、遗传学、免疫学以及临床学等不同角度进行归纳分类，分为10大类，包括了100多种疾病：

（1）弥漫性结缔组织病：如系统性红斑狼疮、类风湿关节炎、硬皮病、多肌炎、血管炎病等。

（2）与脊柱相关的关节炎：如强直性脊柱炎、反应性关节炎、银屑病关节炎等。

（3）退行性关节病：如骨质增生、骨关节炎（原发性、继发性）等。

（4）与感染有关的关节炎：如化脓性关节炎、反应性关节炎等。

（5）代谢及分泌所致：如痛风、假性痛风等。

（6）与肿瘤相关的风湿性疾病：如滑膜肉瘤、多发性骨髓瘤等。

（7）神经血管疾病：如压迫性神经病变、雷诺病等。

（8）伴有关节表现的骨骼、骨膜及软骨疾病：如骨质疏松、缺血性骨坏死。

（9）非关节性风湿病：如软组织风湿症、肌腱炎等。

（10）其他有关节症状的疾病：如药物相关的风湿综合征等。

近年来，风湿病的患病率呈逐年上升趋势。在我国 16 岁以上的人群中，系统性红斑狼疮（systemic lupus erythematosus，SLE）的患病率约为 0.07%，类风湿关节炎（rheumatoid arthritis，RA）为 0.32%～0.36%，强直性脊柱炎（ankylosing spondylitis，AS）约为 0.25%，原发性干燥综合征（primary Sjögren syndrome）约为 0.3%，骨性关节炎（osteoarthritis，OA）在 50 岁以上者达 50%，痛风性关节炎也日渐增多。

常见的风湿病有 SLE、RA、特发性炎症性肌病等。风湿病的临床特点具有以下规律：

（1）慢性病程：表现为发作期与缓解期交替出现。如 SLE、RA、痛风等，病程均较长、起伏不定，由于多次反复发作可造成脏器和局部组织严重损害。

（2）免疫学异常或生化改变：风湿病病人常有免疫学或生化检查的改变，如 RA 病人类风湿因子（rheumatoid factor，RF）多呈阳性；SLE 病人抗双链 DNA 抗体阳性；痛风病人血尿酸水平增高等，是相关疾病临床诊断、病情判断和预后的重要依据。

（3）异质性：表现为同一疾病在不同的病人临床表现各异。以 SLE 为例，有的病人以皮肤损害为主，出现典型的蝶形红斑；而有的病人无明显皮肤损害，却表现为狼疮性肾炎，甚至肾衰竭。同时，不同病人对抗风湿药的剂量、疗效、耐受量及不良反应等也有较大差异。

【护理评估】

（一）健康史

1. 患病及治疗经过

（1）风湿病多为慢性病程，病情反复发作。应详细了解主要症状及其特点及病人发病的时间，起病急缓，有无明显诱因等，既往有无特殊的药物摄入史，如 SLE 的发生可能与普鲁卡因胺、异烟肼、氯丙嗪、甲基多巴等药物有关。

（2）既往就诊情况，询问既往进行过何种检查及结果，治疗及疗效。

（3）目前的主要表现及病情变化，一般情况等。

2. 生活史与家族史　风湿病与病人的年龄、职业、工作环境等关系密切，应详细询问，如长期生活在寒冷、阴暗、潮湿环境中者，类风湿关节炎的患病率较高。还应注意病人亲属中是否有类似疾病的发生。

（二）身体状况

1. 全身状况　精神状态、营养状况，有无发热、消瘦等。

2. 皮肤黏膜　皮肤有无红斑、皮疹或破损、皮下结节、雷诺现象和口腔黏膜溃疡等。

3. 肌肉、关节及脊柱　有无肌肉萎缩、肌力减退，关节及脊柱有无红肿、压痛、畸形及活动受限等。

4. 其他　评估心、肺、肝、脾、肾、眼等脏器功能。有无发音困难、眼部异常及视力变化，心率、心律是否正常，有无肝脾肿大。

【辅助检查】

1. 自身抗体检测

（1）抗核抗体（ANA）及 ANA 谱对筛选 SLE 有较高的价值。

（2）类风湿因子（RF）：RF 阳性主要见于 RA，且其滴度与 RA 的活动性和严重性成正比。

2. 滑液检查　滑液的白细胞计数有助于区分炎性、非炎性关节炎和化脓性关节炎，对 RA 的诊断有一定价值。滑液中找到尿酸盐结晶或病原体，有助于痛风或感染性关节炎的确诊。

3. 关节影像学检查　X 线检查是最常用的影像学诊断方法，有助于骨关节病变的诊断和病程分期。电子计算机体层显像（CT）、磁共振显像（MRI）及血管造影等有助于早期诊断。

4. 其他　如关节镜、肌电图、活组织检查，对不同病因所致的风湿病各具不同的诊断价值。

二、常见症状及体征的护理

（一）关节疼痛与肿胀

疼痛常是关节受累最常见的首发症状，也是病人就诊的主要原因。几乎所有的风湿性疾病均可引起关节疼痛，常见于系统性红斑狼疮（SLE）、类风湿关节炎（RA）、强直性脊柱炎（AS）、骨关节炎（OA）等。疼痛的关节均可有肿胀和压痛，多为关节腔积液或滑膜增生所致，是滑膜炎或周围组织炎的重要体征。

【护理评估】

1. 健康史　询问关节疼痛与肿胀时应注意：①疼痛的起始时间、起病特点、发病年龄，是缓慢发生还是急骤发作，是游走性还是固定部位；②疼痛呈急性发作还是持续性，有无明确诱发因素或缓解因素或方法；③疼痛的严重程度、与活动的关系；④具体受累关节，是多关节还是单关节；⑤疼痛是否影响关节的附属结构（肌腱、韧带、滑膜等）；⑥有无关节畸形和功能障碍；⑦有无晨僵，晨僵持续时间、缓解方法等；⑧是否伴随其他症状，如长期低热、乏力、食欲不振、皮肤日光过敏、皮疹、蛋白尿、少尿、血尿、心血管或呼吸系统症状、口眼干燥等。评估疼痛对病人的影响，病人对治疗的期望和信心。评估病人的精神状态，有无焦虑、抑郁、失望及其程度。

2. 身体状况　进行身体评估时应当注意病人的营养状况、生命体征、关节肿胀程度，受累关节有无压痛、触痛、局部发热及活动受限情况。

不同风湿病关节疼痛的起病形式、部位、性质等特点有所区别。类风湿关节炎以近端指间、掌指、腕关节等小关节多见，呈对称性多关节受累，疼痛呈持续性，活动后可减轻；风湿热关节痛多为游走性；骨关节炎累及多关节，多侵犯远端指间关节、腕、膝、腰等关节，活动后疼痛加剧；强直性脊柱炎主要侵犯脊柱中轴关节，多为不对称性，呈持续性疼痛；痛风多累及单侧第一跖趾关节，疼痛剧烈。

【护理诊断】

1. 疼痛：慢性关节疼痛　与炎性反应有关。

2. 躯体活动障碍　与关节持续疼痛有关。

3. 焦虑　与疼痛反复发作、病情迁延不愈有关。

【护理措施】

1. 休息与体位　急性期关节肿胀伴体温升高时，应卧床休息。避免疼痛部位受压，可用支架支起床上盖被。帮助病人采取舒适的体位，尽可能保持关节的功能位置，必要时给予石膏托、小夹板固定。

2. 心理护理

(1) 观察病人的精神状态是否正常，发现情绪不稳定、精神障碍或意识不清者，应做好安全防护和急救准备，防止发生自伤和意外受伤等。

(2) 鼓励病人说出自身感受，并与病人一起分析其原因，在协助病人认识自身心理不适表现的同时，向病人说明可能对身体状况产生的不良影响，帮助病人提高解决问题的能力，并采取积极的应对措施。劝导其家属多给予病人关心、理解及心理支持。对于脏器功能受损、预感生命受到威胁而悲观失望者，应主动介绍治疗成功的病例及治疗进展，鼓励病人树立战胜疾病的信心。

（3）教会病人及家属使用缓解心理不适的措施，如音乐疗法、香味疗法、放松训练、指导式想象、按摩等。

3. 对症护理

（1）协助病人减轻疼痛：①为病人创造适宜的环境，以免病人因感觉超负荷或感觉剥夺而加重疼痛感。②合理应用非药物性止痛措施：如松弛术、皮肤刺激疗法（冷敷、热敷、加压、震动等）、分散注意力。③根据病情使用物理治疗方法缓解疼痛，如蜡疗、水疗、磁疗、超短波、红外线等。④遵医嘱给予止痛药物：常用非甾体类抗炎药，如布洛芬、萘普生、阿司匹林、吲哚美辛等，告诉病人按医嘱服药的重要性和有关药物的不良反应。

（2）功能锻炼：鼓励缓解期的病人多活动，进行有规律的功能锻炼，并向病人讲解活动对维持关节功能的作用，活动量应控制在病人能忍受的程度。同时鼓励病人生活自理，进行日常生活活动锻炼。

（二）关节僵硬与活动受限

关节僵硬是指经过一段时间的静止或休息后，病人试图再活动某一关节时，感到局部不适、难以达到平时关节活动范围的现象。常在晨起时表现最明显，又称为晨僵（morning stiffness）。晨僵是判断滑膜关节炎症活动性的客观指标，其持续时间与炎症的严重程度相一致。早期关节活动受限主要由肿胀、疼痛引起，晚期则主要由于关节骨质破坏、纤维骨质粘连和关节半脱位引起，此时关节活动严重障碍，最终导致功能丧失。

【护理评估】

1. 健康史 引起晨僵的病因较多，如类风湿关节炎、系统性红斑狼疮、损伤性关节炎、淀粉样变等。评估关节僵硬与活动受限的发生时间、部位、持续时间、缓解方式，活动受限是突发的或是渐进的，对生活自理的影响程度，是否伴有紧张、恐惧等不良心理状态。

2. 身体状况 类风湿关节炎的僵硬最为典型，可持续数小时，而其他病因所致的则持续时间较短。有时晨僵是关节炎症的前驱症状，非炎症性关节炎病的晨僵持续时间较短，少于1小时，且程度较轻。其他如退变性、损伤性关节炎的僵硬感在白天休息后明显。

【护理诊断】

躯体活动障碍 与关节疼痛、僵硬以及关节、肌肉功能障碍有关。

【护理措施】

1. 生活护理 根据病人活动受限的程度，协助病人进行洗漱、进食、大小便及个人卫生等生活护理，将病人使用的生活物品放在病人健侧手伸手可及处，鼓励病人使用健侧手臂从事自我照料，帮助病人尽可能恢复生活自理能力。

2. 休息与功能锻炼 睡眠时对病变关节保暖有利于预防晨僵。关节肿痛时，限制活动。缓解期鼓励病人坚持每天定时进行被动和主动的全关节活动锻炼，并逐步过渡到功能性活动，以恢复关节功能和肌肉力量，活动量以病人能够忍受为度，必要时给予帮助或提供适当的辅助工具，如拐杖、助行器、轮椅等，并教给病人个人安全的注意事项，指导病人及家属正确使用辅助性器材，使病人既能避免长时间不活动而致关节僵硬，又能在活动时掌握安全措施，避免损伤。

3. 病情观察及预防并发症 ①评估病人的营养状况，注意有无营养摄入不足或负氮平衡。②严密观察患病肢体的情况，并做肢体按摩，防止肌肉萎缩。③卧床病人，协助病人定时翻身，应鼓励有效咳嗽和深呼吸，防止肺部感染。④保持肢体功能位。⑤加强保护措施，防止受伤。⑥预防便秘，保证足够的液体摄入，多食富含纤维素的食物，适当活动，必要时给予缓泻剂。

4. 心理护理 鼓励病人表达自己的感受，注意疏导、理解、支持和关心病人。帮助病人接受活动受限的事实，重视发挥自身残存的活动能力，以增进病人自我照顾的能力和信心。

（三）皮肤损害

风湿病常见的皮损有皮疹、红斑、水肿、溃疡及皮下结节等，多由血管炎性反应引起。

【护理评估】

1. 健康史 了解皮肤受损的具体时间，有无日光过敏、口眼干燥、胸痛等症状。评估生命体征；皮损的部位、形态、面积大小和表面情况；有无指尖和肢体的溃疡；肢体末梢的颜色和温度，皮肤有无苍白、发绀等；有无甲床瘀点或瘀斑。

2. 身体状况 SLE病人最具特征性的皮肤损害为面部蝶形红斑，口腔、鼻黏膜主要表现为溃疡或糜烂。类风湿性血管疾病累及皮肤，可见棕色皮疹、甲床瘀点或瘀斑。RA病人可有皮下结节，多位于肘鹰嘴附近、枕、跟腱等关节隆突部及受压部位的皮下。皮肌炎皮损为对称性的眼睑、眼眶周围紫红色斑疹及实质性水肿。部分病人可因寒冷、情绪激动等刺激，导致突然发作的肢端和暴露部位皮肤苍白继而青紫再发红，并伴有局部发冷、疼痛的表现，称为雷诺现象。

【护理诊断】

1. 皮肤完整性受损　与血管炎性反应及应用免疫抑制剂等因素有关。

2. 组织灌注无效：外周组织　与肢端血管痉挛、血管舒缩功能调节障碍有关。

【护理措施】

1. 避免诱因　①注意保暖，避免皮肤在寒冷空气暴露时间过长，寒冷天气尽量减少户外活动，指导病人外出时戴帽子、口罩、手套和穿保暖袜子等，保持肢体末梢的温度。②用温水洗涤，勿用冷水洗手洗脚。③避免吸烟、饮浓茶、咖啡等，以防交感神经兴奋，小血管痉挛，组织缺血、缺氧加重。④保持良好的心态，避免情绪激动和劳累。

2. 饮食护理　保证足够蛋白质、维生素和水分的摄入，以维持正氮平衡、满足组织修复的需要。

3. 用药护理　①非甾体类抗炎药：为常用的抗风湿药物，包括阿司匹林、布洛芬、萘普生等。具有抗炎、解热、镇痛作用，能迅速减轻炎症引起的症状。主要不良反应为胃肠道反应，表现为消化不良、上腹痛、恶心、呕吐等，严重者可致出血性糜烂性胃炎。因此，应指导病人饭后服药或同时服用胃黏膜保护剂、H_2受体拮抗剂或米索前列醇等可减轻不良反应。此外，可出现神经系统不良反应，如头痛、头晕、精神错乱等；长期使用此类药物可出现肝肾毒性、抗凝作用以及皮疹等，故用药期间应严密观察有无不良反应，监测肝肾功能。②糖皮质激素：有较强的抗炎、抗过敏和免疫抑制作用，能迅速缓解症状，主要不良反应是可引起继发感染、无菌性骨坏死等；长期使用可致向心性肥胖、血压升高、血糖升高、电解质紊乱，加重或引起消化性溃疡、骨质疏松，也可诱发精神失常，病人不能自行停药或减量过快，以免引起"反跳"。在服药期间，应给予低盐、高蛋白、高钾、高钙饮食，补充钙剂和维生素 D；定期测量血压，监测血糖、尿糖的变化。做好皮肤和口腔黏膜的护理。③免疫抑制剂：通过不同途径产生免疫抑制作用，主要的不良反应有白细胞减少，也可引起胃肠道反应、黏膜溃疡、皮疹、肝肾功能损害、脱发、出血性膀胱炎、畸胎等。应鼓励病人多饮水，观察尿液颜色，及早发现出血性膀胱炎。育龄女性服药期间应避孕。④改善微循环药物：遵医嘱给予血管扩张剂和抑制血小板聚集的药物，如地巴唑、硝苯地平、山莨菪碱或低分子右旋糖酐等。肢端血管痉挛引起皮肤苍白、疼痛时，可局部涂硝酸甘油膏，以扩张血管，改善血液循环，缓解症状。

4. 皮肤护理　除常规的皮肤护理外，应注意：①保持皮肤清洁干燥，用温水擦洗，忌用碱性肥皂。②有皮疹、红斑或光敏感者，指导病人外出时采取遮阳措施。皮疹或红斑处避免涂各种化妆品或护肤品，可遵医嘱局部涂用药物性软（眼）膏；若局部溃疡合并感染者，遵医嘱使用抗生素治疗的同时，做好局部清创换药处理。③避免接触刺激性物品，如染发烫发剂。④避免使用易诱发风湿病症状的药物，如普鲁卡因胺等。

任务一　风湿性疾病常见症状及体征的护理

达标检测及答案

任务二　系统性红斑狼疮病人的护理

> ## 学习目标

1. 解释系统性红斑狼疮的概念。
2. 熟记系统性红斑狼疮病人的临床表现。
3. 识别系统性红斑狼疮病人的相关检查。
4. 复述系统性红斑狼疮病人的治疗方法。
5. 能够对系统性红斑狼疮病人正确实施护理措施。

思维导图7-2

案例导入

女性，37 岁，既往系统性红斑狼疮病史 12 年，此次出现咳嗽，咳痰 2 周，自服用抗生素，未见明显效果，并出现呼吸困难，胸部疼痛，尿量减少，送至医院就诊。查体：唇发绀，口腔溃烂，面部红斑，两肺底闻细湿啰音，体温 38.4℃，脉搏 110 次/分，尿蛋白阳性，血肌酐 412μmol/L。

1. 提出诊断及护理诊断。

2. 简述护理措施。

系统性红斑狼疮（systemic lupus erythematosus，SLE）是一种多因素参与，通过免疫复合物等途径，损害多系统、多器官的自身免疫性结缔组织病，病情反复发作，病程迁延。

SLE 的发病率随地区、种族、性别、年龄而异，我国患病率约为（30～70）/10 万，以女性多见，尤其是 20～40 的育龄女性。不同年龄组男女患病率不同，育龄年龄男女之比约为 1∶（8～9），老年人与幼儿的男女之比约为 1∶（2～3）。

【病因】

本病病因未明，可能与遗传、性激素、环境等有关。

1. 遗传因素　SLE 具有易感基因，同卵孪生的患病率高达 25%～70%，而异卵孪生仅 1%～3%，且 SLE 的发病有家族聚集倾向，近亲患病率高达 13%。

2. 雌激素　育龄女性的患病率与同龄男性之比为 9∶1，妊娠可诱发本病或加重病情，特别是妊娠早期和产后 6 周。女性的非性腺活动期（<13 岁，>55 岁）发病率较低，男性睾丸发育不全者易发生 SLE。

3. 环境　日光、食物、药物、病原微生物等环境因素与 SLE 有关。①日光：40％的 SLE 病人对日光过敏。②食物：某些含补骨脂素的食物（如芹菜、无花果等）可增强 SLE 病人对紫外线的敏感性；含联胺集团（如烟熏食物、蘑菇等）食物可诱发 SLE 发病；含 L-刀豆素类的食物（如苜蓿类种子、其他豆菜类等）也与本病有关。③药物：也是 SLE 重要的致病因素，某些病人在使用普鲁卡因胺、异烟肼、氯丙嗪、甲基多巴等药物后或用药过程中，可出现狼疮样症状，停药后症状大多消失。④感染：SLE 与某些病毒感染有关。SLE 血清中抗病毒抗体滴度增高，提示与病毒感染有关；病人体内至少有针对 12 种不同病毒和 4 种反转录病毒的高滴度 IgG 和 IgM 抗体，病人内皮细胞、皮损中还可发现类似病毒包涵体的物质。

【发病机制】

某些具有 SLE 发病遗传素质者，可能是在各种致病因子（感染、药物、紫外线等）的作用下，促发了异常的免疫应答，从而持续产生大量的免疫复合物和致病性自身抗体，引起组织损伤。一般认为 T 辅助淋巴细胞的功能亢进促使 B 淋巴细胞的高度活化而产生多种自身抗体，这是本病的免疫学特点，也是本病发生和延续的主要因素之一。免疫复合物可沉积于肾小球，在炎症细胞及其所产生的介质参与下，引起狼疮肾炎。免疫复合物的形成及沉积是 SLE 发病的主要机制。

【病理】

SLE 的主要病理改变为炎症反应和血管异常，可以出现在身体的任何器官。中小血管因 IC 沉积或抗体直接侵袭而出现管壁的炎症和坏死，继发的血栓使管腔变窄，导致局部组织缺血和功能障碍。受损器官的特征性改变是：①苏木紫小体：即细胞核受抗体作用变性为嗜酸性团块，为诊断 SLE 的特征性依据。②"洋葱皮样病变"：即小动脉周围有显著向心性纤维增生，明显表现于脾中央动脉，以及心瓣膜的结缔组织反复发生纤维蛋白样变性而形成赘生物。此外，心包、心肌、肺、神经系统等亦可出现上述基本病理变化。③狼疮性肾炎（lupus nephritis，LN）：肾活组织免疫荧光及电镜检查，几乎均可发现位于肾小球、肾小管－间质和血管等部位具有特征性的病理改变。LN 病人典型的肾小球免疫病理表现为 IgG、IgA、IgM、C3、C4、C1q 均阳性。

【临床表现】

1. 全身症状　活动期大多数病人有全身症状。约 90％病人可出现发热，热型不一，以长期低中度热多见。此外，可有疲倦、乏力、体重减轻等表现。

2. 皮肤与黏膜受损　约 80％的病人可有皮肤损害。蝶形红斑是最具特征性的皮肤改变，可见于 40％的 SLE 病人，表现为鼻梁和双颧颊部呈蝶形分布的红斑。多数病人有广泛或局限性斑丘疹，多见于日晒部位，亦可为其他皮疹，如盘状红斑、指掌部和甲周红斑、指端缺血、丘疹、紫癜或紫斑、水疱和大疱等。有约 40％病人有光过敏及脱发现象，约 30％者曾有口腔溃疡，少数病人有雷诺现象。值得注意的是，SLE 的各种皮疹多无明显瘙痒。若出现明显瘙痒常提示局部过敏；免疫抑制剂治疗后出现的瘙痒性皮疹要注意并发皮肤真菌感染的可能。

3. 骨关节和肌肉　约 85％病人有关节受累，关节肿痛是首发症状，最常见于指、腕、膝等关节，偶有指关节变形，伴红肿者少见，关节 X 线片大多正常。约 40％病人有肌痛，5％～10％出现肌炎。

4. 肾　SLE 病人的肾损害很常见，也是 SLE 死亡的常见原因。肾活检显示肾脏受累几乎 100％，但有临床表现者约占 27.9％～70％。狼疮性肾炎可表现为急性肾炎、急进性肾炎、隐匿性肾炎、慢性肾炎和肾病综合征，其中以慢性肾炎和肾病综合征者较常见。早期多无症状，随着病程进展，出现蛋白尿、血尿（肉眼或显微镜下）、各种管型尿、氮质血症、水肿和高血压等，晚期发生尿毒症。

5. 心血管　①心包炎：最常见，可为纤维素性心包炎或心包积液。②心肌炎：约 10％病人有心肌损害，可有气促、心前区不适、心律失常，严重者可发生心力衰竭而致死亡。③心内膜炎：疣状心内膜炎是 SLE 的特殊表现之一，多无相应的临床症状或体征，但疣状赘生物可脱落引起栓塞，或并发感染性心内膜炎。④心肌缺血：部分 SLE 病人可因冠状动脉受累而出现心肌缺血的表现，如心绞痛和心电图 ST-T 改变，甚至出现急性心肌梗死。

6. 肺与胸膜　约 35％病人出现双侧、中小量胸腔积液。肺间质性病变特点为急性、亚急性期的磨玻璃样改变和慢性期的纤维化，主要表现为活动后气促、干咳、低氧血症，肺功能检查常显示弥散功能下降。约 2％病人可并发弥漫性肺泡出血，病情凶险，病死率高达 50％以上。临床主要表现为咳嗽、咯血、低氧血症、呼吸困难。还可出现肺动脉高压、肺梗死等。

7. 神经系统　神经精神狼疮（neuropsychiatric lupus，NP-SLE），又称为狼疮脑病。中枢神经系统和周围神经系统均可累及。NP-SLE 的出现提示疾病处于活动期，病情严重且预后不佳。主要表现为：①中枢神经系统表现：癫痫、狼疮性头痛、无菌性脑膜炎、脑血管病变、运动障碍、脊髓病、急性意识错乱、焦虑状态、认知功能减退、情绪障碍及精神病。②外周神经系统表现：吉兰-巴雷综合征、自主神经病、重症肌无力、脑神经病变等。

引起 NP-SLE 的病理基础为脑局部血管炎的微血栓、来自心瓣膜赘生物脱落的小栓子，或有针对神经细胞的自身抗体，或并存抗磷脂抗体综合征（APS）。

8. 消化系统　病人可出现食欲不振、腹痛、呕吐、腹泻、腹水等。血清转氨酶升高、肝大，但多无黄疸，少数可发生急腹症。SLE 的消化系统症状与肠壁和肠系膜的血管炎有关。

9. 血液系统　活动性 SLE 可有慢性贫血、血小板减少，并可发生各系统出血。部分病人因淋巴组织反应性增生出现无痛性轻、中度淋巴结肿大，以颈部和腋窝多见，约 15% 病人有脾大。

10. 眼　少数病人出现眼底出血、视乳头水肿、视网膜渗出等，可影响视力。主要病因是视网膜血管炎，严重者可在数日内致盲。

【辅助检查】

1. 一般检查　血象可表现为正细胞正色素贫血，少数为自身免疫溶血性贫血；白细胞计数减少及血小板减少。尿常规可有蛋白尿、血尿、管型尿等。血沉增快，肝功能和肾功能可出现异常。

2. 免疫学检查

抗核抗体谱包括：

（1）ANA：见于几乎所有的 SLE 病人，是目前 SLE 首选的筛查项目。但由于特异性低，因此单纯的 ANA 阳性不能作为 SLE 与其他结缔组织病的鉴别指标。

（2）抗 dsDNA 抗体：是诊断 SLE 的特异性抗体，为 SLE 的标记抗体，多出现在 SLE 的活动期。抗 dsDNA 抗体的滴度与疾病活动性密切相关。

（3）抗 ENA 抗体谱：是一组临床意义不相同的抗体。包括：①抗 Sm 抗体：是诊断 SLE 的标记抗体，特异性 99%，但敏感性仅 25%，有助于早期和不典型病人的诊断或回顾性诊断。②抗 RNP 抗体：阳性率 40%，对 SLE 诊断特异性不高，往往与 SLE 的雷诺现象和肺动脉高压相关。③抗 SSA（Ro）抗体：与 SLE 中出现光过敏、血管炎、皮损、白细胞减低、平滑肌受累、新生儿狼疮等相关。④抗 SSB（La）抗体：与抗 SSA 抗体相关联，与继发干燥综合征有关，但阳性率低于抗 SSA（Ro）抗体。⑤抗 rRNP 抗体：往往提示有 NP-SLE 或其他重要内脏损害。

（4）抗磷脂抗体：包括抗心磷脂抗体、狼疮抗凝物、抗 β_2 -糖蛋白 1（β_2GPI）抗体、梅毒血清试验假阳性等针对自身不同磷脂成分的自身抗体。

3. 其他　X 线、CT 及超声心动图检查有利于早期发现肺部浸润、心血管病变、出血性脑病等。

【诊断要点】

根据 1997 年美国风湿病学会（ACR）提出标准，下列 11 项中符合 4 项或以上者可诊断 SLE：①颧部蝶形红斑。②盘状红斑。③光敏感。④口腔溃疡。⑤关节炎。⑥肾脏病：蛋白尿＞＋＋＋（或＞0.5g/d 或细胞管型）。⑦神经系统异常：癫痫或精神症状。⑧浆膜炎：胸膜炎或心包炎。⑨血液学异常：溶血性贫血，或白细胞减少，或淋巴细胞减少，或血小板减少。⑩抗 ds－DNA（＋），或抗 Sm（＋），或抗磷脂抗体阳性。荧光 ANA（＋）。

知识链接

SLE 活动性或急性发作的评估标准

现用的评估标准有很多，较为简明实用的为 SLE 疾病活动度指数（systemic lupus erythematosus disease activity index，SLEDAI），根据病人 10 天内是否出现以下症状来确定评估分数，得分在 10 分或 10 分以上者应考虑 SLE 活动。症状评分如下：抽搐（8 分）、精神异常（8 分）、脑器质性症状（8 分）、视觉异常（8 分）、脑神经受累（8 分）、狼疮性头痛（8 分）、脑血管意外（8 分）、血管炎（8 分）、关节炎（4 分）、肌炎（4 分）、管型尿（4 分）、血尿（4 分）、蛋白尿（4 分）、脓尿（4 分）、新出现皮疹（2 分）、脱发（2 分）、发热（1 分）、血小板减少（1 分）、白细胞减少（1 分）。

【治疗要点】

目前尚无根治方法，治疗目的为控制病情及维持临床缓解。治疗原则是活动且病情重者，给予强有力的药物控制，病情缓解后，给予维持性治疗。SLE 病人宜早期诊断，早期治疗。

1. 一般治疗　活动期病人以卧床休息为主，积极控制感染，避免日晒等各种诱因。

2. 药物治疗

（1）非甾体类抗炎药：主要用于发热、关节肌肉疼痛、关节炎、浆膜炎等，但无明显内脏或血液病变的轻症病人。常用药物有阿司匹林、吲哚美辛、布洛芬、萘普生等。该类药物可损伤肝细胞，使肾小球滤过率降低，血肌酐上升，对肾炎病人应慎用。

（2）抗疟药：氯喹口服后主要聚积在皮肤，能抑制 DNA 和抗 DNA 抗体的结合，具有抗光敏和控制 SLE 皮疹的作用，主治 SLE 引起的皮肤损害。

（3）糖皮质激素：是目前治疗自身免疫性疾病的首选药物，可显著抑制炎症反应，抑制抗原抗体反应的作用。在诱导缓解期，根据病情泼尼松剂量为每日 0.5～1mg/kg，病情稳定后 2 周或 6 周后缓慢减量。如果病情允许，以＜10mg/d 泼尼松的小剂量长期维持。在出现狼疮危象者应进行激素冲击治疗，即甲泼尼龙 500～1000mg，静脉滴注每天 1 次，连用 3～5 天为 1 疗程。如病情需要，1～2 周后可重复使用，这样能较快控制病情活动，达到诱导缓解的目的。

（4）免疫抑制剂：加用免疫抑制剂有利于更好地控制 SLE 活动，减少 SLE 暴发以及减少激素的剂量和副作用。常用的药物有环磷酰胺（CTX）、霉酚酸酯（MMF）等。在有重要脏器受累的 SLE 病人中，诱导缓解期建议首选 CTX 或 MMF 治疗，如无明显副作用，建议至少应用 6 个月以上。在维持治疗中，可根据病情选择 1～2 种免疫抑制剂长期维持。目前认为羟氯喹应作为 SLE 的背景治疗，可在诱导缓解和维持治疗中长期应用。

（5）大剂量静脉输注免疫球蛋白：适用于某些病情严重，如狼疮危象，合并全身性严重感染、重症血小板减少性紫癜，及激素或免疫抑制剂治疗无效的病人，有急救作用。

（6）其他：中医辨证施治获得一定效果，雷公藤对狼疮性肾炎有一定疗效。

【护理诊断】

1．皮肤完整性受损　与疾病所致的血管炎性反应等因素有关。

2．疼痛：慢性关节疼痛　与自身免疫反应有关。

3．口腔黏膜受损　与自身免疫反应、长期使用激素等因素有关。

4．潜在并发症：慢性肾衰竭。

5．焦虑　与病情反复发作、迁延不愈、面容毁损及多脏器功能损害等有关。

【护理措施】

1．皮肤完整性受损　具体护理措施参见本项目任务一"皮肤损害"的护理。

2．疼痛：慢性关节疼痛　具体护理措施参见本项目任务一"关节疼痛与肿胀"的护理。

3．口腔黏膜受损

（1）饮食护理：在营养师的指导下，维持病人良好的饮食平衡。鼓励进食高糖、高蛋白和高维生素饮食，少食多餐，宜软食，忌食芹菜、无花果、蘑菇、烟熏食物及辛辣等刺激性食物，以促进组织愈合。

（2）口腔护理：注意保持口腔清洁。有口腔黏膜破损时，每天晨起、睡前和进餐前后用漱口液漱口；有口腔溃疡者在漱口后用中药冰硼散或锡类散涂敷溃疡部，可促进愈合；有细菌感染者用 1∶5000 呋喃西林液漱口，局部涂以碘甘油；有真菌感染者用 1%～4%碳酸氢钠液漱口，或用 2.5%制霉菌素甘油涂敷患处。

4. 治疗配合

急性期及疾病活动期应卧床休息，缓解期可适当活动。饮食上多摄取高蛋白、高维生素营养丰富易消化的食物，忌食芹菜、无花果、香菇等加重病情的食物。此外，紫外线照射会加重 SLE 病人的病情，应叮嘱病人避免阳光直射皮肤，禁止日光浴，夏季外出最好穿长袖衣裤、带帽子、打遮阳伞，并尽量避免在上午 10 点至下午 3 点这一段紫外线最强的时候外出。应用温水洗脸，禁用碱性过强的肥皂清洁皮肤，忌用各类化妆品，不染发。

应用非甾体类抗炎药、肾上腺糖皮质激素、免疫抑制剂的护理详见本项目任务一"皮肤损害"的护理。雷公藤的不良反应较大，对性腺具有毒性作用，女性可发生月经不调及停经，男性则出现精子数量减少，亦可有肝损害、胃肠道反应、皮疹，白细胞和血小板减少，腹痛腹泻等。停药后可消除。长期应用氯喹可引起视网膜退行性变和心肌损害，应定期检查眼底，监测心脏功能。

5. 潜在并发症：慢性肾衰竭

（1）休息：急性活动期应卧床休息，以减少消耗，保护脏器功能，预防并发症发生。

（2）营养支持：肾功能不全者，应给予低盐、优质低蛋白饮食，限制水钠摄入。意识障碍者，鼻饲流质饮食。必要时遵医嘱给予静脉补充足够的营养。

（3）病情监测：定时测量生命体征、体重，观察水肿的程度、尿量、尿色、尿液检查结果的变化，监测血清电解质、血肌酐、血尿素氮的改变。

6. 焦虑　具体护理措施参见本项目任务一"关节疼痛与肿胀"的护理。

【健康教育】

1. 避免诱因　教育病人避免一切可能诱发本病的因素，如阳光照射、妊娠、分娩、药物及手术等。为避免日晒和寒冷的刺激，外出时可戴宽边帽子，穿长袖衣及长裤。育龄妇女应避孕。病情活动伴有心、肺、肾功能不全者属妊娠禁忌，并避免接受各种预防接种。

2. 休息与活动　在疾病的缓解期，病人应逐步增加活动，可参加社会活动和日常工作，但要注意劳逸结合，避免过度劳累。

3. 皮肤护理　指导注意个人卫生，切忌挤压皮肤斑丘疹，预防皮损处感染。

4. 用药指导　坚持严格按医嘱治疗，不可擅自改变药物剂量或突然停药，保证治疗计划得到落实。应向病人详细介绍所用药物的名称、剂量、给药时间和方法等，并教会其观察药物疗效和不良反应。

5. 疾病知识教育与心理调适　指导向病人及家属介绍本病的有关知识，使其了解本病并非"不治之症"，若能及时正确有效治疗，病情可以长期缓解，过正常生活。嘱家属给病人以精神支持和生活照顾，维持其良好的心理状态。

任务二　系统性红斑狼疮病人的护理

达标检测及答案

任务三　类风湿关节炎病人的护理

> **学习目标**

1. 解释类风湿关节炎的概念。
2. 熟记类风湿关节炎病人的关节表现。
3. 复述病人 RF 检查及关节 X 线检查的意义。
4. 归纳类风湿关节炎的诊断标准。
5. 概括类风湿关节炎病人的治疗方法。
6. 能够对类风湿病人正确实施护理措施及健康教育。

思维导图7-3

案例导入

病人胡某某，男性，42 岁，河南人。四肢关节疼痛，肿大僵硬，发热，活动受限 1 年余，加重 3 个月，于 2009 年 4 月 8 日经门诊以"类风湿关节炎"入住我院。病人于 2008 年无诱因出现右手指关节疼痛，肿胀呈渐行性加重。曾于当地治疗（具体治疗方案不详），疼痛减轻，但关节功能受限，生活不能自理。为求进一步诊治入住我院。入院症见：四肢关节疼痛、肿胀、僵硬、发热、活动明显受限。入院查体：四肢关节肿胀，局部皮温偏高。双肩关节水平位后伸 5°（正常 40°～50°），前屈 40°（正常 135°），前屈上双髋关节活动度可。双膝关节肿大，局部皮温高，屈伸受限，屈曲 100°（正常 120°～150°），伸展时腘窝距床面 3 横指。双踝关节肿胀，皮温偏高，功能活动度尚可。诸指（趾）近掌关节及腕关节肿胀、变形，晨僵＞1 小时，四肢肌力尚可，肱二、三头肌、桡骨膜反射存在，双膝跟腱反射存在。病理征未引出。实验室检查：ESR39mm/h，抗"O"＞250，RF 阳性（1：20），双掌指（趾）X 线片示：诸指趾关节肿大，畸形，密度减低，双踝及膝关节肿大，畸形。双肘关节间隙变窄，畸形。

1. 提出诊断及护理诊断。

2. 简述护理措施。

类风湿关节炎又称类风湿（rheumatoid arthritis，RA），是一种病因尚未明了的慢性全身性炎症性疾病，以慢性、对称性、多滑膜关节炎和关节外病变为主要临床表现，属于自身免疫炎性疾病。该病好发于手、腕、足等小关节，反复发作，呈对称分布。早期有关节红肿热痛和功能障碍，晚期关节可出现不同程度的僵硬畸形，并伴有骨和骨骼肌的萎缩，极易致残。从病理改变的角度来看，类风湿关节炎是一种主要累及关节滑膜（以后可波及关节软骨、骨组织、关节韧带和肌腱），其次为浆膜、心、肺及眼等结缔组织的广泛性炎症性疾病。类风湿关节炎的全身性表现除关节病变外，还有发热、疲乏无力、心包炎、皮下结节、胸膜炎、动脉炎、周围神经病变等。广义的类风湿关节炎除关节部位的炎症病变外，还包括全身的广泛性病变。

RA 在我国的患病率为 $0.32\%\sim0.36\%$，发病与感染因子、遗传因素、性激素等因素密切相关。RA 可见于任何年龄，其中以 $35\sim50$ 岁多见。女性约为男性的 $2\sim3$ 倍。

【病因】

确切的病因至今未明，可能与下列因素相关：

1. 感染　实验研究发现，多种致病原，如细菌、病毒、衣原体、螺旋体等均可引致不同动物 RA 样病征。临床也可见到部分 RA 发生于某些感染之后，如结核杆菌、奇异变形杆菌、链球菌、EB 病毒、衣原体感染等。在病人血清或滑膜液中可发现相应抗原的抗体效价升高，但尚未确定其致病抗原或致病抗原成分。虽如此，仍不排除感染因子在 RA 起病中的重要作用。

2. 遗传　RA 发病有家族聚集现象，单卵双生子远较双卵双生子发病率高。单卵双生子同患 RA 的概率为 $12\%\sim30\%$，而双卵双生子同患 RA 的概率仅为 4%。

3. 其他　发病常与受寒、受潮、外伤、精神刺激等因素相关，这些因素可能是 RA 发病的诱因。

【发病机制】

免疫紊乱是 RA 的主要发病机制。活化的 CD_4^+T 细胞和 MHC-Ⅱ型阳性的抗原递呈细胞（antigen presenting cell，APC）浸润关节滑膜。关节滑膜组织的某些特殊成分或体内产生的内源性物质也可能作为自身抗原被 APC 提呈给活化的 CD_4^+T 细胞，启动特异性免疫应答导致相应的关节炎症状。此外，活化的 B 细胞、巨噬细胞及滑膜成纤维细胞等作为抗原提呈及自身抗体来源细胞，在 RA 滑膜炎症性病变的发生及演化中发挥了重要作用。

【病理】

1. 滑膜炎　是 RA 的基本病理改变。疾病早期，滑膜下层血管充血，内皮细胞肿胀，间质水肿和中性粒细胞浸润。晚期，滑膜增厚，并形成许多绒毛样突起，伸入关节腔内，亦可侵入到软骨和软骨下骨质。这些绒毛大部分为具有免疫活性的 A 型滑膜细胞。增生的滑膜细胞具有很强的破坏性，是造成关节破坏、畸形和功能障碍的病理基础。

2. 血管炎　可发生在 RA 关节外的任何组织。它累及中、小动脉和（或）静脉，管壁有淋巴细胞浸润、纤维素沉着，内膜有增生，导致血管腔狭窄或堵塞。

3. 类风湿结节　是血管炎的一种表现，结节中心部是纤维素样坏死组织，周围有上皮细胞浸润，排列成环状，外被以肉芽组织。常见于关节伸侧受压的皮下组织，也可见于肺、胸膜、心包、心肌等部位。

【临床表现】

60％～70％RA 病人隐匿起病，在出现明显的关节症状前可有数周的低热，少数病人可有高热、乏力、全身不适、纳差等症状。少数病人急性起病，数天内便出现多个关节症状。

1. 关节表现　典型病人表现为对称性多关节炎。主要侵犯小关节，以腕关节、近端指间关节、掌指关节及跖趾关节最常见，远端指间关节、脊柱、腰骶关节极少受累。可有滑膜炎症状和关节结构破坏的表现，前者经治疗后有一定可逆性，但后者却很难逆转。

（1）晨僵：95％以上的病人可出现晨僵。受累关节因炎症所致的充血水肿和渗液，使关节肿胀、僵硬、疼痛，不能握紧拳头或持重物。晨僵是 RA 突出的临床表现，持续时间大于 1 小时意义较大，活动后可减轻。晨僵持续时间与关节滑膜炎症严重程度成正比，是观察本病活动的一个重要指标。

（2）痛与压痛：关节痛往往是最早的关节症状，呈对称性、持续性，时轻时重，伴有压痛。受累关节的皮肤可出现褐色色素沉着。

（3）肿胀：凡受累的关节均可肿胀，多因关节腔内积液或关节周围软组织炎症引起，病程较长者可因慢性炎症致滑膜肥厚而引起梭形肿胀，多呈对称性。

（4）畸形：多见于较晚期病人，因滑膜炎的绒毛破坏软骨和软骨下的骨质结构而造成关节纤维性或骨性强直，又因关节周围的肌腱、韧带受损使关节不能保持在正常位置。常出现手指关节的半脱位如尺侧偏斜、屈曲畸形、天鹅颈样畸形（图 7-1）等。关节周围肌肉的萎缩、痉挛则使畸形更为加重。常见关节畸形有近端指间关节梭形肿大；近端指间关节过伸，远端指间关节屈曲畸形，形成"鹅颈样"畸形等。

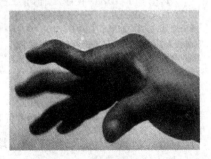

图 7-1　典型天鹅颈样畸形

（5）功能障碍：关节肿痛、结构破坏和畸形都会引起关节的活动障碍。

2. 关节外表现　当病情严重或关节症状突出时易见。受累的脏器可以是某一器官，也可同时伴有多个内脏受累，受累程度也可不同。

（1）类风湿结节：20%～30%的 RA 病人有类风湿结节，是本病较特异的皮肤表现。大多见于病程较晚期，RF 持续阳性和有严重全身症状者，有时也可出现在 RA 的任何时期。结节常发生在关节隆突部以及经常受压部位，如肘关节鹰嘴突附近、足跟腱鞘、手掌屈肌腔鞘、坐骨结节区域、膝关节周围等部位。结节大小约 0.2～3cm，呈圆形或卵圆形，数量不等，触之有坚韧感，按之无压痛。结节也常见于心包、胸膜、心肺实质组织、脑等内脏，若结节影响脏器功能，可出现受损脏器的症状。一般来说，出现类风湿结节提示 RA 病情活动，但有时结节也会出现在关节炎好转时，与病情发展和关节表现不一致。

（2）类风湿血管炎：是关节外损害的病理基础，多影响中小血管，可发生于任何部位。血管炎的病理基础是免疫复合物及补体沉积于血管壁以及淋巴细胞浸润。多见于甲床梗死、指端坏死、小腿溃疡或末端知觉神经病变。侵犯肺部可出现胸膜炎、肺间质性病变。心脏受累最常见的是心包炎，冠状动脉炎可引起心肌梗死。神经系统受累可出现脊髓受压、周围神经炎的表现。眼受累多为巩膜炎，严重者因巩膜软化而影响视力。

（3）其他：30%～40%病人出现干燥综合征，可出现口干、眼干等。部分病人可出现小细胞低色素性贫血，贫血系病变本身或服用非甾体类抗炎药引起胃肠道长期少量出血所致。RA 伴有脾大、中性粒细胞减少，甚至出现贫血和血小板减少，称弗尔他（Felty）综合征。长期 RA 可并发肾淀粉样变性。

知识链接

Felty 综合征

Felty 于 1924 年首次描述了关节炎、脾肿大、白细胞减少的三联征。Felty 综合征好发于病程长、血清阳性、破坏性 RA 的病人，发病率不到 1%。病人皮肤会出现诸如类风湿结节、腿部溃疡、胫骨和脚踝周围的色素沉着等症状。

【辅助检查】

1. 血液检查　有轻至中度贫血。活动期病人血小板增多，白细胞计数及分类多正常，可有血沉增快、C 反应蛋白增高。RF 是一种自身抗体，有 IgM 型、IgG 型、IgA 型及 IgE 型。其中 IgM 型 RF 阳性可见于 70%的病人，其数量与疾病的活动性和严重性成正比。但 RF 也可见于系统性红斑狼疮、原发性干燥综合征、系统性硬化病、亚急性细菌性心内膜炎、慢性肺结核、高球蛋白血症等其他疾病，甚至在 5%的正常人也可出现低滴度的 RF。因此 RF 阳性对诊断本病的特异性较差。70％RA 病人血清中可检出不同类型的免疫复合物，尤其是活动期和急性期病人。急性期和活动期病人的血清补体均升高，但少数有血管炎者可出现低补体血症。

2. 关节滑液检查　正常人的关节腔内滑液不超过 3.5ml，病人滑液的黏度差，含糖量低于血糖，白细胞明显增多，可达 $2000×10^6/L\sim75000×10^6/L$，其中，中性粒细胞占优势。

3. 关节 X 线检查　本项检查对本病的诊断、关节病变的分期、监测病变的演变均很重要，其中以手指及腕关节的 X 线片最有价值。X 线片中可以见到关节周围软组织的肿胀阴影，关节端的骨质疏松（Ⅰ期）；关节间隙因软骨的破坏而变得狭窄（Ⅱ期）；关节面出现虫凿样破坏性改变（Ⅲ期）；晚期可出现关节半脱位和关节破坏后的纤维性和骨性强直（Ⅳ期）。

4. 类风湿结节活检　其典型的病理改变有助于本病的诊断。

【诊断要点】

我国在 1987 年风湿病年会上制定的类风湿关节炎诊断标准是：①晨僵至少 1 小时（≥6 周）。②3 个或 3 个以上关节肿胀（≥6 周）。③腕、掌指关节或近端指间关节肿胀（≥6 周）。④对称性关节肿胀（≥6 周）。⑤皮下结节。⑥手 X 线片改变（至少有骨质稀疏和关节间隙的狭窄）。⑦类风湿因子阳性（滴度＞1∶32）。以上 7 条中至少符合 4 条，才能确诊为类风湿关节炎。此诊断对疗程不足 6 周的早期病人并不适用，此时需要医生依靠临床表现来诊断。

【治疗要点】

治疗目的包括：①减轻或消除因关节炎引起的关节肿痛、压痛、晨僵或关节外症状。②控制疾病的发展，防止和减少关节骨的破坏，尽可能地保持受累关节的功能。③促进已破坏的关节骨修复，并改善其功能。为达到上述目的，早期诊断和尽早治疗极为重要。治疗措施包括：一般治疗、药物治疗、外科手术治疗，其中以药物治疗最为重要。

1. 一般治疗　包括休息、关节制动（急性期）、关节功能锻炼（恢复期）、物理疗法等。卧床休息只适宜于急性期、发热以及内脏受累的病人。

2. 药物治疗　WHO 将抗类风湿关节炎的药物根据其作用分为改善症状的药物和控制疾病发展的药物两大类。后一类药物目前尚在探索和实验阶段，下面主要介绍改善症状的一类药物。这类抗风湿药包括非甾体类抗炎药、慢作用抗风湿药、肾上腺糖皮质激素等。

（1）非甾体类抗炎药（NSAIDs）：主要是通过抑制环氧酶活性，阻止前列腺素合成，达到控制关节肿痛、晨僵和发热的目的。该类药物是治疗 RA 不可缺少的、非特异性的对症治疗的药物。常用药物有阿司匹林，4～6g/d，分 3～4 次服用，为了减少胃肠道反应，可选用肠溶型阿司匹林。此外，还可选用吲哚美辛、布洛芬等。该类药物会引起胃肠道反应，使用中必须加以注意，剂量应个体化。只有在一种 NSAID 足量使用 1～2 周后无效才更改为另一种；避免两种或两种以上同时服用，因其疗效不叠加，而不良反应增多；老年人宜选用半衰期短的 NSAID，对有消化道溃疡病史的老年人，宜服用选择性环氧化酶-2（COX-2）抑制剂以减少胃肠道不良反应。

（2）慢作用抗风湿药：起效时间长，可作用于病程中的不同免疫成分，并有控制病情进展的可能，同时又有抗炎作用，多与非甾体类抗炎药联合应用。常用药物有甲氨蝶呤（MTX）、雷公藤、金制剂、青霉胺、环磷酰胺、环孢素等，一般首选 MTX。

（3）糖皮质激素：适用于活动期有关节外症状者，或关节炎明显而非甾体类抗炎药无效者，或慢作用药尚未起效的病人，有系统症状如心、肺、眼和神经系统等器官受累的重症病人，可给予泼尼松 30～40mg/d，症状控制后递减为 10mg/d 维持。

3. 外科手术治疗　包括关节置换和滑膜切除手术，前者适用于较晚期有畸形并失去功能的关节。滑膜切除术可以使病情得到一定的缓解，但当滑膜再次增生时病情又趋复发。

【护理诊断】

1. 有失用综合征的危险　与关节疼痛、畸形引起功能障碍有关。

2. 预感性悲哀　与疾病久治不愈、关节可能致残、影响生活质量有关。

【护理措施】

1. 休息与体位　急性活动期，除关节疼痛外，常伴有发热、乏力等全身症状，应卧床休息，以减少体力消耗，保护关节功能，避免脏器受损。限制受累关节活动，保持关节功能位，如膝下放一平枕，使膝关节保持伸直位，足下放置足板，避免垂足。但不宜绝对卧床。

2. 病情观察　①了解关节疼痛的部位、病人对疼痛性质的描述，关节肿胀和活动受限的程度，有无畸形，晨僵的程度，以判断病情及疗效。②注意关节外症状，如胸闷、心前区疼痛、腹痛、消化道出血、头痛、发热、咳嗽、呼吸困难等，提示病情严重，应尽早给予适当的处理。

3. 晨僵护理　鼓励病人早晨起床后行温水浴，或用热水浸泡僵硬的关节，而后活动关节。夜间睡眠戴弹力手套保暖，可减轻晨僵程度。其他护理措施参见本项目任务一中"关节僵硬与活动受限"的护理。

4. 预防关节失用 为保持关节功能，防止关节畸形和肌肉萎缩，护士应指导病人锻炼。在症状基本控制后，鼓励病人及早下床活动，必要时提供辅助工具，避免长时间不活动。肢体锻炼由被动向主动渐进，活动强度应以病人承受能力为限。也可配合理疗、按摩，以增加局部血液循环，松弛肌肉，活络关节，防止关

微视频7-3-1

类风湿关节炎保健操

节失用。对四肢功能基本消失的长期卧床者，应注意帮助经常更换体位，防止发生压疮。对手指关节畸形，或肘关节屈伸不利，或两膝关节及踝关节变形，行走不便者，要及时照顾，处处帮助。

5. 心理护理 护士在与病人的接触中要以和蔼的态度，采取心理疏导、解释、安慰、鼓励等方法做好心理护理。建立社会支持体系，嘱家属及亲友给病人以物质支持和精神鼓励。亲人的关心会使病人情绪稳定，从而增强战胜疾病的信心。由于本病的病因不明，目前临床上尚缺乏根治和预防的方法。

【健康教育】

1. 疾病知识教育 帮助病人及家属了解疾病的性质、病程和治疗方案。避免感染、寒冷、潮湿、过劳等各种诱因，注意保暖。

2. 休息与活动 强调休息和治疗性锻炼两者兼顾的重要性，养成良好的生活方式和习惯，在疾病缓解期每天有计划地进行锻炼，增强机体的抗病能力，保护关节功能，延缓功能损害的进程。

3. 用药与就医指导指导 病人用药方法和注意事项，用药期间应严密观察药物疗效及不良反应，定期检测血、尿常规及肝、肾功能等，一旦发现有严重的不良反应，应立即停药并及时处理。自觉遵医嘱用药，不要随便停药、换药、增减药量，坚持治疗，减少复发。病情复发时，应及早就医，以免重要脏器受损。

任务三 类风湿关节炎病人的护理

达标检测及答案

目标检测题

1. 病人，女，30岁。双膝关节肿胀疼痛1年，近有发热伴面部水肿就诊。护理体检：T 38℃，面部水肿，口腔黏膜有溃疡，肝肋下2cm，脾肋下4cm，双膝关节肿胀，有红肿及压痛，BP 20/12kPa。辅助检查：尿蛋白（一），ANA（一），抗Sm抗体

（十）。请思考以下问题：

（1）病人可能患有何种疾病？

（2）主要护理诊断有哪些？

（3）应采取哪些主要护理措施？

2. 病人，女，64 岁。3 年前始，无明显诱因反复出现双手指指关节肿痛，屈伸不灵活，尤以晨起或午休后为明显，活动后可缓解。查体：病人双手近端指间关节呈梭形肿胀，活动受限；局部皮肤红肿明显，触之微热，有压痛。实验室检查：血沉 65mm/h，RF（十）。请思考以下问题：

（1）病人可能患有何种疾病？

（2）需要进一步进行哪些护理评估？

（3）初步的护理诊断有哪些？如何进行护理？

（4）该病人经治疗后病情稳定，即将出院，如何进行健康指导？

（张清华）

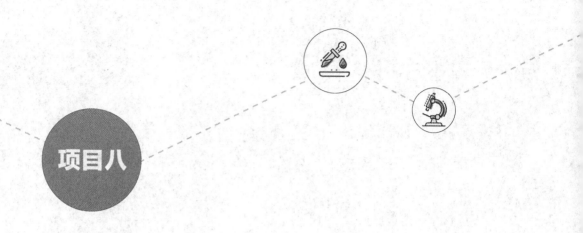

项目八

神经系统疾病病人的护理

任务一　神经系统疾病常见症状及体征的护理

▶ 学习目标

1. 说出头痛、眩晕、意识障碍、言语障碍、感觉障碍、运动障碍的病因及护理诊断。
2. 归纳神经系统各症状的护理评估要点。
3. 能够对出现以上症状的病人提供正确的护理措施。

思维导图8-1

一、概述

（一）神经系统的解剖结构

神经系统由中枢神经系统和周围神经系统两大部分组成，中枢神经系统包括脑和脊髓，周围神经系统由脑神经、脊神经和内脏神经组成（图 8-1）。

1. 脑　由大脑、间脑、小脑和脑干（中脑、脑桥和延髓）4 个部分组成。大脑由左右半球组成，表面由大脑皮质所覆盖，皮质表面有脑回和脑沟。大脑半球分为额叶、顶叶、颞叶、枕叶、岛叶和边缘系统。在内侧面通过胼胝体相互连接，内部为白质、基底节和侧脑室。

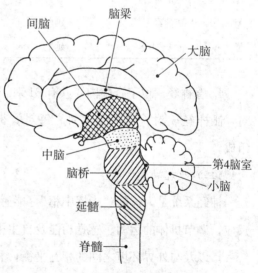

图 8-1　中枢神经系统组成

2. 脊髓　是脑干向下延伸的部分，上端与延髓相连，下端以终丝止于第 1 尾椎的骨膜。成人脊髓全长 40～45cm，相当于椎管长度约 2/3。脊髓由 3 层结缔组织的被膜所包围，由内向外依次为软膜、蛛网膜和硬膜。软膜与蛛网膜之间的腔隙充满脑脊液，称为蛛网膜下腔。蛛网膜与硬膜之间为硬膜下腔。在脊髓的横断面上可见白质和灰质两种组织，中央区为神经细胞核团组成的灰质，呈蝴蝶形或 H 形，外周则由上、下行传导束组成的白质。

3. 脑神经　共 12 对，采用罗马数字按次序命名，除第Ⅰ、Ⅱ对脑神经进入大脑外，其他 10 对脑神经均与脑干互相联系，各脑神经的排列顺序与功能见表 8-1。

表 8-1　脑神经的排列顺序与功能

对数	名称	起源组织	主要功能
Ⅰ	嗅神经	间脑	传导嗅觉
Ⅱ	视神经	间脑	视力、视野，将视网膜信息传至大脑
Ⅲ	动眼神经	中脑	眼球动动、瞳孔调节、眼睑调节
Ⅳ	滑车神经	中脑	眼球运动
Ⅴ	三叉神经	脑桥	颜面感觉、咀嚼作用
Ⅵ	展神经	脑桥	眼球运动
Ⅶ	面神经	脑桥	面部表情运动味觉、平衡
Ⅷ	前庭蜗神经	脑桥	听觉、平衡
Ⅸ	舌咽神经	延髓	味觉、涎液分泌、吞咽及呕吐反射
Ⅹ	迷走神经	延髓	咽部的感觉和运动，调节内脏活动，呕吐反射
Ⅺ	副神经	延髓	头部转动和举肩运动
Ⅻ	舌下神经	延髓	舌肌运动

4. 脊神经　位于脊髓内，共有 31 对，分别为颈神经 8 对，胸神经 12 对，腰神经 5 对，骶神经 5 对，尾神经 1 对。每对脊神经由后跟（感觉根）和前根（运动根）所组成。

（二）生理功能

神经系统是人体的"指挥中枢"，能感受内外环境传递的信息，使机体作出适当的反应，调节机体的运动、感觉功能及自主神经活动，以保证体内各器官系统之间的协调统一，以及与外界环境之间的相互平衡，并参与人类的意识、学习、记忆和综合等高级神经活动，具有抽象思维的能力，是人体复杂生物学机器的调控中心。

神经系统活动的基本方式是反射，反射的构成基础是反射弧。反射弧一般由 5 个部分构成：感受器、传入神经、中枢、传出神经和效应器。感受器接受刺激，产生兴奋；传入神经将冲动传入中枢，在中枢变换神经元后兴奋由传出神经至效应器，使其产生运动。

总之，周围神经系统主管传递神经冲动（包括传入和传出），中枢神经系统分析综合体内外环境传来的信息。

二、常见症状及体征的护理

神经系统疾病是指神经系统与骨骼肌由于血管性病变、感染、变性、肿瘤、外伤、中毒、免疫障碍、遗传因素、先天发育异常、营养缺陷和代谢障碍等所致的疾病。神经系统疾病常见症状和体征有头痛、意识障碍、运动障碍、感觉障碍和言语障碍等。

（一）头痛

头痛是常见的临床症状，一般指局限于头颅上半部，包括眉弓、耳轮上缘和枕外隆凸连线以上的疼痛。头痛可分为偏头痛、高颅压性头痛、低颅压性头痛、颅外局部因素所致头痛（眼源性、耳源性、鼻源性头痛）和紧张性头痛（神经性或精神性头痛）、药物过度使用性头痛、丛集性头痛。

1. 偏头痛　偏头痛是临床常见的原发性头痛，主要是由颅内外血管收缩与舒张功能障碍引起，其特征是发作性、多为偏侧、中重度、搏动样头痛，一般持续 4～72 小时，可伴恶心、呕吐，声、光刺激或日常活动均可加重头痛，安静休息、睡眠后或服用止痛药物后可缓解，但常反复发作，多有偏头痛家族史。

2. 高颅压性头痛　颅内肿瘤、血肿、脓肿、囊肿等占位性病变可使颅内压增高，刺激、挤压颅内血管、神经及脑膜等疼痛敏感结构而出现头痛。头痛常为持续性的整个头部胀痛，阵发性加剧，伴有喷射状呕吐及视力障碍。

3. 低颅压性头痛　是脑脊液压力降低导致的头痛，以双侧枕部和额部多见，也可为颞部或全头痛，但很少为单侧头痛，呈轻至中度钝痛或搏动样疼痛；多为体位性，病人常在直立 15～30 分钟内出现头痛或头痛明显加剧，卧位后头痛缓解或消失。

4. 颅外局部因素所致头痛　此种头痛可以是急性发作，也可以为慢性持续性头痛。常见的局部因素有：

（1）眼源性头痛：由青光眼、虹膜炎、视神经炎、眶内肿瘤、屈光不正等眼部疾患引起头痛。常位于眼眶周围及前额，一旦眼部疾病治愈，头痛也将会得到缓解。

（2）耳源性头痛：急性中耳炎、外耳道的疖肿、乳突炎等耳源性疾病均会引起头痛。多表现为单侧颞部持续性或搏动性头痛，常伴有乳突的压痛。

（3）鼻源性头痛：由鼻窦炎症引起前额头痛，多伴有发热、鼻腔脓性分泌物等。

5. 紧张性头痛　亦称神经性或精神性头痛，无固定部位，多表现为持续性闷痛、胀痛，常伴有心悸、失眠、多梦、多虑、紧张等症状，约占头痛病人的 40%，是临床常见的慢性头痛。

6. 药物过度使用性头痛　曾被称为药源性头痛或药物误用性头痛，是仅次于紧张性头痛和偏头痛的第三大常见的头痛类型。多见于 30 岁以上的女性病人，常有慢性头痛史，频繁使用头痛急性对症药物，多伴有焦虑、抑郁等情绪障碍或药物滥用的家族史。

7. 丛集性头痛　是一种原发性神经血管性头痛，表现为一侧眼眶周围发作性剧烈疼痛，有反复密集发作的特点，伴有同侧眼结膜充血、流泪、瞳孔缩小、眼睑下垂以及头面部出汗等自主神经症状，常在一天内固定时间发作，可持续数周至数月。

【护理评估】

1. 健康史　了解有无颅内的血管、神经和脑膜以及颅外的骨膜、血管、头皮、颈肌、韧带等头痛敏感结构受挤压、牵拉或移位、炎症，血管的扩张与痉挛、肌肉的紧张性收缩等。

2. 身体状况　①评估头痛的部位、性质和程度。②询问头痛发作的规律与频率，激发、加重或缓解的因素，是否与季节、气候、体位、饮食、情绪、睡眠、疲劳以及与脑脊液压力暂时性升高（咳嗽、喷嚏、屏气、用力、排便）等有关。③有无头痛先兆及伴发症状等。④检查意识是否清楚，瞳孔是否等大等圆、对光反射是否灵敏。⑤面部表情，精神状态及生命体征是否正常。⑥头部有无外伤、眼睑是否下垂。⑦有无脑膜刺激征阳性等。

3. 辅助检查

（1）脑脊液检查：有无压力增高，颜色和性状有无改变。

（2）TCD、CT 或 MRI 检查：有无异常。

4. 心理和社会支持状况

（1）了解病人的睡眠、职业情况以及服药史、头部外伤史、中毒史和家族史。

（2）评估头痛对病人日常生活、工作和社交有无影响，病人是否因长期反复头痛而出现情绪改变、恐惧、忧郁或焦虑心理。

【护理诊断】

疼痛：头痛　与颅内外血管舒缩功能障碍或脑部器质性病变等因素有关。

【护理措施】

1. 避免诱因　告知病人可能诱发或加重头痛的因素，如情绪紧张、进食某些食物与酒、月经来潮、用力性动作等；保持环境安静、舒适、光线柔和。

2. 对症护理　减轻头痛的方法有缓慢深呼吸，听轻音乐和练习气功、生物反馈治疗，引导式想象，冷、热敷以及理疗、按摩、指压止痛等；对于器质性疾患引起的头痛应积极检查和处理。告知止痛药物的作用及不良反应，让病人了解药物依赖性或成瘾性的特点，如大量使用止痛药，滥用麦角胺咖啡因可致药物依赖。指导病人遵医嘱正确服药。

3. 心理护理　长期反复发作的头痛，病人可能出现焦虑、紧张心理，要理解、同情病人的痛苦，耐心解释、适当诱导，解除其思想顾虑，训练身心放松，鼓励病人树立信心，积极配合治疗；同时也应协助病人家属对其头痛作出积极反应。

（二）眩晕

眩晕是一种运动性或位置性错觉，造成人与周围环境空间关系在大脑皮质中反应失真，产生旋转、倾倒及起伏等感觉。临床上按眩晕的性质可分为真性眩晕与假性眩晕，真性眩晕存在自身或对外界环境空间位置的错觉，而假性眩晕仅有一般的晕动感。按病变的解剖部位可将眩晕分为系统性眩晕和非系统性眩晕，前者由前庭神经系统病变引起，后者由前庭系统以外病变引起。

1. 系统性眩晕　按照病变部位和临床表现的不同，系统性眩晕又可分为周围性眩晕与中枢性眩晕。前者指前庭感受器及前庭神经颅外段（未出内听道）病变而引起的眩晕，常伴恶心、呕吐、心慌等自主神经症状，眩晕感严重，持续时间短，常见于梅尼埃病、良性发作性位置性眩晕、中耳炎、外耳道耵聍等。后者指前庭神经颅内段、前庭神经核、小脑和大脑皮质病变引起的眩晕，眩晕感可较轻，但持续时间长，常见于椎-基底动脉供血不足、颈椎病、脑干病变、小脑梗死或出血、听神经瘤等疾病。

2. 非系统性眩晕　非系统性眩晕临床表现为头晕眼花、站立不稳，通常无外界环境或自身的旋转感、摇摆感，很少伴有恶心、呕吐，为假性眩晕。常由眼部疾病（眼外肌麻痹、屈光不正、先天性视力障碍）、心血管系统疾病（高血压、低血压、心律不齐、心力衰竭）、内分泌代谢疾病（低血糖、糖尿病、尿毒症）、中毒、感染和贫血等疾病引起。

前庭损害时因失去身体空间定向能力，产生前庭性共济失调。临床表现为站立不稳，改变头位可使症状加重，行走时向患侧倾倒。伴有明显的眩晕、恶心、呕吐、眼球震颤。四肢共济运动及言语功能正常。多见于内耳疾病、脑血管病、脑炎及多发性硬化等。

【护理评估】

1. 健康史　了解有心血管系统疾病、内分泌代谢疾病、眼部和耳部疾患以及感染、贫血、中毒等疾病。

2. 身体状况　应了解：①眩晕的表现形式和持续时间；②有无伴随症状及特点；③有无诱发因素。

3. 辅助检查

（1）CT 或 MRI 检查

（2）脑干诱发电位。

【护理诊断】

1. 舒适度减弱　与突发眩晕、恶心、呕吐有关。

2. 有受伤的危险　与眩晕发作时平衡失调、步态不稳有关。

【护理措施】

1. 避免诱因　平时枕头不宜太高（以 15°～20°为宜），避免突然变换体位（突然起坐、站立或突然从站立位到卧位）；仰头、低头或头部转动时应动作缓慢且转动幅度不宜太大，以防诱发。慢性眩晕病人积极治疗原发病，预防直立性低血压、低血糖；某些镇静药物、前庭抑制药物、小脑毒性药物以及心血管药物可能导致药源性眩晕发作，尤其应提醒服用多种药物的老年病人注意遵医嘱正确服药；慢性眩晕或复发性眩晕病人，平时应备好前庭抑制药物。

2. 对症护理　病人出现头晕、身体不适或不稳感等先兆症状时应平卧休息，急性发作期应固定头部，不宜搬动；眩晕发作期间不要独自如厕、沐浴或接触热水瓶、茶杯等，以防跌倒、坠床和烫伤。协助恶心、呕病人漱口，保持个人卫生，同时协助饮水、进食，注意水分和营养的补充，防止水、电解质平衡紊乱；对于频繁呕吐病人应遵医嘱使用止吐药，指导位置性眩晕病人正确变换体位，做好卧床病人的大小便护理。

（三）感觉障碍

感觉是指各种形式的刺激作用于人体各种感觉器后在人脑中的直接反映。感觉障碍（sense disorders）是指机体对各种形式刺激（如痛、温度、触、压、位置、振动等）无感知、感知减退或异常的一组综合征。不同部位的损害产生不同类型的感觉障碍，常见的感觉障碍类型有末梢型感觉障碍、节段型感觉障碍、传导束型感觉障碍、交叉型感觉障碍和皮质型感觉障碍。典型的感觉障碍类型具有特殊的定位诊断价值。

1. 感觉障碍的临床表现　临床上将感觉障碍分为抑制性症状和刺激性症状两大类。

（1）抑制性症状：指感觉传导通路受到破坏或功能受到抑制时，出现感觉缺失或感觉减退。同一部位各种感觉均缺失为完全性感觉缺失。若同一部位有某感觉障碍，而其他感觉保存者为分离性感觉障碍。

（2）刺激性症状：指感觉传导通路受刺激或兴奋性增高时出现的感觉过敏、感觉过度、感觉异常、感觉倒错或疼痛等。

①感觉过敏：指轻微刺激引起强烈的感觉，如用针刺皮肤引起强烈的疼痛刺激。此为检查的刺激与传导通路上的兴奋性病灶产生的刺激总和所引起。

②感觉过度：多发生在感觉障碍的基础上，感觉的刺激阈增高，反应强烈、时间延长。

③感觉异常：没有外界任何刺激而出现的感觉，常见的感觉异常有麻木感、痒感、发重感、针刺感、蚁行感、电击感、紧束感、冷热感、肿胀感等。

④感觉倒错：指热觉刺激引起冷觉感，非疼痛刺激而出现疼痛感觉。

⑤疼痛：为临床上最常见的症状，可分为局部疼痛、放射性疼痛、扩散性疼痛、灼性疼痛、牵涉性疼痛。

2. 感觉障碍的定位诊断　不同部位的损害产生不同类型的感觉障碍，典型的感觉障碍的类型具有特殊的定位诊断价值（图8-2）。

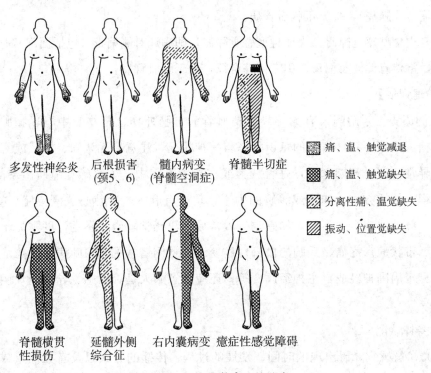

| 多发性神经炎 | 后根损害
(颈5、6) | 髓内病变
(脊髓空洞症) | 脊髓半切症 |

痛、温、触觉减退
痛、温、触觉缺失
分离性痛、温觉缺失
振动、位置觉缺失

| 脊髓横贯
性损伤 | 延髓外侧
综合征 | 右内囊病变 | 癔症性感觉障碍 |

图8-2　各种感觉障碍的分布

（1）末梢型感觉障碍：表现为袜子或手套型痛觉、温度觉、触觉减退，见于多发性周围神经病。

（2）节段型感觉障碍：脊髓某些节段的神经根病变可产生受累节段的感觉缺失；脊髓空洞症导致的节段性痛觉缺失、触觉存在，称为分离性感觉障碍。

（3）传导束型感觉障碍：感觉传导束损害时出现受损以下部位的感觉障碍，其性质可分为感觉缺失（内囊病变的偏身感觉缺失或减退，脊髓横贯性损害的截瘫型或四瘫型感觉缺失或减退），感觉分离（脊髓半切综合征）。

（4）交叉型感觉障碍：常见于脑干病变，如延髓外侧或脑桥病变时，常出现病变同侧的面部和对侧肢体的感觉缺失或减退。

（5）皮质型感觉障碍：中央后回及旁中央小叶附近为大脑皮质的感觉中枢，支配躯体感觉与大脑皮质部位的关系类似倒置的人体形状，自上而下依次为足、小腿、大腿、躯干、手臂、面、口。病变损害某一部分，常产生对侧上肢或下肢分布的感觉障碍，称为单肢感觉缺失。皮质型感觉障碍的特点为精细感觉障碍（形体觉、两点辨别觉、定位觉、图形觉）。

（6）丘脑型感觉障碍：丘脑损害时出现对侧偏身（包括面部）完全性感觉缺失或减退。其特点是深感觉和触觉障碍重于痛、温觉，远端重于近端，并常伴发患侧肢体的自发性疼痛（丘脑痛），多见于脑血管病。

（7）内囊型感觉障碍：为偏身型感觉障碍，即病灶对侧偏身（包括面部）感觉缺失或减退，常伴有偏瘫及偏盲，称三偏综合征，见于脑血管病。

【护理评估】

1. 健康史　了解病人有无感染、脑血管病、脑外伤、药物及中毒、脑肿瘤、尿毒症、糖尿病等。评估病人的意识状态与精神状况，注意有无认知、情感或意识行为方面的异常；有无智能障碍，是否疲劳或注意力不集中；了解感觉障碍出现的时间、发展过程、传播方式、加重或缓解的因素，是否有麻木、冷热感、潮湿感、重压感、针刺感、震动感或自发疼痛，如感觉过敏常见于浅感觉障碍，感觉过度常见于烧灼性神经痛、带状疱疹疼痛、丘脑的血管性病变；感觉倒错常见于顶叶病变或癔症，感觉异常常见于周围神经或自主神经病变等；还应注意病人是否因感觉异常而烦闷、忧虑或失眠。

2. 身体状况

（1）了解感觉障碍出现的时间、发展的过程、传播的方式以及有无加重或缓解的因素。

（2）既往健康状况，如有无糖尿病、酒精中毒病史等。

（3）查体时注意

①评估感觉障碍的部位、类型、范围及性质。

②评估意识状态与精神状况，注意有无认知、情感或意识行为方面的异常，有无智能障碍，是否疲劳或注意力不集中。

③有无运动障碍及类型，肌力如何。

④评估全身情况及有无伴随症状，注意相应区域的皮肤颜色、毛发分布，有无烫伤或外伤瘢痕、皮疹、出汗等。

【护理诊断】

感知改变　与脑、脊髓病变及周围神经受损有关。

【护理措施】

1. 一般护理　保持床单整洁、干燥，防止感觉障碍的身体部位受压或机械性刺激。避免高温或过冷刺激，慎用热水袋或冰袋，防止烫伤、冻伤。对感觉过敏的病人尽量避免不必要的刺激。

2. 感知训练　根据感觉障碍类型可进行肢体的拍打、按摩、理疗、针灸、被动运动和各种冷、热、电的刺激。如每天用温水擦洗感觉障碍的身体部位、被动活动关节、反复适度的挤压关节、牵拉肌肉、韧带等。

（四）言语障碍

言语障碍（language disorders）可分为失语症和构音障碍。失语症是由于大脑皮质中与语言功能有关的区域受损害所致的语言表达或理解障碍，根据病人自发语言、听语理解、口语复述、匹配命名、阅读及书写能力，可将失语分为 Broca 失语（运动性失语）、Wernicke 失语（感觉性失语）、传导性失语、命名性失语和完全性失语等（表 8-2）；构音障碍则是因为与发音有关的中枢神经、周围神经和肌肉的器质性病变，造成发音器官的肌无力及运动不协调，主要表现为发声困难，发音不清，声音、音调及语速异常。导致构音障碍的疾病有脑神经疾病（如面神经炎）、多发性硬化、各种原因所致的假性球麻痹、重症肌无力、锥体外系疾病和小脑疾病等。

表 8-2　临床常见失语症的临床特点、伴随症状及病变部位

类型	临床特点	伴随症状	病变部位
Broca 失语	典型非流利型口语、言语缺乏、语法缺失、电报样言语	轻偏瘫	Broca 区损害（额下后回部）
Wernicke 失语	流利型口语，口语理解严重障碍，语法完好；有新语、错语和词语堆砌	视野缺损	Wernicke 区（颞上回后部）
传导性失语	复述不能、理解和表达完好		缘上回皮质或深部白质区的弓状纤维束受损
命名性失语	命名不能		颞中回后部或颞枕交界区

类型	临床特点	伴随症状	病变部位
完全性失语	所有语言功能明显障碍	偏瘫、偏身感觉障碍	大脑半球大范围病变
失写	能抄写，不能自发书写或写出的句子有遗漏错误	运动或感觉性失语	优势半球额中回后部
失读	不认识文字、词句、图画	不能书写，也不能抄写	优势半球顶叶角回

【护理评估】

1. 健康史　了解病人有无感染、脑血管病、脑外伤、脑肿瘤、重症肌无力等。向家属了解病人起病的急缓和病程长短；评估病人以往的语言能力，有无类似发作及治疗效果如何。

2. 身体状况

（1）评估言语障碍的类型、程度和残存能力。

（2）检查有无听觉和视觉缺损。

（3）评估是右利手还是左利手，能否自动书写或听写、抄写。

（4）口、咽、喉等发音器官有无肌肉瘫痪及共济运动障碍，有无面部表情改变、流涎或口腔滞留食物等。

（5）评估病人的意识水平、精神状态及行为表现，有无定向力、注意力、记忆力和计算力障碍。

3. 辅助检查　头部 CT、MRI 检查有无异常，新斯的明试验是否为阳性反应等。

【护理诊断】

语言沟通障碍　与大脑语言中枢病变或发音器官的神经肌肉受损有关。

【护理措施】

1. 沟通方法指导　鼓励病人采取任何方式向医护人员或家属表达自己的需要，可借助卡片、笔、书本、图片、表情或手势等提供简单而有效的双向沟通方式。与感觉性失语病人沟通时，应减少外来干扰，除去病人视野中不必要的物品（如关掉收音机或电视），避免病人注意力分散，和病人一对一谈话等；对于运动性失语的病人尽量提出一些简单的问题，让病人回答"是""否"，或点头、摇头示意；与病人沟通时说话速度要慢，应给予足够的时间作出反应；听力障碍的病人可利用实物图片法进行简单的交流，文字书写法适应于有一定文化素质、无书写障碍的病人。

2. 语言康复训练　脑卒中所致失语症的病人，由卒中单元制订个体化的全面语言康复计划，并组织实施；构音障碍的康复以发音训练为主，遵循由易到难的原则。护士每天深入病房、接触病人的时间最多，可以在专业语言治疗师指导下，协助病人进行床旁的肌群运动训练（如缩唇、叩齿、鼓腮、吹气、咳嗽等训练）、发音训练、复述训练（反复复述单词和词汇）、命名训练和刺激训练（如采用病人所熟悉的、常用的、有意义的内容进行刺激，刺激后诱导病人应答。如听语指图、指物、指字）。

3. 心理支持　耐心解释不能说话或说话吐词不清的原因，关心、体贴、尊重病人，避免挫伤其自尊心的言行；鼓励克服羞怯心理，大声说话，当病人进行尝试和获得成功时给予肯定和表扬；鼓励家属、朋友与病人交谈，并耐心、缓慢、清楚地解释每一个问题，直至病人理解、满意；营造一种和谐的亲情氛围和轻松、安静的语言交流环境。

4. 语言康复训练注意事项　训练应由少到多、由易到难、由简单到复杂，循序渐进，避免复杂化、多样化，避免产生疲劳感、注意力不集中、出现厌烦或失望情绪。训练过程中充分调动病人的积极性和兴趣，及时鼓励。

（五）运动障碍

运动障碍是指运动系统的任何部位受损导致的骨骼肌活动异常，可分为瘫痪、不自主运动及共济失调。

1. 瘫痪　是指肢体因肌力下降而出现的运动障碍。按瘫痪的性质可分为上运动神经元性瘫痪（痉挛性瘫痪或中枢性瘫痪）和下运动神经元性瘫痪（弛缓性瘫痪、软瘫或周围性瘫痪），两者的区别见表 8-3；按瘫痪的程度可分为完全性瘫痪（肌力完全丧失）和不完全性瘫痪（保存部分肌力），肌力的分级标准见表 8-4；根据病变部位的不同，瘫痪的类型有偏瘫、交叉性瘫痪、四肢瘫、截瘫、单瘫、局限性瘫痪等。

表 8-3　上、下运动神经元性瘫痪的鉴别

体征	上运动神经元性瘫痪	下运动神经元性瘫痪
瘫痪分布	整个肢体为主	肌群为主
肌张力	增高，呈痉挛性瘫痪	减低，呈迟缓性瘫痪
腱反射	增强	减低或消失
病理反射	阳性	阴性
肌萎缩	无或轻度失用性萎缩	明显
肌束颤动	无	有
皮肤营养障碍	多无	常有
肌电图	神经传导正常，无失神经电位	神经传导异常，有失神经电位

表 8-4　肌力的分级

分级	临床表现
0级	肌肉无任何收缩（完全瘫痪）
1级	肌肉可轻微收缩，但不能产生动作（不能活动关节）
2级	肌肉收缩可引起关节活动，但不能抵抗地心引力，即不能抬起
3级	肢体能抵抗重力离开床面，但不能抵抗阻力
4级	肢体能做抗阻力动作，但未达到正常
5级	正常肌力

常见的瘫痪形式有以下几种（图 8-3）：

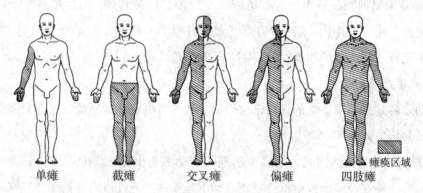

单瘫　　截瘫　　交叉瘫　　偏瘫　　四肢瘫　　瘫痪区域

图 8-3　瘫痪的几种常见形式

（1）单瘫：单个肢体的运动不能或运动无力，多为一个上肢或一个下肢。病变部位在大脑半球、脊髓前角细胞、周围神经或肌肉等。

（2）偏瘫：一侧面部和肢体瘫痪，常伴有瘫痪侧肌张力增高、腱反射亢进和病理征阳性等体征。多见于一侧大脑半球病变，如内囊出血、大脑半球肿瘤、脑梗死等。

（3）交叉性瘫痪：指病变侧脑神经麻痹和对侧肢体瘫痪。中脑病变时表现病灶侧动眼神经麻痹，对侧肢体瘫痪；脑桥病变时表现病灶侧展神经、面神经麻痹和对侧肢体瘫痪；延脑病变时表现病灶侧舌下神经麻痹和对侧肢体瘫痪。常见于脑干肿瘤、炎症和血管性病变。

（4）截瘫：双下肢瘫痪，多见于脊髓胸腰段的炎症、外伤、肿瘤等引起的脊髓横贯性损害。

（5）四肢瘫痪：四肢不能运动或肌力减退。见于高颈段脊髓病变（如外伤、肿瘤、炎症等）和周围神经病变（如急性炎症性脱髓鞘性多发性神经病）。

2. 不自主运动　指病人在意识清醒的情况下，出现不受主观控制的无目的的异常运动。临床可分为震颤、舞蹈、手足徐动、扭转痉挛、投掷动作等。

3. 共济失调　指由小脑、本体感觉以及前庭功能障碍导致的运动笨拙和不协调，累及躯干、四肢和咽喉肌时可引起身体平衡、姿势、步态及言语障碍。根据病变部位可分为：小脑性共济失调、大脑性共济失调、感觉性共济失调、前庭性共济失调。

【护理评估】

1. 健康史　了解病人有无感染、脑血管病变、肿瘤、外伤、中毒、脑先天畸形及寄生虫病等。了解病人起病的缓急，运动障碍的性质、分布、程度及伴发症状；注意有无热、抽搐或疼痛，是否继发损伤；询问饮食和食欲情况，是否饱餐或酗酒；了解过去有无类似发作病史及其效果。

2. 身体状况

（1）检查肌肉的外形、体积，有无萎缩、肥大及其部位、范围和分布，评估肌力。

（2）观察有无不自主运动及其形式、部位、程度、规律，与休息、活动、情绪、睡眠和气温等的关系。

（3）观察病人的姿势和步态，注意起步、抬足、落足、步幅、步基、方向、节律、停步和协调动作的情况。

（4）检查腱反射是否亢进、减退或消失，有无病理反射。

（5）病人卧床时是否被动或强迫体位，能否在床上向两侧翻身坐起，日常活动是否需要辅助或支持等。

（6）评估营养和皮肤情况。

3. 辅助检查　CT、MRI 检查了解中枢神经系统有无病灶；EMG 检查是否有失神经电位和神经传导速度的改变；血液生化检查有无血清铜蓝蛋白、抗 O、血沉、肌酶谱、血钾的异常。

4. 心理及社会支持状况　评估病人是否因肢体运动障碍而产生急躁、焦虑情绪或悲观、抑郁心理；评估病人家属对病情的认识程度以及对病人的支持关心情况；评估社会支持系统或社区康复的可能性等。

【护理诊断】

躯体运动障碍　与大脑、小脑、脊髓病变及神经肌肉受损、肢体瘫痪或协调能力异常有关。

【护理措施】

1. 生活协助　瘫痪卧床、生活不能自理的病人卧气垫床或按摩床，取舒适卧位；保持床单整洁、干燥、无渣屑；协助翻身、拍背、活动关节和按摩骨隆突处；每天全身温水擦拭 1～2 次,促进肢体血液循环,增进睡眠;鼓励和协助病人摄取充足的水分和均衡饮食,保持大便通畅,便秘者可适当运动和按摩下腹部,促进肠蠕动;病人需在床上大、小便时,为其提供方便的条件、隐蔽的环境和充足的时间,并指导其学会和配合使用便器;注意口腔卫生,保持口腔清洁。

2. 康复护理　早期康复干预有助于抑制和减轻肢体痉挛姿势的出现与发展,能预防并发症,促进康复、减轻致残程度和提高病人生活质量。运动障碍的康复应尽早进行,康复护理的主要内容有如下几点。

(1) 重视患侧刺激:加强患侧刺激可以对抗其感觉丧失,避免忽略患侧身体和患侧空间。如床头柜、电视机应置于患侧;洗漱、进食、测脉搏等所有护理工作都应在患侧进行;家属与病人交谈时应握住患侧手,引导偏瘫病人头转向患侧等。避免手的损伤,尽量不在患肢静脉输液;慎用热水袋热敷等。

微视频8-1-1

良肢位摆放

(2) 保持正确的卧位:正确的卧位姿势可以减轻患肢的痉挛,水肿、增加舒适感。如脑血管意外病人急性期通常采用患侧卧位、健侧卧位、仰卧位和床上坐位。

①患侧卧位:即患侧在下,健侧在上的侧卧位,是所有体位中最重要的体位。患侧肩应前伸,肘关节伸展,前臂旋后,手指张开,掌心向上。下肢呈迈步位,健侧下肢髋膝屈曲,患侧下肢呈伸髋稍屈膝体位,并用枕头在下面支持。

②健侧卧位:即健侧在下,患侧在上的侧卧位。头部枕在枕头上,但不宜过高。躯干与床面成直角,患侧上肢用枕头垫起,肩前屈 90°～130°,腕和肘伸展。患侧下肢也用枕头垫起,向前屈髋屈膝,健侧下肢平放,轻度屈髋屈膝。

③仰卧位:头下放置枕头,面部朝向患侧。在患侧肩胛下方垫枕头,肩上抬,肘伸直,手指伸开。患侧臀部、大腿下垫长枕,使患侧骨盆向前。该体位应尽量少用,异常反射活动最强。

④床上坐位:髋关节尽量保持接近 90°的屈曲位,背部用枕头垫好,保持躯体伸展,双侧上肢伸展位放在床前桌子上,臀部下放软垫,双膝屈曲 50°～60°,膝下垫软垫,患侧足底踏沙袋,保持踝关节中立位或背屈。

(3) 定时翻身:翻身是抑制痉挛和减少患侧受压最具治疗意义的活动,瘫痪病人每2 小时翻身 1 次。

(4) 床上运动训练:正确的运动训练有助于缓解痉挛和改善已形成的异常运动模式。病人临床生命体征稳定、病人意识清楚就应该尽早开始床上 Bobath 握手、桥式运动、关节被动运动训和起坐训练等,应鼓励病人每天多次练习,每次 20～30 分钟。

知识链接

Bobath 握手和桥式运动

Bobath 握手即双手手指交叉，患手指置于健指之上，充分利用健侧上肢的活动，注意肘关节充分伸展。此项运动可在卧位、坐位、立位等任何姿势下进行。让病人用健侧上肢带动患侧上肢上举至头顶，使肩关节充分前伸，同时患侧的肘关节要保持伸直状，而后再将双侧上肢放置腹部，如此反复进行。

桥式运动即病人仰卧，髋、膝、踝关节屈曲，脚平放于床面上，双臂平放于躯干两侧，家属协助其伸髋抬臀，维持 3～5 秒再放下臀部。此运动可以锻炼病人的背伸肌，为其坐起打下基础。分为双桥和单桥运动形式。病人仰卧，双腿屈曲，然后伸髋、抬臀，并保持，则为双桥运动形式。若病人病腿屈曲，伸直健腿，然后伸髋、抬臀，并保持，则为单桥运动形式。

3. 安全护理　运动障碍的病人床铺要有保护性床栏；走廊、厕所要装扶手，以方便病人起坐、扶行；地面要保持平整干燥，防湿、防滑；呼叫器和经常使用的物品应置于床头或病人伸手可及处；运动场所要宽敞、明亮，没有障碍物阻挡；穿防滑软橡胶底鞋和棉布衣服，衣着应宽松；病人在行走训练时避免在其身旁擦过或在其面前穿过，不要突然呼唤病人，以免分散其注意力；上肢肌力下降的病人不要自行打开水或用热水瓶倒水，防止烫伤；行走不稳或步态不稳者，选用三角手杖等合适的辅助具，并有人陪伴，防止受伤。

4. 心理支持　给病人提供有关疾病、治疗及预后的可靠信息；关心、尊重病人，营造一种和谐的亲情氛围和舒适的休养环境；多与病人交谈，鼓励病人表达自己的感受，避免任何不良刺激和伤害病人自尊的言行；正确对待康复训练过程中所出现的畏难情绪、悲观和急躁情绪等，鼓励病人克服困难，摆脱对照顾者的依赖心理，增强自我照顾能力与自信心。

（六）意识障碍

意识障碍是指人体对外界环境缺乏反应的一种精神状态。任何病因引起的大脑皮质、皮下结构、脑干上行网状激活系统等部位的损害或功能抑制，均可导致意识障碍。意识障碍可表为觉醒度下降和意识内容变化，临床常通过病人的言语反应、对针刺的痛觉反应、瞳孔对光反射、吞咽反射、角膜反射等来判断意识障碍的程度。

【护理评估】

1. 健康史　了解病人有无中枢神经系统炎症（如脑炎、脑膜炎等）、脑血管意外

（如脑出血、脑梗死等）、颅内占位性病变（如脑肿瘤、颅内血肿等）；全身性疾病见于严重感染（如败血症、中毒性肺炎等），心血管疾病（如阿-斯综合征、肺性脑病、高血压脑病等），内分泌与代谢性疾病（如肝性脑病、糖尿病酮症酸中毒、尿毒症等）、理化因素所致疾病（如中暑、CO中毒、安眠药中毒等）。

2. 身体状况

（1）以觉醒度改变为主的意识障碍

1）嗜睡：是意识障碍的早期表现，病人表现为睡眠时间过长，但能被唤醒，醒后可勉强合检查及回答简单问题，停止刺激后病人又继续入睡。

2）昏睡：是较嗜睡重的意识障碍，病人处于沉睡状态，正常的外界刺激不能唤醒，需大声呼唤或较强烈的刺激才能使其觉醒，可做含糊、简单而不完全的答话，停止刺激后很快入睡。

3）昏迷：为最严重的意识障碍，病人意识完全丧失，各种强刺激不能使其觉醒，无有意识的自主活动，不能自发睁眼。昏迷按严重程度可分为：

①浅昏迷：意识完全丧失，可有较少的无意识自发动作。对周围事物及声、光刺激全无反应，对强烈的疼痛刺激可有回避动作及痛苦表情，但不能觉醒。吞咽反射、咳嗽反射、角膜及瞳孔对光反射存在，生命体征无明显改变。

②中昏迷：对外界正常刺激均无反应，自发动作少。对强刺激的防御反射、角膜反射及瞳孔对光反射减弱，大小便潴留或失禁，生命体征发生变化。

③深昏迷：对外界任何刺激均无反应，全身肌肉松弛，无任何自主运动，眼球固定，散大，各种反射消失，大小便失禁。生命体征明显变化，如呼吸不规则，血压下降等。

（2）以意识内容改变为主的意识障碍

1）意识模糊：表现为情感反应淡漠，定向力障碍，活动减少，语言缺乏连贯性，对外界刺激可有反应，但低于正常水平。

2）谵妄：是一种急性的脑高级功能障碍，病人对周围环境的认识及反应能力均有下降，发现为认知、注意力、定向与记忆功能受损，思维推理迟钝，语言功能障碍，错觉、幻觉，睡眠觉醒周期紊乱等，可表现为紧张、恐惧和兴奋不安，甚至可有冲动和攻击行为；引起谵妄的常见神经系统疾病有脑炎、脑血管病、脑外伤及代谢性脑病等。

（3）意识障碍过程　注意起病的急缓及疾病发展的演变过程，发病前有无发热、头痛，是否伴有恶心、呕吐，是否有感觉及运动障碍。

1）急骤起病伴有感觉及运动障碍，常见于颅脑损伤、脑血管意外、外源性中毒等。

2）缓慢发生者，应注意是否为代谢障碍所致的疾病，如肝性脑病、尿毒症、糖尿病酮症酸中毒等。

3）高热或烈日下工作而突然昏迷者应考虑日射病。

4）有高血压、动脉硬化的老年人，突然发生昏迷时，应考虑脑血管意外或心血管疾病（如心脏骤停）所引起。

3. 伴随身心状况　昏迷病人常伴有生命体征的不稳定，应注意是否伴有呼吸过快、过慢或节律不规则，如呼吸呈深而稍快的库斯莫尔呼吸可能是糖尿病或尿毒症所致的代谢性酸中毒；鼾音呼吸伴有一侧面肌瘫痪致呼吸时患侧面颊如风帆样随呼吸而起落，提示脑出血。昏迷时间过长时要注意是否伴有：①呼吸道分泌物潴留，咳嗽反射减弱或消失，诱发肺部感染，可发生窒息。②吞咽困难所致营养失调，体重减轻。③肢体丧失自主运动，皮肤黏膜受压、红肿，发生压疮；肌肉废用性萎缩，关节功能障碍。④恶心、呕吐、瞳孔大小不等、对光反射消失，可能是并发脑疝。

知识链接

Glasgow 昏迷评定量表

为了较准确地评价意识障碍的程度，国际通用 Glasgow 昏迷评定量表。最高得分15分，最低得分3分，分数越低病情越重。通常在8分以上恢复机会较大，7分以下预后较差，3～5分并伴有脑干反射消失的病人有潜在死亡的危险。

Glasgow 昏迷评定量表

检查项目	临床表现	评分
睁眼反应	自动睁眼	4
	呼之睁眼	3
	疼痛引起睁眼	2
	不睁眼	1
言语反应	定向正常	5
	应答错误	4
	言语错乱	3
	言语难辨	2
	不语	1
运动反应	能按指令动作	6
	对针痛能定位	5
	对针痛能躲避	4
	刺痛肢体屈曲反应	3
	刺痛肢体过伸反应	2
	无动作	1

【护理诊断】

1. 急性意识障碍　与各种原因导致大脑皮质高度抑制有关。

2. 有误吸的危险　与意识障碍、呼吸道分泌物、咳嗽反射减弱有关。

3. 有皮肤完整性受损的危险　与意识障碍、病人长期卧床、皮肤受压、营养不良有关。

4. 有感染的危险　与意识障碍、机体抵抗力下降、呼吸道分泌物排出不畅,留置导尿等有关。

【护理措施】

1. 密切观察病情

(1) 密切观察生命体征,昏迷的程度,瞳孔的变化,注意有无瘫痪、脑膜刺激征、抽搐等伴随症状,并详细记录,随时分析病情进展,以便及时通知医师并做相应的护理。

(2) 若出现体温急骤升高、脉搏渐弱转慢、呼吸不规则、血压波动、瞳孔散大,对光反应消失,均提示病情严重,须及时与医师联系并配合抢救。

2. 确保呼吸道通畅

(1) 观察病人意识障碍的程度及病人的呼吸状态。为保持呼吸道通畅,病人应取平卧位,头侧向一边,防止呕吐物被误吸入呼吸道,病人肩下垫高,使颈部伸展,防止舌根后坠阻塞气道。

(2) 准备配套的吸痰器,痰液较多者应及时吸痰,痰多有窒息可能或病情严重者,应做好气管切开及使用呼吸机的准备工作。

3. 尿、便异常的护理

(1) 对尿失禁病人可采用尿布、蓄尿袋,必须勤更换,会阴部应及时擦洗干净,防止尿路感染和压疮发生。

(2) 长期尿潴留或尿失禁病人酌情留置导尿管,在护理过程中应注意:定期开放,每4小时开放一次,防止膀胱废用性功能萎缩;每日更换引流袋一次,每周更换导尿管一次;观察导尿管是否通畅,记录尿量、尿色;意识恢复清醒后及时拔除导尿管,诱导自主排尿。

(3) 昏迷病人出现便意,有时会出现不安的表情和姿势,可提供便具。便秘3天以上应及时处理,如用缓泻剂,保持大便通畅,以防用力排便时导致颅内压增高。大便失禁应注意做好肛门及会阴部卫生,涂保护性润滑油。

(4) 在尿、便异常的护理中,应保持会阴部的清洁、干燥,保持床铺干燥、平整。

4. 并发症的预防及护理

（1）预防呼吸道感染

去除义齿，每日清洁牙齿2次；有口腔溃疡时，可涂龙胆紫或锡类散；张口呼吸病人，应把消毒纱布叠成三层沾湿温水后盖在口鼻上。病人应每2小时翻身一次，同时拍其背部，并吸取分泌物。在吸取病人口咽部及气管内分泌物时，严格执行无菌操作。病人长期卧床易发生坠积性肺炎，在整个昏迷期间，应密切观察病人体温、呼吸及痰的性质、量、颜色等变化，发现异常表现应及时与医师联系并采取相应护理措施。

（2）保持皮肤清洁，预防压疮

①昏迷病人因丧失自主运动，肢体受压时间过长，最易发生压疮，如骶尾部、股骨大转子、足跟、外踝等处，应定时翻身、按摩，每2小时翻身一次，翻身时动作要轻柔，避免拖、拉、推等粗鲁动作。翻身后肢体关节应放置功能位置。对受压部位皮肤，放置气垫圈、棉垫。如发现皮肤红、肿、热，应及时采取措施。

②保持皮肤的清洁与干燥，有大小便失禁、呕吐及出汗等的病人应及时擦洗干净，保持床铺清洁干燥、平整、无碎屑。

③昏迷病人不能自主进食，常出现营养不良，易诱发压疮，应给予鼻饲含高蛋白、高维生素等营养丰富的流质饮食，保持每日总热量的摄入，并注意鼻饲管应用的护理。

任务一　神经系统疾病常见症状及体征的护理

达标检测及答案

学习目标

1. 解释短暂性脑缺血发作、脑梗死、脑出血、蛛网膜下腔出血的概念。
2. 熟记短暂性脑缺血发作、脑梗死、脑出血、蛛网膜下腔出血的临床表现。
3. 复述短暂性脑缺血发作、脑梗死、脑出血、蛛网膜下腔出血的治疗方法。
4. 能够对短暂性脑缺血发作、脑梗死、脑出血、蛛网膜下腔出血病人正确实施护理措施。

思维导图8-2

一、概述

脑血管疾病（cerebral vascular diseases，CVD）是各种血管源性脑部病变所引起的脑功能障碍，是神经系统的常见病和多发病，包括脑卒中和短暂性脑缺血发作。脑卒中（stroke）是急性脑循环障碍迅速导致局限性或弥漫性脑功能缺损的临床事件，脑卒中根据病理性质可分为缺血性和出血性两大类，前者又称为脑梗死，包括脑血栓形成和脑栓塞，后者包括脑出血和蛛网膜下腔出血。

微视频8-2-1

如何快速识
别脑卒中

在我国，脑卒中已成为当今严重危害中老年人生命与健康的主要公共卫生问题，根据我国7城市和21省农村神经疾病流行病学调查结果显示，脑血管病的年发病率分别为219/10万和185/10万，年死亡率分别为116/10万和142/10万；我国城市居民脑卒中死亡位居首位，农村居于第2位。脑卒中还成为重要的严重致残疾病，据统计，在存活的脑血管疾患病人中，约3/4存在不同程度的丧失劳动能力，其中重度致残者约占40%。

【病因】

1. 血管壁病变　以高血压性动脉硬化和动脉粥样硬化最多见，其次是动脉炎（风湿、结核、梅毒等所致）、先天性脑动脉瘤、脑动静脉畸形等。

2. 血液流变学异常及血液成分改变　高脂血症、高糖血症、红细胞增多症等导致的血液黏度增高，以及血小板减少性紫癜、血友病、应用抗凝药、DIC 等导致的凝血机制异常等。

3. 血流动力学改变　高血压、低血压以及心脏功能障碍等。

4. 其他　空气、脂肪、肿瘤等栓子，脑血管受压、痉挛和外伤等。

【危险因素】

1. 无法干预的因素　年龄、性别、种族和家族遗传性等。随着年龄的增长，脑卒中的危险因素持续增加，55 岁以后发病率明显增加，年龄每增加 10 岁，发病率约增加 1 倍；男性发病率高于女性；父母双方有脑卒中史的子女卒中风险增加。

2. 可干预的因素　高血压、心脏病、糖尿病已被一致认为是脑血管病发病最重要的危险因素；高脂血症、血黏度增高、吸烟、酗酒、肥胖、体力活动减少、饮食因素等与脑血管病发病有关。若对以上因素进行积极的干预可以减少脑血管病的发生。

二、短暂性脑缺血发作

短暂性脑缺血发作（transient ischemic attack，TIA）是指颅内动脉病变致脑动脉供血不足引起的一过性或短暂性、局灶性脑或视网膜功能障碍，表现为供血区神经功能缺失的症状和体征。症状一般持续 10～15 分钟，多在 1 小时内恢复，最长不超过 24 小时，可反复发作，不遗留神经功能缺损的症状和体征。

TIA 是脑卒中，尤其是缺血性卒中最重要的危险因素。我国 TIA 的年人群患病率为 180/10 万，男女之比约为 3∶1，发病率随年龄的增长而增高。

【病因】

关于本病的病因和发病机制，目前仍不完全清楚，多数认为系多病因综合征，但主要的病因是动脉粥样硬化。发病机制有多种学说，目前多数学者支持微栓子学说，其他还有血流动力障碍学说和脑血管痉挛学说等。

【临床表现】

1. 症状与体征

（1）临床特征：①发作突然。②历时短暂，一般为 10～15 分钟，多在 1 小时内恢复，最长不超过 24 小时。③有局灶性脑或视网膜功能障碍的症状。④完全恢复，不留神经功能缺损体征。⑤常有反复发作的病史。

（2）颈动脉系统 TIA：①常表现为对侧单肢无力或轻偏瘫。②特征性症状为眼动脉交叉瘫（病变侧单眼一过性黑蒙、对侧偏瘫及感觉障碍），优势半球缺血时可有失语。

（3）椎-基底动脉系统 TIA：①通常表现为眩晕、恶心和呕吐、平衡失调。②特征性症状：跌倒发作和短暂性全面性遗忘症。③可能出现的症状：吞咽障碍、构音不清、共济失调（小脑缺血）、交叉性瘫痪（脑干缺血）。④双眼视力障碍。

2. 并发症　TIA 发作约 1/3 的病人可自行停止；1/3 发展为脑梗死；1/3 继续发作，可能会引起外伤、骨折等。

【辅助检查】

1. 血液检查　血常规及血液生化是否异常。

2. TCD（颈动脉多普勒超声）检查　可显示血管狭窄、动脉粥样硬化斑。

3. SPECT（单光子发射计算机断层扫描）检查　可发现局部脑灌流量减少的程度及缺血部位。

4. 影像学检查　EEG、CT 或 MRI 检查大多正常。

【诊断要点】

详细的病史询问是 TIA 诊断的主要依据。

1. 老年人，反复发作。

2. 发作突然，历时短暂，一般为 10～15 分钟，多在 1 小时内恢复，最长不超过 24 小时；完全恢复，不留神经功能缺损体征。

3. 常见症状为眩晕、共济失调及单肢无力或轻偏瘫等。

4. 有跌倒发作、短暂性全面性遗忘症、双眼视力障碍等特征性症状。

【治疗要点】

TIA 是卒中的高危因素，需积极进行治疗。TIA 治疗的目的是消除病因、减少及预防复发，保护脑功能，防止脑梗死发生。

1. 病因治疗　是预防 TIA 复发的关键。应积极查找病因，针对可能存在的危险因素进行治疗，如控制血压，治疗心律失常、心肌病变，稳定心脏功能，治疗脑动脉炎，纠正血液成分异常等；防止颈部活动过度等诱发因素。

2. 药物治疗　根据发作的频率可分为偶发和频发两种形式。无论何种原因引起的偶发，均应看作是永久性卒中的重要危险因素而进行适当的药物治疗。对于在短时间内频繁发作者，应视为神经科急症进行处理，迅速控制其发作。

（1）抗血小板聚集：可减少微栓子的发生，预防复发。常用药物有阿司匹林、噻氯吡啶、双嘧达莫、氯吡格雷、奥扎格雷等。

（2）抗凝：抗凝治疗不应作为 TIA 的常规治疗。对发作频繁、发作持续时间长、症状逐渐加重且无出血倾向和严重高血压、肝肾疾病、消化性溃疡者，可行抗凝治疗。常用药物有肝素、低分子肝素和华法林。首选肝素 100mg 加入生理盐水 500ml 中静滴，20～30 滴/分钟；根据凝血活酶时间（APTT）调整肝素剂量，维持治疗前 APTT 值的 1.5～2.5 倍为完全抗凝标准，5 天后可改口服华法林或低分子量肝素腹壁皮下注射。

（3）钙通道拮抗剂：防止血管痉挛，增加血流量，改善脑微循环。常用药物有尼莫地平、盐酸氟桂利嗪。

（4）中药 常用药物有川芎、丹参、红花、三七等。

3. 外科手术和血管内介入治疗 经血管造影确定 TIA 是由颈部大动脉病变如动脉硬化斑块引起明显狭窄或闭塞者，为了消除微栓塞，改善脑血流量，建立侧支循环，可考虑外科手术和血管内介入治疗。常用方法有动脉血管成形术（PTA）和颈动脉内膜切除术（CEA）。有或无症状、单侧重度颈动脉狭窄＞70％或药物治疗无效者可考虑行 PTA 或 CEA 治疗。

【护理诊断】

1. 有受伤的危险 与突发眩晕、平衡失调及一过性失明等有关。

2. 知识缺乏 缺乏疾病防治与自我保健知识。

3. 潜在并发症：脑卒中。

【护理措施】

1. 一般护理 发作时卧床休息，注意枕头不宜太高，以 15°～20°为宜，以免影响头部的血液供应；仰头或头部转动时应缓慢、动作轻柔，转动幅度不要太大，防止颈部活动过度过急而诱发疾病或摔伤。频繁发作的病人应避免重体力劳动，必要时如厕、沐浴以及外出活动时应有家人陪伴。

2. 运动指导 散步、慢跑、踩脚踏车等规律的体育锻炼可以改善心脏功能、增加脑血流量、改善微循环，也可以降低已升高的血压、控制血糖水平和降低体重，应增加和保持适当的体育运动，注意运动量和运动方式，劳逸结合。

3. 用药护理 遵医嘱正确服药，不可随意更改、终止或自行购药服用。告知病人药物的作用机制、不良反应及用药注意事项。如肝素抗凝治疗时应密切观察有无出血倾向，如皮肤瘀点和瘀斑、牙龈出血、大便颜色等，有消化性溃疡和严重高血压者禁用。使用阿司匹林等抗血小板聚集药治疗时，可出现食欲缺乏、皮疹或血细胞减少等不良反应，发现异常情况应及时报告医师处理。

4. 病情观察 频繁发作的病人应注意观察和记录每次发作的持续时间、间隔时间和伴随症状，观察肢体无力或麻木是否减轻或加重，有无头痛、头昏或其他脑功能受损的表现，警惕完全性缺血性脑卒中的发生。

【健康教育】

1. 疾病知识指导　让病人及家属了解脑卒中的基本病因、主要危险因素和危害、早期症状、就诊时机以及治疗与预后的关系；帮助寻找和去除自身的危险因素，主动采取预防措施，积极治疗相关性疾病，改变不健康的生活方式、

2. 饮食指导　向病人和家属说明肥胖、吸烟、酗酒及不合理饮食与疾病发生的关系。进食低盐、低脂、充足蛋白质和丰富维生素的饮食，如多食入谷类和鱼类、新鲜蔬菜、水果、豆类、坚果等，少摄入糖类和甜食，忌食辛辣、油炸食物和暴饮暴食；注意粗细搭配、荤素搭配，戒烟、限酒，控制食物热量，保持理想体重。

3. 保持心态平衡　长期精神紧张不利于控制血压和改善脑部的血液供应，甚至还可以诱发某些心脑血管病。应积极调整心态、稳定情绪，培养自己的兴趣爱好，多参加有益身心的社交活动。

4. 积极治疗相关疾病　告知病人和家属 TIA 为脑卒中的一种先兆表现或警示，未经正确治疗而任其自然发展，约 1/3 的病人在数年内发展成为脑卒中。积极治疗高血压、动脉硬化、心脏病、糖尿病、高脂血症和肥胖症等。遵医嘱正确服药，禁止自行停药、减量或换药。

5. 定期体检　了解自己的心脏功能、血糖、血脂水平和血压高低，尤其有高血压病史者应经常测量血压，糖尿病病人监测血糖变化等，以便及时调整药物剂量。出现肢体麻木无力、头晕、头痛、复视或突然跌倒时应引起高度重视，及时就医。

三、脑梗死

案例导入

张先生，55 岁，大学文化，副处职务。高血压病多年。5 日前因职务变动心情郁闷，于 2 日前起床时突然跌倒在地。家人将其扶起后，发现其左侧上下肢运动失灵，口角歪斜，言语不清，但意识清晰，急送医院。入院时呈昏睡状态。体格检查：体温 38.5℃，脉搏 76 次/分，血压 180/120mmHg。脑 CT 检查发现右侧基底节区低密度梗死灶。经抢救已清醒，但语言仍含糊不清，饮水有呛咳。咯黄色黏痰，两肺可闻及湿啰音，左侧上下肢瘫痪。病人时常流泪，心情低落。

1. 列出主要护理诊断及合作性问题。

2. 简述护理要点。

脑梗死（cerebral infarction，CI）又称缺血性脑卒中（cerebral ischemic stroke，CIS），是各种原因导致脑动脉血流中断，局部脑组织缺血、缺氧而产生的局限性脑组织的缺血性坏死或软化。脑梗死发病率为110/10万，占全部脑卒中的60%～80%。常见的临床类型包括脑血栓形成和脑栓塞。

（一）脑血栓形成

脑血栓形成（cerebral thrombosis，CT）是脑梗死中最常见的类型。指脑动脉血管因各种原因导致管腔狭窄或闭塞，进而形成血栓，造成脑局部血流减少或中断，脑组织缺血缺氧导致软化坏死，出现局灶性神经系统症状与体征。

【病因与发病机制】

1. 脑动脉粥样硬化　是脑血栓形成最常见的病因，高血压常与脑动脉硬化并存，两者相互影响，使病变加重；高脂血症、糖尿病等往往加速脑动脉粥样硬化的进程。

2. 脑动脉炎　结缔组织疾病、细菌和钩端螺旋体等感染均可致脑动脉炎症使管腔狭窄或闭塞。

3. 其他　真性红细胞增多症、血小板增多症、弥漫性血管内凝血、脑淀粉样血管病、颅内外夹层动脉瘤等。

在颅内血管壁病变的基础上，睡眠、失水、心力衰竭、心律失常等原因导致血压下降、血流缓慢、血液黏度增高时，在病变的动脉壁处，血小板及纤维素等血液中的有形成分黏附、聚集、沉着，形成血栓，从而使动脉管腔变狭窄，以至完全闭塞，受累血管供应区的脑组织则缺血、水肿、坏死。

急性脑梗死病灶由缺血中心区及其周围的缺血半暗带组成。缺血中心区脑组织已发生不可逆性损害；缺血半暗带是指梗死灶中心坏死区周围可恢复的部分血流灌注区，因此区内有侧支循环存在而可获得部分血液供给，尚有大量可存活的神经元。治疗时间窗是指脑梗死后最有效的治疗时间，包括：①再灌注时间窗：一般认为是发病后3～4小时以内，最长不超过6小时。②神经细胞保护时间窗：指在时间窗内应用神经保护药物，可防止或减轻脑损伤，改善预后，可以延长至发病数小时后，甚至数日。

【临床表现】

1. 症状与体征

（1）前驱症状可有头昏、头痛等，部分病人发病前曾有TIA史。

（2）起病形式多数病人在安静休息或睡眠中急性发病。

（3）常见症状常见为局灶性神经功能缺损的表现，如失语、偏瘫、偏身感觉障碍等，部分病人可有头痛、呕吐、意识障碍等全脑症状。

2. 并发症　约半数病人留有不同程度的后遗症，部分大面积梗死或脑干梗死病人可并发脑水肿、颅内高压、肺部感染或因呼吸循环衰竭而致死。

3. 临床类型　根据起病形式和病程可分为以下临床类型：

（1）完全型：起病后 6 小时内病情达高峰，病情重，表现为一侧肢体完全瘫痪甚至昏迷。

（2）进展型：发病后症状在 48 小时内逐渐进展或呈阶梯式加重。

（3）缓慢进展型：起病 2 周以后症状仍逐渐发展。多见于颈内动脉颅外段血栓形成，与全身或局部因素所致脑灌注减少有关。

（4）可逆性缺血性神经功能缺失：症状和体征持续时间超过 24 小时，但在 1～3 周内完全恢复，不留任何后遗症。可能与缺血未导致不可逆的神经细胞损害，侧支循环代偿迅速而充分，发生的血栓不牢固，伴发的血管痉挛及时解除等有关。

【辅助检查】

1. 血液检查　血常规、血糖、血脂、血液流变学、凝血功能。

2. 影像学检查　CT 是最常用的检查方法，多数病例发病 24 小时以后梗死区逐渐显示低密度灶；MRI 检查可以早期显示缺血组织的大小、部位，甚至可以显示皮质下、脑干和小脑的小梗死灶；SPECT 检查可显示有无脑局部的血流灌注异常。

3. TCD 检查　对判断颅内外血管狭窄或闭塞、血管痉挛、侧支循环建立程度有帮助，还可用于溶栓监测。

【诊断要点】

1. 中、老年病人，有高血压、动脉硬化及糖尿病等病史，或有 TIA 发作史。

2. 在安静休息或睡眠中突然发病。

3. 偏瘫、失语、感觉障碍等神经系统局灶性神经功能缺损的症状和体征在数小时或数日内达高峰，多无意识障碍。

4. 头部 CT 或 MRI 检查发现梗死灶。

【治疗要点】

1. 急性期治疗

（1）早期溶栓：早期溶栓是指发病后 6 小时内采用溶栓治疗使血管再通，及时恢复血流和改善组织代谢，可以挽救梗死周围仅有功能改变的缺血半暗带组织，避免坏死范围扩大。常用的溶栓药物有重组组织型纤溶酶原激活剂（rt-PA）、尿激酶、链激酶等。应用溶栓药物期间应严密监护病人。

（2）调整血压：脑血栓形成病人急性期的血压应维持在发病前平时稍高的水平，防止血压过低而导致脑血流量不足而加重脑梗死。除非血压过高（收缩压＞220mmHg 或舒张压＞120mmHg 及平均动脉压＞130mmHg），不予应用降压药物，首先针对导致血压升高的相关因素如疼痛、呕吐、颅内压增高、焦虑、卒中后应激状态等采取措施。出现持续性低血压者，应补充血容量和增加心排血量，必要时可应用多巴胺、间羟胺等升压药物。

（3）防治脑水肿：当梗死范围大或发病急骤时可引起脑水肿，严重脑水肿和颅内压增高是急性重症脑梗死的常见并发症和主要死亡原因。常用脱水药物有 20％甘露醇、呋塞米等。当病人出现剧烈头痛、喷射性呕吐、意识障碍等高颅压征象时，常用 20％甘露醇 125～250ml，快速静滴，1 次/6～8 小时；心、肾功能不全的病人可改用呋塞米 20～40mg，静注，1 次/6～8 小时。亦可用 10％复方甘油、白蛋白等。

（4）抗血小板聚集治疗：未行溶栓治疗的病人应在发病后 48 小时内服用阿司匹林 100～325mg/d，但不主张在溶栓后 24 小时内应用，以免增加出血风险。急性期过后改为预防剂量（100～300mg/d）。不能耐受阿司匹林者可口服氯吡格雷 75mg/d。

（5）抗凝治疗：一般不推荐发病后急性期应用，抗凝药物可预防卒中复发、阻止病情恶化或改善预后。对于长期卧床病人，尤其是合并高凝状态有深静脉血栓形成和肺栓塞趋势者，可应用低分子肝素预防治疗。心房颤动者可应用华法林治疗。

（6）脑保护治疗：目前推荐早期（2 小时）应用头部或全身亚低温治疗，药物可用胞磷胆碱、尼莫地平等，可通过降低脑代谢，干预缺血引发细胞毒性机制而减轻缺血性脑损伤。

知识链接

亚低温疗法

亚低温疗法：是一种以物理方法将病人的体温降低到 30～35℃达到治疗疾病目的的方法。近几年，国外率先开始使用亚低温（30～35℃）治疗脑缺血、脑缺氧和脑出血病人，取得了令人瞩目的研究成果。

研究发现亚低温对脑血流有调节作用，降低脑氧代谢率和改善细胞能量代谢、减少兴奋性氨基酸的释放、减少氧自由基的生成、减少细胞内钙超载、增加神经元泛素的合成、减少神经元坏死和凋亡、促进细胞间信号传导的恢复、减少脑梗死的面积、减轻脑水肿和降低颅内压等。研究还发现低温对血压、血氧分压、二氧化碳分压、血 pH 值和血糖无影响，对实验动物心、肺、肾、小肠也未见病理性损害，说明低温并不增加其他组织器官的损害。

（7）外科治疗：可行开颅切除坏死组织和去颅骨减压、脑室引流术、颈动脉内膜切除术等。

（8）血管内介入治疗：有颈动脉内膜成形术、颈动脉内支架置入术等。

2. 康复治疗　当病人的神经系统症状和体征不再加重、并发症得到控制、生命体征稳定时，应尽早进行系统的肢体运动和语言功能康复训练。原则是综合各种康复手段如物理疗法、针灸、言语训练、认知训练、吞咽功能训练，合理使用各种支具，促进病人患肢随意运动的出现，强化日常生活活动能力训练，为病人早日回归家庭和社会做好必要准备。

【护理诊断】

1. 躯体运动障碍　与偏瘫或平衡能力降低有关。

2. 吞咽障碍　与意识障碍或延髓麻痹有关。

3. 语言沟通障碍　与大脑语言中枢功能受损有关。

【护理措施】

1. 一般护理　急性期取平卧位或头低位，以保证脑的血液供应；瘫痪病人卧气垫床或按摩床，保持肢体功能位，定时翻身；观察病人能否自口进食，有无吞咽困难和饮水呛咳，有无营养障碍。

2. 饮食指导　鼓励能吞咽的病人自口进食，少量多餐。吞咽困难者选择软饭或糊状、冻状的黏稠食物，避免粗糙、干硬、辛辣等刺激性食物；可将食物做成"中药丸"大小，并将食物送至病人健侧近舌根部以利吞咽；给病人提供充足的进餐时间，以利充分咀嚼；如有食物滞留口内，鼓励病人用舌的运动将食物后送以利吞咽；进食后应保持坐立位 30 分钟～1 小时，防止食物反流。严重吞咽困难不能进食时给予营养支持，或遵医嘱胃管鼻饲。

3. 防止窒息　保持进餐环境的安静、舒适；进食前注意休息，进餐时不要讲话，减少环境中分散注意力的干扰因素，如关闭电视、收音机，停止护理活动等；避免使用吸水管吸水和低头饮水的体位；床旁备吸引装置，如果病人呛咳、误吸或呕吐，应立即让病人取头侧位，及时清理口鼻分泌物和呕吐物，保持呼吸道通畅，预防窒息和吸入性肺炎。

微视频8-2-2

吞咽功能障碍
病人健康指导

4. 用药护理　常联合应用溶栓、抗凝、脑代谢活化剂等多种药物治疗。护士应熟悉所用药物的药理作用、用药注意事项、不良反应和观察要点，遵医嘱正确用药。

（1）溶栓、抗凝药物：应严格掌握药物剂量，监测出凝血时间和凝血酶原时间、观察有无皮肤及消化道出血倾向。密切观察症状和体征的变化，如病人原有症状和体征加重，或出现严重头痛、血压增高、脉搏减慢、恶心呕吐等，应考虑继发颅内出血，立即停用溶栓和抗凝剂，协助紧急头颅 CT 检查。观察有无栓子脱落所致其他部位栓塞的表现，如肠系膜上动脉栓塞引起的腹痛、下肢静脉栓塞所致的皮肤肿胀、发红及肢体疼痛和功能障碍，发现异常应及时报告医生处理。

（2）钙通道阻滞剂：应监测血压变化、控制输液滴速。

（3）20％甘露醇：选择较粗大的静脉给药，以保证药物能快速静滴（250ml 20％甘露醇在 15～30 分钟内滴完），注意观察用药后病人的尿量和尿液颜色，准确记录 24 小时出入量；定时复查尿常规、血生化和肾功能，观察有无药物结晶阻塞肾小管所致少尿、血尿、蛋白尿及血尿素氮升高等急性肾功能衰竭的表现；观察有无脱水速度过快所致头痛、呕吐、意识障碍等低颅压综合征的表现。

5. 心理护理　卒中病人容易产生无用感、孤独感、失落感和死亡恐惧，不利于病人的有效康复，影响病人的生活质量，因此应重视对精神情绪变化的监控，及时发现病人的心理问题，进行针对性心理治疗，以消除病人思想顾虑，稳定情绪，增强战胜疾病的信心。

6. 语言沟通障碍护理　参见本项目任务一中"言语障碍"的护理。

7. 安全护理和康复护理　参见本项目任务一中"瘫痪"的护理。

【健康教育】

1. 生活指导　①合理饮食：进食高蛋白、低盐、低脂、低热量的清淡饮食，多吃新鲜蔬菜、水果、谷类、鱼类和豆类，戒烟、限酒。②建立正常的生活方式，如每天坚持适当运动，做力所能及的家务，合理休息和娱乐等。③起床、起坐等体位变换时动作宜缓慢，转头不宜过猛过急，洗澡时间不宜过长，训练或外出时有人陪伴等，防止跌倒。④气候变化时注意保暖，防止感冒。

2. 康复指导　偏瘫康复和语言康复都需要较长的时间，应鼓励病人树立信心，克服急于求成心理，循序渐进，坚持锻炼。康复过程中应经常和康复治疗师联系，以便及时调整训练方案。

3. 定期体检预防复发　遵医嘱正确服用降压、降糖和降脂药物；定期门诊检查，动态了解血压、血糖、血脂变化和心脏功能情况；预防并发症和脑卒中复发。当病人出现头痛、一侧肢体麻木无力、讲话吐词不清或进食呛咳、发热、外伤时，家属应及时协助就诊。

4. 鼓励生活自理　鼓励病人从事力所能及的家务劳动，日常生活不过度依赖他人；

嘱照顾者指导家属应关心体贴病人，给予精神支持和生活照顾，但要避免养成病人的依赖心理，鼓励和督促病人坚持锻炼，增强自我照顾的能力。告知病人和家属功能恢复需经历的过程，使其克服急于求成的心理，做到坚持锻炼、循序渐进。

（二）脑栓塞

脑栓塞（cerebral embolism）是由各种栓子沿血液循环进入脑动脉，引起急性血流中断而出现相应供血区组织缺血、坏死及脑功能障碍。

【病因】

脑栓塞的栓子来源可分为心源性、非心源性、来源不明性三大类，其中心源性栓子为脑栓塞最常见的病因，约75％的心源性栓子栓塞于脑部。引起脑栓塞的常见心脏病有心房颤动、心脏瓣膜病、感染性心内膜炎、心肌梗死和二尖瓣脱垂。非心源性病因中，主动脉弓及其发出的大血管动脉粥样硬化斑块与附着物脱落形成栓子，沿颈内动脉或椎-基底动脉进入颅内，也是脑栓塞的重要原因，此种栓塞又称血栓栓塞；其他如感染性脓栓、长骨骨折的脂肪栓子、寄生虫虫卵栓子、癌性栓子、气体栓子、异物栓子等均可引起脑栓塞。有少数栓子来源不明。

【临床表现】

1. 发病年龄　任何年龄均可发病，风湿性心脏病引起者以中青年为多，冠心病及大动脉病变引起者以中老年居多。

2. 起病形式　安静与活动时均可发病，以活动中发病多见；起病急骤，在数秒钟或很短的时间内症状发展至高峰。

3. 主要表现　以偏瘫、失语等局灶定位症状为主要表现，有无意识障碍及其程度取决于栓塞血管的大小和梗死的部位与面积，重者可表现为突发昏迷、全身抽搐、因脑水肿或颅内高压继发脑疝而死亡。

4. 并发症　急性期可因严重脑水肿、脑疝、肺部感染和心力衰竭而死亡，存活者多遗留严重后遗症。

【辅助检查】

1. CT或MRI检查　可显示脑栓塞的部位和范围。在发病后24～48小时内病变部位呈低密度缺血性梗死影像。发生出血性梗死时，在低密度梗死区可见1个或多个高密度影像。

2. 其他　应常规进行心电图、胸部X线和超声心动图检查。疑为感染性心内膜炎时，应进行血常规和细菌培养等检查。心电图检查可作为确定心律失常的依据和协助诊断心肌梗死。超声心动图检查有助于证实是否存在心源性栓子。

【诊断要点】

1. 中青年多见，有心脏病史或大动脉粥样硬化病史、严重骨折等病史。

2. 突起偏瘫、失语、一过性意识障碍，可伴有抽搐发作。

3. CT 或 MRI 可确定栓塞部位、数目及伴发出血等。

【治疗要点】

1. 一般治疗 同本任务"脑血栓形成"部分。严重病变应积极脱水、降颅压，必要时可行开颅去骨片减压术。

2. 原发病治疗 主要为消除栓子的来源，防止脑栓塞复发。如心脏疾病的手术治疗，细菌性心内膜炎的抗生素治疗；减压病行高压氧舱治疗等；脂肪栓塞的处理可用扩容药、血管扩张药、5％碳酸氢钠注射液；对于空气栓塞的处理应采取头低左侧卧位，进行高压氧治疗；感染性栓塞需选用有效足量的抗感染药物治疗，禁行溶栓或抗凝治疗，以防感染在颅内扩散。

3. 抗凝治疗 能预防新的血栓形成、杜绝栓子来源，或防止栓塞部位的继发性血栓扩散、促使血栓溶解，预防脑栓塞复发。常用药物有肝素、华法林、阿司匹林等。

【护理诊断】与**【护理措施】**见本任务"脑血栓形成"。

四、脑出血

案例导入

病人，男，68岁，6小时前因生气突发头痛、恶心呕吐、右侧肢体活动障碍。此后病情迅速加重，意识不清，大小便失禁，无抽搐。既往高血压病史6年，不规律服降压药。检查：体温36℃、脉搏68次/分、呼吸12次/分、血压180/100mmHg，昏迷，双侧瞳孔2mm，等大，对光反射迟钝，右侧鼻唇沟浅，右侧肢体偏瘫。初步诊断：脑出血。

1. 为什么诊断为脑出血？

2. 脑出血与脑血栓形成有什么不同？

3. 脑出血是否有"三偏征"？

4. 做哪项实验室检查可进一步证实脑出血？

5. 怎样治疗、护理？

脑出血（intracerebral hemorrhage，ICH）系指原发性非外伤性脑实质内出血，也称自发性脑出血，占急性脑血管病的20％～30％，在脑出血中，大脑半球出血占80％，脑干和小脑出血占20％。

脑出血年发病率为（60~80)/10 万人，急性期病死率为 30%~40%，是病死率最高的脑卒中类型。

【病因】

高血压合并细小动脉硬化为脑出血最常见的病因，其次是颅内动脉瘤、脑动静脉畸形、脑动脉炎、血液病、淀粉样血管病、抗凝及溶栓治疗并发症以及脑肿瘤细胞侵袭血管破裂出血等。发病机制主要是在原有高血压和脑血管病变的基础上用力和情绪改变等使血压进一步骤升导致血管破裂出血。

【临床表现】

1. 症状和体征

（1）起病形式：多在情绪紧张、兴奋、排便、用力时发病；起病突然，往往在数分钟至数小时内病情发展至高峰。

（2）颅内高压：血压常明显升高，并出现头痛、呕吐、意识障碍，呼吸深沉带有鼾声，重则呈潮式呼吸或不规则呼吸。

（3）神经功能受损：偏瘫、失语、大小便失禁、轻度脑膜刺激症状等。

（4）常见的临床类型及特点

①壳核出血：最常见，占脑出血的 50%~60%。壳核出血最常累及内囊出现三偏征（病灶对侧偏瘫、偏身感觉障碍和同向偏盲）（图 8-4），优势半球出血可有失语。出血量较大（＞30ml）时，可出现意识障碍和占位效应，甚至引起脑疝而危及生命。

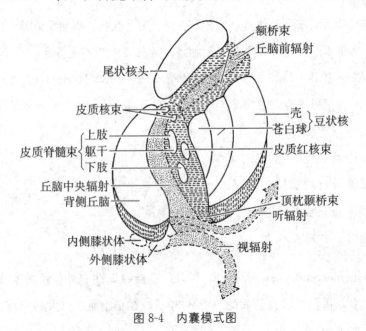

图 8-4　内囊模式图

②丘脑出血：占脑出血的 20%。病人常出现丘脑性感觉障碍、失语（丘脑性失语表现为言语缓慢而不清、重复语言、发音困难、复述相对较好，朗读存在障碍等）、痴呆（丘脑性痴呆表现为记忆力减退、计算力下降、情感障碍、人格改变等）和眼球运动障碍，侵及内囊可出现对侧肢体瘫痪，下肢重于上肢。

③脑干出血：约占 10%，大多为脑桥出血。常表现为突然发病，剧烈头痛、呕吐、眩晕、复视；双侧面部和肢体瘫痪，双侧病理反射阳性，两侧瞳孔极度缩小；还可出现中枢性高热和呼吸改变，病情多迅速发展，在 24～48h 内死亡。

④小脑出血：约占脑出血的 10%，表现为突起一侧后枕部的疼痛、眩晕和共济失调明显，可伴有频繁呕吐。小量出血者主要表现为小脑症状，如眼球震颤、病变侧共济失调、站立和步态不稳等，无肢体瘫痪。出血量大者，发病时或发病后 12～24 小时内出现颅内压迅速增高、昏迷、双侧瞳孔缩小如针尖样、呼吸节律不规则、枕骨大孔疝形成而死亡。

⑤脑叶出血：占脑出血的 5%～10%，老年人脑叶出血常见于高血压动脉硬化。脑叶出血的部位以顶叶多见，依次为颞、枕、额叶，40% 为跨叶出血。顶叶出血可有偏侧感觉障碍；颞叶出血表现为对侧中枢性面舌瘫和以上肢为主的瘫痪；枕叶出血表现为视物模糊、对侧同向偏盲，可有一过性黑矇；额叶出血常表现为前额痛、对侧偏瘫、Broca 失语、精神障碍等。

2. 并发症　脑出血通常在短期内停止，部分病人可生活自理甚至恢复工作，脑干、丘脑及大量脑室出血病人可因脑水肿、脑疝或并发消化道出血、肺部感染等导致死亡。

【辅助检查】

1. 血液检查　可有白细胞增高、血液尿素氮和血糖升高。

2. 影像学检查　头部 CT 为首选检查方法，可显示边界清楚的圆形或卵圆形均匀高密度灶，并可发现血肿部位、大小、形态；MRI 检查可早期发现 CT 不能确定的脑干或小脑的小量出血；DSA 检查可清楚地显示异常血管、造影剂外漏的破裂血管和部位。

3. 脑脊液检查　脑脊液压力常增高，多为血性脑脊液。

【诊断要点】

1. 50 岁以上有高血压史的病人，在情绪激动或体力活动时突然发病。

2. 迅速出现偏瘫、失语等局灶性神经功能缺损症状和严重头痛、呕吐、意识障碍等颅内压增高症状。

3. CT 检查显示脑内均匀高密度灶。

【治疗要点】

治疗原则是脱水降颅压、调整血压、防止继续出血和再出血、控制脑水肿、维持生命功能和防治并发症。

1. 一般治疗　卧床休息，保持安静；保持呼吸道通畅，吸氧；预防感染；保证营养和维持水电解质平衡等。

2. 调控血压　脑出血后血压升高是机体对颅内压升高的自动调节反应，以保持相对稳定的脑血流量，当颅内压下降时血压也随之下降。因此急性期一般不使用降压药物降血压，以脱水降颅压治疗为基础。但血压过高时，可增加再出血的危险，应及时控制血压。当血压≥200/110mmHg 时，应采取降压治疗，使血压维持在略高于发病前水平或 180/105mmHg 左右。脑出血病人血压降低速度和幅度不宜过快、过大，以免造成脑低灌注。血压过低者，应进行升压治疗以维持足够的脑灌注。急性期血压骤然下降提示病情危重。脑出血恢复期应将血压控制在正常范围。

3. 控制脑水肿　控制脑水肿，降低颅内压是脑出血急性期处理一个重要环节。常用药物有 20％甘露醇、甘油果糖、呋塞米等。

4. 手术治疗　可采用开颅清除血肿、脑室穿刺引流、血肿抽吸等方法。

5. 康复治疗　脑出血病情稳定后宜尽早进行康复治疗，有条件的医院应建立卒中单元（stroke unit，SU）。SU 是指改善住院卒中病人的医疗管理模式，专为卒中病人提供药物治疗、肢体康复、语言训练、心理康复和健康康复、提高疗效的组织系统。卒中单元的核心工作人员包括临床医师、专业护士、物理治疗师、职业治疗师、语言训练师和社会工作者。将卒中的急救、治疗、护理及康复有机地融为一体，使病人得到及时、规范的诊断和治疗，有效降低病死率和致残率、改善病人的预后，提高生活质量，缩短住院时间和减少药费，有利于出院后的管理和社会治疗。卒中病人均应收入 SU 治疗。

【护理诊断】

1. 意识障碍　与脑出血、脑水肿所致大脑功能受损有关。

2. 潜在并发症：脑疝、上消化道出血。

【护理措施】

1. 一般护理　急性期绝对卧床休息 2～4 周，抬高床头 15°～30°，以减轻脑水肿；谵妄、躁动病人加保护性床栏，必要时给予约束带适当约束；保持环境安静、安全，减少探视，避免各种刺激，各项治疗护理操作应集中进行。及时吸痰以清除口腔和鼻腔内分泌物，防止舌根后坠阻塞呼吸道、误吸和窒息。避免各种引起颅内压增高的因素如剧烈咳嗽、打喷嚏、屏气、用力排便、大量快速输液和躁动不安等。过度烦躁不安病人可遵医嘱适量给予镇静剂，便秘者遵医嘱应用缓泻剂。

2. 生活护理　给予高蛋白、高维生素、清淡、易消化、营养丰富的饮食，补充足够水分（每日液体入量＞2500ml）和热量。昏迷或吞咽障碍者，发病第 2～3 天遵医嘱给予胃管鼻饲。食物应无刺激性，温度适宜，少量多餐。加强口腔、皮肤护理和大小便护理，防止便秘。每日床上擦浴 1～2 次，每 2～3 小时应变换体位 1 次，变换体位时尽量减少头部摆动幅度，以免加重出血。保持床单位整洁、干燥，有条件应使用气垫床或自动减压床，以预防压疮。将病人瘫痪肢体置于功能位置，指导和协助病人进行肢体的被动运动，预防关节僵硬和肢体挛缩畸形。

3. 病情监测　严密观察病情变化，监测生命体征及意识、瞳孔并详细记录，评估有无剧烈头痛、喷射性呕吐、躁动不安、血压升高、脉搏减慢、呼吸不规则、一侧瞳孔散大、意识障碍加重等脑疝的先兆表现；观察有无呃逆、上腹部饱胀不适、胃痛、呕血、便血、尿量减少等症状、体征，警惕上消化道出血的发生；使用脱水降颅压药物时应注意监测尿量与水电解质的变化，防止低钾和肾功能受损。

4. 抢救脑疝　当病人出现脑疝先兆表现时，应立即报告医师，迅速吸氧，建立静脉通路，遵医嘱给予快速脱水、降颅压药物（如使用甘露醇应在 15～30 分钟滴完）；立即清除呕吐物和口鼻分泌物，保持呼吸道通畅，防止舌根后坠和窒息；备好气管切开包、脑室穿刺引流包、监护仪、呼吸机和抢救药物。

5. 防治上消化道出血　遵医嘱给予保护胃黏膜和止血的药物，如雷尼替丁、吉胃乐凝胶、巴曲酶（立止血）、奥美拉唑（洛赛克）等，并密切观察用药副反应；给予清淡、易消化、无刺激性、营养丰富的流质饮食，注意少量多餐和温度适宜，防止损伤胃黏膜，必要时遵医嘱禁食。

6. 保持呼吸道通畅　参见本项目任务一中"昏迷"的护理。

7. 康复护理　参见本项目任务一中"瘫痪"的护理

【健康教育】

1. 同本任务"脑血栓形成"健康指导。

2. 避免诱因　脑出血的发病大多因用力和情绪改变等外加因素使血压骤然升高所致，应指导病人尽量避免使血压升高的各种因素。如保持情绪稳定和心态平衡，避免过分喜悦、愤怒、焦虑、恐惧、悲伤等不良心理和惊吓等刺激；建立健康的生活方式，保证充足睡眠，适当运动，避免体力或脑力的过度劳累和突然用力过猛；养成定时排便的习惯，保持大便通畅，避免用力排便；戒烟酒。遵医嘱正确服用降压药，防止血压骤升或骤降，因为血压突然降低可导致脑血流减少，引起缺血性脑卒中。

五、蛛网膜下腔出血

案例导入

男，40岁。因突然剧烈头痛伴呕吐半小时入院。病人于半小时前上班途中突发剧烈头痛，并呕吐胃内容物，由朋友发现送往医院，途中病人开始烦躁不安，谵妄。既往无"高血压"病史。体检：体温36.8℃，脉搏88次/分，呼吸22次/分，血压150/90mmHg。神志恍惚，检查不合作。颈项强直，瞳孔等大等圆，对光反射存在。心肺检查无异常，肝脾肋下未触及。克氏征阳性，双侧巴氏征阴性。四肢肌力正常。

请问：

1. 初步诊断是什么？

2. 存在哪些护理问题？

3. 如何护理？

蛛网膜下腔出血（subarachnoid hemorrhage，SAH）是指脑底部动脉瘤或脑血管畸形破裂出血，血液直接流入蛛网膜下腔，又称为自发性SAH。脑实质或脑室出血，血液穿破脑组织流入蛛网膜下腔，称为继发性SAH。SAH约占急性脑卒中的10%，占出血性卒中的20%。年发病率约为（6～20）/10万。

【病因】

SAH最常见的病因为先天性动脉瘤破裂，其次是动静脉畸形和高血压性动脉硬化，还可见于血液病、各种感染所致的脑动脉炎、moyamoya病、肿瘤破坏血管、抗凝治疗的并发症等。在动脉瘤或血管畸形等脑血管已形成病变的基础上，当重体力劳动、情绪变化、血压突然升高、饮酒、特别是酗酒时，病变血管发生破裂。

【临床表现】

1. 症状与体征

（1）头痛、呕吐：突起剧烈头痛和喷射性呕吐，半数病人有不同程度的意识障碍，有些病人可伴有局灶性或全身性癫痫发作。常有剧烈运动、极度情绪激动、用力咳嗽和排便等明显诱因而无前驱症状。

（2）脑膜刺激征：颈项强直、布鲁金斯氏征、克氏征阳性。

微视频8-2-3　　　　　微视频8-2-4　　　　　微视频8-2-5

脑膜刺激征-　　　　　脑膜刺激征-　　　　　脑膜刺激征-
颈项强直　　　　　　布鲁金斯氏征　　　　　克氏征

（3）其他神经体征：最常见一侧动眼神经麻痹，少数有偏瘫、偏盲、失语等；眼底检查可见玻璃体下片状出血，或视盘水肿；少数病人可出现烦躁、谵妄、幻觉等精神症状以及头昏、眩晕，颈、背及下肢疼痛等。

2. 并发症　本病若能紧急处理，大多预后良好；部分病人可因并发再出血、继发脑血管痉挛、脑积水等危及生命或遗留神经功能缺损；个别重症病人可很快进入深昏迷，出现去大脑强直，因脑疝形成迅速死亡。

【辅助检查】

1. CT 检查　是诊断 SAH 的首选方法，CT 显示蛛网膜下腔内高密度阴影可以确诊。

2. 脑脊液检查　蛛网膜下腔出血最具诊断价值和特征性的检查是腰椎穿刺脑脊液化验，其压力增高＞1.96kPa（200mmH$_2$O），肉眼观察为均匀一致血性。镜检可见大量红细胞，数日后由于可见白细胞增加（出血致无菌性化学性脑膜炎）。

3. 影像学检查　DSA 是确定 SAH 病因诊断最有意义的辅助检查，可清晰显示动脉瘤的位置、大小、有无血管痉挛等。常于发病 3 日内或 3 周后进行，以避开脑血管痉挛和再出血的高峰期。

4. TCD 检查　可监测 SAH 后脑血管有无痉挛。

【诊断要点】

1. 在活动中或情绪激动时突然出现头痛、呕吐、脑膜刺激征阳性。

2. CT 检查显示蛛网膜下腔内高密度影。

3. 脑脊液检查为均匀一致血性。

【治疗要点】

1. 一般治疗同"高血压性脑出血"。

2. 防治再出血

（1）安静休息：强调绝对卧床休息 4～6 周，一切可能增加病人的血压和颅内压的因素均应尽量避免。对头痛和躁动不安者应用足量有效的止痛、镇静药，以保持病人能安静休息。

（2）抗纤溶药物：为制止继续出血和预防再出血，一般主张在急性期使用大剂量止血剂。常用药物有氨基己酸（EACA）、氨甲苯酸（PAMBA）、巴曲酶或维生素 K_3 等。

（3）调控血压：去除疼痛等诱因后，如平均动脉压＞120mmHg 或收缩压＞180mmHg，可在密切监测血压下应用短效降压药物，保持血压稳定于正常或起病前水平。可应用钙通道阻滞剂、β-受体阻滞剂或 ACEI 等。避免突然将血压降得过低。

3. 防治脑动脉痉挛　能降低细胞内 Ca^{2+} 水平的药物均能扩张血管，解除蛛网膜下腔出血引起的血管痉挛。常用药物有尼莫地平等。

4. 放脑脊液疗法　腰椎穿刺少量放出脑脊液（5～10ml），以缓解头痛、减少出血引起的脑膜刺激症状。

5. 手术治疗　对于颅内血管畸形，可采用手术切除、血管内介入治疗以及 γ-刀治疗；颅内动脉瘤可行手术切除或血管内介入治疗。

【护理诊断】

1. 疼痛：头痛　与脑水肿、颅内高压、血液刺激脑膜或继发性脑血管痉挛有关。

2. 潜在并发症：再出血。

【护理措施】

1. 一般护理　绝对卧床休息 4～6 周并抬高床头 15°～20°，避免搬动和过早下床活动。为病人提供安静、安全、舒适的休养环境，减少亲朋探视，避免声、光刺激，治疗护理活动集中进行，避免频繁接触和打扰病人休息。病人卧床期间禁止起坐、洗头、沐浴、如厕及其他下床活动，饮食、排泄、个人卫生都应在床上进行。如经治疗护理 1 个月左右，病人症状好转，经头部 CT 检查证实血液基本吸收或经 DSA 检查没有发现颅内血管病变者，可遵医嘱逐渐抬高床头、床上坐位、下床站立和适当活动。

2. 避免诱因　告诉病人及家属容易诱发再出血的各种因素，指导病人与医护人员密切配合，避免精神紧张、情绪波动、用力排便、屏气、剧烈咳嗽及血压过高等。如便秘时给予缓泻药，血压过高时遵医嘱降压，病人烦躁时给予镇静剂等。

3. 病情监测　SAH 再发出血 81％发生在首次出血后 1 个月内，再出血的临床特征为：首次出血后病情稳定好转的情况下，突然再次出现剧烈头痛、恶心呕吐、意识障碍加重、原有局灶症状和体征重新出现等。应密切观察病情变化，指导家属掌握再出血的表现，发现异常及时报告医生处理。

4. 心理护理　指导病人了解头痛的原因、缓解时机，疾病过程与预后，DSA 的检查目的与安全性等相关知识。指导病人消除紧张、恐惧、焦虑心理，增强战胜疾病的信心，配合治疗和检查。

5. 用药护理　遵医嘱使用甘露醇等脱水药治疗时应快速静脉滴入，必要时记录 24 小时尿量；使用尼莫地平等缓解脑血管痉挛的药物时可致皮肤发红、多汗、心动过缓或过速、胃肠不适、血压下降等反应，应适当控制输液速度，密切观察有无不良反应发生。

6. 止痛　见本项目任务一中"头痛"的护理，必要时遵医嘱给予止痛和脱水降颅压药物。

【健康教育】

1. 合理饮食　见本任务"短暂性脑缺血发作"的健康指导。

2. 预防再出血避免诱因见本任务"脑出血"的健康指导。告知病人情绪稳定对疾病恢复和减少复发的意义，使病人了解遵医嘱绝对卧床休息并积极配合治疗和护理。指导家属关心、体贴病人，在精神和物质上对病人给予支持，减轻病人的焦虑、恐惧等不良心理反应。告知病人和家属再出血的表现，发现异常，及时就诊。女性病人 1～2 年内避孕。

3. 检查指导　SAH 病人一般在首次出血 3 周后进行 DSA 检查，应告知脑血管造影的相关知识，指导病人积极配合检查，以明确病因，尽早手术，解除隐患或危险。

（徐丽丽）

任务二　急性脑血管疾病病人的护理

达标检测及答案

任务三　周围神经疾病病人的护理

学习目标

1. 解释三叉神经痛、面神经炎、吉兰-巴雷综合征的概念。
2. 熟记三叉神经痛、面神经炎、吉兰-巴雷综合征的症状。
3. 复述三叉神经痛、面神经炎、吉兰-巴雷综合征的治疗方法。
4. 能够对三叉神经痛、面神经炎、吉兰-巴雷综合征病人实施
   正确护理措施。

思维导图8-3

一、概述

周围神经系统由除嗅神经与视神经以外的 10 对脑神经和 31 对脊神经及周围自主神经系统所组成。原发于周围神经系统的功能障碍或结构改变称周围神经病。临床上较常见，1982 年中国六城市居民中的患病率为 824.4/10 万，占神经系统疾病的 15.3%。

周围神经疾病的病因很多，包括炎症、压迫、外伤、代谢、遗传、变性、免疫、中毒、肿瘤等。周围神经再生能力很强，不管何种原因引起的周围神经损害，只要保持神经元完好，均有可能再生修复，但再生的速度极为缓慢，为 1~5mm/d。

周围神经疾病的病理改变有 4 种类型：①沃勒变性（Wallerian degeneration）：任何外伤使轴突断裂后，远端神经纤维发生的一系列变化。表现为断端远侧的轴突和髓鞘迅速自近向远端发生的变性、解体。②轴突变性（axonal degeneration）：由代谢、中毒性病因引起，从神经元开始，由近端向远端发展的变性。③节段性脱髓鞘（segmental demyelination）：由感染、中毒等原因引起的节段性髓鞘脱失而轴突相对保存。④神经元变性（neuronal degeneration）：是轴突参与周围神经的神经细胞的原发性损害。神经细胞体损害坏死后，其轴突的全长在短期内即变性、解体。

周围神经疾病症状学特点为感觉障碍、运动障碍、自主神经障碍、腱反射减弱或消失等。

二、三叉神经痛

三叉神经痛（trigeminal neuralgia）是一种原因未明的三叉神经分布区内闪电样反

复发作的剧痛，而不伴三叉神经功能破坏的症状，又称为原发性三叉神经痛。

【病因】

目前病因仍不清楚，原发性三叉神经痛可能为三叉神经脱髓鞘产生异位冲动或伪突触传递所致。继发性三叉神经痛多为脑桥小脑角占位病变压迫三叉神经以及多发性硬化等所致。

【临床表现】

1. 症状和体征

（1）面部剧痛：突发剧痛以面颊部、上下颌或舌最明显的似触电、刀割、火烫样的疼痛；口角、鼻翼、颊部和舌等处最敏感，轻触、轻叩即可诱发，严重者洗脸、刷牙、谈话、咀嚼均可诱发，以致病人不敢做这些动作。

（2）痛性抽搐：严重病例伴面部肌肉反射性抽搐，口角牵向患侧，可伴面红、皮温高、结膜充血和流泪。可昼夜发作或睡后痛醒。

（3）周期性发作：病程可呈周期性，开始时发作次数较少，间歇期长，随着病程进展使发作逐渐频繁，间歇期缩短，甚至整日疼痛不止。本病可缓解，但极少自愈。

2. 并发症　发作时因病人常常双手紧握拳或握物，或用力按压痛部，或用手擦痛部，以致出现面部皮肤粗糙、色素沉着、眉毛脱落等现象；或因射频电凝治疗等导致面部感觉异常、角膜炎、复视、咀嚼无力等。

【辅助检查】

选择颅底 X 线摄片、脑脊液检查、CT 或 MRI 可鉴别继发性三叉神经痛。

【诊断要点】

1. 40 岁以上发病，女性稍多。

2. 疼痛局限在三叉神经分布区，尤以第 2、3 支多见；单侧多见。

3. 突然发作的似触电、刀割、火烫样的剧痛，洗脸、刷牙、谈话、咀嚼或轻触均可诱发疼痛发作。

4. 神经系统检查常无阳性体征。

【治疗要点】

迅速有效止痛是治疗本病的关键。

1. 药物治疗　本病首选药物为卡马西平，其次可选用苯妥英钠、氯硝西泮、氯丙嗪、氟哌啶醇，轻者也可服用解热镇痛药物。

2. 封闭治疗　药物治疗无效者可行三叉神经纯乙醇或甘油封闭治疗。

3. 射频电凝治疗　可缓解疼痛数月至数年。

4. 手术治疗　经上述几种治疗仍无效且剧痛难忍者可考虑三叉神经终末支或半月神经节内感觉支切断术，或行微血管减压术。

【护理诊断】

疼痛：面颊、上下颌及舌疼痛　与三叉神经受损（发作性放电）有关。

【护理措施】

1. 一般护理　选择清淡、无刺激的软食，严重者可进食流质；保持健康心态和有规律的生活，合理休息、适度娱乐；保持周围环境安静、室内光线柔和，避免因周围环境刺激而产生焦虑情绪，以致诱发或加重疼痛。

2. 止痛　观察病人疼痛的部位、性质，讨论减轻疼痛的方法与技巧，鼓励病人运用指导式想象、听轻音乐、阅读报刊等分散注意力，以达到精神放松、减轻疼痛。

3. 用药护理　遵医嘱正确服用止痛药，并告知药物可能出现的不良反应，如卡马西平可致头晕、嗜睡、口干、恶心、行走不稳、肝功能损害、皮疹和白细胞减少等；氯硝西泮可出现嗜睡、步态不稳等。有些症状可于数天内自行消失，病人不要随意更换药物或自行停药；而有些症状需立即停药处理，护士应观察、记录和及时报告医师。

【健康教育】

1. 疾病知识指导　本病可为周期性发作，病程长，且发作间歇期随病程延长而缩短，应帮助病人及家属掌握本病相关知识与自我护理方法，以减少发作频率，减轻病人痛苦。

2. 日常生活指导　生活规律，保持情绪稳定和心态平衡，培养多种兴趣爱好，多与他人沟通，多想开心高兴的事情，分散注意力；保持正常作息和睡眠；洗脸、刷牙动作宜轻柔，食物宜软，忌生硬、油炸食物。以减少发作频率。

3. 用药与就诊指导　遵医嘱合理用药，服用卡马西平者每1~2个月检查1次肝功能和血象，出现眩晕、行走不稳或皮疹时及时就医。

三、面神经炎

面神经炎（facial neuritis）又称为特发性面神经麻痹（idiopathic facial palsy），或称贝尔（Bell）麻痹，是由茎乳孔内面神经非特异性炎症所致的周围性面瘫。

【病因】

病因未明。受凉、感染、中耳炎、茎乳孔周围水肿及面神经在面神经管出口处受压、缺血、水肿等均可引起发病，也可发生于吉兰-巴雷综合征（GBS）。其病理改变为局部面神经水肿，严重者并发髓鞘脱失、轴突变性。

【临床表现】

1. 症状与体征

（1）患侧表情肌瘫痪：表现为患侧额纹消失或变浅，不能皱额蹙眉；眼裂闭合不能或闭合不完全；患侧鼻唇沟变浅，口角歪向健侧（露齿时更明显）；吹口哨、鼓腮不能及食物残留病侧齿龈等。

（2）耳后疼痛或乳突压痛病：病初可有患侧耳后或下颌角后疼痛，少数病人可有茎乳孔附近及乳突压痛。

（3）Hunt综合征：影响膝状神经节者，可出现病侧乳突部疼痛，舌前2/3味觉缺失，听觉过敏，耳郭与外耳道感觉减退，外耳道或鼓膜疱疹。

2. 并发症　不完全性面瘫一般预后良好；部分完全性面瘫恢复时间相对延长，甚至可并发面肌痉挛等。

【辅助检查】

电生理检查　可了解面神经传导速度是否降低和有无失神经电位，同时可判断预后。

【诊断要点】

1. 有吹风、受凉或上呼吸道感染病史。

2. 急性发病，常于数小时或1～3天内症状达高峰。

3. 有一侧面肌瘫痪，如患侧额纹消失或变浅、不能皱额蹙眉、眼裂闭合不全、患侧鼻唇沟变浅、口角歪向健侧、不能吹口哨及鼓腮等典型表现。

4. 电生理检查有面神经传导速度减慢或有失神经电位。

【治疗要点】

治疗原则是改善局部血液循环，减轻面部神经水肿，缓解神经受压，促使功能恢复。

1. 急性期治疗　①尽早使用糖皮质激素，地塞米松或泼尼松。②大剂量B族维生素。③阿昔洛韦。④物理治疗，如红外线照射、超短波透热疗法。⑤眼裂不能闭合者可酌情使用眼膏、眼罩，或缝合眼睑以保护角膜。

2. 恢复期治疗　可进行面肌的被动或主动运动训练，也可针灸治疗。

3. 手术治疗　对自愈较差的高危病人可行面神经减压手术，以争取恢复的机会。发病后1年以上仍未恢复者，可考虑整容手术或面-舌下神经或面-副神经吻合术。

【护理诊断】

自我形象紊乱　与面神经麻痹所致口角歪斜等有关。

【护理措施】

1. 一般护理　急性期注意休息，防风、防寒，外出时可戴口鼻罩，系围巾，穿风衣或使用其他改善自身形象的恰当修饰。

2. 饮食护理　进食清淡饮食，避免粗糙、干硬、辛辣食物，有味觉障碍的病人应注意食物的冷热度，以防烫伤口腔黏膜；指导病人饭后及时漱口，清除口腔患侧滞留食物，保持口腔清洁，预防口腔感染。

3. 预防眼部并发症　眼睑不能闭合或闭合不全者予以眼罩、眼镜遮挡及点眼药等保护，防止角膜炎症、溃疡。

4. 功能训练　指导病人尽早开始面肌的主动与被动运动。可面对镜子做皱眉、举额、闭眼、露齿、鼓腮和吹口哨等动作，每日数次，每次 5～15 分钟，并辅以面肌按摩，以促进早日康复。

5. 心理护理　关心体贴病人，鼓励病人表达自身感受和对预后担心的真实想法，并给予正面引导，消除其心理顾虑，树立治疗信心。

【健康教育】

1. 日常生活指导　鼓励病人保持心情愉快，防止受凉、感冒而诱发本病；面瘫未完全恢复时注意用围巾或高领风衣适当遮挡、修饰。

2. 预防并发症　指导进食清淡软食，保持口腔清洁，预防口腔感染；保护角膜，防止角膜溃疡。

3. 康复锻炼指导　遵医嘱理疗或针灸。保护面部，避免过冷刺激。病人掌握面肌功能训练的方法，坚持每天数次面部按摩和运动。

四、急性炎症性脱髓鞘性多发性神经病

急性炎症性脱髓鞘性多发性神经病又称吉兰-巴雷综合征（Guillain-Barre syndrome，GBS），为急性或亚急性起病的可能与感染有关的大多数可恢复的多发性脊神经根（可伴脑神经）受累的特发性神经病。主要病理改变为周围神经广泛炎症性节段性脱髓鞘和小血管周围淋巴细胞及巨噬细胞的炎性反应。

【病因与发病机制】

病因及发病机制不明，但众多的证据提示为免疫介导的周围神经病。临床及流行病学资料显示发病可能与空肠弯曲菌感染有关，以腹泻为前驱症状的 GBS 空肠弯曲菌感染率高达 85%。可发生于感染性疾病、疫苗接种或外科处理后，可能为一种迟发性自身免疫性疾病。病理及发病机制类似于 T 细胞介导的变态反应性神经病，其免疫致病

因子可能为存在于病人血液中的抗周围神经髓鞘抗体或对髓鞘有害性的细胞因子等。

【临床表现】

1. 症状与体征

(1) 前驱症状：多数病人病前 1~4 周有上呼吸道或消化道感染症状，少数有疫苗接种史。

(2) 运动障碍：首发症状常为四肢对称性无力，部分病人表现为双下肢无力，急性或亚急性起病，常在 1~2 天内达高峰而致四肢弛缓性瘫痪、腱反射减低或消失、病理反射阴性。

(3) 呼吸麻痹：严重病例可因累及肋间肌及膈肌而致呼吸麻痹，表现为咳嗽无力、呼吸困难、发绀等、

(4) 感觉障碍：发病时多有肢体感觉异常，如麻木、刺痛和不适感，呈手套袜子样分布的感觉缺失或减退。

(5) 脑神经损害：双侧周围性面瘫多见于成年人，延髓麻痹以儿童多见，偶见有视盘水肿。

(6) 自主神经症状：有多汗、皮肤潮红、手足肿胀及营养障碍，严重病例可有心动过速和直立性低血压。括约肌功能多无影响。

2. 并发症 本病为自限性，多于发病 4 周时症状和体征停止进展，经数周或数月恢复；部分病人可并发严重感染、压疮或留有神经功能缺损，少数病人因呼吸麻痹而死亡。

【辅助检查】

1. 脑脊液检查 典型的脑脊液改变为细胞数正常，而蛋白质明显增高（为神经根的广泛炎症反应），称蛋白-细胞分离现象，为本病的重要特点，通常在病后第 3 周最明显。

2. 电生理检查 可发现运动及感觉神经传导速度减慢；ECG 可有窦性心动过速和 T 波改变。

【诊断要点】

1. 急性或亚急性起病，病前有感染史或疫苗接种史。

2. 四肢对称性弛缓性瘫痪，手套袜子型感觉障碍，伴脑神经受累或呼吸麻痹症状。

3. 脑脊液有蛋白-细胞分离现象。

【治疗要点】

1. 病因治疗 可采用血浆置换、免疫球蛋白和糖皮质激素治疗。

2. 抗生素　疑有胃肠道空肠弯曲菌感染者，可用大环内酯类抗生素治疗。

3. 辅助呼吸　呼吸肌麻痹是 GBS 的主要危险，对有呼吸困难者应严密观察病情，及时进行气管切开和人工辅助呼吸。

4. 对症治疗和预防并发症　可进行心电监护、抗感染、预防压疮和深静脉血栓形成、胃管鼻饲、康复治疗等。

【护理诊断】

1. 低效型呼吸形态　与脑神经损害、呼吸肌麻痹有关。

2. 生活自理缺陷　与四肢肌力进行性下降、卧床或人工呼吸有关。

3. 恐惧/焦虑　与呼吸困难、濒死感、害怕气管切开或担心预后有关。

【护理措施】

1. 维持正常呼吸功能　半坐卧位，持续低流量给氧；鼓励深呼吸和有效咳嗽，协助翻身、拍背或体位引流，及时清除口中、鼻腔分泌物，必要时吸痰和遵医嘱雾化吸入，保持呼吸道通畅；床头常规备吸引器、气管切开包及机械通气设备，以利随时抢救。

2. 饮食护理　协助进食高蛋白、高维生素、高热量且易消化的软食，多食水果、蔬菜，补充足够的水分。延髓麻痹不能吞咽进食和气管切开、呼吸机辅助呼吸者应及时插胃管，给予鼻饲流质，以保证机体足够的营养供给，维持水、电解质平衡，预防营养失调。留置胃管病人强调在进食时到进食后 30 分钟应抬高床头，防止食物返流引起窒息和吸入性肺炎。

3. 病情监测　给予心电监护和脉搏血氧饱和度监测，动态观察生命体征与情绪变化，注意有无胸闷、气促、发绀、出汗、烦躁不安等症状，必要时监测血气分析。发现呼吸费力、口唇发绀、脉搏血氧饱和度和血气分析血氧分压降低时应立即报告医师，遵医嘱及早使用人工呼吸机。

4. 心理护理　本病起病急，进展快，病人常因呼吸费力而紧张，害怕呼吸停止和气管切开，恐惧死亡。护士应主动关心病人，尽可能陪伴在病人身边，耐心倾听病人的感受，告知病情经过、预后以及气管切开和机械通气的重要性，使其情绪稳定、安心休息，增强治疗信心。

5. 预防并发症　重症 GBS 因为瘫痪、气管切开和机械通气，往往卧床时间较长，机体抵抗力低下，除容易发生肺部感染、压疮、营养低下外，还可导致深静脉血栓形成、肢体挛缩和肌肉失用性萎缩、便秘、尿潴留等并发症。护士应指导病人卧气垫床或按摩床，协助做好皮肤、口腔和大小便护理。护士应指导和协助病人翻身、拍背、活动肢体、按摩腹部，必要时灌肠、导尿。积极开展早期康复介入，预防各种并发症的发生。

6. 生活护理、安全护理及康复护理　见本项目任务一中"瘫痪"的护理。

【健康教育】

1. 一般护理指导　保持心情愉快和情绪稳定；加强营养，增强体质和机体抵抗力，避免淋雨、受凉、疲劳和创伤，防止复发。

2. 运动指导　加强肢体功能锻炼和日常生活活动训练，减少并发症，促进康复。肢体被动和主动运动均应保持关节的最大活动度；运动锻炼过程中应有家人陪同，防止跌倒、受伤。GBS 恢复过程长，需要数周或数月，家属应理解和关心病人，督促病人坚持运动锻炼。

3. 就诊指导　告知消化道出血、营养失调、压疮及深静脉血栓形成的表现以及预防窒息的方法，当病人出现胃部不适、腹痛、柏油样大便，肢体肿胀疼痛，以及咳嗽、咳痰、发热、外伤等情况时立即就诊。

五、多发性神经病

多发性神经病（polyneuropathy）也称末梢性神经炎、多发性神经炎或周围性神经炎，是肢体远端多发性神经损害，主要表现为四肢远端对称性运动、感觉障碍和自主神经功能障碍的临床综合征。

【病因】

无论是周围神经的轴索变性、神经元病或节段性脱髓鞘，只要累及全身，特别是四肢的周围神经，均表现为多发性神经病。

询问病人有无药物、化学品、重金属、酒精中毒史；有无营养缺乏或代谢障碍性疾病；有无其他自身免疫性疾病，如类风湿关节炎、系统性红斑狼疮等；有无恶性肿瘤等。

【临床表现】

一般均有肢体远端对称性感觉、运动和自主神经功能障碍。受累肢体远端早期可出现感觉异常如针刺、蚁走、烧灼、触痛和感觉过度等刺激性症状。随病程进展，渐出现肢体远端对称性深浅感觉减退或缺失，呈手套—袜子形分布，病变区可有皮肤触痛和神经压痛等。肢体呈下运动神经元性瘫痪，远端对称性无力，可伴肌萎缩、肌束颤动等。四肢腱反射减弱或消失。

自主神经功能障碍表现为肢体末端皮肤菲薄、干燥、苍白、变冷、发绀、汗多或无汗、指/趾甲粗糙、松脆，竖毛障碍，高血压及直立性低血压等。上述症状通常同时出现，呈四肢对称性分布，由远端向近端扩展。

【辅助检查】

1. 脑脊液检查　一般正常，个别病人有脑脊液蛋白含量轻度升高。

2. 肌电图　为神经源性损害。神经传导速度可有不同程度的减低。

3. 神经活检　可见周围神经节段性髓鞘脱失或轴突变性。

【诊断要点】

根据肢体远端手套－袜子样分布的对称性感觉障碍，末端明显的弛缓性瘫痪，自主神经功能障碍，肌电图、神经传导速度及神经组织活检的改变，可作出诊断。

【治疗要点】

1. 病因治疗　糖尿病病人应注意控制血糖；药物所致多发性神经病病人需立即停药；重金属及化学品中毒应立即脱离中毒环境，及时应用解毒剂及补液、利尿、通便，尽快排出毒物；乙醇中毒者需戒酒；尿毒症可行血液透析或肾移植；营养缺乏代谢障碍性多发性神经病病人应积极治疗原发病。

2. 综合治疗　急性期病人应卧床休息，加强营养。可补充 B 族维生素及其他神经营养药如辅酶 A、ATP 等。疼痛明显者可用各种止痛剂，严重者可用卡马西平或苯妥英钠。对重症病人加强护理，瘫痪病人勤翻身，瘫痪肢体应使用夹板或支架维持功能位，防止关节挛缩、畸形。恢复期可使用针灸、理疗及康复训练。

【护理诊断】

1. 生活自理缺陷　与周围神经损害导致肢体瘫痪和感觉障碍有关。

2. 躯体移动障碍　与周围神经损害导致肢体瘫痪有关。

【护理措施】

1. 饮食护理　给予高热量、高维生素、清淡易消化的饮食，多吃新鲜水果、蔬菜，补充足够的 B 族维生素；对于营养缺乏者保证各种营养物质的供给，戒烟酒。

2. 生活护理　病人生活不能自理时给予生活帮助。应予以进食、洗漱、大小便及个人卫生等生活上的照顾。对于自主神经功能障碍者要勤换衣服、被褥，保持床单整洁和皮肤清洁，预防压疮。

3. 康复护理　鼓励病人进行力所能及的日常生活活动锻炼，并为其提供必要的辅助设施和保护措施，防止受伤。指导病人进行肢体的主动和被动运动，并辅以针灸、理疗、按摩，防止肌肉萎缩和关节挛缩，促进知觉恢复。

【健康教育】

1. 疾病预防指导　生活有规律；合理饮食，均衡营养，戒烟限酒，尤其是慢性乙醇中毒者应戒酒；预防感冒；避免药物和食物中毒；保持平衡心态；积极治疗原发病。

2. 疾病知识指导　告知病人及家属相关知识与自我护理方法，帮助病人分析寻找病因和不利于恢复的因素，每天坚持适度的运动和肢体功能锻炼，防止跌倒、坠床、外伤、烫伤和肢体挛缩畸形；每晚睡前用温水泡脚，以促进血液循环和感觉恢复，增进睡眠；糖尿病周围神经病者应特别注意保护足部，预防糖尿病足；有直立性低血压者起坐、站立时动作要慢，注意做好安全防护；定期门诊复查，当感觉和运动障碍症状加重或出现外伤、感染、尿潴留或尿失禁时立即就诊。

任务三　周围神经疾病病人的护理

达标检测及答案

任务四　癫痫病人的护理

> **学习目标**

1. 解释癫痫的概念。
2. 归纳癫痫的分类。
3. 熟记癫痫的临床表现。
4. 复述癫痫的治疗方法。
5. 能够对癫痫病人正确实施抢救措施。

思维导图8-4

案例导入

病人 5 小时前突然出现阵发性抽搐，眼球上窜、瞳孔散大、口吐白沫、口唇青紫、舌咬伤、尿失禁，持续约 3 分钟，约 5~10 分钟后又出现发作，发作间期意识不清。既往有癫痫发作史。发作间期查体：体温 38℃，脉搏 100 次/分，呼吸 20 次/分，血压 120/80mmHg，浅昏迷状态，双瞳孔等大等圆，直径约 3mm，对光反射灵敏，初步诊断：癫痫持续状态。

结合上述病例请思考该病人：

1. 有哪些症状及阳性体征？
2. 为什么诊断为癫痫？
3. 存在哪些护理问题？
4. 如何治疗与护理？

癫痫（epilepsy）是一组由大脑神经元异常放电引起的以短暂中枢神经系统功能失常为特征的慢性脑部疾病。临床表现为突然发生、反复发作的运动、感觉、意识、自主神经、精神、行为等异常。

癫痫是神经系统常见疾病。我国癫痫发病率为 1‰ 左右。癫痫可见于各年龄组，青少年和老年是发病的两个高峰阶段。

【病因】

根据病因可分为如下两类。

1. 原发性癫痫　又称特发性癫痫（idiopathic epilepsy）。指病因未明，未能确定脑内有器质性病变者，可能与遗传因素有关。多在儿童或青少年期首次发病，具有特征性临床及脑电图表现，药物治疗效果较好。

2. 继发性癫痫　又称症状性癫痫（symptomatic epilepsy）。占大多数，由脑内器质性病变和代谢疾病所致，包括脑部先天性疾病、颅脑外伤、颅内感染、脑血管病、颅内肿瘤、脑缺氧、儿童期的高热惊厥、药物或食物中毒、尿毒症、肝性脑病等。各年龄组均可发病，药物治疗效果差。

此外，睡眠不足、月经期、疲劳、饥饿、饮酒、情感冲动是常见的激发癫痫发作的诱因。

【临床表现】

癫痫发作形式多样，但均具短暂性、刻板性、间歇性、反复发作的特征。

1. 部分性发作

（1）单纯部分性发作：癫痫发作的起始部位常提示癫痫病灶在对侧脑部，发作时间较短，一般不超过 1 分钟，不伴意识障碍，以发作性一侧肢体、局部肌肉感觉障碍或节律性抽搐为特征，或表现为简单的五官幻觉，如果抽搐自一处开始后，按大脑皮质运动区的分布顺序扩散，如自一侧拇指沿手指、腕部、肘部、肩部扩展，称为 Jackson 癫痫，亦称为部分运动性发作。

（2）复杂部分性发作：伴有意识障碍，以精神症状及自动症为特征。病人可有吸吮、咀嚼、流涎、摸索等无意识动作，或机械的继续其发作前正在进行的活动，如行走、奔跑或进餐等。有时有精神运动性兴奋，如无理吵闹、唱歌、脱衣裸体等，发作一般持续数分钟至数小时不等，事后对其行为不能记忆。

2. 全面性发性

（1）失神发作：又称小发作，主要见于儿童或青年。特点为突然、短暂的意识障碍，表现为动作中断，手持物体掉落，两眼凝视，呆立不动，呼之不应等，但无抽动，不跌倒。发作后仍继续原来的工作，一日可发作数次不等，一次发作持续 3～15 秒，对发作无记忆。

（2）全面性强直-阵挛发作：又称大发作，此类发作最常见，发作前可先有瞬间疲乏、麻木、恐惧等感觉或出现无意识动作等先兆，其发作经过可分为 3 期：①强直期：突发意识丧失，尖叫一声跌倒在地，全身骨骼肌持续收缩，头部后仰，上眼睑抬起，眼球上翻，上肢屈肘，下肢伸直，牙关紧闭，呼吸暂停，口唇青紫，

微视频8-4-1

全面性强直阵挛发作（癫痫大发作）

瞳孔散大及对光反射消失。常持续 10～20 秒转入阵挛期。②阵挛期：肌肉出现一张一弛的节律性抽动，频率逐渐减慢，最后一次在强烈痉挛之后，抽搐突然停止，进入惊厥后期。此期病人可有口吐白沫，小便失禁，历时 1～3 分钟。③惊厥后期：阵挛停止，进入昏睡状态。此时呼吸首先恢复，意识逐渐清醒。醒后有全身酸痛和疲乏感，对整个发作过程全无记忆。发作全过程 5～10 分钟。

3. 癫痫持续状态　指一次癫痫发作持续 30 分钟以上，或连续多次发作，发作间期意识和神经功能未恢复至正常水平。多由于突然停用抗癫痫药或因饮酒、合并感染而诱发。常伴有高热、脱水、酸中毒。如不及时治疗，继而发生心、肝、肾多脏器衰竭而死亡。

4. 难治性癫痫　是指频繁的癫痫发作至少每月 4 次以上，适当的抗癫痫药物正规治疗其药物浓度在有效范围内，至少观察 2 年仍不能控制，并且影响日常生活，除外进行性中枢神经系统疾病或颅内占位性病变者。

【辅助检查】

1. 血液检查　血液一般检查、血糖、血寄生虫（如血吸虫、囊虫）等检查，了解有无贫血、低血糖、寄生虫等。

2. 影像学检查　通过 CT、MRI 检查发现脑部器质性病变、占位性病变、脑萎缩等。

3. 脑电图检查　诊断癫痫最重要的辅助检查手段。对诊断有重要价值，且有助于分型、术前定位及预后估计。约半数以上癫痫病人，在发作间歇期亦可出现各种痫样放电，如棘波、尖波、棘-慢波等病理波。

【诊断要点】

诊断程序应首先确定是否为癫痫，然后判定癫痫的类型和病因。

1. 病史提供的发作过程和表现符合各种癫痫的表现形式。

2. 继发性癫痫可发现阳性体征。

3. 有关实验室及其他检查，如脑电图、CT、MRI 等，可供参考。

【治疗要点】

治疗原则是病因治疗，对症处理，减少发作次数。

1. 病因治疗　有明确病因的，如寄生虫、低血糖、低血钙、脑部肿瘤等应分别尽可能彻底治疗。

2. 发作时的治疗　应立即将病人就地平放，解开衣领、衣扣，头侧向一侧保持呼吸道通畅，及时给氧。对抽搐肢体不可用力按压，以免造成骨折、肌肉撕裂及关节脱位。为预防再次发作，可选用地西泮、苯妥英钠、异戊巴比妥钠等药物。

3. 抗癫痫药物治疗　治疗原则：①从单一用药开始，剂量由小到大，逐步增加。②一种药物增加到最大且已到有效血药浓度仍不能控制发作者再加用第 2 种药物。③药物治疗控制发作 2～3 年，脑电图随访异常电活动消失者可以开始逐渐减量，不能随意减量或突然停药。④根据癫痫发作类型选择药物：全面强直-阵挛发作选用卡马西平、苯妥英钠、苯巴比妥；部分性发作，选用卡马西平或苯妥英钠、苯巴比妥；失神发作（小发作），选用乙琥胺、丙戊酸钠、氯硝西泮；复杂部分性发作选用卡马西平、苯妥英钠。

4. 癫痫持续状态的治疗

(1) 迅速控制抽搐：①地西泮 10～20mg 缓慢静脉注射，如 15 分钟后复发可重复注射。②其他药物，如异戊巴比妥钠、苯妥英钠、10％水合氯醛等。

(2) 其他处理：保持呼吸道通畅，吸氧，吸痰，必要时气管切开。高热时采取物理降温，及时纠正酸碱失衡和电解质紊乱；发生脑水肿时要及时用甘露醇和呋塞米降颅内压，预防或治疗感染等。

【护理诊断】

1. 有受伤的危险　与癫痫发作意识突然丧失或判断力受损有关。

2. 有窒息的危险　与癫痫发作时喉痉挛、气道分泌物增多有关。

3. 知识缺乏　缺乏疾病预防保健的知识。

【护理措施】

1. 一般护理　保持环境安静，避免过度疲劳、便秘、睡眠不足、情感冲动及强光刺激等；适当参加体力和脑力活动，做力所能及的工作，间歇期可下床活动，出现先兆即刻卧床休息；给予清淡饮食，避免过饱，戒烟酒。

2. 避免受伤　①发现发作先兆时，迅速将病人就地平放，避免摔伤，松解领扣和腰带，摘下眼镜、义齿，将手边柔软物垫在病人头下，移去身边的危险物。②用牙垫或厚纱布塞在上下磨牙之间，以防咬伤舌头及颊部；抽搐发作时，不可用力按压肢体，以免造成骨折、肌肉撕裂及关节脱位。③发作后病人可有短期的意识模糊，禁用口表测量体温，防止病人咬断体温计而损伤舌头、口腔黏膜等。

3. 保持呼吸通畅　发作时将病人的头放低且偏向一侧，使涎液和呼吸道分泌物由口角流出。床边备吸引器，及时吸痰，以保持呼吸道通畅。发作时不可喂水、喂食物，以免发生呛咳、窒息。观察呼吸情况，有无呼吸困难、心率加快、表情恐怖、两手乱抓等窒息表现，出现窒息立即取头低位，拍打背部，吸取痰液及口腔分泌物，吸氧，必要时可行气管插管甚至气管切开。

4. 病情观察　发作过程中应严密观察生命体征及神志、瞳孔变化，注意发作过程有无心率加快、血压升高、呼吸减慢、瞳孔散大等；记录发作时间与频率，发作停止后意识恢复的时间，病人有无头痛、疲乏及肌肉酸痛等表现。

5. 用药护理　根据癫痫发作的类型遵医嘱用药，注意观察用药疗效和不良反应。①用药注意事项：药物治疗原则为从单一小剂量开始，尽量避免联合用药；坚持长期服药，切忌癫痫发作控制后自行减量或停药，或不规则服药。②药物不良反应的观察和处理：多数抗癫痫药物有胃肠道反应，宜分次餐后口服，如卡马西平有导致中性粒细胞减少、骨髓抑制的副作用。因此，应告之病人及家属，出现异常及时就医，对血液、肝、肾功能有损害的药物，服药前应做血、尿常规和肝肾功能检查，服药期间定期做血象和生化检查，以防出现毒副作用。

6. 癫痫持续状态的护理　①专人守护，加床栏以保护病人免受外伤。②立即按医嘱缓慢静脉注射地西泮 10～20mg，速度不超过每分钟 2mg，必要时可在 15～30 分钟内重复给药，也可用地西泮 100～200mg 溶于 5％葡萄糖液或生理盐水中缓慢静脉滴注，用药中密切观察病人呼吸、心率、血压的变化。③严密观察病情变化，做好生命体征、意识、瞳孔等方面的观察，及时发现并处理高热、周围循环障碍、脑水肿等严重并发症。④注意保持呼吸道通畅和口腔清洁，防止继发感染，给予吸氧，备好气管插管、气管切开器械。保持病房环境安静，避免外界的各种刺激。

7. 心理护理　向病人解释所患癫痫的类型、临床特征及可能的诱发因素，帮助病人正确面对现实，对待自己的疾病。鼓励病人说出害怕及担忧的心理感受，给予同情和理解，指导病人进行自我调节，克服自卑心理，树立自信、自尊的良好心理状态。告知疾病相关知识、预后的正确信息和药物治疗知识，帮助病人掌握自我护理的方法，尽量减少发作次数。鼓励家属向病人表达不嫌弃、亲切关怀的情感，解除病人的精神负担。指导病人承担力所能及的社会工作，在自我实现中体会到自身的价值，从而提高自信心和自尊感。

【健康教育】

1. 介绍本病的基本知识及发作时的家庭急救护理方法。

2. 保持良好的生活规律，避免过度疲劳、便秘、睡眠不足和情感冲动等诱发因素。保持良好的饮食习惯，食物应清淡且富含营养，避免辛、辣、咸、不宜进食过饱，戒除烟、酒。

3. 适当参加力所能及的社会工作，多参加有益的社会活动。禁止从事带有危险的

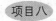

活动，如游泳、驾驶等，以免发作时危及生命。

4. 遵医嘱按时服药定期复查血象、肝、肾功能和生化检查。外出时随身携带病情诊疗卡，注明姓名、地址、病史、联系电话等、以备发病时有助于他人及时了解及联系。

任务四　癫痫病人的护理

达标检测及答案

任务五　帕金森病病人的护理

▶ 学习目标

1. 解释帕金森的概念。
2. 熟记帕金森的临床表现。
3. 复述帕金森的治疗方法。
4. 能够对帕金森病人正确实施护理措施。

思维导图8-5

帕金森病（Parkinson's disease，PD）是一种以静止性震颤、肌强直、运动迟缓和姿势平衡障碍为主要临床特征，中老年人常见的神经系统变性疾病。主要病理改变是黑质多巴胺能神经元变性和路易小体形成。由于其突出特点是静止性震颤，故又称震颤麻痹。大多数在50岁以后发病，65岁以上人群患病率为1.7%～1.8%。随年龄增高，发病率增加，男性稍多于女性。

【病因】

1. 年龄老化　黑质DA神经元、纹状体DA，随年龄增长逐年减少。但老年人发病者仅是少数，只是PD发病的促发因素。

2. 环境因素　有机磷农药中毒，一氧化碳中毒，除草剂、鱼藤酮中毒，重金属中毒。

3. 遗传因素　约10%的PD病人有家族史，呈不完全外显率常染色体显性遗传。

高血压脑动脉硬化、脑炎、外伤、重度、基底核附近肿瘤以及吩噻嗪类药物所产生的震颤、强直等症状，称为帕金森综合征。

【临床表现】

本病多于60岁以后发病，偶有30岁以下发病者。隐匿起病，缓慢进展。症状常始及一侧上肢，逐渐波及同侧下肢，再波及对侧上肢及下肢。

1. 静止性震颤　常为首发症状，多始及一侧上肢，呈现有规律的拇指对掌和手指屈曲的不自主震颤，类似"搓丸"样动作。具有静止时明显震颤，动作时减轻，入睡后消失等特征，故称为"静止性震颤"；随着病程进展，震颤可逐步涉及下颌、唇、面和四肢。少数病人无震颤，尤其是发病年龄在70岁以上者。

2. 肌强直　指被动运动关节时阻力增加。其特点为被动运动关节时阻力大小始终一致，而且阻力大小基本不受被动运动的速度和力量的影响，类似弯曲软铅管的感觉，故称"铅管样强直"；在有静止性震颤的病人中可感到在均匀的阻力中出现断续停顿，如同转动齿轮感，称为"齿轮样强直"。四肢、躯干、颈部肌强直可使病人出现特殊的屈曲体姿，表现为头部前倾，躯干俯屈，上肢肘关节屈曲，腕关节伸直，前臂内收，下肢髋及膝关节均略为弯曲。

3. 运动迟缓　指随意动作减少，动作缓慢、笨拙。早期表现为手指精细动作如解纽扣、系鞋带等动作缓慢，逐渐发展成全面性随意运动减少、缓慢，晚期因合并肌张力增高致起床、翻身均有困难。体检可见面容呆板，双眼凝视，瞬目减少，呈现"面具脸"；口、咽、腭肌运动障碍，语速变慢，语音低调；书写时字越写越小，呈现"写字过小征"；做快速重复性动作如拇、示指对指时可表现运动速度和幅度进行性降低。

4. 姿势步态异常　指平衡功能减退、姿势反射消失引起的姿势步态不稳、易跌跤。这一症状是病情进展的重要标志，对治疗反应不佳，是致残的重要原因。在疾病早期，表现为走路时患侧下肢拖曳，上肢摆臂幅度减小或消失。随着病情的进展，步伐逐渐变小变慢，启动、转弯或跨越障碍时步态障碍尤为明显，自坐位、卧位起立困难。有时行走中全身僵住，不能动弹，称为"冻结（freezing）"现象。有时迈步后以极小的步伐越走越快，不能及时止步，称为前冲步态或慌张步态。

5. 其他　自主神经症状常见，如便秘、出汗异常、性功能减退和脂溢性皮炎（脂颜）等。吞咽活动减少可导致口水过多、流涎。近半数病人伴有抑郁和（或）睡眠障碍。约15%～30%的病人在疾病晚期出现痴呆。

【辅助检查】

血、脑脊液常规检查均无异常，CT、MRI 检查亦无特征性改变，功能性脑影像 PET 或 SPECT 检查有辅助诊断价值。以 18F-多巴作示踪剂行多巴摄取功能 PET 显像可显示多巴胺递质合成减少；以 125I-β-CIT、mTc-TRODAT-1 作示踪剂行多巴胺转运体（DAT）功能显像可显示功能显著降低，在疾病早期甚至亚临床期即能显示降低；以 123I-IBZM 作示踪剂行 D_2 多巴胺受体功能显像其活性在早期呈失神经超敏，后期低敏。另外，通过基因检测技术可能在少数家族性 PD 病人中发现基因突变。

【诊断要点】

依据中老年发病，缓慢进展性病程，必备运动迟缓及至少具备静止性震颤、肌强直或姿势步态障碍中的一项，结合对左旋多巴治疗敏感即可作出临床诊断。

【治疗要点】

采取综合治疗，包括药物治疗、手术治疗、康复治疗、心理治疗等，其中药物治疗是首选且主要的治疗手段。目前应用的治疗手段，无论药物或手术，只能改善症状，不能阻止病情的发展，更无法治愈。

（一）药物治疗

1. 抗胆碱能药　可协助维持纹状体的递质平衡，主要适用于震颤明显且年轻病人。主要有苯海索（安坦），1～2mg 口服，每日 3 次。此外有丙环定、甲磺酸苯托品、东莨菪碱等。

2. 金刚烷胺　能促进神经末梢释放多巴胺，并阻止其再吸收，对少动、强直、震颤均有改善作用，对异动症有一定的治疗作用。可与左旋多巴等药合用，50～100mg 口服，每日 2 次。

3. 复方左旋多巴（或左旋多巴）　由于多巴胺不能透过血脑屏障进入脑内，对脑部多巴胺缺乏的替代疗法需应用其前体左旋多巴。复方多巴制剂可增强左旋多巴的疗效和减少其外周不良反应，是治疗 PD 最基本最有效的药物，对震颤、强直、运动迟缓等均有较好疗效。初始用量 62.5～125mg 口服，每日 3 次，根据病情而渐增剂量至疗效满意和不出现不良反应为止，餐前 1 小时或餐后 1.5 小时服药。

（二）外科治疗

苍白球或丘脑底核毁损术对运动迟缓和震颤有效；也可采用脑深部电刺激术改善症状。

【护理诊断】

1. 躯体移动障碍　与肌强直、体位不稳有关。

2. 语言沟通障碍　与构音障碍有关。

3. 自我形象紊乱　与运动迟缓、强直和面部无表情有关。

4. 营养失调：低于机体需要量　与咀嚼和吞咽困难有关。

5. 自理缺陷　与肌强直和震颤有关。

6. 社会隔离　与自我形象改变有关。

【护理措施】

1. 饮食护理　①可根据病人的年龄、活动量给予足够的总热量，膳食中注意满足糖、蛋白质的供应，以植物油为主，少进动物脂肪。服用多巴胺治疗者宜限制蛋白质摄入量。因蛋白质可影响多巴胺的治疗效果。蛋白质摄入量限制在每日每公斤体重 0.8g 以下，全日总量约 40～50g。在限制范围内多选用乳、蛋、肉、豆制品等优质蛋白质。适量进食海鲜类，能够提供优质蛋白质和不饱和脂肪酸，有利于防治动脉粥样硬化。②无机盐、维生素、膳食纤维供给应充足。多吃新鲜蔬菜和水果，能够提供多种维生素，并能促进肠蠕动，防治大便秘结。病人出汗多，应注意补充水分。③食物应细软、易消化，便于咀嚼和吞咽。④饮食宜清淡、少盐；禁烟酒及刺激性食物，如咖啡、辣椒、芥末、咖喱等。⑤注意饮食安全，病情较重的病人存在吞咽困难，防止误吸引起肺部感染。

2. 生活指导和帮助　本病早期，病人运动功能无障碍，能坚持一定的劳动，应指导病人尽量参与各种形式的活动，坚持四肢各关节的功能锻炼。随着病情的发展，病人运动功能发生一定程度的障碍，生活自理能力显著降低。穿脱衣服，扣纽扣，系腰带、鞋带等，均需给予帮助。病人活动时有人看护，注意安全，走路时持拐杖助行，防止病人摔倒和发生意外。注意生活设施的布置，家居布置要方便合理、减少障碍。

3. 加强肢体功能锻炼　本病早期应坚持一定的体力活动，主动进行肢体功能锻炼，四肢各关节做最大范围的屈伸、旋转等活动，以预防肢体挛缩、关节僵直的发生。晚期应帮助病人采取舒适体位，被动肢体活动和肌肉、关节的按摩，以促进肢体的血液循环。注意动作轻柔，勿造成病人疼痛和骨折。

4. 用药护理　本病一旦发生，一般不会自动缓解，但病情大多发展缓慢，药物治疗须长期。因长期用药，会产生一定副作用，故早期治疗用药量从小剂量开始，药物的调整必须在医师指导下进行。服用美多巴或息宁时，餐前 1 小时或餐后 1.5 小时服药，避免饭后高蛋白抑制多巴的吸收。注意观察药物的不良反应。多巴胺能药物副作用有消化道症状、直立性低血压、心律失常、幻觉、焦虑、剂末现象、晨僵现象和异动症等并发症；抗胆碱能药副作用有口干、视物模糊、便秘和排尿困难，严重者幻觉、妄想，老年病人慎用，闭角型青光眼及前列腺肥大病人禁用；金刚烷胺不良反应有不宁、神志模糊、下肢网状青斑、踝部水肿等，均较少见。肾功能不全、癫痫、严重胃溃疡、肝病病人慎用，哺乳期妇女禁用。

5. 预防并发症　注意居室的温度、湿度、通风及采光等。根据季节、气候、天气等情况增减衣服，决定室外活动的方式、强度。以上措施均能有效地预防感冒。晚期的卧床病人要按时翻身，做好皮肤护理，防止尿便浸渍和压疮的发生。被动活动肢体，加强肌肉、关节按摩，防止和延缓骨关节的并发症。加强口腔护理，翻身、叩背，以预防吸入性肺炎和坠积性肺炎。

6. 心理护理　疾病早期，病人保持相当的劳动能力，生活能够自理，震颤也不显著，疾病又无何痛苦，病人可以不甚介意，泰然处之，心理变化不大。随着病情的发展，肢体震颤加重，动作迟缓而笨拙，表情淡漠、刻板而呈"面具脸"，语调单一、谈吐断续，使病人有自卑感，不愿到公共场合，回避人际交往，并感到孤独，病人可以产生焦急、忧虑等情绪。有些病人了解到本病的结局，也可产生恐惧或绝望心理。到疾病后期阶段，病人生活不能自理，可产生悲观失望或厌世轻生的心理。晚期病人常有痴呆存在，可以淡化心理活动。通过医护人员和病人家属、朋友娓娓动听的语言来开启病人的心扉，并通过具体的关心、体贴、帮助等措施，从心理上建立和保持良好的医-护-患关系，促进病人产生有利于稳定情绪，树立抗病信心的积极心理活动。根据病人的具体情况，要注意个体化，因人施护，可获得心理护理的更好效果。

【健康教育】

向病人宣传帕金森病有关知识，避免诱发因素；指导病人合理饮食和活动；注意安全，不要独自外出，防止跌倒、摔伤；指导病人正确的功能训练方法，防止关节的强直；在医师的指导下用药，观察和监测药物的不良反应。

（谭晓娜）

任务五　帕金森病病人的护理

达标检测及答案

任务六　肌肉疾病病人的护理

学习目标

1. 解释重症肌无力、周期性瘫痪的概念。
2. 熟记重症肌无力、周期性瘫痪的临床表现。
3. 复述重症肌无力、周期性瘫痪的治疗方法
4. 能够对重症肌无力、周期性瘫痪病人正确实施抢救措施。

思维导图8-6

一、概述

肌肉疾病是指骨骼肌本身或神经-肌肉接头间传递功能障碍所引起的疾病。临床主要表现为肌无力及肌张力低下或强直，肌萎缩或肥大，腱反射减弱甚至消失，不伴感觉障碍和肌束震颤。主要包括重症肌无力、周期性瘫痪、多发性肌炎、进行性肌营养不良症等。

肌肉疾病的发病机制涉及神经-肌肉接头病变及肌肉本身的病变。突触前膜病变造成乙酰胆碱（Ach）合成和释放障碍，使 ACh 减少；突触间隙中乙酰胆碱酯酶（AChE）活性和含量异常，或突触后膜乙酰胆碱受体（AChR）病变，如重症肌无力是因体内产生了 AChR 自身抗体而破坏了 AChR，以上各环节导致神经-肌肉接头传递功能障碍。肌细胞膜电位异常，如周期性瘫痪，强直性肌营养不良症和先天性肌强直症等，因终板电位下降而引起肌膜去极化阻断；能量代谢障碍，如线粒体肌病、脂质代谢性肌病和糖原累积症等均因影响肌肉的能量代谢而发病；肌细胞结构病变，如各种肌营养不良症、先天性肌病、内分泌性肌病、炎症性肌病和缺血性肌病等。

二、重症肌无力

重症肌无力（myasthenia gravis，MG）是一种神经-肌肉接头传递功能障碍的获得性自身免疫性疾病。MG 是乙酰胆碱受体抗体（AChR-Ab）介导的免疫反应导致神经肌肉接头突触后膜上 AChR 受损引起。临床主要表现为部分或全身骨骼肌无力和极易疲劳，活动后症状加重，经休息和胆碱酯酶抑制剂治疗后症状减轻。发病率为（8～20）/10 万，

患病率为 50/10 万，我国南方发病率较高。本病可见于任何年龄，小至数个月，大至 70～80 岁。发病年龄有两个高峰：20～40 岁发病者女性多于男性，约为 3∶2；40～60 岁发病者以男性多见，多合并胸腺瘤。少数病人有家族史。常见诱因有感染、手术、精神创伤、全身性疾病、过度疲劳、妊娠、分娩等，有时甚至可以诱发重症肌无力危象。

重症肌无力的发病机制与自身抗体介导的突触后膜 AChR 的损害有关。研究表明 MG 是一种主要累及神经-肌肉接头突触后膜 AChR 的自身免疫性疾病，主要由 AChR-Ab 介导，在细胞免疫和补体参与下突触后膜的 AChR 被大量破坏，不能产生足够的终板电位，导致突触后膜传递功能障碍而发生肌无力。80％～90％的 MG 病人血清中可以检测到 AChR-Ab，并且其肌无力症状可以经血浆置换治疗得到暂时改善。MG 病人胸腺有与其他自身免疫病相似的改变，80％病人有胸腺肥大，淋巴滤泡增生，10％～20％的病人有胸腺瘤。胸腺切除后 70％病人的临床症状可得到改善或痊愈。MG 病人常合并甲状腺功能亢进、甲状腺炎、系统性红斑狼疮、类风湿关节炎和天疱疮等其他自身免疫性疾病。

【病因】

询问有无家族史；有无感染、手术、精神创伤、全身性疾病、过度疲劳、妊娠、分娩等诱因。

【临床表现】

1. 临床表现　本病起病隐袭，整个病程有波动，缓解与复发交替。肌无力常从一组肌群开始，范围逐步扩大。全身骨骼肌均可受累，多以脑神经支配的肌肉最先受累。首发症状常为一侧或双侧眼外肌麻痹，如上睑下垂、斜视和复视，重者眼球运动明显受限，甚至眼球固定，但瞳孔括约肌不受累。面部肌肉和口咽肌受累时出现表情淡漠、苦笑面容；连续咀嚼无力、饮水呛咳、吞咽困难；说话带鼻音、发音障碍。累及胸锁乳突肌和斜方肌时则表现为颈软、抬头困难，转颈、耸肩无力。四肢肌肉受累以近端无力为重，表现为抬臂、梳头、上楼梯困难。腱反射通常不受影响，感觉正常。本病有"晨轻暮重"现象，即肌肉连续收缩后出现严重无力甚至瘫痪，休息后症状可减轻。肌无力于下午或傍晚劳累后加重，晨起或休息后减轻。

2. 重症肌无力危象　指呼吸肌受累时出现咳嗽无力甚至呼吸困难、呼吸衰竭，需用呼吸机辅助通气，是致死的主要原因。口咽肌无力和呼吸肌乏力者易发生危象，诱发因素包括呼吸道感染、手术（包括胸腺切除术）、精神紧张、全身疾病等。心肌偶可受累，可引起突然死亡。大约 10％的 MG 病人出现危象。

3. 临床分型

(1) 成年型（osserman 分型）：①Ⅱ型（单纯眼肌型）：占 15%～20%。病变仅限于眼外肌，出现上睑下垂和复视。②ⅡA 型（轻度全身型）：占 30%。可累及眼、面、四肢肌肉，生活多可自理，无明显咽喉肌受累。ⅡB 型（中度全身型）：占 25%。四肢肌群受累明显，除伴有眼外肌麻痹外，还有较明显的咽喉肌无力症状，如说话含糊不清、吞咽困难、饮水呛咳、咀嚼无力，但呼吸肌受累不明显。③Ⅲ型（急性进展型）：占 15%。急性起病，常在数周内累及延髓肌、肢带肌、躯干肌和呼吸肌，肌无力严重，有重症肌无力危象，需做气管切开，死亡率较高。④Ⅳ型迟发重症型：占 10%。病程达 2 年以上，常由Ⅰ、ⅡA、ⅡB 型发展而来，症状同Ⅲ型，常合并胸腺瘤，预后较差。

(2) 儿童型：约占我国 MG 病人的 10%。少数病人仅限于眼外侧肌麻痹，交替出现双眼睑下垂。约 1/4 可自然缓解，少数病人累及全身骨骼肌。

(3) 少年型：14 岁后至 18 岁前起病，多为单纯眼外肌麻痹，部分伴吞咽困难及四肢无力。

【辅助检查】

1. 肌疲劳试验（Jolly 试验）　受累随意肌快速重复收缩，肌无力明显加重。如连续眨眼 30 次后眼裂明显变小。用于病情不严重，尤其是症状不明显者。

2. 抗胆碱酯酶药依酚氯铵（腾喜龙）　试验和新斯的明试验诊断价值相同，用于 MG 诊断和各类危象鉴别。

(1) 腾喜龙试验：腾喜龙 5～10mg 稀释至 1ml 静脉注射，肌无力 30 秒内好转，症状缓解持续 4～5 分钟为阳性。

(2) 新斯的明试验：新斯的明 1～2mg 肌内注射，通常注射后 10～15 分钟症状改善，20 分钟达高峰为阳性。为了减少抗胆碱酯酶药不良反应，可同时肌内注射阿托品 0.4mg。

3. 重复神经电刺激　为常用的具有确诊价值的检查方法。应在停用新斯的明 24 小时后进行，否则可出现假阴性。方法为以低频（3～5Hz）和高频（10Hz 以上）重复刺激尺神经、正中神经和副神经等运动神经。MG 典型改变为动作电位波幅第 5 波比第 1 波在低频刺激时递减 10% 以上。90% 的重症肌无力病人低频刺激时为阳性，且与病情轻重相关。

4. 单纤维肌电图　通过特殊的单纤维针电极测量并判断同一运动单位内的肌纤维产生动作电位的时间是否延长来反映神经－肌肉接头处的功能，MG 表现为间隔时间延长。

5. AChR-Ab 滴度的检测　对 MG 的诊断具有特征性意义。85％以上全身型病人的血清中 AChR-Ab 浓度明显升高，但眼肌型病人的 AChR-Ab 升高可不明显，且抗体滴度的高低与临床症状的严重程度并不完全一致。

6. 胸腺 CT、MRl 检查　可发现胸腺增生、肥大或胸腺瘤。

【诊断要点】

MG 病人受累肌肉的分布与某一运动神经受损后出现肌无力不相符合，临床特点为受累肌肉在活动后出现疲劳无力，经休息或胆碱酯酶抑制剂治疗可以缓解，肌无力表现为"晨轻暮重"的波动现象。结合药物试验、肌电图以及免疫学等检查的典型表现可以作出诊断。另外，还应该行胸腺 CT、MRI 检查确定有无胸腺增生或胸腺瘤，并根据病史、症状、体征和其他免疫学检查明确是否合并其他自身免疫疾病。

【治疗要点】

1. 药物治疗

（1）抗胆碱酯酶药：主要是改善症状，是治疗 MG 的基本药物。通过抑制胆碱酯酶抑制 ACh 的水解，改善神经－肌肉接头间的传递，增加肌力。应从小剂量开始，逐步加量，以能维持日常起居为宜。常用药物有溴吡斯的明，成人每次口服 60～120mg，每日 3～4 次。或溴新斯的明等。同时辅用如氯化钾、麻黄碱可加强胆碱酯酶抑制剂的作用。不良反应为毒蕈碱样反应，可用阿托品对抗。

（2）糖皮质激素：可抑制自身免疫反应，减少 AChR-Ab 的生成，增加突触前膜 ACh 的释放量及促使运动终板再生和修复，改善神经肌肉接头的传递功能。适用于各种类型的 MG。长期应用激素者应注意不良反应，如胃溃疡出血、血糖升高、库欣综合征、股骨头坏死、骨质疏松等。

（3）免疫抑制剂：适用于对糖皮质激素疗效不佳或不能耐受，或因有高血压、糖尿病、溃疡病而不能使用糖皮质激素者。常用药物为硫唑嘌呤 50～100mg，1 次/天，可长期应用。亦可选用环磷酰胺或环孢素。应注意药物不良反应，如周围血白细胞、血小板减少，脱发，胃肠道反应，出血性膀胱炎，肝、肾功能受损等。

2. 血浆置换　通过正常人血浆或血浆代用品置换病人血浆，能清除 MG 病人血浆中 AChR-Ab、补体及免疫复合物。每次交换量为 2000ml 左右，每周 1～3 次，连用 3～8 次。起效快，但疗效持续时间短，仅维持 1 周至 2 个月。随抗体水平增高而症状复发且不良反应大，仅适用于危象和难治性重症肌无力。

3. 大剂量静脉注射免疫球蛋白　外源性 IgG 可以干扰 AChR-Ab 与 AChR 的结合从而保护 AChR 不被抗体阻断。IgG0.4g/(kg·d) 静脉滴注，5 日为一疗程，作为辅助治疗缓解病情。

4. 胸腺切除或放射治疗　可去除病人自身免疫反应的始动抗原，减少参与自体免疫反应的 T 细胞、B 细胞和细胞因子。适用于伴有胸腺肥大和高 AChR-Ab 效价者；伴胸腺瘤的各型重症肌无力病人；年轻女性全身型 MG 病人；对抗胆碱酯酶药治疗反应不满意者。约 70％的病人术后症状缓解或治愈。

5. 危象的处理　危象指 MG 病人在某种因素作用下突然发生严重呼吸困难，甚至危及生命。须紧急抢救。危象分三种类型。

(1) 肌无力危象：为最常见的危象，疾病本身发展所致，多由于抗胆碱酯酶药量不足。如注射依酚氯铵或新斯的明后症状减轻则可诊断。

(2) 胆碱能危象：非常少见，由于抗胆碱酯酶药物过量引起，病人肌无力加重，并且出现明显胆碱酯酶抑制剂的不良反应如肌束颤动及毒蕈碱样反应。可静脉注射依酚氯铵 2mg，如症状加重则应立即停用抗胆碱酯酶药物，待药物排除后可重新调整剂量。

(3) 反拗危象：由于对抗胆碱酯酶药物不敏感而出现严重的呼吸困难，腾喜龙试验无反应，此时应停止抗胆碱酯酶药，对做气管插管或切开的病人可采用大剂量糖皮质激素治疗，待运动终板功能恢复后再重新调整抗胆碱酯酶药物剂量。

危象是重症肌无力病人最危急的状态，病死率曾为 15.4％~50％，随治疗进展病死率已明显下降。不论何种危象，均应注意确保呼吸道通畅，当经早期处理病情无好转时，应立即进行气管插管或气管切开，应用人工呼吸器辅助呼吸；停用抗胆碱酯酶药物以减少气管内的分泌物；选用有效、足量和对神经－肌肉接头无阻滞作用的抗生素积极控制肺部感染；给予静脉药物治疗如糖皮质激素或大剂量丙种球蛋白；必要时采用血浆置换。

【护理诊断】

1. 生活自理缺陷　与全身肌无力有关。

2. 营养失调：低于机体需要量　与咀嚼无力、吞咽困难有关。

3. 潜在并发症：重症肌无力危象。

4. 清理呼吸道无效　与咳嗽无力和呼吸道分泌物增多有关。

【护理措施】

1. 保持呼吸道通畅　鼓励病人咳嗽和深呼吸，抬高床头，及时吸痰，彻底清除呼吸道分泌物，保持呼吸道通畅。及时给予病人持续低流量吸氧。

2. 饮食护理　注意营养均衡：宜多食高蛋白、高维生素、高纤维素及富含钾、钙饮食，如瘦肉汁、鲜牛奶、果汁、粥水、营养液等。防止呛咳：避免让病人单独进餐，食物以易咀嚼的软食、半流、糊状物或流质为宜，避免进食干硬、粗糙食物，慎防病人用餐时出现呛咳甚至出现误吸或窒息。进食时尽量取坐位。安排病人在充分休息后或用药后15～30分钟药效强时进餐。记录病人用餐时间：一般病人用餐时间不宜超过30分钟，如每次用餐时间过长（进食时间超过40分钟）或吞咽困难严重者，应尽早为病人留置胃管鼻饲食物，以免发生进食时窒息或不能保证足够的营养。

3. 加强基础护理　安置病人于清洁、安静的病房，以利充分休息。鼓励病人适当活动，防止废用综合征，活动以省力和不感到疲劳为原则。为避免过劳，护理人员应协助病人做好洗漱、进食、穿衣、个人卫生等生活护理，保持口腔清洁。注意防跌倒防坠床。防止外伤和压疮等皮肤并发症。便秘者避免灌肠，灌肠可使重症肌无力病人突然死亡。

4. 用药护理　用药对于MG病人的治疗非常重要，准确和按时用药是护理的关键，必须严密观察病人的服药情况，防止漏服药或不按时用药，并逐步建立病人遵医嘱服药行为。避免因服药不当而诱发肌无力危象和胆碱能危象。

（1）抗胆碱酯酶药物：从小剂量开始，以保证最佳效果和维持进食能力为度。应严格掌握用药剂量和时间，以防用药不足或用药过量导致的肌无力危象或胆碱能危象。如出现恶心、呕吐、腹痛、腹泻、出汗、流涎等不良反应时，可用阿托品拮抗。病人发生感染等应激情况时，需遵医嘱增加药物用量。

（2）糖皮质激素：多从大剂量开始。病人在用药早期（2周内）可能会出现病情加重，甚至发生危象，应严密观察呼吸变化，并做好气管切开和使用人工呼吸机的准备。长期服药者，应注意有无消化道出血、骨质疏松、股骨头坏死等并发症，可采用抑酸剂、补充钙剂等，定期检测血压、血糖和电解质。

（3）免疫抑制剂：定期检查血象，并注意肝、肾功能的变化，若出现血细胞减少、血小板减少、胃肠道反应、出血性膀胱炎等应停药。加强对病人的保护性隔离，减少医源性感染。

（4）注意用药禁忌：避免应用可能使肌无力症状加重甚至诱发危象的药物，包括阻滞神经-肌肉传递的药物如氨基糖苷类抗生素、奎宁、普鲁卡因胺、普萘洛尔、氯丙嗪和各种肌肉松弛剂如氨酰胆碱、琥珀胆碱及镇静剂。

5. 重症肌无力危象护理　严密观察病情变化，立即给予氧气吸入。呼吸道管理及保证人工呼吸器良好运转是危象护理的重要环节，也是抢救成败的关键所在。①加强呼吸道管理，防止肺部并发症。注意呼吸道湿化，有效排痰，防止痰液堵塞，保持呼吸道通畅。②使用人工呼吸机时要严密观察通气是否适当，若通气适当，胸廓稍有起伏，呼吸适度，病人安静，口唇红润，肢端无紫绀，血压、心率平稳；若通气过度，胸廓起伏明显，血压下降；若通气不足，出现低氧血症，病人烦躁不安，末梢紫绀，面色潮红，大汗淋漓，血压增高，心率增快。发现通气过度或通气不足，立即给予处理。

6. 心理护理　MG 病人因反复发作，病程长，常出现情绪低落、烦躁易怒、恐惧，担心预后。用热情、周到、耐心的服务取得病人的信任，建立良好的护患关系，对病人的心理问题及时疏导，耐心讲解疾病的相关知识，消除病人的焦虑和恐惧心理，并嘱其家属给予情感的支持，让病人保持良好的心情，使其情绪稳定，有利于早日康复。

【健康教育】

1. 生活有规律，注意身体，加强营养，保证充足的睡眠，注意劳逸结合。

2. 注意保暖，预防受凉并引发呼吸道感染。

3. 保持精神愉快，避免不良的精神刺激。

4. 发病期间避免妊娠、分娩，待病情控制并稳定一段时间后再怀孕。

5. 遵医嘱服药，忌随意加减及更改药物，定期复查，如有不适及时就诊。

三、周期性瘫痪

周期性瘫痪（periodic paralysis）是一组以反复发作的骨骼肌弛缓性瘫痪为特征的肌病，与血钾代谢异常有关。肌无力可持续数小时或数周，发作间歇期完全正常，根据发作时血清钾的浓度，可分为低钾型、高钾型和正常钾型三类，临床上以低钾型者多见。由甲状腺功能亢进、醛固酮增多症、肾衰竭和代谢性疾病所致低钾而瘫痪者称为继发性周期性瘫痪。本任务重点介绍低钾型周期性瘫痪。原发性低钾型周期性瘫痪为常染色体显性遗传性疾病，又称家族性周期性麻痹，以发作性肌无力、血清钾降低、补钾后症状迅速缓解为特征。

【病因】

询问病人有无家族史；有无饱餐、酗酒、寒冷、焦虑、剧烈运动等诱因；有无注射胰岛素、糖皮质激素、肾上腺素、葡萄糖等。有无糖尿病、甲亢病史。

【临床表现】

1. 任何年龄均可发病，以 20～40 岁男性多见，随年龄增长而发作次数减少。常见的诱因有疲劳、饱餐、寒冷、酗酒、精神刺激、感染、创伤等。

2. 发病前可有肢体疼痛、感觉异常、口渴、多汗、少尿、潮红、嗜睡、恶心等。常于饱餐后夜间睡眠或清晨起床时发现肢体肌肉对称性不同程度的无力或完全瘫痪，下肢重于上肢、近端重于远端；也可从下肢逐渐累及上肢。瘫痪肢体肌张力低，腱反射减弱或消失。可伴有肢体酸胀、针刺感。脑神经支配肌肉一般不受累，膀胱直肠括约肌功能也很少受累。

3. 发作持续时间自数小时至数日不等，最先受累的肌肉最先恢复。发作频率也不尽相同，一般数周或数月一次。个别病人每天均有发作，也有数年一次甚至终身仅发作一次者。发作间期一切正常。伴甲状腺功能亢进者发作频率较高，每次持续时间短，常在数小时至 1 天之内。甲亢控制后，发作频率减少。

【辅助检查】

1. 发作期血清钾常低于 3.5mmol/L 以下，间歇期正常。

2. 心电图呈典型的低钾性改变，U 波出现，T 波低平或倒置。PR 间期和 QT 间期延长，ST 段下降，QRS 波增宽。

3. 肌电图示运动电位时限短、波幅低，完全瘫痪时运动单位电位消失，电刺激无反应。膜静息电位低于正常。

【诊断要点】

根据常染色体显性遗传或散发，突发四肢弛缓性瘫痪，近端为主，无脑神经支配肌肉损害，无意识障碍和感觉障碍，数小时至一日内达高峰，结合检查发现血钾降低，心电图低钾性改变，经补钾治疗肌无力迅速缓解等不难诊断。

【治疗要点】

发作时给予 10％氯化钾或 10％枸橼酸钾 40～50ml 顿服，24 小时内再分次口服，一日总量为 10g。也可静脉滴注氯化钾溶液以纠正低血钾状态。对发作频繁者，发作间期可口服钾盐 1g，每日 3 次；螺旋内酯 200mg，每日 2 次以预防发作。同时避免各种发病诱因如避免过度劳累、受凉及精神刺激，低钠饮食，忌摄入过多高碳水化合物等。严重病人出现呼吸肌麻痹时应予辅助呼吸，严重心律失常者应积极纠正。

【护理诊断】

1. 活动无耐力　与钾代谢紊乱导致下肢无力有关。

2. 知识缺乏　缺乏自我防护的知识。

【护理措施】

1. 休息与活动　发作期病人卧床休息，瘫痪肢体保持功能位。缓解期，活动瘫痪肢体，防肢体挛缩、畸形，包括肢体按摩、被动活动及坐起、站立、步行锻炼。适量运动，注意劳逸结合。

2. 饮食护理　避免暴饮暴食，尤其是饱餐和高糖饮食，多食含钾丰富的食物。注意补充钙和镁，有利于维持正常的肌肉（包括心肌）和神经活动。注意食物可口，易于消化吸收，特别是对一些吞咽困难者，要少食多餐，给予半流质饮食，既有利于吞咽和消化吸收，又避免流质饮食引起的呛咳。食盐要适量，每天盐的摄入量小于 6g。戒酒，饮酒可引起体内乳酸堆积，引起糖代谢障碍而诱发低钾。

3. 预防并发症　周期性瘫痪病人因瘫痪肢体的运动和感觉障碍，局部血管神经营养差，若压迫时间较长，容易发生压疮，故应注意变换体位。每 2 小时翻身一次，对被压红的部位轻轻按摩，也可用红花酒精按摩，以改善局部血循环。床铺要干燥平整，并保持好个人卫生，可以擦浴，但应注意保暖，防止受凉。应用热水袋或洗浴时水温要适当，防止皮肤烫伤。在翻身时适当叩击背部，鼓励咳痰，以防坠积性肺炎。有尿潴留或尿失禁而又需保持会阴部清洁时，应放置导尿管，须严格无菌操作，预防泌尿系感染。

4. 生活自理和职业训练　周期性瘫痪病人瘫痪有好转时，应逐步锻炼日常生活技能，医护人员和家属要共同给予正确指导和热情帮助，鼓励周期性瘫痪病人凡是个人力所能及的生活自理方面的事情，尽可能自己完成，如脱穿衣服、洗脸、吃饭等；对有可能做发病前的工作者，可逐步进行适应性锻炼。

5. 心理护理　周期性瘫痪病人，发病急，症状较重，肢体有不同程度瘫痪，且大部分为青壮年，精神非常紧张，常悲观失望，心烦易怒，不配合治疗。护理人员应耐心向病人解释补钾治疗的道理，鼓励和安慰病人。重视向病人做思想工作的意义。因瘫痪给病人带来沉重的思想负担，须鼓励病人树立乐观主义精神，鼓励其克服困难，艰苦锻炼，树立战胜疾病的信心，与医护人员和家庭成员配合，尽早进行瘫痪肢体功能锻炼，防止关节畸形和肌肉萎缩。

【健康教育】

指导病人改变不良生活习惯的同时，尽快建立良好的生活饮食习惯，少食多餐，给予低糖、低钠、高钾饮食；避免不恰当的饮食摄入，如睡前不进食；勿酗酒；避免劳累、受凉、剧烈运动及情绪激动等。

任务七 神经系统疾病常用诊疗技术的护理

学习目标

1. 说出神经系统疾病各常用诊疗技术适应证和禁忌证。
2. 对各常用诊疗技术病人实施正确护理措施。

一、腰椎穿刺术

腰椎穿刺术常用于检查脑脊液的性质、对诊断脑炎、脑膜炎、脑血管病变、脑瘤等有重要意义；亦可测定颅内压力，了解蛛网膜下腔是否阻塞，施行脊髓腔或脑室造影，有时用于鞘内注射药物治疗等。

微视频8-7-1

腰椎穿刺术

【适应证及禁忌证】

1. 适应证

（1）有脑膜刺激症状，如脑膜炎、脑炎。

（2）疑有颅内出血，如蛛网膜下腔出血、脑出血破入脑室。

（3）中枢神经系统恶性肿瘤。

（4）有剧烈头痛、昏迷、抽搐或瘫痪而疑为中枢神经系统疾病者。

（5）中枢神经系统疾病需椎管内给药者。

2. 禁忌证

（1）颅内压增高和明显视神经盘水肿，特别是怀疑有颅后窝肿瘤者。

（2）穿刺部位有化脓性感染或脊椎结核；脊髓压迫症的脊髓功能处于即将丧失的临界状态。

（3）血液系统疾病、应用肝素等药物导致出血倾向及血小板$<50\times10^9$/L者。

（4）病情危重，躁动不安、高位颈椎外伤、占位性病变，不宜强行腰椎穿刺。

【方法及护理】

1. 解释穿刺前向病人说明穿刺意义及注意事项，消除其恐惧、害怕心理，家属签穿刺术同意书，以取得病人配合。

2. 皮试穿刺前应做普鲁卡因皮试，出、凝血时间测定，嘱病人排空大小便。

3. 物品准备　准备好穿刺包及其他物品。

4. 体位　病人去枕平卧，背齐床沿，低头双手抱膝，腰部尽量后凸使椎间隙增宽。

5. 穿刺部位　一般取第3～4腰椎棘突间隙为穿刺点，即髂后上棘连线与后正中线相交处。

6. 穿刺过程　常规消毒穿刺部位皮肤，打开无菌包，术者戴无菌手套，铺消毒洞巾，行局部麻醉。当术者进针时协助病人保持腰穿正确体位，防止乱动，以免发生断针、软组织损伤及污染手术视野。穿刺针沿腰间隙垂直进针，推进4～6cm，可感阻力突然消失，表明针尖已进入脊椎腔。拔出针芯，脑脊液自动流出，先进行测压，如压力明显增高的，针芯不可完全拔出，应使脑脊液缓慢流出，以防脑疝形成。若脑压不高，可拔出针芯放出脑脊液2～5ml置于无菌试管内备做检查，如怀疑椎管梗阻，可协助术者做脑脊液动力学检查。

7. 病情观察　在操作过程中，要密切观察病情变化，如面色、呼吸、脉搏、意识等。询问病人有无不适，如有异常立即报告医师并做处理。

8. 穿刺后穿刺完毕放液及测压后插入针芯，拔出穿刺针，穿刺点消毒后铺无菌纱布，用胶布固定。

【注意事项】

1. 嘱病人术后去枕平卧4～6小时，不可抬高头部，以防出现穿刺后反应，如头痛、恶心、呕吐、眩晕等不适。

2. 病情监测　注意观察病人有无头痛、背痛、有无穿刺点感染或脑疝等并发症。观察穿刺点有无渗液、渗水。

二、脑血管介入性治疗

是利用导管操作技术，在计算机控制的数字减影血管造影（DSA系统）的支持下，对累及神经系统血管内的病变进行诊断和治疗。如脑血管造影检查、动脉狭窄球囊扩张术、支架植入术、动脉瘤的介入栓塞、急性脑梗死的动脉溶栓等。脑血管介入治疗具有创伤性小、恢复快、疗效好的特点。

【适应证及禁忌证】

1. 适应证

颅内动脉瘤、颅内动-静脉畸形、动脉硬化性脑血管病如颈动脉狭窄、椎动脉狭窄等。

2. 禁忌证

（1）有严重出血倾向者。

（2）有对造影剂和麻醉药过敏者。

（3）病情危重不能耐受手术者。

（4）双侧颈动脉、椎动脉闭塞、严重血管迂曲、严重神经功能障碍、3 周内有严重的卒中发作或合并严重的全身器质性疾病。

【护理】

1. 术前护理

（1）评估病人的文化水平、心理状态及对该技术认识的程度，并进行心理护理，对病人讲明介入治疗的手术简要操作步骤、安全性及优点并介绍手术成功的病例，尽量解除病人的思想顾虑。创造安静环境保证病人休息，避免情绪激动，维持血压稳定，保持大便通畅，避免颅内高压。术前一晚指导病人学会放松技术，必要时予适量镇静剂以保证病人有充足的睡眠。

（2）遵医嘱做好各种化验检查：包括血常规、出凝血时间、凝血酶原时间，肝、肾功能，心电图和胸片等。

（3）准备好手术用品：介入材料、沙袋、弹力绷带、胶布、造影剂（碘帕醇）、尼莫地平注射液、肝素、鱼精蛋白、利多卡因、注射器、各种抢救药品等。

（4）遵医嘱术前 4～6 小时禁食、禁水。

（5）做碘过敏试验。

（6）术前导尿并留置尿管。

（7）术前 30min 肌内注射苯巴比妥钠 0.1g 及地塞米松 5mg。

（8）在不插导管的肢体建立静脉通道。

2. 术中护理

（1）遵医嘱调节给药时间、记录速度与浓度；准确记录术中所用材料、药品的规格及数量、用法。

（2）术中注意观察病人的情绪、意识状态、瞳孔、血压、心率、心律、呼吸、血氧饱和度等变化，注意病人术侧下肢皮肤颜色及足背动脉搏动情况，随时询问病人有无头痛、心慌等不适，注意病人的语言、肢体运动情况。

（3）遵医嘱吸氧和心电监测，保持各种管道通畅。

3. 术后护理

（1）绝对卧床、患肢制动 24 小时，患侧下肢可取伸展位，不屈曲，保持术侧下肢伸直的状态下，可进行足趾及踝关节的活动。支架病人术后 6 小时拔股动脉鞘，予沙袋压迫穿刺点 6 小时。

（2）观察病人的意识状态、瞳孔、血压、心率、心律、呼吸、血氧饱和度、手术部位有无渗血、周围有无血肿、术侧下肢远端皮肤颜色、温度及足背动脉搏动情况。

（3）鼓励病人大量饮水以促进造影剂排出，4 小时内饮水 2000ml。术后即可吃饭，但避免食用甜汤、鸡蛋，以防胀气。

（4）及早行功能锻炼以减轻神经功能的损害、促进神经功能的恢复。

三、高压氧治疗

【适应证及禁忌证】

1. 适应证

（1）一氧化碳中毒。

（2）缺血性脑血管病。

（3）脑炎、中毒性脑病。

（4）神经性耳聋。

（5）多发性硬化，脊髓及周围神经外伤，老年期痴呆等。

2. 禁忌证

（1）恶性肿瘤，尤其是已发生转移者。

（2）出血性疾病，如颅内血肿、椎管或其他部位有活动性出血可能者。

（3）颅内病变诊断不明者。

（4）严重高血压（>160/95mmHg），心力衰竭。

（5）原因不明的高热，急性上呼吸道感染，急慢性副鼻窦炎、中耳炎、咽鼓管通气不良。

（6）肺部感染、肺气肿、活动性肺结核。

（7）妇女月经期或怀孕期。

（8）有氧中毒和不能耐受高压氧者。

【方法及护理】

1. 做好入舱前的宣传解释工作，使病人明确治疗目的；介绍高压氧的治疗环境，消除紧张与恐惧心理；告诉病人进舱前勿饮食、酗酒，一般在餐后 1~2 小时进舱治疗。

2. 高压氧治疗是在密闭的舱室内进行，且舱内氧浓度较高，故应高度重视防火防爆，确保安全。禁止携带易燃、易爆品和各种火源（打火机、火柴、移动电话、BP 机、电动玩具、爆竹、汽油、清凉油、万花油等）进舱；禁止穿戴腈纶、氨纶、丙纶、尼龙、混纺织品等可发生静电火花的衣帽，指导病人及时更换全棉织品；同时告诉病人不要将手表、钢笔、保温杯等带入舱内，以防损坏。

3. 首次治疗或患慢性鼻咽部炎症的病人可用1%麻黄碱液滴鼻；发热、血压过高、严重疲劳及妇女月经期应暂停治疗。

4. 加压和减压过程中舱内有一定温度变化，应备好棉制衣服，以防着凉。

5. 教会病人预防气压伤的各种知识，使病人掌握调节中耳气压的方法与要领，如打哈欠、捏鼻鼓气法、咀嚼法、吞咽法等，以防鼓膜被压破。若采用上述方法仍耳痛不止，应报告医生，立即停止加压并对症止痛。鼓膜未破者，休息数日可恢复；若鼓膜已破，应保持局部干燥，避免冲洗及用药，可加用抗生素防止感染，愈合前不要再加压治疗。

6. 加压过程中应观察血压、脉搏、呼吸变化。如出现血压增高、心率、呼吸减慢，系正常加压反应，不必做特殊处理，告诉病人不要因此惊慌。若发现病人烦躁不安、颜面或口周肌肉抽搐、出冷汗或突然干咳、气急，或病人自诉四肢麻木、头昏、眼花、恶心、无力等症状时，可能为氧中毒，应立即报告医生，并摘除面罩、停止吸氧，改吸舱内空气；出现抽搐时，应防止外伤和咬伤。

目标检测题

1. 病人，男，59岁。早晨起床时发现左侧肢体无力，活动不灵，感头痛、头晕，无大小便失禁。2小时后来院就诊，头颅CT检查可见低密度梗死灶。有高血压病史11年，并有多次"短暂脑缺血发作"。查体：T 36℃，R 18次/分，P 80次/分，BP 160/95mmHg。神志清楚，左侧肢体肌张力2~3级，不能活动，口角歪斜，言语不清。请思考以下问题：

（1）该病人最有可能的医疗诊断是什么？

（2）目前病人主要存在哪些护理问题？应采取哪些护理措施？

（3）待病人病情平稳后，护士应如何开展康复护理？

2. 病人，男，28岁。因"双下肢无力"于昨天扶行入院，10天前有受凉感冒病史。今晨病人主诉四肢无力，无法活动，且自觉呼吸费力。查体：意识清楚，呼吸浅快，26次/分，脉搏98次/分，四肢肌力1~2级，肌张力减退，腱反射消失，四肢呈手套袜子样感觉缺失，腰椎穿刺结果显示：脑脊液压力120mmHO₂，蛋白质含量稍增高，细胞数正常。请思考以下问题：

（1）该病人最有可能的医疗诊断是什么？

（2）病人出现呼吸费力的原因可能是什么？

（3）发现病情变化时值班护士首先应采取什么护理措施？

3. 病人，男，63 岁。家人代诉因"突然倒地、呼之不应 2 小时"送入急诊。查体：体温、脉搏、呼吸正常，血压 180/110mmHg。请思考以下问题：

（1）护士采集病史时应特别注意询问什么内容？

（2）确诊最有价值的辅助检查是什么？

（3）身体评估发现：病人双眼闭合，对大声呼叫无反应，压眶有痛苦表情，双瞳孔等大等圆，直径 3mm，对光反射存在。请判断该病人的意识状态。

（4）对该病人护士应协助采取何种体位？

（贾霞）

参考文献

[1] 王美芝. 内科护理:第 2 版[M]. 北京:中国中医药出版社,2018.

[2] 王美芝,孙永叶. 内科护理[M]. 济南:山东人民出版社,2016.

[3] 尤黎明,吴瑛. 内科护理学:第 6 版[M]. 北京:人民卫生出版社,2017.

[4] 葛均波,徐永健,王辰. 内科学:第 9 版[M]. 北京:人民卫生出版社,2018.

[5] 申丽静,周更苏. 内科护理[M]. 北京:北京出版社,2018.

[6] 包再梅,王美芝. 内科护理学:第 2 版[M]. 北京:中国医药科技出版社,2012.

[7] 李丹,冯丽华. 内科护理学:第 3 版[M]. 北京:人民卫生出版社,2014.